十三五规划教材

临床医学专业“十三五”规划教材/多媒体融合创新教材

供临床医学类、护理学类、相关医学技术类等专业使用

U0954249

# 诊断学

ZHENDUANXUE

主编 ⊙ 李学玲　张淑爱

郑州大学出版社

郑 州

图书在版编目(CIP)数据

诊断学/李学玲,张淑爱主编.—郑州:郑州大学出版社,2020.4
ISBN 978-7-5645-6585-5

Ⅰ.①诊…　Ⅱ.①李…②张…　Ⅲ.①诊断学-医学院校-教材　Ⅳ.①R44

中国版本图书馆 CIP 数据核字（2019）第 154748 号

郑州大学出版社出版发行
郑州市大学路 40 号　　邮政编码:450052
出版人:孙保营　　发行电话:0371-66966070
全国新华书店经销
河南文华印务有限公司印制
开本:850 mm×1 168 mm　1/16
印张:31.25
字数:758 千字
版次:2020 年 4 月第 1 版　　印次:2020 年 4 月第 1 次印刷

书号:ISBN 978-7-5645-6585-5　　定价:79.00 元

# 作者名单

主　编　李学玲　张淑爱
副主编　陈红莲　胡　森　艾　娟
　　　　于德意　王　莹
编　委　（按姓氏笔画排序）
　　　　于德意　王　莹　王明闯
　　　　艾　娟　刘　玉　刘　丽
　　　　刘　迪　衣志爽　李志强
　　　　李学玲　李雅琼　杨　辉
　　　　张淑爱　陈红莲　赵　琼
　　　　胡　森　黄　静

临床医学专业“十三五”规划教材/ 多媒体融合创新教材

# 建设单位

（以单位名称首字拼音排序）

# 前言

诊断学是临床医学的基础，是基础医学向临床医学过渡的重要桥梁，是医学专科生的必修科目。为适应高等医学教育的改革与发展，根据教材编写委员会的要求，郑州大学出版社组织了全省17位从事一线教学和临床工作的专家、学者共同编写了本教材。

本版教材包括常见症状与问诊、体格检查、实验诊断、核医学与介入放射学技术、辅助检查、临床诊断及病历书写和常用诊疗技术六篇，分为二十五章论述。根据规划要求，在每一章后增加问题分析与能力提升环节以培养学生临床思维、分析问题及解决问题的能力；并且增加同步练习题以培养学生学习的自主性和探究性；增加核医学与介入放射学技术有助于学生掌握临床新兴学科的知识，完善临床诊断；强调理论与实践相结合，强调临床技能与能力的提高，体现了本书的先进性。

本书编写过程中紧密围绕诊断学教学大纲，注重素质教育和能力培养，强调教材的系统化、实用性和可读性，力求文字精炼，图文并茂，使学生对所学知识更易理解和记忆，操作更加规范，方法更加正确。

本书的编者都以认真、严谨和负责的态度参与了编写工作，由于时间与水平有限，书中难免存在不足之处，敬请各位同仁与读者批评指正。

李学玲　张淑爱

# 目录

## 第二篇　体格检查

## 第三篇 实验诊断

# 第四篇 核医学与介入放射学技术



# 第五篇 辅助检查

笔记栏

# 绪　论

诊断学(diagnostics)是运用医学基础理论、基础知识和基本技能对疾病进行诊断的一门学科,是基础医学和临床医学之间的桥梁。

**(一)诊断学在临床医学中的地位和作用**

诊断学是医学生学习完基础医学各门学科后,过渡到学习临床医学各学科而设立的一门必修课。通过问诊全面系统地掌握患者的症状;通过体格检查详细了解患者所存在的体征;通过一些必要的实验室检查,如血液学检查、生物化学检查和病原学检查,以及心电图、X射线和超声等辅助检查,来揭示或发现患者的整个临床征象,从而提出可能性的诊断。诊断学为学习临床医学各学科、临床见习与实习奠定基础,是打开临床医学大门的一把钥匙。

**(二)诊断学的主要内容**

1. 问诊　即病史采集,是通过医生与患者进行交谈了解疾病发生与发展的过程。许多疾病经过详细的病史采集,配合系统的体格检查,即可提出初步诊断。

2. 症状和体征　症状是患者病后主观感觉到的异常或不适。如疼痛、心悸、气短、恶心和眩晕等。体征是医生在体格检查中发现的患者的客观表现,如皮肤黄染、肝脾大、心脏杂音和肺部啰音等。症状和体征对做出初步诊断可发挥重要的作用。

3. 体格检查　是医生应用自己的感官或辅助器具(听诊器、叩诊锤、血压计、体温计等)对患者进行系统的观察和检查,揭示机体正常和异常征象的临床诊断方法。体格检查时应做到程序规范、结果准确。

4. 实验室检查　是通过物理、化学和生物学等实验室方法对患者的血液、体液、分泌物、排泄物、细胞取样和组织标本等进行检查,从而获得病原学、病理形态学或器官功能状态等资料,结合病史、临床症状和体征进行全面分析的诊断方法。实验室检查是当前诊断疾病不可或缺的一部分。

5. 辅助检查　如心电图、肺功能和各种内镜检查,以及临床上常用的各种诊断操作技术等,这些辅助检查在临床诊断疾病时,亦常发挥重要的作用。

6. 病历书写　病历是医务人员在诊疗工作中形成的文本形式的各种资料。它既是医疗活动的完整记录文本,同时也是具有法律效应的医疗文件,因此病历书写中应特别重视相关的规章制度要求和法律要求。

7. 诊疗技术　包括腹膜腔穿刺术、胸膜腔穿刺术、腰椎穿刺术、骨髓穿刺术、心包穿刺术、导尿术6种医学临床常用的实际操作和规范技术,是临床医师必须掌握和熟

笔记栏

练应用的临床诊疗技术。

**(三)临床诊断的种类**

临床诊断的种类包括病因诊断、病理解剖诊断和病理生理诊断。

1. 病因诊断　是根据致病因素所做出的诊断,如肺炎球菌肺炎、乙型肝炎、阿米巴痢疾等。是最理想的诊断。

2. 病理解剖诊断　是对病变的部位、性质、组织结构提出的明确诊断,如大叶性肺炎、二尖瓣狭窄、肝硬化等。有条件者应尽量做病理活检。

3. 病理生理诊断　是反映疾病发生时器官或机体功能状态的诊断,如心力衰竭、呼吸衰竭等。

在临床实践中,一个疾病的完整诊断应包括上述3个方面,如风湿性心脏瓣膜病、二尖瓣狭窄、心功能Ⅲ级。

**(四)学习诊断学的目的、方法与要求**

学习诊断学的目的就是要建立和完善正确的诊断思维,所以详细了解完整的临床资料是诊断疾病的基础,病史、体征、化验和辅助检查结果的收集与正确判断至关重要。临床资料的获得最重要的是要亲自掌握和全面了解。某些局限于系统器官的疾病可有全身性的临床表现,而某些全身性的疾病也可反映出某局部器官的临床征象。因此,学习诊断学需掌握全面系统的体格检查,并结合病史分析才可能发现重要的线索。学习诊断学的基本要求如下。①能进行系统的问诊,熟练掌握主诉、症状、体征的临床意义。②能规范有序地进行系统、全面的体格检查。③熟悉常规项目实验室检查的操作技术、检验的目的和临床意义。④掌握心电图机的操作程序,熟悉正常心电图及异常心电图的图像分析。⑤能写出格式正确、符合要求的完整病历。⑥能根据病史、体格检查、实验室检查和辅助检查所提供的资料进行分析,提出诊断印象或初步诊断。

(河南医学高等专科学校　李学玲)

# 第一篇

# 常见症状与问诊

## 第一章 常见症状

症状是患者病后主观感觉到的异常或不适。如疼痛、心悸、气短、恶心和眩晕等。症状是医师向患者进行疾病调查的第一步，是问诊的主要内容，是诊断、鉴别诊断的线索和依据，也是反映病情的重要指标之一。疾病的症状很多，同一疾病可有不同的症状，不同的疾病又可有某些相同的症状，因此，在诊断疾病时必须结合临床所有资料，进行综合分析。

临床症状很多，本章仅对临床上较为常见的症状加以阐述。

### 第一节 发　热

正常人的体温受下丘脑体温调节中枢调控，并通过神经、体液因素使产热和散热过程呈动态平衡，保持体温在相对恒定的范围内。当机体在致热原作用下或各种原因引起体温调节中枢的功能障碍时，体温升高超出正常范围，称为发热。

正常人体温一般为 36 ~ 37 ℃，正常体温在不同个体之间略有差异，且常受机体内、外因素的影响稍有波动。在 24 h 内下午体温较早晨稍高，剧烈运动、劳动或进餐后体温也可略升高，但一般波动范围不超过 1 ℃。妇女月经前及妊娠期体温略高于正常。老年人因代谢率偏低，体温相对低于青壮年。另外，在高温环境下体温也可稍升高。

**【病因与分类】**

发热的病因很多，临床上可分为感染性发热与非感染性发热两大类，以前者多见。

1. 感染性发热　各种病原体如病毒、细菌、支原体、立克次体、螺旋体、真菌、寄生虫等引起的感染，均可出现发热。

2. 非感染性发热　主要有以下几种原因。

笔记栏

(1)无菌性坏死物质的吸收　亦称为吸收热,常见于:①机械性、物理性或化学性损伤,如大手术后组织损伤、内出血、大血肿、大面积烧伤等;②因血管栓塞或血栓形成而引起的心肌、肺、脾等内脏梗死或肢体坏死;③组织坏死与细胞破坏,如癌、白血病、淋巴瘤、溶血反应等。

(2)抗原-抗体反应　如风湿热、血清病、药物热、结缔组织病等。

(3)内分泌与代谢性疾病　如甲状腺功能亢进、重度脱水等。

(4)皮肤散热减少　如广泛性皮炎、鱼鳞癣等而引起发热,一般为低热。

(5)体温调节中枢功能失常　有些致热因素不通过内源性致热原而直接损害体温调节中枢,使体温调定点上移后发出调节冲动,造成产热大于散热,体温升高,称为中枢性发热。常见于:①物理性,如中暑;②化学性,如重度安眠药中毒;③机械性,如脑出血、脑震荡、颅骨骨折等。上述各种原因可直接损害体温调节中枢,致使其功能失常而引起发热。高热无汗是这类发热的特点。

(6)自主神经功能紊乱　由于自主神经功能紊乱,影响正常的体温调节过程,使产热大于散热,体温升高,多为低热。如体质异常导致的功能性低热、剧烈运动后的生理性低热等。

**【发生机制】**

在正常情况下,人体的产热和散热保持动态平衡。由于各种原因导致产热增加或散热减少,则出现发热。

1. 致热原性发热　致热原包括外源性和内源性两大类。

(1)外源性致热原　外源性致热原的种类甚多,包括各种微生物病原体及其产物、炎性渗出物及无菌性坏死组织、抗原-抗体复合物等。外源性致热原多为大分子物质,不能通过血-脑屏障直接作用于体温调节中枢,而是通过激活血液中的中性粒细胞、嗜酸性粒细胞和单核吞噬细胞系统,使其产生并释放内源性致热原,通过释放内源性致热原而引起发热。

(2)内源性致热原　又称白细胞致热原,如白细胞介素-1(IL-1)、肿瘤坏死因子(TNF)和干扰素等。通过血-脑脊液屏障直接作用于体温调节中枢的体温调定点,使调定点(温阈)上升,使产热增多;另一方面可通过交感神经使皮肤血管及竖毛肌收缩,停止排汗,散热减少。这一综合调节作用使产热大于散热,体温升高引起发热。

2. 非致热原性发热　包括体温调节中枢直接受损、癫痫持续状态引起的产热过多等。

**【临床表现】**

1. 发热的分度　以口腔温度为标准,按发热的高低可分为:①低热,37.3～38 ℃;②中等度热,38.1～39 ℃;③高热,39.1～41 ℃;④超高热,41 ℃以上。

2. 发热的临床过程及特点　发热的临床经过一般分为以下3个阶段。

(1)体温上升期　常有疲乏无力、肌肉酸痛、皮肤苍白、畏寒或寒战等现象。体温上升有两种方式。

骤升:体温在几小时内达39 ℃以上,常伴有寒战。小儿易发生惊厥。见于疟疾、大叶性肺炎、败血症、输液或某些药物反应等。

缓升:体温逐渐上升,在数日内达高峰,多不伴寒战。如伤寒、结核病、布鲁氏菌病

笔记栏

等所致的发热。

(2)高热期　是指体温上升达高峰之后保持一定时间,持续时间的长短可因病因不同而有差异。如疟疾可持续数小时,大叶性肺炎、流行性感冒可持续数天,伤寒则可为数周。

(3)体温下降期　由于病因的消除,致热原的作用逐渐减弱或消失,使体温降至正常水平。此期表现为出汗多、皮肤潮湿。体温下降有两种方式。

骤降:指体温在数小时内迅速下降至正常,有时可略低于正常,常伴有大汗淋漓。常见于疟疾、急性肾盂肾炎、大叶性肺炎及输液反应等。

渐降:指体温在数天内逐渐降至正常,如伤寒、风湿热等。

**【热型及临床意义】**

将发热患者在不同时间测得的体温数值分别记录在体温单上,然后将各体温数值点连接起来绘成体温曲线,该曲线的不同形态(形状)称为热型。不同的病因所致发热的热型也常不同。临床上常见的热型有以下几种。

1. 稽留热　是指体温恒定地维持在 39 ℃以上的高水平,达数天或数周,24 h 内体温波动范围不超过 1 ℃。常见于大叶性肺炎、伤寒高热期等(图 1-1)。

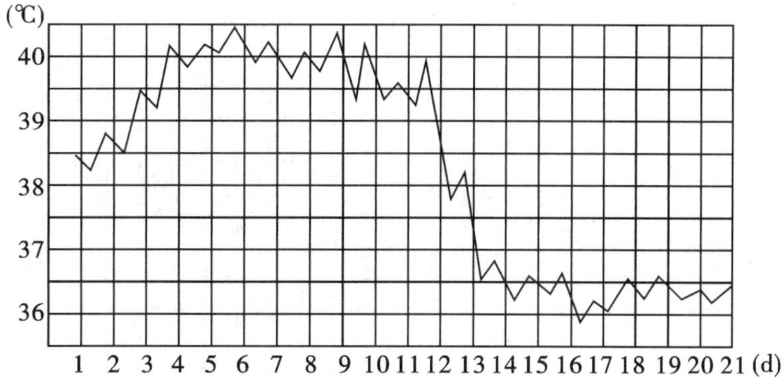


**图 1-1　稽留热**

2. 弛张热　又称败血症热型。体温常在 39 ℃以上,24 h 内波动范围超过 2 ℃,最低体温仍高于正常水平。常见于败血症、风湿热、重症肺结核等(图 1-2)。

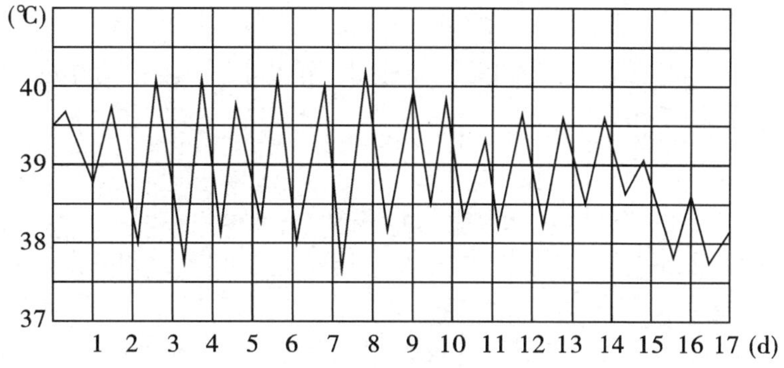


**图 1-2　弛张热**

笔记栏

3. 间歇热　体温骤升达高峰后持续数小时，又迅速降至正常水平，无热期（间歇期）可持续 1 d 至数天，如此高热期与无热期反复交替出现。常见于疟疾、急性肾盂肾炎等（图 1–3）。

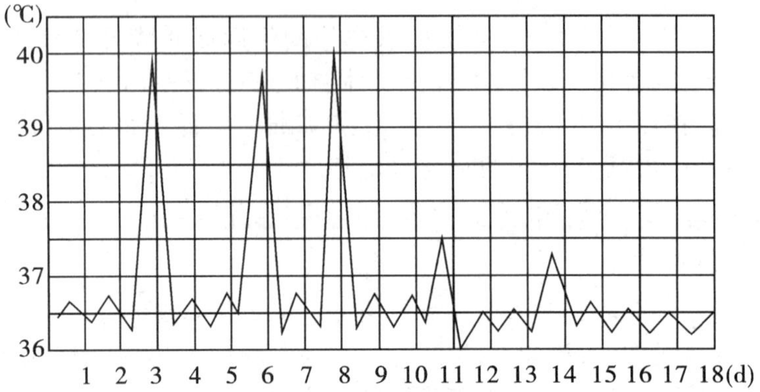


图 1–3　间歇热

4. 波状热　体温逐渐上升达 39 ℃或以上，数天后又逐渐下降至正常水平，持续数天后又逐渐升高，如此反复多次。常见于布鲁氏菌病（图 1–4）。

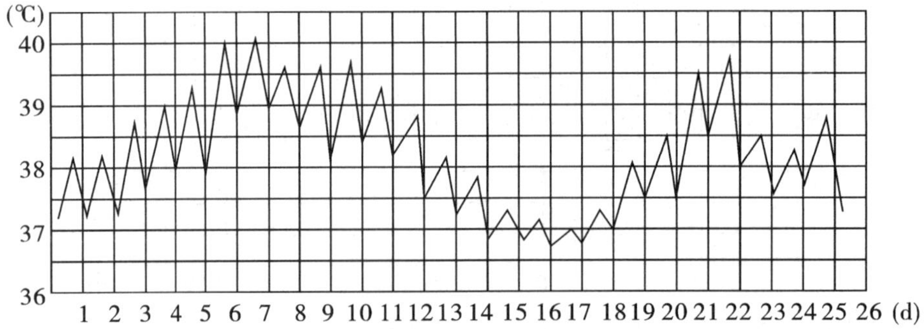


图 1–4　波状热

5. 回归热　体温急剧上升至 39 ℃或以上，持续数天后又骤然下降至正常水平。高热期与无热期各持续若干天后规律性交替 1 次。可见于回归热、霍奇金（Hodgkin）病等（图 1–5）。

6. 不规则热　发热的体温曲线无一定规律，可见于结核病、风湿热、支气管肺炎、渗出性胸膜炎等（图 1–6）。

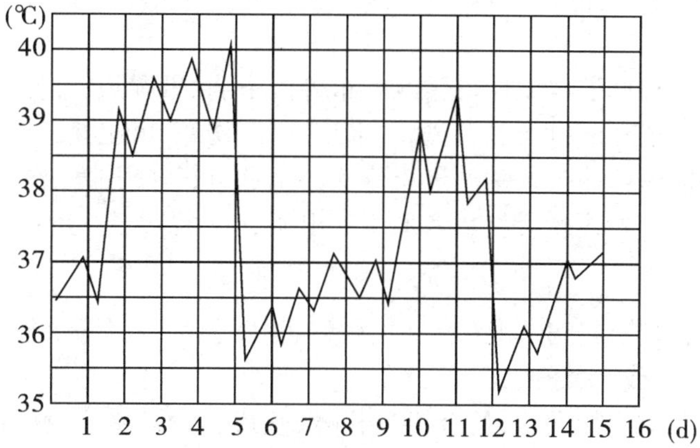


图 1-5 回归热

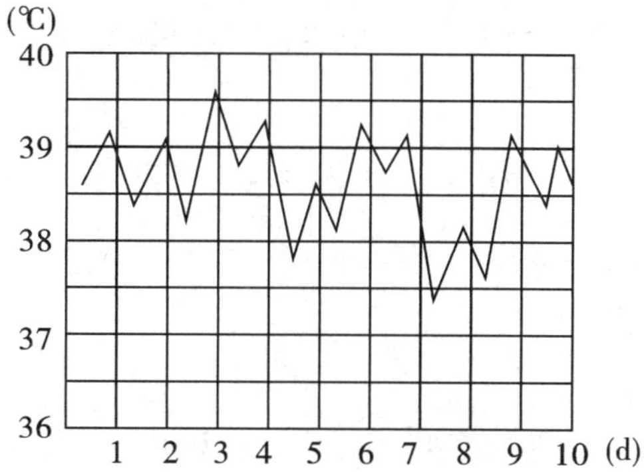


图 1-6 不规则热

不同的发热性疾病各具有相应的热型，根据热型的不同有助于发热病因的诊断和鉴别诊断。但必须注意：①由于抗生素的广泛应用，及时控制了感染，或因解热药或糖皮质激素的应用，可使某些疾病的特征性热型变得不典型或呈不规则热型；②热型也与个体反应的强弱有关，如老年人休克型肺炎时可仅有低热或无发热，而不具备肺炎的典型热型。

**【伴随症状】**

1. 寒战　常见于大叶性肺炎、败血症、急性胆囊炎、急性肾盂肾炎、急性溶血或输血反应等。

2. 结膜充血　常见于麻疹、流行性出血热、钩端螺旋体病等。

3. 单纯疱疹　口唇单纯疱疹多出现于急性发热性疾病，常见于大叶性肺炎、流行性脑脊髓膜炎、流行性感冒等。

4. 淋巴结肿大　常见于传染性单核细胞增多症、风疹、淋巴结结核、白血病、淋巴瘤、转移癌等。

5. 肝脾大　常见于传染性单核细胞增多症、病毒性肝炎、肝及胆道感染、布鲁氏菌病、疟疾、白血病、淋巴瘤等。

6. 伴皮肤黏膜出血　可见于重症感染及某些急性传染病，如流行性出血热、病毒

笔记栏

性肝炎、斑疹伤寒、败血症等。也可见于某些血液病，如急性白血病、重症再生障碍性贫血等。

7. 关节肿痛　常见于败血症、猩红热、布鲁氏菌病、风湿热、结缔组织病、痛风等。

8. 皮疹　常见于麻疹、猩红热、风疹、水痘、斑疹伤寒、风湿热、药物热等。

9. 昏迷　先发热后昏迷者常见于流行性乙型脑炎、斑疹伤寒、流行性脑脊髓膜炎、中毒性菌痢、中暑等；先昏迷后发热者见于脑出血、巴比妥类药物中毒等。

【问诊要点】

1. 起病时间、季节、起病情况(缓急)、病程、程度(热度高低)、诱因等。

2. 有无畏寒、寒战、大汗或盗汗。

3. 应包括多系统症状询问，是否伴有咳嗽、咳痰、咯血、胸痛；腹痛、恶心、呕吐、腹泻；皮疹、出血、头痛、肌肉关节痛等。

4. 患病以来一般情况，如精神状态、食欲、体重改变、睡眠及大小便情况。

5. 诊治经过(药物、剂量、疗效)。

6. 传染病接触史、疫水接触史、手术史、流产或分娩史、服药史、职业特点等。

## 第二节　疼　痛

### 一、头痛

头痛是指额、顶、颞及枕部的疼痛。可见于多种疾病，大多无特异性。例如，全身感染发热性疾病往往伴有头痛，精神紧张、过度疲劳也可有头痛。但反复发作或持续的头痛，可能是某些器质性疾病的信号，应认真检查，明确诊断，及时治疗。

【病因】

1. 颅脑病变

(1)感染　如脑膜炎、脑膜脑炎、脑炎、脑脓肿等。

(2)血管病变　如蛛网膜下腔出血、脑出血、脑血栓形成、脑栓塞、高血压脑病、脑供血不足等。

(3)占位性病变　如脑肿瘤、颅内转移瘤、颅内囊虫病或包虫病等。

(4)颅脑外伤　如脑震荡、脑挫伤、硬膜下血肿等。

(5)其他　如偏头痛、头痛型癫痫、腰椎穿刺后及腰椎麻醉后头痛。

2. 颅外病变

(1)颅骨疾病　如颅骨肿瘤。

(2)颈部疾病　颈椎病及其他颈部疾病。

(3)神经痛　如三叉神经痛。

(4)其他　如眼、耳、鼻和齿疾病所致的头痛。

3. 全身性疾病

(1)急性感染　如流感、伤寒、肺炎等发热性疾病。

(2)心血管疾病　如高血压病、心力衰竭。

(3)中毒　如铅、酒精、一氧化碳、有机磷、药物(如颠茄、水杨酸类)等中毒。

(4)其他　尿毒症、低血糖、肺性脑病、月经及绝经期头痛、中暑等。

4. 神经症　如神经衰弱及癔症性头痛。

【临床表现】

头痛的表现,往往根据病因不同而有其不同的特点。

1. 发病情况　急性起病并有发热者常为感染性疾病所致。急剧的头痛,持续不减,并有不同程度的意识障碍而无发热者,提示颅内血管性疾病(如蛛网膜下腔出血)。长期的反复发作头痛或搏动性头痛,多为血管性头痛(如偏头痛)或神经官能症。慢性进行性头痛并有颅内压增高的症状(如呕吐、缓脉、视神经盘水肿)应注意颅内占位性病变。

2. 头痛部位　了解头痛部位是单侧、双侧、前额或枕部、局部或弥散、颅内或颅外对病因的诊断有重要价值。如偏头痛及丛集性头痛多在一侧。高血压引起的头痛多在额部或整个头部。全身性或颅内感染性疾病的头痛,多为全头部痛。蛛网膜下腔出血或脑脊髓膜炎除头痛外尚有颈痛。眼源性头痛为浅在性且局限于眼眶、前额或颞部。鼻源性或牙源性也多为浅表性疼痛。

3. 头痛的程度与性质　头痛的程度一般分轻、中、重 3 种,但与病情的轻重并无平行关系。三叉神经痛、偏头痛及脑膜刺激的疼痛最为剧烈。脑肿瘤的痛多为中度或轻度。高血压性、血管性及发热性疾病的头痛,往往带搏动性。神经痛多呈电击样痛或刺痛。

4. 头痛出现的时间与持续时间　某些头痛可发生在特定时间,如颅内占位性病变往往清晨加剧,鼻窦炎的头痛也常发生于清晨或上午,丛集性头痛常在晚间发生,女性偏头痛常与月经期有关。脑肿瘤的头痛多为持续性,可有长短不等的缓解期。

5. 加重、减轻头痛的因素　咳嗽、打喷嚏、摇头、俯身可使颅内高压性头痛、血管性头痛、颅内感染性头痛及脑肿瘤性头痛加剧。丛集性头痛在直立时可缓解。偏头痛在应用麦角胺后可获缓解。

【伴随症状】

1. 头痛伴剧烈呕吐者为颅内压增高,头痛在呕吐后减轻者见于偏头痛。

2. 头痛伴眩晕者见于小脑肿瘤、椎-基底动脉供血不足。

3. 头痛伴发热者常见于感染性疾病,包括颅内或全身性感染。

4. 慢性进行性头痛出现精神症状者应注意颅内肿瘤。

5. 慢性头痛突然加剧并有意识障碍者提示可能发生脑疝。

6. 头痛伴视力障碍者可见于青光眼或脑肿瘤。

7. 头痛伴脑膜刺激征者提示有脑膜炎或蛛网膜下腔出血。

8. 头痛伴癫痫发作者可见于脑血管畸形、脑内寄生虫病或脑肿瘤。

9. 头痛伴神经功能紊乱症状者可能是神经功能性头痛。

【问诊要点】

1. 起病时间、急缓病程、部位与范围、性质、程度、频度(间歇性、持续性)、激发或缓解因素。

2. 有无失眠、焦虑、剧烈呕吐(是否喷射性)、头晕、眩晕、晕厥、出汗、抽搐、视力障

笔记栏

碍、感觉或运动异常、精神异常、意识障碍等相关症状。

3. 有无感染、高血压、动脉硬化、颅脑外伤、肿瘤、精神病、癫痫病、神经症，以及眼、耳、鼻、齿等部位疾病史。

4. 职业特点、毒物接触史。

5. 治疗经过及效果等。

## 二、胸痛

胸痛是临床上常见的症状，主要由胸部疾病所致，少数由其他疾病引起。胸痛的程度因个体痛阈的差异而不同，与疾病病情轻重程度不完全一致。

**【病因】**

引起胸痛的原因主要为胸部疾病。常见的有以下几点。

1. 胸壁疾病　急性皮炎、皮下蜂窝织炎、带状疱疹、肋间神经炎、肋软骨炎、肋骨骨折、急性白血病等。

2. 心血管疾病　冠状动脉硬化性心脏病（心绞痛、心肌梗死）、心肌病、急性心包炎、胸主动脉瘤、肺梗死等。

3. 呼吸系统疾病　胸膜炎、胸膜肿瘤、自发性气胸、支气管肺癌等。

4. 纵隔疾病　纵隔气肿、纵隔肿瘤等。

5. 其他　食管炎、食管癌、食管裂孔疝、膈下脓肿、肝脓肿等。

**【临床表现】**

1. 发病年龄　青壮年胸痛多考虑结核性胸膜炎、自发性气胸、心肌炎、心肌病、风湿性心瓣膜病，40 岁以上则须注意心绞痛、心肌梗死和支气管肺癌。

2. 胸痛部位　大部分疾病引起的胸痛常有一定部位。例如，胸壁疾病所致的胸痛常固定在病变部位，且局部有压痛，若为胸壁皮肤的炎症病变，局部可有红、肿、热、痛表现；带状疱疹所致胸痛，可见成簇的水疱沿一侧肋间神经分布伴剧痛，且疱疹不超过体表中线；肋软骨炎引起胸痛，常在第一、二肋软骨处见单个或多个隆起，局部有压痛，但无红肿表现；心绞痛及心肌梗死的疼痛多在胸骨后方和心前区或剑突下，可向左肩和左臂内侧放射，甚至达环指与小指，也可放射于左颈或面颊部，误认为牙痛；食管及纵隔病变引起的胸痛多在胸骨后。

3. 胸痛的性质　胸痛的性质可有多种多样。例如，带状疱疹呈刀割样或灼热样剧痛；食管炎多呈烧灼痛；肋间神经痛为阵发性灼痛或刺痛；心绞痛呈压榨样痛伴窒息感，心肌梗死则疼痛更为剧烈并有恐惧、濒死感；气胸在发病初期有撕裂样疼痛；胸膜炎常呈隐痛、钝痛和刺痛；肺梗死亦可突然发生胸部剧痛或绞痛，常伴呼吸困难与发绀。

4. 疼痛持续时间　平滑肌痉挛或血管狭窄缺血所致的疼痛为阵发性，炎症、肿瘤、栓塞或梗死所致的疼痛呈持续性。如心绞痛发作时间短暂（持续 3 ~ 5 min），而心肌梗死疼痛持续时间很长（数小时或更长）且不易缓解。

5. 影响疼痛因素　主要为疼痛发生的诱因、加重与缓解的因素。例如，心绞痛发作可在劳力或精神紧张时诱发，休息后或含服硝酸甘油或硝酸异山梨酯后于 1 ~ 2 min 内缓解。食管疾病多在进食时发作或加剧，服用抗酸剂和促动力药物可减轻或消失。

胸膜炎及心包炎的胸痛可因咳嗽或用力呼吸而加剧。

**【伴随症状】**

1. 胸痛伴有咳嗽、咳痰和(或)发热,常见于气管、支气管和肺部疾病。

2. 胸痛伴呼吸困难,常提示病变累及范围较大,如大叶性肺炎、自发性气胸、渗出性胸膜炎和肺栓塞等。

3. 胸痛伴咯血,主要见于肺栓塞、支气管肺癌。

4. 胸痛伴苍白、大汗、血压下降或休克,多见于心肌梗死、夹层动脉瘤、主动脉窦瘤破裂和大块肺梗死。

5. 胸痛伴吞咽困难多提示食管疾病,如反流性食管炎等。

**【问诊要点】**

1. 一般资料包括发病年龄、发病急缓、诱因、加重与缓解的方式。

2. 胸痛表现包括胸痛部位、性质、程度、持续时间及其有无放射痛。

3. 伴随症状包括呼吸、心血管、消化系统及其他各系统症状和程度。

## 三、腹痛

腹痛是临床极其常见的症状。多数由腹部脏器疾病引起,但腹腔外疾病及全身性疾病也可引起。腹痛的性质和程度,既受病变性质和刺激程度的影响,也受神经和心理因素的影响。临床上一般将腹痛按起病缓急、病程长短分为急性腹痛和慢性腹痛。

**【病因】**

1. 急性腹痛

(1)腹腔脏器急性炎症　如急性胃炎、急性肠炎、急性胰腺炎等。

(2)空腔脏器阻塞或扩张　如肠梗阻、肠套叠、胆道结石等。

(3)脏器扭转或破裂　如肠扭转、肠绞窄、胃肠穿孔、脾破裂等。

(4)腹膜炎症　多由胃肠穿孔引起,少部分为自发性腹膜炎。

(5)腹腔内血管阻塞　如缺血性肠病、夹层腹主动脉瘤和门静脉血栓形成。

(6)腹壁疾病　如腹壁挫伤、脓肿及腹壁皮肤带状疱疹。

(7)胸腔疾病所致的腹部牵涉性痛　如肺炎、肺梗死、心绞痛、心肌梗死、急性心包炎、胸膜炎、食管裂孔疝、胸椎结核。

(8)全身性疾病所致的腹痛　如腹型过敏性紫癜、糖尿病酸中毒、尿毒症等。

2. 慢性腹痛

(1)腹腔脏器慢性炎症　如慢性胃炎、慢性胆囊炎、溃疡性结肠炎、克罗恩病等。

(2)消化道运动障碍　如功能性消化不良、肠易激综合征等。

(3)伴发溃疡　胃、十二指肠溃疡。

(4)腹腔脏器扭转或梗阻　如慢性胃、肠扭转,十二指肠壅滞,慢性肠梗阻。

(5)脏器包膜的牵张　如肝淤血、肝炎、肝脓肿、肝癌等。

(6)中毒与代谢障碍　如铅中毒、尿毒症等。

(7)肿瘤压迫及浸润　以恶性肿瘤居多,与肿瘤不断生长、压迫和侵犯感觉神经有关。

笔记栏

【临床表现】

1. 腹痛部位　一般腹痛部位多为病变所在部位。如胃、十二指肠和胰腺疾病，疼痛多在中上腹部；胆囊炎、胆石症、肝脓肿等疼痛多在右上腹部；急性阑尾炎疼痛在右下腹麦氏点；小肠疾病疼痛多在脐部或脐周等。

2. 腹痛性质和程度　突发的中上腹剧烈刀割样痛、烧灼样痛，多为胃、十二指肠溃疡穿孔；中上腹持续性隐痛多考虑慢性胃炎及胃、十二指肠溃疡；上腹部持续性钝痛或刀割样疼痛呈阵发性加剧多为急性胰腺炎；胆石症或泌尿系结石常为阵发性绞痛，相当剧烈，致使患者辗转不安；阵发性剑突下钻顶样疼痛是胆道蛔虫病的典型表现；持续性、广泛性剧烈腹痛伴腹壁肌紧张或板样强直，提示为急性弥漫性腹膜炎。

3. 诱发因素　胆囊炎或胆石症发作前常有进油腻食物史，急性胰腺炎发作前则常有酗酒、暴饮暴食史，腹部受暴力作用引起的剧痛并有休克者，可能是肝、脾破裂所致。

4. 发作时间　周期性、节律性上腹痛见于胃、十二指肠溃疡，子宫内膜异位者腹痛与月经来潮相关，卵泡破裂者发作在月经间期。

5. 与体位的关系　某些体位可使腹痛加剧或减轻，有可能成为诊断的线索。如胰腺癌患者仰卧位时疼痛明显，而前倾位或俯卧位时减轻；反流性食管炎患者烧灼痛在躯体前屈时明显，直立位时减轻。

【伴随症状】

1. 腹痛伴发热、寒战　提示有炎症存在，见于急性胆道感染、胆囊炎、肝脓肿、腹腔脓肿等。

2. 腹痛伴黄疸　可能与肝胆胰疾病有关。

3. 腹痛伴休克　同时有贫血者可能是腹腔脏器破裂（如肝、脾或异位妊娠破裂）；无贫血者则见于胃肠穿孔、绞窄性肠梗阻、肠扭转等。

4. 腹痛伴呕吐、反酸、腹泻　提示食管、胃肠病变，呕吐量大提示胃肠道梗阻；伴反酸、嗳气者提示胃十二指肠溃疡或胃炎。

5. 腹痛伴血尿　可能为泌尿系疾病（如泌尿系结石）所致。

【问诊要点】

1. 腹痛与年龄、性别、职业的关系　幼儿常见原因有先天畸形、肠套叠、蛔虫病等；青壮年以急性阑尾炎、胰腺炎、消化性溃疡等多见；中老年以胆囊炎、胆石症、恶性肿瘤、心血管疾病多见；育龄妇女要考虑卵巢囊肿扭转、宫外孕等；有长期铅接触史者要考虑铅中毒。

2. 腹痛起病情况　有无饮食、外科手术等诱因，急性起病者要特别注意各种急腹症的鉴别，缓慢起病者涉及功能性与器质性及良性与恶性疾病的区别，除注意病因、诱因外，应特别注意缓解因素。

3. 腹痛的部位　腹痛的部位多代表疾病部位，对牵涉痛的理解更有助于判断疾病的部位和性质。

4. 腹痛的性质和严重度　腹痛的性质与病变性质密切相关，应详细了解。

5. 腹痛的时间　特别是与进食、活动、体位的关系。

6. 既往病史　询问相关病史对于腹痛的诊断颇有帮助，如有消化性溃疡病史要考虑溃疡复发或穿孔；育龄妇女有停经史要考虑宫外孕等。

## 四、关节痛

关节痛是关节疾病最常见的症状。根据不同病因及病程，关节痛可分急性和慢性。

**【病因】**

引起关节疼痛的疾病种类繁多，可能是单纯的关节病变，也可能是全身疾病的局部表现。常见病因有以下几类。

1. 外伤

(1)急性损伤　因外力碰撞关节或使关节过度伸展扭曲，关节骨质、肌肉、韧带等结构损伤，造成关节脱位或骨折而致关节痛。

(2)慢性损伤　持续的慢性机械损伤或急性外伤后关节面破损留下粗糙瘢痕，使关节润滑作用消失，长期摩擦关节面，产生慢性损伤。关节长期负重，使关节软骨及关节面破坏。关节活动过度，可造成关节软骨的累积性损伤。关节扭伤处理不当或骨折愈合不良，畸形愈合所致负荷不平衡，造成关节慢性损伤。

2. 感染细菌直接侵入关节内　如外伤后细菌侵入关节；败血症时细菌经血液到达关节内；关节穿刺时消毒不严或将关节外细菌带入关节内。

3. 变态反应和自身免疫　如类风湿关节炎、系统性红斑狼疮引起的关节病变。

4. 退行性关节病　又称增生性关节炎或肥大性关节炎。分原发和继发两种，原发性无明显局部病因。多见于肥胖老人，女性多见，有家族史，常有多关节受累。继发性骨关节病变多有创伤，感染或先天性畸形等基础病变，并与吸烟、肥胖和重体力劳动有关。

5. 代谢性骨病　维生素 D 代谢障碍所致的骨质软化性骨关节病，如阳光照射不足、消化不良、维生素 D 缺乏和磷摄入不足等。各种病因所致的骨质疏松性关节病，如老年性、失用性骨质疏松；嘌呤代谢障碍所致的痛风等。

6. 骨关节肿瘤　良性肿瘤如骨样骨瘤、骨软骨瘤、骨巨细胞瘤。恶性骨肿瘤如骨肉瘤、软骨肉瘤、骨纤维肉瘤。

**【临床表现】**

1. 外伤性关节痛　急性外伤性关节痛常在外伤后即出现受损关节疼痛、肿胀和功能障碍。慢性外伤性关节炎有明确的外伤史，反复出现关节痛，常于过度活动和负重及气候寒冷等刺激时诱发，药物及物理治疗后缓解。

2. 化脓性关节炎　起病急，全身中毒症状明显，早期则有畏寒、寒战和高热，体温高达 39 ℃以上。病变关节红、肿、热、痛。患者常感病变关节持续疼痛，功能严重障碍，各个方向的被动活动均引起剧烈疼痛，患者常不愿活动患肢。

3. 结核性关节炎　儿童和青壮年多见。负重大活动多肌肉不发达的关节易于患结核。其中脊柱最常见，其次为髋关节和膝关节。早期症状和体征不明显。活动期常有乏力、低热、盗汗及食欲下降。病变关节肿胀疼痛，但疼痛程度较化脓性关节炎轻。活动后疼痛加重。晚期有关节畸形和功能障碍。如关节旁有窦道形成，常可见有干酪样物质流出。

4. 风湿性关节炎　起病急剧，常为链球菌感染后出现，以膝、踝、肩和髋关节多见。

笔记栏

病变关节出现红、肿、热、痛，呈游走性，肿胀时间短消失快，常在1～6周内自然消肿，不留下关节僵直和畸形改变。

5. 类风湿关节炎　多由一个关节起病，以手中指指间关节首发疼痛。继则出现其他指间关节和腕关节的肿胀疼痛。也可累及踝、膝和髋关节，常为对称性。病变关节活动受到限制，有僵硬感，以早晨为重故称晨僵。可伴有全身发热。晚期病变关节附近肌肉萎缩，关节软骨增生而出现畸形。

6. 退行性关节炎　早期表现为步行、久站和天气变化时病变关节疼痛，休息后缓解。如受累关节为掌指及指间关节，除关节疼痛外，患者常感觉手指僵硬肿胀，活动不便。如病变在膝关节则常伴有关节腔积液，皮温升高，关节边缘有压痛。晚期病变关节疼痛加重，持续并向他处放射，关节有摩擦感，活动时有响声。关节周围肌肉挛缩常呈屈曲畸形，患者常有跛行。

7. 痛风　常在饮酒、劳累或高嘌呤饮食后急起关节剧痛，局部皮肤红肿灼热。患者常于夜间痛醒。以第1跖趾关节多见。踝、手、膝、腕和肘关节也可受累。病变呈自限性，有时在1～2周内自行消退，但经常复发。

**【伴随症状】**

1. 关节痛伴高热畏寒，局部红肿灼热见于化脓性关节炎。
2. 关节痛伴低热、乏力、盗汗、消瘦见于结核性关节炎。
3. 全身小关节对称性疼痛伴有晨僵和关节畸形见于类风湿关节炎。
4. 关节痛呈游走性伴有心肌炎、舞蹈病见于风湿热。
5. 关节痛伴有血尿酸升高见于痛风。
6. 关节痛伴有皮肤红斑、光过敏、低热和多器官损害见于系统性红斑狼疮。
7. 关节痛伴有皮肤紫癜、腹痛、腹泻见于关节型过敏性紫癜。

**【问诊要点】**

1. 关节疼痛出现的时间、诱因、疼痛部位等。
2. 疼痛出现的缓急程度及性质、加重与缓解因素。
3. 疼痛出现的伴随症状。
4. 患者职业及居住环境、慢性病史及用药史等。

（李学玲）

## 第三节　水　肿

水肿(edema)是指过多的液体积聚在人体组织间隙使组织肿胀。水肿可分为全身性与局部性。当液体在体内组织间隙呈弥漫性分布时呈全身性水肿，常为凹陷性；液体积聚在局部组织间隙时呈局部水肿；发生于体腔内称为积液，如胸腔积液、腹腔积液、心包积液等。通常意义的水肿不包括脑水肿、肺水肿等脏器的水肿。

在正常人体中，血管内液体不断地从毛细血管小动脉端滤出至组织间隙成为组织液，另一方面组织液又不断从毛细血管小静脉端回吸收入血管中，两者经常保持动态平衡，因而组织间隙无过多液体积聚。保持这种平衡的主要因素有：①毛细血管内静水压；②血浆胶体渗透压；③组织间隙机械压力（组织压）；④组织液的胶体渗透压。当维持体液平衡的因素发生障碍出现组织间液的生成大于回吸收时，则可产生水肿。

**【病因】**

产生水肿的几项主要因素为：①钠与水的潴留，如继发性醛固酮增多症等；②毛细血管滤过压升高，如右心衰竭等；③毛细血管通透性增高，如急性肾炎等；④血浆胶体渗透压降低，如血清白蛋白减少；⑤淋巴回流受阻，如丝虫病等。

**【临床表现】**

1. 全身性水肿

（1）心源性水肿　主要是右心衰竭的表现。发生机制主要是有效循环血量减少，肾血流量减少，继发性醛固酮增多引起钠、水潴留以及静脉淤血，毛细血管滤过压增高，组织液回吸收减少所致。水肿程度可由于心力衰竭程度而有所不同，可自轻度的踝部水肿以至严重的全身性水肿。水肿特点是首先出现于身体下垂部位。能起床活动者，最早出现于踝内侧，行走活动后明显，休息后减轻或消失；经常卧床者以腰骶部为明显。水肿为对称性、凹陷性。此外通常有右心衰竭的临床表现，如颈静脉怒张、肝大等，严重时还出现胸水、腹水等其他表现。

（2）肾源性水肿　可见于各型肾炎和肾病。发生机制主要是由多种因素引起肾排泄水、钠减少，导致体内钠、水潴留引起水肿。导致钠、水潴留可能与下列因素有关：①肾小球滤过率下降，而肾小管重吸收钠增加导致钠、水潴留；②大量蛋白尿导致低蛋白血症，血浆胶体渗透压下降致使水分外渗；③肾实质缺血，刺激肾素-血管紧张素-醛固酮系统，醛固酮活性增加导致钠、水潴留；④肾内前列腺素产生减少，致使肾排钠减少，水的排泄也减少。水肿特点是疾病早期晨间起床时有眼睑与颜面水肿，以后逐渐发展为全身水肿。肾病综合征患者水肿明显，常有尿常规改变、高血压、肾功能损害的表现。心源性水肿需与肾源性水肿相鉴别，鉴别要点见表1-1所示。

**表1-1　心源性水肿与肾源性水肿的鉴别**

| 鉴别 | 心源性水肿 | 肾源性水肿 |
|---|---|---|
| 开始部位 | 从足部开始，向上延及全身 | 从眼睑、颜面开始而延及全身 |
| 发展快慢 | 发展较缓慢 | 发展常迅速 |
| 水肿性质 | 比较坚实，移动性较小 | 软而移动性大 |
| 伴随病症 | 伴有心功能不全病症，如心脏增大、心杂音、肝大、静脉压升高等 | 伴有其他肾病病症，如高血压、蛋白尿、血尿、管型尿、眼底改变等 |

（3）肝源性水肿　见于肝硬化失代偿期，以腹水为主要表现，也可首先出现踝部水肿，逐渐向上蔓延，而头、面部及上肢常无水肿。腹水产生的主要机制与门脉高压症、低蛋白血症、肝淋巴液回流障碍、继发醛固酮增多等因素有关。肝硬化失代偿期在临床上主要有肝功能减退和门脉高压两方面表现。

（4）营养不良性水肿　由于营养物质缺乏或慢性消耗性疾病、重度烧伤等所致低

笔记栏

蛋白血症或维生素 $B_1$ 缺乏，可产生水肿。其特点是水肿发生前常有消瘦、体重减轻等表现。水肿分布从组织疏松处开始，然后扩散至全身，以低垂部位明显，逐渐蔓延至全身。

（5）其他　①黏液性水肿：为非凹陷性水肿，以颜面及下肢较明显。②经前期紧张综合征：多于月经前7～14 d出现眼睑、踝部及手部轻度水肿，可伴乳房胀痛及盆腔沉重感，月经后水肿逐渐消退。③特发性水肿：多见于妇女，主要表现在身体下垂部分，原因未明，被认为是内分泌功能失调与直立体位的反应异常所致，立卧位水试验有助于诊断。④其他：可见于妊娠中毒症、硬皮病、血清病、间脑综合征、血管神经性水肿及老年性水肿等。

2. 局部性水肿　常见于局部静脉、淋巴回流受阻或毛细血管通透性增加等，如血栓性静脉炎、丝虫病、局部炎症、创伤或过敏等。

**【伴随症状】**

1. 水肿伴肝大者可为心源性、肝源性与营养不良性，而同时有颈静脉怒张者则为心源性。

2. 水肿伴重度蛋白尿，则常为肾源性，而轻度蛋白尿也可见于心源性。

3. 水肿伴呼吸困难与发绀者常提示由于心脏病、上腔静脉阻塞综合征等所致。

4. 水肿与月经周期有明显关系者可见于经前期紧张综合征。

5. 水肿伴消瘦、体重减轻者，可见于营养不良。

**【问诊要点】**

1. 水肿出现时间、急缓、部位、全身性或局部性、是否对称性、是否凹陷性，与体位变化及活动关系。

2. 有无心、肾、肝、内分泌及过敏性疾病病史及其相关症状，如心悸、气促、咳嗽、咳痰、咯血、头晕、头痛、失眠、腹胀、腹痛、食欲、体重及尿量变化等。

3. 水肿与药物、饮食、月经及妊娠的关系。

## 第四节　咳嗽与咳痰

咳嗽（cough）与咳痰（expectoration）是临床最常见的症状之一。咳嗽是一种保护性反射动作，通过咳嗽可将呼吸道分泌物及气道内异物排出。但频繁、刺激性的咳嗽则失去保护性意义，影响工作与休息，则为病理状态。咳痰是气管、支气管的分泌物或肺泡内的渗出液，借助咳嗽将其排出体外。

**【病因】**

1. 呼吸道疾病　呼吸道的炎症、异物、刺激性气体吸入、肿瘤、出血等刺激咽喉或支气管黏膜引起咳嗽反射。呼吸道感染是引起咳嗽、咳痰最常见的原因。

2. 胸膜疾病　各种原因所致的胸膜炎、胸膜间皮瘤、自发性气胸或胸腔穿刺等均可引起咳嗽。

3. 心血管疾病　二尖瓣狭窄或其他原因所致左心功能不全引起肺淤血或肺水肿。因肺泡及支气管内有浆液性或血性渗出物，刺激肺泡壁或支气管黏膜可引起咳嗽。另外，右心或体循环静脉栓子脱落造成肺栓塞时也可引起咳嗽。

4. 中枢神经因素　皮肤受冷刺激或三叉神经分布的鼻黏膜及舌咽神经支配的咽峡部黏膜受刺激时，可反射性引起咳嗽。脑炎、脑膜炎可影响大脑皮质或延髓咳嗽中枢，引起咳嗽。

5. 其他因素所致慢性咳嗽　如服用血管紧张素转换酶抑制剂后咳嗽、胃食管反流所致咳嗽、习惯性咳嗽及神经官能症引起的咳嗽等。

【临床表现】

1. 咳嗽的性质　干咳或刺激性咳嗽常见于上呼吸道感染、急性支气管炎初期、支气管异物、慢性咽喉炎、支气管肺癌早期、胸膜疾病、原发性肺动脉高压以及二尖瓣狭窄等。咳嗽伴有咳痰常见于慢性支气管炎、支气管扩张、肺炎、肺脓肿和空洞型肺结核等。

2. 咳嗽的时间与规律　晨间咳嗽常见于慢性支气管炎、支气管扩张等。夜间咳嗽常见于左心衰竭和肺结核患者等。突发性咳嗽常由于吸入刺激性气体或异物、淋巴结或肿瘤压迫气管或支气管分叉处所引起。发作性咳嗽可见于百日咳、支气管内膜结核以及以咳嗽为主要症状的支气管哮喘（变异性哮喘）等。长期慢性咳嗽，多见于慢性支气管炎、支气管扩张、肺脓肿及肺结核等。

3. 咳嗽的音色　咳嗽声音嘶哑，多为声带的炎症或肿瘤压迫喉返神经所致；犬吠样咳嗽，表现为连续阵发性剧咳伴有高调吸气回声，多见于百日咳、会厌和喉部疾患或气管受压；金属音咳嗽，见于纵隔肿瘤、主动脉瘤或支气管癌直接压迫气管者；咳嗽声音嘶哑或无声，见于声带麻痹及极度衰弱者。

4. 痰的性质和痰量　痰的性质可分为黏液性、浆液性、脓性和血性等。黏液性痰多见于急性支气管炎、支气管哮喘及大叶性肺炎的初期，也可见于慢性支气管炎、肺结核等。浆液性痰见于肺水肿。脓性痰见于化脓性细菌性下呼吸道感染。血性痰是由于呼吸道黏膜受侵害、损害毛细血管或血液渗入肺泡所致。上述各种痰液均可带血。急性呼吸道炎症时痰量较少，痰量增多常见于支气管扩张、肺脓肿和支气管胸膜瘘，且排痰与体位有关，痰量多时静置后可出现分层现象：上层为泡沫，中层为浆液或浆液脓性，下层为坏死物质。恶臭痰提示有厌氧菌感染。铁锈色痰为典型肺炎球菌肺炎的特征；黄绿色或翠绿色痰，提示铜绿假单胞菌感染；痰白黏稠且牵拉成丝难以咳出，提示有真菌感染；大量稀薄浆液性痰中含粉皮样物，提示棘球蚴病（包虫病）；粉红色泡沫痰是肺水肿的特征。

【伴随症状】

1. 咳嗽伴发热　多见于急性呼吸道感染、肺结核、胸膜炎等。

2. 咳嗽伴胸痛　常见于肺炎、胸膜炎、支气管肺癌、肺栓塞和自发性气胸等。

3. 咳嗽伴呼吸困难　见于喉水肿、喉肿瘤、支气管哮喘、慢性阻塞性肺疾病、重症肺炎、肺结核、大量胸腔积液、气胸、肺淤血、肺水肿及气管或支气管异物。

4. 咳嗽伴咯血　常见于支气管扩张、肺结核、肺脓肿、支气管肺癌、二尖瓣狭窄、支气管结石、肺含铁血黄素沉着症等。

5. 咳嗽伴大量脓痰　常见于支气管扩张、肺脓肿、肺囊肿合并感染和支气管胸膜瘘。

笔记栏

6. 咳嗽伴有哮鸣音　多见于支气管哮喘、慢性喘息型支气管炎、心源性哮喘、弥漫性泛细支气管炎、气管与支气管异物等。当支气管肺癌引起气管与支气管不完全阻塞时可出现呈局限性分布的吸气性哮鸣音。

7. 咳嗽伴有杵状指(趾)　常见于支气管扩张、慢性肺脓肿、支气管肺癌和脓胸等。

**【问诊要点】**

1. 发病性别与年龄　疾病的发生与性别和年龄有一定关系。如异物吸入或支气管淋巴结肿大是致儿童呛咳的主要原因;长期咳嗽对青壮年来说首先须考虑的是肺结核、支气管扩张,而对男性40岁以上吸烟者则须考虑慢性支气管炎、肺气肿、支气管肺癌,对青年女性患者须注意支气管结核和支气管腺瘤等。

2. 咳嗽的程度与音色　咳嗽程度是重是轻,是单声还是连续性咳,或者发作性剧咳,是否嗅到各种不同异味时咳嗽加剧,对咳嗽原因的鉴别有重要意义。如单声咳常出现在干性胸膜炎、大叶性肺炎等患者;声嘶多出现在声带的炎症或肿瘤压迫喉返神经的患者;犬吠样咳嗽多出现在百日咳、喉部疾患患者;金属音咳嗽多为胸部肿瘤患者的表现;发作性咳嗽或嗅到不同异味时咳嗽加剧多见于支气管哮喘患者。慢性干咳(3个月以上)需注意有无后鼻部分泌物滴流、变异性哮喘、慢性支气管炎和胃食管反流的存在及是否是由于服用降压药物所致。

3. 咳嗽伴随症状　伴随症状是鉴别诊断的重要依据。如肺炎、肺脓肿、脓胸、胸膜炎等患者咳嗽可伴高热、胸痛;支气管扩张、肺结核(尤其是空洞型)、支气管肺癌患者可伴咯血;伴大量脓臭痰,将痰液收集静置后出现明显分层现象多见于支气管扩张和肺脓肿患者;伴随有进行性体重下降须考虑有无支气管肺癌或结核等。

## 第五节　咯　血

喉及喉部以下的呼吸道任何部位的出血并经口腔咯出称为咯血(hemoptysis),包括大量咯血、血痰或痰中带血。咯血还需要与呕血进行鉴别。呕血(hematemesis)是指上消化道出血经口腔呕出,出血部位多见于食管、胃及十二指肠。对于咯血与呕血可根据病史、体征及其他检查方法进行鉴别(表1-2)。

**表1-2　咯血与呕血的鉴别**

| 鉴别 | 咯血 | 呕血 |
|---|---|---|
| 病因 | 肺结核、支气管扩张、肺癌、肺炎、肺脓肿、心脏病等 | 消化性溃疡、肝硬化、急性胃黏膜病变、肠道出血、胃癌等 |
| 出血前症状 | 喉部痒感、胸闷、咳嗽等 | 上腹部不适、恶心、呕吐等 |
| 出血方式 | 咯出 | 呕出,可为喷射状 |
| 咯出血颜色 | 鲜红色 | 暗红色、棕色,有时为鲜红色 |
| 血中混合物 | 痰、泡沫 | 食物残渣、胃液 |

续表 1-2

| 鉴别 | 咯血 | 呕血 |
| --- | --- | --- |
| 酸碱反应 | 碱性 | 酸性 |
| 黑便 | 无,若咽下血液量较多时可有 | 有,可为柏油样便,呕血停止后仍可持续数日 |
| 出血后痰的性状 | 常有血痰数日 | 无痰 |

**【病因】**

咯血原因很多,以呼吸系统疾病和循环系统疾病最常见。

1. 支气管疾病　常见有支气管扩张、支气管肺癌、支气管结核和慢性支气管炎等。发生机制主要是炎症、肿瘤、结石致支气管黏膜或毛细血管通透性增加,或黏膜下血管破裂所致。

2. 肺部疾病　常见有肺结核、肺炎、肺脓肿等。在我国,肺结核为咯血的主要原因。肺结核咯血的机制为结核病变使毛细血管通透性增高,血液渗出,导致痰中带血或小血块;如病变累及小血管使管壁破溃,则造成中等量咯血;如空洞壁肺动脉分支形成的小动脉瘤破裂或继发的结核性支气管扩张形成的动静脉瘘破裂,则造成大量咯血,甚至危及生命。

3. 心血管疾病　常见于风湿性心脏病二尖瓣狭窄,其次为原发性肺动脉高压,高血压性心脏病、肺栓塞、肺血管炎、高血压病等。心血管疾病引起咯血可表现为小量咯血或痰中带血、大量咯血、粉红色泡沫样血痰和黏稠暗红色血痰。小量咯血多因肺淤血造成肺泡壁或支气管内膜毛细血管破裂所致,大量咯血多因支气管黏膜下层支气管静脉曲张破裂所致。

4. 其他　①血液病:如白血病、血小板减少性紫癜、血友病、再生障碍性贫血等。②急性传染病:如流行性出血热、肺出血型钩端螺旋体病等。③风湿性疾病:如结节性多动脉炎、系统性红斑狼疮、Wegener 肉芽肿、贝赫切特综合征等。④其他:如气管、支气管、子宫内膜异位症等,均可引起咯血。

**【临床表现】**

1. 年龄　儿童咯血多见于先天性心脏病。青壮年咯血常见于肺结核、支气管扩张、二尖瓣狭窄等。40 岁以上有长期吸烟史者,除慢性支气管者,应高度注意支气管肺癌的可能性。

2. 咯血的先兆　咯血前常有胸闷、喉痒、咳嗽等先兆。

3. 咯血量　每日咯血量在 100 mL 以内为小量,100 ~ 500 mL 为中等量,500 mL 以上或一次咯血 100 ~ 500 mL 为大量。大量咯血主要见于空洞型肺结核、支气管扩张和慢性肺脓肿,常伴有呛咳、脉搏细速、出冷汗、呼吸急促、面色苍白、紧张不安和恐惧感。支气管肺癌主要表现为痰中带血,呈持续或间断性。慢性支气管炎和支原体肺炎也可出现痰中带血或血性痰,但常伴有剧烈咳嗽。咯血量的多少与受损血管的性质及数量有直接关系,与病情的严重程度不完全一致。

4. 颜色和性状　咯血的颜色与性状因病而异。①鲜血痰:见于肺结核、支气管扩

笔记栏

张、肺脓肿和出血性疾病所致咯血；②铁锈色血痰：见于典型的肺炎球菌肺炎，肺吸虫病和肺泡出血；③砖红色胶冻样痰：见于典型的肺炎克雷伯杆菌肺炎；④其他：二尖瓣狭窄所致咯血多为暗红色，左心衰竭所致咯血为浆液性粉红色泡沫痰，肺栓塞引起咯血为黏稠暗红色血痰。

【伴随症状】

1. 咯血伴发热　多见于肺结核、肺炎、肺脓肿、流行性出血热、肺出血型钩端螺旋体病、支气管肺癌等。

2. 咯血伴胸痛　多见于肺炎球菌肺炎、肺结核、肺栓塞、支气管肺癌等。

3. 咯血伴呛咳　多见于支气管肺癌、支原体肺炎等。

4. 咯血伴脓痰　多见于支气管扩张、肺脓肿、空洞型肺结核继发细菌感染等。其中干性支气管扩张则仅表现为反复咯血而无脓痰。

5. 咯血伴皮肤黏膜出血　可见于血液病、风湿病及肺出血型钩端螺旋体病和流行性出血热等。

6. 咯血伴杵状指　多见于支气管扩张、肺脓肿、支气管肺癌等。

7. 咯血伴黄疸　须注意钩端螺旋体病、肺炎球菌肺炎、肺栓塞等。

【问诊要点】

1. 确定是否咯血　首先须鉴别是咯血还是呕血。注意询问出血有无明显病因及前驱症状，出血的颜色及血中有无混合物等。

2. 发病年龄及咯血性状　仔细询问发病年龄及咯血性状对分析咯血病因有重要意义。如青壮年大咯血多考虑肺结核、支气管扩张等；中年以上间断或持续痰中带血则须高度警惕支气管肺癌的可能；中老年有慢性潜在疾病出现咳砖红色胶冻样血痰时多考虑克雷伯杆菌肺炎等。

3. 伴随症状　询问有无伴随症状是进行鉴别诊断的重要步骤。如伴有发热、胸痛、咳嗽、咳痰首先须考虑肺炎、肺结核、肺脓肿等；伴有呛咳、杵状指须考虑支气管肺癌；伴有皮肤黏膜出血须注意血液病、风湿病及肺出血型钩端螺旋体病和流行性出血热等。

4. 个人史　须注意有无结核病接触史、吸烟史、职业性粉尘接触史、生食海鲜史及月经史等。如肺寄生虫病所致咯血、子宫内膜异位症所致咯血均须结合上述病史做出诊断。

## 第六节　呕血与便血

### 一、呕血

呕血(hematemesis)是指胃内血液经口腔呕出的现象，常伴有黑便，严重时可有周围循环衰竭的表现。上消化道出血是指十二指肠悬韧带以上的消化道，包括食管、胃、十二指肠、肝、胆、胰的出血。一般呕血均伴有黑便，而黑便不一定都伴有呕血。

笔记栏

【病因】

1. 消化系统疾病

(1)食管疾病　反流性食管炎、食管憩室炎、食管癌、食管异物、食管损伤等。

(2)胃及十二指肠疾病　最常见为消化性溃疡,急性糜烂出血性胃炎、胃癌、胃泌素瘤等亦可引起呕血。其他少见疾病有平滑肌瘤、平滑肌肉瘤、淋巴瘤、息肉、胃黏膜脱垂、急性胃扩张、胃扭转、憩室炎、结核、克罗恩病等。

(3)门脉高压　引起的食管胃底静脉曲张破裂或门脉高压性胃病出血。

2. 上消化道邻近器官或组织的疾病　如胆道结石、胆道蛔虫、胆囊癌、胆管癌及壶腹癌出血均可引起大量血液流入十二指肠导致呕血。此外还有急慢性胰腺炎、胰腺癌合并脓肿破溃、主动脉瘤破入食管、胃或十二指肠、纵隔肿瘤破入食管等。

3. 全身性疾病

(1)血液疾病　血小板减少性紫癜、过敏性紫癜、白血病、血友病、霍奇金病、遗传性毛细血管扩张症、弥散性血管内凝血及其他凝血机制障碍(如应用抗凝药过量)等。

(2)感染性疾病　流行性出血热、钩端螺旋体病、登革热、急性重型肝炎、败血症等。

(3)结缔组织病　系统性红斑狼疮、皮肌炎、结节性多动脉炎累及上消化道。

(4)其他　尿毒症、肺源性心脏病、呼吸功能衰竭等。

如上所述,呕血的原因甚多,但以消化性溃疡引起最为常见,其次为食管-胃底静脉曲张破裂。当病因未明时,也应考虑一些少见疾病,如平滑肌瘤、血管畸形、血友病、原发性血小板减少性紫癜等。

【临床表现】

1. 呕血与黑便　呕血前常有上腹不适和恶心,随后呕吐血性胃内容物。其颜色视出血量的多少以及在胃内停留时间不同而不同。出血量多、在胃内停留时间短则血色鲜红或混有凝血块,或为暗红色;当出血量较少或在胃内停留时间长,则因血红蛋白与胃酸作用形成酸化正铁血红蛋白,呕吐物可呈咖啡渣样,为棕褐色。呕血的同时因部分血液经肠道排出体外,可形成黑便。

2. 失血性周围循环衰竭　出血量占循环血容量10%以下时,患者一般无明显临床表现;出血量占循环血容量10% ~20%时,可有头晕、无力等症状,多无血压、脉搏等变化;出血量达循环血容量的20%以上时,则有冷汗、四肢厥冷、心慌、脉搏增快等急性失血症状;若出血量在循环血容量的30%以上,则有神志不清、面色苍白、心率加快、脉搏细弱、血压下降、呼吸急促等急性周围循环衰竭的表现。

3. 血液学改变　出血早期可无明显血液学改变,出血3 ~4 h以后由于组织液的渗出及输液等情况,血液被稀释,血红蛋白及血细胞比容逐渐降低。

4. 其他　大量呕血可出现氮质血症、发热等表现。

【伴随症状】

了解伴随症状对估计失血量及确定病因很有帮助。

1. 上腹痛　中青年人,慢性反复发作的上腹痛,具有一定周期性与节律性,多为消化性溃疡;中老年人,慢性上腹痛,疼痛无明显规律性并伴有厌食、消瘦或贫血者,应警惕胃癌。

笔记栏

2. 黄疸　伴黄疸、寒战、发热、右上腹绞痛而呕血者，可能由胆道疾病所引起；黄疸、发热及全身皮肤黏膜有出血倾向者，见于某些感染性疾病，如败血症及钩端螺旋体病等。

3. 肝脾大　伴肝脾大，皮肤有蜘蛛痣、肝掌、腹壁静脉曲张或有腹水，化验有肝功能障碍，提示肝硬化门脉高压；肝区疼痛、变大、质地坚硬、表面凹凸不平或有结节，血清甲胎蛋白(AFP)阳性者多为肝癌。

4. 皮肤黏膜出血　常与血液疾病及凝血功能障碍性疾病有关。

5. 其他　近期有服用非甾体抗炎药物史、酗酒史、大面积烧伤、颅脑手术、脑血管疾病和严重外伤伴呕血者，应考虑急性胃黏膜病变。在剧烈呕吐后继而呕血，应注意食管贲门黏膜撕裂。

6. 头晕、黑矇、口渴、冷汗　提示血容量不足。上述症状于出血早期可随体位变动(如由卧位变坐、立位时)而发生。伴有肠鸣、黑便者，提示有活动性出血。

**【问诊要点】**

1. 确定是否为呕血　应注意排除口腔、鼻咽部出血和咯血。

2. 呕血的诱因　是否饮食不节、大量饮酒、毒物或特殊药物摄入史。

3. 呕血的颜色　可帮助推测出血的部位和速度，如食管病变出血或出血量大、出血速度快者多为鲜红或暗红色；胃内病变或出血量小、出血速度慢者多呈咖啡色样。

4. 呕血量　可作为估计出血量的参考，但由于部分血液可较长时间滞留在胃肠道，故应结合全身表现估计出血量。

5. 患者的一般情况　如有否口渴、头晕、黑矇，立位时是否有心悸、心率变化，有否晕厥或昏倒等。

6. 既往史　过去是否有慢性上腹部疼痛、反酸、胃灼热、嗳气等消化不良病史，是否有肝病和长期药物摄入史，并注意药名、剂量及反应等。

## 二、便血

便血(hematochezia)是指消化道出血，血液由肛门排出。便血颜色可因出血部位、出血量及在肠管内停留的时间不同而异，可呈鲜红、暗红或黑色。少量出血不造成粪便颜色改变，须经隐血试验才能确定者，称为隐血。

**【病因】**

引起便血的原因很多，常见的有下列疾病。

1. 下消化道疾病

(1)小肠疾病　肠结核、肠伤寒、急性出血性坏死性肠炎、钩虫病、克罗恩病、小肠肿瘤、小肠血管瘤、空肠憩室炎或溃疡、梅克尔(Meckel)憩室炎或溃疡、肠套叠等。

(2)结肠疾病　急性细菌性痢疾、阿米巴痢疾、血吸虫病、溃疡性结肠炎、结肠憩室炎、结肠癌、结肠息肉、缺血性结肠炎等。

(3)直肠、肛管疾病　直肠肛管损伤、非特异性直肠炎、直肠息肉、直肠癌、痔、肛裂、肛瘘等。

(4)血管病变　如血管瘤、毛细血管扩张症、血管畸形、缺血性肠炎、静脉曲张等。

2. 上消化道疾病　视出血的量与速度的不同，引起呕血的疾病均可表现为便血或黑便。

3. 全身性疾病　白血病、血小板减少性紫癜、血友病、遗传性毛细血管扩张症、维生素C及维生素K缺乏症、肝脏疾病、尿毒症、流行性出血热、败血症等。

**【临床表现】**

便血多为下消化道出血，可表现为急性大出血、慢性少量出血及间歇性出血。便血颜色和性状可因出血部位不同、出向量的多少以及血液在肠腔内停留时间的长短而异。一般出血量多、速度快则呈鲜红色；出血量小、速度慢，血液在肠道内停留时间较长，则可为暗红色。粪便可全为血液或混合有粪便，也可仅黏附于粪便表面或于排便后肛门滴血。消化道出血每日在5 mL以下者，无肉眼可见的粪便颜色改变，隐血试验则为阳性。

**【伴随症状】**

引起便血的疾病很多，为进一步明确诊断必须结合其他症状全面综合考虑。

1. 腹痛　慢性反复上腹痛，且呈周期性与节律性，出血后疼痛减轻，见于消化性溃疡；上腹绞痛或有黄疸伴便血者，应考虑胆道出血；腹痛时排血便或脓血便，便后腹痛减轻，见于细菌性痢疾、阿米巴痢疾或溃疡性结肠炎；腹痛伴便血还见于急性出血性坏死性肠炎、肠套叠、肠系膜血栓形成或栓塞等。

2. 里急后重　即肛门坠胀感。感觉排便未净，排便频繁，但每次排便量甚少，且排便后未感轻松，提示为肛门、直肠疾病，见于痢疾、直肠炎及直肠癌。

3. 发热　便血伴发热常见于传染性疾病，如败血症、流行性出血热、钩端螺旋体病或部分恶性肿瘤，如肠道淋巴瘤、白血病等。

4. 全身出血倾向　便血伴皮肤黏膜出血者，可见于急性传染性疾病及血液疾病，如重型肝炎、流行性出血热、白血病、过敏性紫癜、血友病等。

5. 皮肤改变　皮肤有蜘蛛痣及肝掌者，便血可能与肝硬化门脉高压有关。皮肤黏膜有毛细血管扩张，提示便血可能由遗传性毛细血管扩张症所致。

6. 腹部肿块　便血伴腹部肿块者，应考虑肠道恶性淋巴瘤、结肠癌、肠结核、肠套叠及克罗恩病等。

**【问诊要点】**

1. 便血的病因和诱因：是否有饮食不节，进食生冷、辛辣刺激等食物史。是否有服药史或集体发病。便血的颜色及其与大便的关系可以帮助推测出血的部位、速度及可能的病因。

2. 便血量如同呕血量一样，可以作为估计失血量的参考。但是由于粪便量的影响，需结合患者全身表现才能大致估计失血量。

3. 患者一般情况，如是否伴有头晕、眼花、心慌、出汗等，可以帮助判断血容量丢失情况。

4. 过去是否有腹泻、腹痛、肠鸣、痔、肛裂病史，是否有使用抗凝药物、胃肠手术史等。

（河南护理职业学院　张淑爱）

笔记栏

## 第七节　腹　泻

腹泻(diarrhea)指原来的排便习惯发生改变,每日排便次数增多,粪质稀薄或带有黏液、脓血及未消化的食物。如解液状便,每日3次以上,或每天粪便总量大于200 g,其中粪便含水量大于80%,则可认为是腹泻。腹泻可分为急性与慢性两种,超过2个月者属慢性腹泻。

**【病因】**

1. 急性腹泻

(1)肠道感染　常见的是病毒感染,如轮状病毒、肠腺病毒等;细菌感染,如大肠埃希氏菌、沙门菌、志贺菌、霍乱弧菌等;寄生虫、真菌感染,如阿米巴、隐孢子虫、念珠菌、曲霉等所引起的肠炎及急性出血性坏死性肠炎。亦可因抗生素使用不当而发生的抗生素相关性小肠、结肠炎。

(2)急性中毒　如毒蕈、河豚、鱼胆、发芽马铃薯,以及化学药物如砷、磷、铅、汞等中毒。

(3)全身性感染　败血症、伤寒或副伤寒、钩端螺旋体病等。

(4)其他　免疫系统疾病,如变态反应性肠炎、过敏性紫癜;某些内分泌疾病,如肾上腺皮质功能减退危象、甲状腺亢危象;服用某些药物如氟尿嘧啶、利血平及新斯的明等。

2. 慢性腹泻

(1)消化系统疾病

1)胃部疾病　慢性萎缩性胃炎、胃大部切除后胃酸缺乏等。

2)肠道疾病　肠道感染性疾病,如慢性阿米巴痢疾、慢性细菌性痢疾、肠结核、血吸虫病、钩虫病、绦虫病等;肠道非感染性疾病,如克罗恩病、溃疡性结肠炎、放射性肠炎、尿毒症性肠炎等;肠道肿瘤,如大肠癌、结肠腺瘤病(息肉)、小肠恶性淋巴瘤等。

3)肝胆疾病　肝硬化、慢性胆囊炎与胆石症。

4)胰腺疾病　慢性胰腺炎、胰腺癌等。

(2)全身性疾病

1)内分泌及代谢障碍疾病　甲状腺功能亢进、肾上腺皮质功能减退、胃泌素瘤及糖尿病性肠病等。

2)其他系统疾病　系统性红斑狼疮、硬皮病、尿毒症等。

3)药源性腹泻　利血平、甲状腺素、洋地黄类药物、某些抗肿瘤药物及抗生素(如林可霉素、克林霉素)等。

4)神经功能紊乱　如肠易激综合征、功能性腹泻。

**【临床表现】**

1. 起病及病程　急性腹泻起病骤然,病程短于2周,多为感染或食物中毒所致。慢性腹泻起病缓慢,病程较长,多见于慢性特异性或非特异性炎症、吸收不良、肠道肿瘤及神经功能紊乱等。

2. 腹泻次数及粪便性质　急性感染性腹泻常有不洁饮食史，于进食后 24 h 内发病，每天排便次数可多达 10 次以上，多呈糊状或水样便，少数为脓血便。慢性腹泻常每天排便数次，可为稀便，亦可带黏液、脓血，见于慢性细菌性痢疾、炎症性肠病及结肠癌、直肠癌等。阿米巴痢疾的粪便呈暗红色或果酱样。粪便中带黏液而无病理成分者常见于肠易激综合征、甲状腺功能亢进症。

3. 腹泻与腹痛的关系　急性腹泻常有腹痛。小肠疾病的腹泻疼痛常在脐周，便后腹痛缓解不明显。结肠病变疼痛多在下腹，便后疼痛常可缓解。分泌性腹泻往往无明显腹痛。

**【伴随症状】**

1. 腹泻伴发热　常见于感染性疾病、细菌性食物中毒、肠道恶性肿瘤等。

2. 腹泻伴里急后重　提示肛门、直肠疾病，如痢疾、直肠炎及直肠癌等。

3. 腹泻伴明显消瘦　见于胃肠道恶性肿瘤、肠结核及吸收不良综合征等。

4. 腹泻伴皮疹或皮下出血　见于伤寒或副伤寒、败血症、过敏性紫癜等。

5. 腹泻伴腹部包块　见于胃肠恶性肿瘤、肠结核、克罗恩病及血吸虫性肉芽肿。

6. 腹泻伴重度失水　见于分泌性腹泻，如细菌性食物中毒、霍乱或尿毒症等。

7. 腹泻伴关节痛或关节肿胀　见于克罗恩病、溃疡性结肠炎、系统性红斑狼疮、肠结核等。

**【问诊要点】**

1. 腹泻的起病情况　腹泻起病的急缓，是否有不洁饮食、旅行、聚餐史等，是否与进食过多油腻食物有关，是否与紧张、焦虑有关，是否长期应用抗生素，禁食后腹泻是否会缓解。

2. 腹泻的次数及大便量　有助于判断腹泻的类型及病变的部位，分泌性腹泻粪便量常超过每日 1 L，而渗出性腹泻粪便远少于此量。次数多而量少多与直肠刺激有关。

3. 大便的性状及气味　有助于判断腹泻的类型。大便奇臭多有消化吸收障碍，无臭多为分泌性水泻。

4. 伴随症状　是否有发热、腹痛、里急后重、贫血、营养不良等。

5. 病后一般情况变化　是否有失水、消瘦、乏力等症状。

## 第八节　恶心与呕吐

恶心（nausea）为上腹部不适和紧迫欲吐的感觉，可伴有皮肤苍白、出汗、流涎、血压降低及心动过缓等迷走神经兴奋的症状，常为呕吐的前奏。呕吐（vomiting）是通过胃的强烈收缩迫使胃或部分小肠的内容物经食管、口腔而排出体外的现象。两者多伴随发生，也可单独出现。

**【病因】**

引起恶心与呕吐的病因很多，按发病机制可归纳为下列几类。

1. 反射性呕吐

(1)咽部受到刺激　如鼻咽部炎症、吸烟、剧咳等。

(2)胃、肠疾病　急、慢性胃肠炎,消化性溃疡,功能性消化不良,急性胃扩张或幽门梗阻,急性阑尾炎,急性出血坏死性肠炎,各型肠梗阻等。

(3)肝、胆、胰疾病　急性肝炎、肝硬化、肝淤血、急慢性胆囊炎或胰腺炎等。

(4)腹膜疾病　如急性腹膜炎。

(5)泌尿系疾病　肾输尿管结石、急性肾盂肾炎。

(6)其他系统疾病　急性盆腔炎、异位妊娠破裂、急性心肌梗死早期、心力衰竭、青光眼、屈光不正等亦可出现恶心、呕吐。

2. 中枢性呕吐

(1)神经系统疾病　①颅内感染,如各种脑炎、脑膜炎。②脑血管疾病,如高血压脑病、脑出血、脑血栓形成及偏头痛。③颅脑损伤,脑挫裂伤或颅内血肿等。④癫痫,特别是癫痫持续状态。

(2)全身性疾病　甲状腺功能亢进、尿毒症、糖尿病酮症酸中毒、肾上腺皮质功能不全、低血糖、低钠血症等。

(3)药物及中毒　如洋地黄、吗啡、抗生素、抗癌药等可因兴奋呕吐中枢而致呕吐。一氧化碳、有机磷农药、乙醇、重金属等中毒可引起呕吐。

3. 前庭障碍性呕吐　凡呕吐伴有听力障碍、眩晕等症状者,需考虑前庭障碍性呕吐。常见于迷路炎、梅尼埃病、晕动病等。

4. 神经性呕吐　常见胃肠神经症、癔症、神经性厌食等。特点是呕吐发作与精神刺激有关。

**【临床表现】**

1. 呕吐的时间　晨起呕吐多见于早期妊娠,亦可见于尿毒症、慢性酒精中毒、功能性消化不良或鼻窦炎。夜间呕吐且量多有发酵味者,多见于幽门梗阻。

2. 呕吐与进食的关系　神经性呕吐多表现为进食前后即出现恶心、呕吐;进餐时或进餐后即刻呕吐,多见于幽门管溃疡;餐后近期呕吐,常见于急性胃肠炎、阿米巴痢疾,如果是集体发病者,多由食物中毒所致;餐后 1 h 以上呕吐称延迟性呕吐,提示胃张力下降或胃排空延迟,可见于胃炎、胃溃疡和胃癌;餐后较久或数餐后呕吐,见于幽门梗阻。

3. 呕吐的特点　神经性呕吐,恶心很轻或缺如;喷射状呕吐多为颅内高压性疾病;呕吐量大多见于幽门梗阻和肠梗阻。

4. 呕吐物的性质　呕吐物带隔日食物并有腐败气味常见于幽门梗阻;带粪臭味提示低位小肠梗阻;呕吐物含胆汁,提示梗阻平面在十二指肠乳头以下;呕吐物含大量酸性液体者多见于胃泌素瘤、十二指肠溃疡,而无酸味者可能为贲门狭窄或贲门失迟缓症;呕吐物呈咖啡渣样见于上消化道出血。

**【伴随症状】**

1. 呕吐伴发热　见于中枢神经系统或全身感染性疾病、急性细菌性食物中毒等。

2. 呕吐伴有黄疸　见于肝胆疾病。

3. 伴头痛及喷射性呕吐　常见于颅内压增高或青光眼。

4. 呕吐伴眩晕、眼球震颤　见于前庭器官疾病。

5. 呕吐伴腹痛、腹泻　多见于急性胃肠炎、细菌性食物中毒和各种原因引起的急性中毒等。

6. 育龄妇女呕吐伴停经　多系妊娠反应。

【问诊要点】

1. 呕吐的起病　急起或缓起，有无确定的病因或诱因，有无服药史，女性患者的月经史等。

2. 呕吐的时间　晨起还是夜间、间歇或持续，与饮食、活动、情绪的关系。

3. 呕吐物的特征　根据呕吐物性状、气味由此可以推测是否中毒、消化道器质性梗阻等；根据是否有胆汁，可区分十二指肠乳头平面上、下的梗阻；根据呕吐物的量可确定有无上消化道梗阻，并估计液体丢失量。

4. 伴随症状　是否有发热、黄疸、腹痛、腹泻、头痛、眩晕等。

## 第九节　黄　疸

黄疸(jaundice)是由于血清中胆红素浓度升高致使皮肤、黏膜、巩膜和体液发生黄染的现象。黄疸即是症状，也是体征。正常血清总胆红素为 1.7 ~ 17.1 μmol/L (0.1 ~1 mg/dL)。胆红素在 17.1 ~34.2 μmol/L (1 ~2 mg/dL)，临床不易察觉，称为隐性黄疸，超过 34.2 μmol/L(2 mg/dL)时出现临床可见黄疸。

体内的胆红素主要来源于血红蛋白，占总胆红素来源的 80% ~85%。正常红细胞的平均寿命约为 120 d，血液循环中衰老的红细胞经单核巨噬细胞系统破坏和分解，产生游离胆红素或称非结合胆红素(unconjugated bilirubin，UCB)；另外还有少量胆红素来源于骨髓幼稚红细胞的血红蛋白和肝内含有亚铁血红素的蛋白质(如过氧化氢酶、过氧化物酶及细胞色素氧化酶与肌红蛋白等)，占总胆红素的 15% ~20%。

非结合胆红素不溶于水，与血清白蛋白结合运转到肝，与白蛋白分离后被肝细胞摄取，在肝细胞内经葡萄糖醛酸转移酶的催化作用与葡萄糖醛酸结合，形成结合胆红素(conjugated bilirubin，CB)。结合胆红素为水溶性，可通过肾小球滤过从尿中排出。结合胆红素从肝细胞经胆管排入肠道后，在回肠末端及结肠经细菌酶的分解与还原作用，形成尿胆原。尿胆原大部分从粪便中排出，称为粪胆原；在肠道下段，无色的粪胆原氧化为黄褐色的粪胆素，而成为粪便的主要颜色。小部分尿胆原(10% ~20%)经肠道吸收，经肝门静脉回到肝内，其中大部分再转变为结合胆红素，又随胆汁排入肠内，形成“胆红素的肠肝循环”。被吸收回肝的小部分尿胆原经体循环由肾排出体外。尿胆原被空气氧化后生成尿胆素，成为尿液的主要色素。

【病因和临床表现】

### (一)溶血性黄疸

1. 病因　凡能引起溶血的疾病都可产生溶血性黄疸。①先天性溶血性贫血：如地中海贫血、遗传性球形红细胞增多症。②后天获得性溶血性贫血：如自身免疫性溶血性贫血、新生儿溶血、不同血型输血后的溶血以及蚕豆病、伯氨喹、蛇毒、毒蕈、阵发性睡眠性血红蛋白尿等引起的溶血。

笔记栏

2. 临床表现　一般黄疸为轻度，呈浅柠檬色，不伴皮肤瘙痒。急性溶血时可有发热、寒战、头痛、呕吐、腰痛，并有不同程度的贫血和血红蛋白尿，尿呈酱油色或茶色，严重者可有急性肾功能衰竭；慢性溶血多为先天性，可有贫血、脾大等。

**（二）肝细胞性黄疸**

1. 病因　病毒性肝炎、肝硬化、中毒性肝炎、钩端螺旋体病、败血症等。

2. 临床表现　皮肤、黏膜浅黄至深黄色，可伴有轻度皮肤瘙痒、疲乏、食欲减退，严重者可有出血倾向、腹水、昏迷等。

**（三）胆汁淤积性黄疸**

1. 病因　胆道机械性梗阻及胆汁排泄障碍，均可导致胆汁淤积性黄疸。

（1）肝内性胆汁淤积　①肝内阻塞性胆汁淤积：肝内泥沙样结石、癌栓、寄生虫病（如华支睾吸虫病）等。②肝内胆汁淤积：见于病毒性肝炎、药物性胆汁淤积（如氯丙嗪、甲基睾丸酮和口服避孕药等）、原发性胆汁性肝硬化等。

（2）肝外性胆汁淤积　可由胆总管结石、狭窄、炎性水肿、肿瘤及蛔虫等阻塞所引起。

2. 临床表现　皮肤呈暗黄色，胆道完全阻塞者颜色更深，甚至呈黄绿色。胆酸盐反流入血，刺激皮肤可引起瘙痒，刺激迷走神经可引起心动过缓。尿色深，粪便颜色变浅或呈白陶土色。

**（四）先天性非溶血性黄疸**

1. 杜宾-约翰逊（Dubin-Johnson）综合征　有明显家族史，常染色体隐性遗传，由于肝细胞先天性缺陷，使 CB 及某些阴离子（如靛氰绿、X 射线造影剂）向毛细胆管排泄发生障碍，致血清 CB 增加而发生的黄疸。

2. 克里格勒-纳贾尔（Crigler-Najjar）综合征　系由肝细胞缺乏葡萄糖醛酸转移酶，致 UCB 不能形成 CB，导致血中 UCB 增多而出现黄疸。本病由于血中 UCB 甚高，故可引起胆红素脑病，又称核黄疸，见于新生儿，预后极差。

3. Rotor 综合征　系由肝细胞对摄取 UCB 和排泄 CB 存在先天性缺陷，致血中胆红素增高而出现黄疸。

4. Gilbert 综合征　系由肝细胞摄取 UCB 功能障碍及微粒体内葡萄糖醛酸转移酶不足，致血中 UCB 增高而出现黄疸。一般黄疸较轻，呈波动性，肝功能检查正常。

**【伴随症状】**

1. 黄疸伴发热　见于急性胆管炎、肝脓肿、钩端螺旋体病、败血症、大叶性肺炎。病毒性肝炎或急性溶血可先有发热而后出现黄疸。

2. 黄疸伴上腹剧烈疼痛　右上腹阵发性绞痛，多见于胆道结石及胆道蛔虫病；右上腹持续性钝痛或胀痛可见于病毒性肝炎、肝脓肿或原发性肝癌；右上腹剧痛、寒战、高热和黄疸为查科（Charcot）三联征，提示急性化脓性胆管炎。

3. 黄疸伴肝大　见于病毒性肝炎、急性胆道感染或胆道阻塞、原发或继发性肝癌、肝硬化。

4. 黄疸伴胆囊肿大　提示胆总管梗阻，常见于胰头癌、壶腹癌、胆总管癌、胆总管结石等。

5. 黄疸伴脾大　见于病毒性肝炎、钩端螺旋体病、败血症、疟疾、肝硬化、各种原因

笔记栏

引起的溶血性贫血及淋巴瘤等。

6. 黄疸伴腹水　见于重症肝炎、肝硬化失代偿期、肝癌等。

7. 黄疸伴皮肤瘙痒、心动过缓　多见于梗阻性黄疸。

【问诊要点】

1. 确定黄疸　应注意与进食过多胡萝卜、橘子、南瓜等食物及长期应用米帕林、呋喃类药物引起的皮肤发黄相区别。应仔细检查巩膜有无黄染及尿色有无改变。

2. 黄疸的病因或诱因　既往有无溶血性疾病史、肝胆胰疾病史、寄生虫感染史;有无与肝炎患者密切接触史或近期内输注血液制品史;有无群集发病、外出旅游、长期用药或反复接触某些化学毒物等情况;有无长期酗酒、食用蚕豆等情况。

3. 黄疸的临床特点　黄疸发生的急缓、持续时间与波动情况,皮肤色泽的深浅、尿粪颜色、是否伴有皮肤瘙痒等。

4. 黄疸的伴随症状　是否有发热、上腹痛、肝大、脾大、胆囊肿大、腹水等。

（河南医学高等专科学校　刘　丽）

## 第十节　呼吸困难

呼吸困难(dyspnea)是指患者主观感到空气不足、呼吸费力,客观上表现呼吸运动用力,严重时可出现张口呼吸、鼻翼扇动、端坐呼吸,甚至发绀、呼吸辅助肌参与呼吸运动,并且可有呼吸频率、深度、节律的改变。

根据病因不同,将呼吸困难归纳分为肺源性、心源性、中毒性、精神神经性及血液性5种类型,其机制与临床表现也各不相同。

【临床分型及表现】

1. 肺源性呼吸困难　即由呼吸系统疾病引发的呼吸困难。

(1)病因　①气道阻塞:如喉、气管、支气管的炎症,水肿、肿瘤或异物所致的狭窄或阻塞,以及支气管哮喘、慢性阻塞性肺疾病等。②肺部疾病:如肺炎、肺脓肿、肺结核、肺不张、肺淤血、肺水肿、弥漫性肺间质疾病、细支气管肺泡癌等。③胸壁、胸廓、胸膜腔疾病:如胸壁炎症、严重胸廓畸形、胸腔积液、自发性气胸、广泛胸膜粘连、结核、外伤等。④神经肌肉疾病:如脊髓灰质炎病变累及颈髓、吉兰-巴雷综合征和重症肌无力累及呼吸肌,药物导致呼吸肌麻痹等。⑤膈运动障碍:如膈麻痹、大量腹腔积液、腹腔巨大肿瘤、胃扩张和妊娠末期。

(2)临床表现　临床上常分为3种类型。

1)吸气性呼吸困难　主要表现为吸气显著费力,严重者吸气时可见"三凹征",表现为胸骨上窝、锁骨上窝和肋间隙明显凹陷,此时亦可伴有干咳及高调吸气性喉鸣。三凹征的出现主要是由于呼吸肌极度用力,胸腔负压增加所致。常见于各种原因引起的喉、气管、大支气管的狭窄与梗阻,如喉部疾病可见于喉癌、喉痉挛、喉水肿等,气管疾病可见于气管异物、气管受压等。

2)呼气性呼吸困难　主要表现为呼气费力、呼气缓慢、呼吸时间明显延长,常伴

笔记栏

有呼气期哮鸣音。主要是由于肺泡弹性减弱和(或)小支气管的痉挛或炎症所致。常见于慢性支气管炎(喘息型)、慢性阻塞性肺气肿、支气管哮喘、弥漫性泛细支气管炎等。

3)混合性呼吸困难　主要表现为吸气期及呼气期均感呼吸费力,呼吸频率增快、深度变浅,可伴有呼吸音异常或病理性呼吸音。主要是由于肺或胸膜腔病变使肺呼吸面积减少导致换气功能障碍所致。常见于重症肺炎、重症肺结核、大面积肺栓塞(梗死)、弥漫性肺间质疾病、大量胸腔积液、气胸、广泛性胸膜增厚等。

2. 心源性呼吸困难　心源性呼吸困难即由心血管系统疾病引起的呼吸困难。

(1)病因　①各种原因引起的心力衰竭,特别是左心衰竭,如高血压性心脏病、冠状动脉粥样硬化性心脏病、风湿性心脏瓣膜病、心肌炎、先天性心脏病等。②心包压塞。③原发性肺动脉高压。④肺栓塞。

(2)临床表现

1)急性左心衰竭时,常可出现夜间阵发性呼吸困难,表现为夜间睡眠中突感胸闷气急,被迫坐起,惊恐不安。轻者数分钟至数十分钟后症状逐渐减轻、消失;重者可见端坐呼吸、面色发绀、大汗、有哮鸣音,咳浆液性粉红色泡沫痰,两肺底有较多湿啰音,心率加快,可有奔马律。此种呼吸困难称“心源性哮喘”。左心衰竭发生呼吸困难的机制为:①睡眠时迷走神经兴奋性增高,冠状动脉收缩、心肌供血减少,心功能降低。②小支气管收缩,肺泡通气量减少。③仰卧位时肺活量减少,下半身静脉回心血量增多,致肺淤血加重。④呼吸中枢敏感性降低,对肺淤血引起的轻度缺氧反应迟钝,当淤血加重,缺氧明显时,才刺激呼吸中枢做出应答反应。

2)右心衰竭严重时也可引起呼吸困难,但程度较左心衰竭轻,其主要原因为体循环淤血所致。其发生机制为:①右心房和上腔静脉压升高,刺激压力感受器反射性地兴奋呼吸中枢。②血氧含量减少,乳酸、丙酮酸等代谢产物增加,刺激呼吸中枢。③淤血性肝大、腹腔积液和胸腔积液,使呼吸运动受限,肺交换面积减少。临床上主要见于慢性肺源性心脏病、某些先天性心脏病或由左心衰竭发展而来。另外,也可见于各种原因所致的急性或慢性心包积液。其发生呼吸困难的主要机制是大量心包渗液致心包压塞或心包纤维性增厚、钙化、缩窄,使心脏舒张受限,引起体循环静脉淤血所致。

3. 中毒性呼吸困难

(1)代谢性酸中毒　可导致血中代谢产物增多,刺激颈动脉窦、主动脉体化学受体或直接兴奋刺激呼吸中枢引起呼吸困难。其主要表现为:①有引起代谢性酸中毒的基础病因,如尿毒症、糖尿病酮症等;②出现深长而规则的呼吸,可伴有鼾音,称为酸中毒大呼吸(Kussmaul 呼吸)。

(2)某些药物　如吗啡类、巴比妥类等中枢抑制药物和有机磷杀虫药中毒时,可抑制呼吸中枢引起呼吸困难。其主要特点为:①有药物或化学物质中毒史;②呼吸缓慢、变浅伴有呼吸节律异常的改变如潮式呼吸(Cheyne-Stokes 呼吸)或间停呼吸(Biot's 呼吸)。

(3)化学毒物中毒　可导致机体缺氧引起呼吸困难,常见于一氧化碳中毒、亚硝酸盐和苯胺类中毒、氢化物中毒。其发生机制分别为:一氧化碳中毒时,吸入的 CO 与血红蛋白结合形成碳氧血红蛋白,失去携带氧的能力导致缺氧而产生呼吸困难;亚硝酸盐和苯胺类中毒时,使血红蛋白变为高铁血红蛋白失去携带氧的能力导致缺氧;氰化物中毒时，氰离子抑制细胞色素氧化酶的活性，影响细胞呼吸作用，导致组织缺氧引起呼吸困难，严重时引起脑水肿抑制呼吸中枢。

4. 神经精神性呼吸困难　主要是由于呼吸中枢受增高的颅内压和供血减少的刺激所致，使呼吸变得慢而深，并常伴有呼吸节律的改变，如双吸气（抽泣样呼吸）、呼吸遏制（吸气突然停止）等。临床上常见于重症颅脑疾患，如脑出血、脑炎、脑膜炎、脑脓肿、脑外伤及脑肿瘤等。

（1）重症颅脑疾病　如脑出血、颅内压增高、脑外伤。呼吸深而慢，可出现呼吸节律改变，因呼吸中枢受到压力刺激或供血减少所致。

（2）癔症性呼吸困难　特点为呼吸表浅和频率加快，可达 60～100 次/min，常因过度换气而发生胸痛与呼吸性碱中毒，出现手足搐搦症。

（3）叹气样呼吸　特点为患者自述呼吸困难，但并无呼吸困难的客观表现，偶尔出现一次深大吸气，伴有叹息样呼气，在叹息之后自觉轻快，这也属于神经官能症的表现。

5. 血源性呼吸困难　多由红细胞携氧量减少，血氧含量降低所致。表现为呼吸浅，心率快。临床常见于重度贫血、高铁血红蛋白血症、硫化血红蛋白血症。除此以外，大出血或休克时，因缺氧和血压下降，刺激呼吸中枢，也可使呼吸加快。

**【伴随症状】**

1. 发作性呼吸困难伴哮鸣音　多见于支气管哮喘、心源性哮喘；突发性重度呼吸困难见于急性喉水肿、气管异物、大面积肺栓塞、自发性气胸等。

2. 呼吸困难伴发热　多见于肺炎、肺脓肿、肺结核、胸膜炎、急性心包炎等。

3. 呼吸困难伴一侧胸痛　见于大叶性肺炎、急性渗出性胸膜炎、肺栓塞、自发性气胸、急性心肌梗死、支气管肺癌等。

4. 呼吸困难伴咳嗽、咳痰　见于慢性支气管炎、阻塞性肺气肿继发肺部感染、支气管扩张、肺脓肿等；伴大量泡沫痰可见于有机磷中毒；伴粉红色泡沫痰见于急性左心衰竭。

5. 呼吸困难伴意识障碍　见于脑出血、脑膜炎、糖尿病酮症酸中毒、尿毒症、肺性脑病、急性中毒、休克型肺炎等。

**【问诊要点】**

1. 呼吸困难发生的诱因　包括有无引起呼吸困难的基础病因和直接诱因，如心肺疾病、肾病、代谢性疾病病史，有无药物、毒物摄入史，以及头痛、意识障碍、颅脑外伤史。

2. 呼吸困难发生的快与慢　询问起病是突然发生、缓慢发生还是渐进发生或者是否有明显的时间性。

3. 呼吸困难与活动、体位的关系　如左心衰竭引起的呼吸困难。

4. 伴随症状　如发热、咳嗽、咳痰、咯血、胸痛等。

（河南医学高等专科学校　王　莹）

笔记栏

# 第十一节　发　绀

发绀(cyanosis)亦称紫绀,是指血液中还原血红蛋白增多,使皮肤和黏膜呈青紫色改变的一种表现。这种改变常发生在皮肤较薄、色素较少和毛细血管较丰富的部位,如口唇、指(趾)、甲床等处较为明显,易于观察。

【病因】

1. 血液中还原血红蛋白增加(真性发绀)

(1)中心性发绀　发绀多由心、肺疾病引起呼吸功能衰竭、通气与换气功能障碍、肺氧合作用不足导致 $SaO_2$降低所致。

肺性发绀:由呼吸功能不全、肺氧合作用不足所致。常见于各种严重的呼吸系统疾病,如呼吸道梗阻、肺炎、阻塞性肺气肿、弥漫性肺间质纤维化、肺淤血、肺水肿、急性呼吸窘迫综合征、肺栓塞、原发性肺动脉高压等。

心性混合性发绀:由于心脏或大血管间存在异常通道分流,使部分静脉血未通过肺进行氧合作用而入体循环动脉,如分流量超过心输出量的 1/3,即可出现发绀。常见于发绀型先天性心脏病,如法洛四联症、艾森门格综合征等。

(2)周围性发绀　发绀是由于周围循环血流障碍所致。

淤血性发绀:常见于引起体循环淤血、周围血流缓慢的疾病,如右心衰竭、缩窄性心包炎、血栓性静脉炎、上腔静脉阻塞综合征、下肢静脉曲张等。

缺血性发绀:常见于引起心排血量减少的疾病和局部血流障碍性疾病,如严重休克、暴露于寒冷中和血栓闭塞性脉管炎、雷诺病、肢端发绀症、冷球蛋白血症等。

(3)混合性发绀　中心性发绀与周围性发绀同时存在。常见于心力衰竭,因肺淤血致血液在肺内氧合不足以及周围循环血流缓慢,氧被组织摄取过多所致。

2. 血液中存在异常血红蛋白衍生物

(1)高铁血红蛋白血症　后天性高铁血红蛋白血症由于各种化学物质或药物中毒引起血红蛋白分子中二价铁被三价铁所取代,致使失去与氧结合的能力。当血中高铁血红蛋白量达到 30 g/L 时可出现发绀。常见于苯胺、硝基苯、伯氨喹、亚硝酸盐、磺胺类等中毒所致发绀。先天性高铁血红蛋白血症自幼即有发绀,而无心、肺疾病及引起异常血红蛋白的其他原因,有家族史,身体一般健康状况较好。

(2)硫化血红蛋白血症　为后天获得性。服用某些含硫药物或化学品后,使血液中硫化血红蛋白达到 5 g/L 即可发生发绀。但一般认为本病患者须同时有便秘或服用含硫药物在肠内形成大量硫化氢为先决条件。

【临床表现】

1. 血液中还原血红蛋白增多

(1)中心性发绀　特点为全身性发绀,除四肢及颜面外,也累及躯干和黏膜,但受累部位的皮肤是温暖的,局部加温或按摩发绀不消失。

(2)周围性发绀　特点为发绀常出现于肢体的末端与下垂部位。这些部位的皮肤是冷的,但若给予按摩或加温,使皮肤转暖,发绀可消退。此特点亦可作为与中心性发绀的鉴别点。

2. 血液中存在异常血红蛋白衍生物

(1)高铁血红蛋白血症　其特点是发绀出现急剧，抽出的静脉血呈深棕色，暴露于空气也不能转变成鲜红色，虽给予氧疗但发绀不能改善，只有给予静脉注射亚甲蓝或大量维生素C，发绀方可消退，用分光镜检查可证实血中高铁血红蛋白存在。大量进食含亚硝酸盐的变质蔬菜而引起的中毒性高铁血红蛋白血症，也可出现发绀，称“肠源性青紫症”。

(2)硫化血红蛋白血症　发绀的特点是持续时间长，可达数月以上，血液呈蓝褐色，分光镜检查可证明有硫化血红蛋白的存在。

**【伴随症状】**

1. 发绀伴呼吸困难　常见于重症心、肺疾病及急性呼吸道梗阻、大量气胸等。而高铁血红蛋白血症虽有明显发绀，但一般无呼吸困难。

2. 发绀伴杵状指(趾)　提示病程较长。主要见于发绀型先天性心脏病及某些慢性肺部疾病。

3. 发绀伴意识障碍　主要见于某些药物或化学物质中毒、休克、急性肺部感染或急性心功能衰竭等。

**【问诊要点】**

1. 发病年龄与性别　自出生或幼年即出现发绀者，常见于发绀型先天性心脏病或先天性高铁血红蛋白血症。特发性阵发性高铁血红蛋白血症可见于育龄女性，且发绀出现多与月经周期有关。

2. 发绀部位及特点　用以判断发绀的类型。

3. 病因及诱因　有无心、肺疾患及其他与发绀有关的疾病病史；急性起病又无心肺疾病表现的发绀，须询问有无摄入相关药物、化学物品、变质蔬菜以及在持久便秘情况下服用含硫化物病史等。

4. 发绀的伴随症状　呼吸困难、杵状指(趾)及意识障碍等。

## 第十二节　心　悸

心悸(palpitation)是一种自觉心脏跳动的不适感或心慌感。当心率加快时感到心脏跳动不适，心率缓慢时则感到搏动有力。心悸时，心率可快、可慢，也可有心律失常，心率和心律正常者亦可有心悸。

**【病因和临床表现】**

1. 心脏搏动增强　心脏搏动增强引起的心悸，可为生理性或病理性。

(1)生理性　①健康人在剧烈运动或精神过度紧张时；②饮酒、喝浓茶或咖啡后；③应用某些药物，如肾上腺素、麻黄碱、咖啡因、阿托品、甲状腺片等。

(2)病理性

1)心室肥大　高血压性心脏病、主动脉瓣关闭不全、二尖瓣关闭不全等引起的左心室肥大，心脏收缩力增强。动脉导管未闭、室间隔缺损回流量增多，增加心脏的负荷

笔记栏

量，导致心室肥大，也可引起心悸。

2）其他引起心脏搏动增强的疾病　①甲状腺功能亢进：由于基础代谢加快、交感神经兴奋性增高，导致心率加快。②贫血：以急性失血时心悸为明显。贫血时血液携氧量减少，器官及组织缺氧，机体为保证氧的供应，通过增加心率，提高排出量来代偿，心率加快导致心悸。③发热：此时基础代谢率增高，心率加快、心排血量增加，也可引起心悸。④低血糖症、嗜铬细胞瘤：肾上腺素释放增多，心率加快、搏动增强，也可发生心悸。

2. 心律失常

（1）心动过速　各种原因引起的窦性心动过速、阵发性室上性或室性心动过速等，均可发生心悸。

（2）心动过缓　窦性心动过缓或病态窦房结综合征、高度房室传导阻滞（Ⅱ、Ⅲ型房室传导阻滞），由于心率缓慢，舒张期延长，心室充盈度增加，心搏强而有力，引起心悸。

（3）其他心律失常　期前收缩、心房扑动或颤动等，由于心脏跳动不规则或存在间歇，使患者感到心悸甚至有停跳的感觉。

3. 心脏神经症　由自主神经功能紊乱所引起，心脏本身并无器质性病变。多见于青年女性。临床表现除心悸外尚常有心率加快、心前区或心尖部隐痛，以及疲乏、失眠、头晕、头痛、耳鸣、记忆力减退等神经衰弱表现，且在焦虑、情绪激动等情况下更易发生。

**【伴随症状】**

1. 发绀伴心前区疼痛　见于冠状动脉粥样硬化性心脏病（如心绞痛、心肌梗死）、心肌炎、心包炎、心脏神经症等。

2. 发绀伴发热　见于风湿热、心肌炎、心包炎、急性传染病、感染性心内膜炎等。

3. 发绀伴晕厥或抽搐　见于高度房室传导阻滞、心室颤动或阵发性室性心动过速、病态窦房结综合征等。

4. 发绀伴贫血　见于各种原因引起的急性失血，此时常有虚汗、脉搏微弱、血压下降或休克。慢性贫血患者心悸多在劳累后较明显。

5. 发绀伴呼吸困难　见于急性心肌梗死、心肌炎、心包炎、心力衰竭、重症贫血等。

6. 发绀伴消瘦及出汗　多见于甲状腺功能亢进。

**【问诊要点】**

1. 病因与诱因　有无心脏病、内分泌疾病、贫血性疾病、神经症等病史。发作诱因、时间、频率、病程；有无嗜好浓茶、咖啡、烟酒情况，有无精神刺激史。

2. 心悸的特点　心悸发作的频率、持续时间、与活动有无关系、如何缓解。

3. 伴随症状　有无心前区疼痛、发热、晕厥、抽搐、呼吸困难、消瘦及多汗、失眠、焦虑等相关症状。

（刘　丽）

# 第十三节 血 尿

尿液内含有较多的红细胞时称血尿。血尿包括镜下血尿和肉眼血尿，前者是指尿色正常，须经显微镜检查方能确定，通常离心沉淀后的尿液镜检每高倍视野有红细胞3个以上。后者是指尿呈洗肉水色或血色，肉眼即可见的血尿。

**【病因】**

1. 泌尿系疾病 ①原发性肾小球疾病：如急、慢性肾小球肾炎，IgA肾病，隐匿性肾炎及急进性肾炎等。②继发性肾小球疾病：如系统性红斑狼疮、过敏性紫癜、各种病原体感染后肾小球损害等。③感染：如肾盂肾炎、膀胱炎、尿道炎、前列腺炎、肾及膀胱结核等。④结石：如肾、输尿管、膀胱及尿道结石等。⑤肿瘤：如肾、输尿管、膀胱及前列腺肿瘤等。⑥理化因素及药物：如放射性肾炎、膀胱炎、化学物质、重金属、动植物毒素中毒、药物对肾脏的损伤。⑦遗传性疾病：如遗传性肾炎、多囊肾、肾及尿路的各种畸形等。⑧血管性疾病：如肾动脉血栓形成及栓塞、肾静脉血栓形成、肾动静脉畸形等。⑨其他原因：如间质性肾炎、肾乳头坏死及泌尿系外伤等。

2. 全身性疾病 ①感染性疾病：败血症、流行性出血热、猩红热、钩端螺旋体病和丝虫病等。②血液病：白血病、再生障碍性贫血、血小板减少性紫癜、过敏性紫癜和血友病。③免疫和自身免疫性疾病：系统性红斑狼疮、结节性多动脉炎、皮肌炎、类风湿关节炎、系统性硬化症等引起肾损害时。④心血管疾病：亚急性感染性心内膜炎、急进性高血压、慢性心力衰竭、肾动脉栓塞和肾静脉血栓形成等。

3. 尿路邻近器官疾病 急、慢性前列腺炎，精囊炎，急性盆腔炎或脓肿，宫颈癌，输卵管炎，阴道炎，急性阑尾炎，直肠和结肠癌等。

4. 化学物品或药品对尿路的损害 如磺胺药、吲哚美辛、甘露醇，汞、铅、镉等重金属对肾小管的损害，环磷酰胺引起的出血性膀胱炎抗凝剂如肝素过量也可出现血尿。

5. 功能性血尿 平时运动量小的健康人，突然加大运动量可出现运动性血尿。

**【临床表现】**

1. 尿颜色的改变 血尿的主要表现是尿颜色的改变，除镜下血尿颜色正常外，肉眼血尿根据出血量多少而呈不同颜色。尿呈淡红色像洗肉水样，提示每升尿含血量超过1 mL。出血严重时尿可呈血液状。肾出血时，尿与血混合均匀，尿呈暗红色；膀胱或前列腺出血时尿色鲜红，有时有血凝块。但红色尿不一定是血尿，需仔细辨别。如尿呈暗红色或酱油色，不混浊无沉淀，镜检无或仅有少量红细胞，见于血红蛋白尿；棕红色或葡萄酒色，不混浊，镜检无红细胞见于卟啉尿；服用某些药物如大黄、利福平，或进食某些红色蔬菜也可排红色尿，但镜检无红细胞。

2. 分段尿异常 将全程尿分段观察颜色，如尿三杯试验，用3个清洁玻璃杯分别留起始段、中段和终末段尿观察，如起始段血尿提示病变在尿道；终末段血尿提示出血部位在膀胱颈部、三角区或后尿道的前列腺和精囊腺；三段尿均呈红色即全程血尿，提示血尿来自肾或输尿管。

3. 镜下血尿 尿颜色正常，但显微镜检查可确定血尿，并可判断是肾性或肾后性

笔记栏

血尿。镜下红细胞大小不一、形态多样为肾小球性血尿，见于肾小球肾炎。因红细胞从肾小球基底膜漏出，通过具有不同渗透梯度的肾小管时，化学和物理作用使红细胞膜受损，血红蛋白溢出而变形。如镜下红细胞形态单一，与外周血近似，为均一型血尿。提示血尿来源于肾后，见于肾盂肾盏、输尿管、膀胱和前列腺病变。

4. 症状性血尿　血尿的同时患者伴有全身或局部症状。而以泌尿系统症状为主。如伴有肾区钝痛或绞痛提示病变在肾。膀胱和尿道病变则常有尿频、尿急和排尿困难。

5. 无症状性血尿　部分患者血尿既无泌尿道症状也无全身症状，见于某些疾病的早期，如肾结核、肾癌或膀胱癌早期。

【伴随症状】

1. 血尿伴肾绞痛是肾或输尿管结石的特征。

2. 血尿伴尿流中断见于膀胱和尿道结石。

3. 血尿伴尿流细和排尿困难见于前列腺炎、前列腺癌。

4. 血尿伴尿频、尿急、尿痛见于膀胱炎和尿道炎，同时伴有腰痛、高热畏寒常为肾盂肾炎。

5. 血尿伴有水肿、高血压、蛋白尿见于肾小球肾炎。

6. 血尿伴肾肿块，单侧可见于肿瘤、肾积水和肾囊肿；双侧肿大见于先天性多囊肾，触及移动性肾见于肾下垂或游走肾。

7. 血尿伴有皮肤黏膜及其他部位出血，见于血液病和某些感染性疾病。

8. 血尿合并乳糜尿见于丝虫病、慢性肾盂肾炎。

【问诊要点】

1. 尿的颜色，如为红色应进一步了解是否进食引起红色尿的药品或食物，是否为女性的月经期间，以排除假性血尿。

2. 血尿出现在尿程的哪一段，是否全程血尿，有无血块。

3. 是否伴有全身或泌尿系统症状。

4. 有无腰腹部新近外伤和泌尿道器械检查史。

5. 过去是否有高血压和肾炎史。

6. 家族中有无耳聋和肾炎史。

（王　莹）

## 第十四节　少尿、无尿、多尿

正常成人 24 h 尿量为 1 000 ~ 2 000 mL。如 24 h 尿量少于 400 mL 或每小时尿量少于 17 mL 称为少尿；如 24 h 尿量少于 100 mL，12 h 完全无尿称为无尿；如 24 h 尿量超过 2 500 mL 称为多尿。

【病因和临床表现】

1. 少尿、无尿

(1)肾前性

1)心脏排血功能下降　各种原因所致的心功能不全,严重的心律失常,心肺复苏后体循环功能不稳定,血压下降所致肾血流减少。

2)有效血容量减少　多种原因引起的休克、大出血、重度失水、肾病综合征和肝肾综合征,大量水分渗入组织间隙和浆膜腔,血容量减少,肾血流减少。

3)肾血管病变　肾血管狭窄或炎症,肾病综合征,狼疮性肾炎,长期卧床不起所致的肾动脉栓塞或血栓形成;高血压危象、妊娠高血压综合征等引起肾动脉持续痉挛,肾缺血导致急性肾衰竭。

(2)肾性

1)肾小球病变　重症急性肾炎、急进性肾炎和慢性肾炎因严重感染,血压持续增高或肾毒性药物作用引起肾功能急剧恶化。

2)肾小管病变　急性间质性肾炎包括药物性和感染性间质性肾炎;生物毒或重金属及化学毒所致的急性肾小管坏死;严重的肾盂肾炎并发肾乳头坏死。

(3)肾后性

1)机械性尿路梗阻　如血凝块、结石、坏死组织阻塞输尿管、膀胱进出口或后尿道。

2)尿路的外压　如前列腺肥大、肿瘤、腹膜后淋巴瘤、特发性腹膜后纤维化。

3)其他　输尿管手术后,结核或溃疡愈合后瘢痕挛缩,肾严重下垂或游走肾所致的肾扭转、神经源性膀胱等。

2. 多尿

(1)暂时性多尿　短时内摄入过多水和含水分过多的食物;使用利尿剂后可出现短时间多尿。

(2)持续性多尿

1)肾脏疾病　①肾性尿崩症:肾远曲小管和集合管存在先天或获得性缺陷,对抗利尿激素反应性降低,水分重吸收减少而出现多尿。②肾小管浓缩功能不全:见于慢性肾炎,慢性肾盂肾炎,肾小球硬化,药物、化学物品或重金属对肾小管的损害,肾小管酸中毒,也可见于急性肾衰竭多尿期等。

2)内分泌代谢障碍　①糖尿病:尿内含糖多,引起溶质性利尿,尿量增多。②垂体性尿崩症:因下丘脑-垂体病变使抗利尿激素(antidiuretic hormone,ADH)分泌减少或缺乏,肾远曲小管重吸收水分下降,排出低比重尿,尿量可达到5 000 mL/d以上。③原发性醛固酮增多症:引起血中钠浓度升高,刺激渗透压感受器,摄入水分增多,排尿增多。④原发性甲状旁腺功能亢进:血液中过多的钙和尿中高浓度磷需要大量水分将其排出而形成多尿。

3)精神因素　精神性多饮患者常自觉烦渴而大量饮水引起多尿。

**【伴随症状】**

1. 少尿

(1)伴心悸、气促,胸闷不能平卧　见于心功能不全。

(2)伴有发热、腰痛、尿频、尿急、尿痛　见于急性肾盂肾炎。

(3)伴大量蛋白尿、水肿、高脂血症和低蛋白血症　见于肾病综合征。

(4)伴有乏力、食欲缺乏、腹水和皮肤黄染　见于肝肾综合征。

笔记栏

(5)伴血尿、蛋白尿、高血压和水肿　见于急性肾炎、急进性肾炎。

(6)伴肾绞痛　见于肾动脉血栓形成或栓塞、肾结石。

(7)伴有排尿困难　见于前列腺肥大。

2. 多尿

(1)伴有多饮、多食和消瘦　见于糖尿病。

(2)伴有烦渴多饮、排低比重尿　见于尿崩症。

(3)数天后出现多尿　见于急性肾小管坏死恢复期。

(4)伴有酸中毒、骨痛和肌麻痹　见于肾小管性酸中毒。

(5)伴有高血压、低血钾和周期性瘫痪　见于原发性醛固酮增多症。

(6)伴神经症症状　可能为精神性多饮。

【问诊要点】

1. 少尿

(1)起病情况　开始出现少尿的时间,应以24 h尿量为准。

(2)病因　有无泌尿系疾病如慢性肾炎、尿路结石、前列腺肥大等;有无休克、大出血、脱水、心功能不全等;有无肾毒性药物使用史。

(3)伴随症状　有无肾绞痛、心悸、气促、胸闷、水肿、乏力、食欲缺乏、皮肤黄染。

2. 多尿

(1)起病情况　开始出现多尿的时间,多尿之前是否有过少尿或无尿病史;24 h总尿量;是否有夜尿增多等。

(2)病因与诱因　是否易骨折、周期性瘫痪和高血压等症状;是否服用利尿剂;有无慢性病史、用药史及疗效情况等;是否有习惯性多量喝水或饮料的习惯等。

3. 伴随症状　有无烦渴多饮、饮食量增加但体重明显下降;是否伴有骨痛。

## 第十五节　排尿困难

排尿困难(dysuria)是指膀胱内的尿液不易排出,表现为排尿开始迟缓、排尿费力、尿时延长、尿线变细、中断和滴沥不尽等不同程度的症状。如进一步发展,尿液不能排出,在膀胱内滞留称为尿潴留。

【病因】

1. 功能性排尿困难

(1)神经受损　中枢神经受损,膀胱的压力感受不能上传而致尿潴留。外周神经受损,如支配膀胱逼尿肌的腹下神经、支配内括约肌的盆神经和支配外括约肌的阴部神经,可因下腹部手术或麻醉而造成暂时或永久性排尿障碍。

(2)膀胱平滑肌和括约肌病变　使用如阿托品、山莨菪碱、硝酸甘油等促使平滑肌松弛的药物后,可使膀胱收缩无力;糖尿病时因能量代谢障碍使膀胱平滑肌收缩无力,而诱发尿潴留。膀胱逼尿肌和尿道括约肌协同失调时,虽膀胱逼尿肌可保持良好的收缩力,但因括约肌不能协同性舒张,故仍然发生排尿困难。

(3)精神因素　如精神紧张、不习惯的排尿环境或排尿方式等。

2. 阻塞性排尿困难

(1)膀胱颈梗阻　如前列腺增生、纤维化、肿瘤，膀胱内结石、血块、异物，子宫肌瘤、妊娠子宫嵌顿在盆腔等膀胱颈邻近器官病变。

(2)尿道梗阻　如炎症或损伤后的尿道狭窄，尿道结石、异物、结核、肿瘤及憩室等。包茎和先天性后尿道瓣膜是男婴尿道梗阻的常见原因。

**【临床表现】**

不同病因所致排尿困难，其原发病的临床表现不同。

1. 神经源性膀胱　常有糖尿病、神经系统疾病或损伤，多伴有肛门括约肌松弛和反射消失，伴有下腹胀、尿频和尿失禁。

2. 前列腺增生或前列腺癌　多见于50岁以上男性，可出现进行性排尿困难，并伴有尿频、尿急。癌症患者晚期可有消瘦等肿瘤相关临床表现。

3. 尿道狭窄　有尿道损伤、淋球菌性尿道炎或下腹部放射治疗病史。尿道损伤患者会阴区有外伤史，外伤后排尿困难或无尿液排出，膀胱内有尿潴留；淋球菌性尿道炎往往有尿道口脓性分泌物。

4. 膀胱或尿路结石、异物　患者常有尿流中断或尿流分叉现象，有些患者出现尿痛和肉眼血尿。

5. 下尿路感染　常伴有尿频、尿急和尿痛的尿路刺激征，可有全身感染中毒症状、乏力和发热等。

**【伴随症状】**

1. 运动和感觉障碍甚至截瘫和尿潴留　见于脊髓损伤。

2. 血糖、尿糖升高　见于糖尿病神经源性膀胱。

3. 进行性排尿困难常伴有尿频、尿急、排尿踌躇、射尿无力、尿流变细、排尿间断甚至尿失禁　见于良性前列腺增生。

4. 下腹部绞痛，并向大腿会阴方向放射　见于膀胱颈部结石。

5. 血尿　见于后尿道损伤、膀胱颈部结石、血液病等。

**【问诊要点】**

1. 排尿困难的特点　排尿困难发生的时间和程度、排尿频率以及每次尿量等。

2. 相关病史　有无糖尿病、周围神经炎、骨盆会阴区放射治疗史；有无颅脑、脊髓、泌尿系统的外伤、手术、感染史；有无正在使用抗胆碱药、抗组胺药及阿片制剂等可导致排尿困难的药物；有无尿急、尿频、尿痛，尿流突然中断、分叉、变细等；有无发热、乏力、消瘦等。

（刘　丽）

## 第十六节　眩　晕

眩晕是患者感到自身或周围环境物体旋转或摇动的一种主观感觉异常，常伴有客观平衡障碍及跌伤，意识多清晰。

笔记栏

【病因】

眩晕主要由迷路、前庭神经、脑干及小脑病变引起，亦可由其他系统或全身性疾病引起。发生机制因病因不同而异。

1. 梅尼埃病　由内耳淋巴分泌过多或吸收障碍引起内耳膜迷路积水所致，部分认为是变态反应、B族维生素缺乏等所致。

2. 迷路炎　多由中耳病变（胆脂瘤、炎症性肉芽组织等）直接破坏迷路的骨壁引起，少数是炎症经血行或淋巴扩散所致。

3. 药物中毒　内耳前庭或耳蜗为敏感药物损伤所致。

4. 晕动病　乘坐车、船或飞机时，患者内耳迷路受到机械性刺激，引起前庭功能紊乱所致。

5. 椎-基底动脉供血不足　多因动脉硬化、动脉炎、椎动脉受压或动脉舒缩功能障碍等因素所致。

【临床表现】

眩晕是一种常见的症状，可分为周围性眩晕、中枢性眩晕以及其他原因所致的眩晕（如高血压、中毒等）。

1. 周围性眩晕　也称为耳性眩晕，是指由内耳前庭至前庭神经颅外段之间的病变所致的眩晕。

（1）梅尼埃病　以发作性眩晕伴耳鸣、听力减退及眼球震颤为主要表现，严重时可伴有恶心、呕吐、面色苍白和出汗，一般发作多短暂，不超过2周。有反复发作特点。

（2）迷路炎　多与中耳炎并发，表现同上，检查可见鼓膜穿孔，有助于诊断。

（3）内耳药物中毒　常由氨基糖苷类药物中毒所致。多为渐进性眩晕，伴耳鸣及听力减退，常先有口周及四肢发麻等。水杨酸制剂、奎宁及某些镇静催眠药（氯丙嗪、哌替啶等）亦可引起眩晕。

（4）前庭神经元炎　眩晕多在发热或上呼吸道感染后突然出现，伴恶心、呕吐，一般无耳鸣及听力减退。持续时间较长，可达6周，但愈后少有复发。

（5）位置性眩晕　眩晕和眼球震颤在患者头部处在一定位置时出现，多不伴耳鸣及听力减退。

（6）晕动病　多于乘坐车、船或飞机时发生，常伴恶心、呕吐、面色苍白、冷汗等。

2. 中枢性眩晕　也称为脑性眩晕，是指由前庭神经颅内段、前庭神经核及其纤维联系、小脑、大脑等的病变所致的眩晕。均伴有原发病的其他表现。

（1）颅内血管性疾病　椎-基底动脉供血不足、延髓外侧综合征、脑动脉粥样硬化、高血压脑病和小脑出血等。

（2）颅内占位性病变　听神经瘤、小脑肿瘤、第四脑室肿瘤等。

（3）颅内感染性疾病　颅后凹蛛网膜炎、小脑脓肿等。

（4）颅内脱髓鞘疾病及变性疾病　多发性硬化、延髓空洞症等。

（5）其他　癫痫。

3. 其他原因所致的眩晕　以下疾病患者会有不同程度眩晕，但常无真正旋转感，一般不伴听力减退、眼球震颤，有原发病的其他表现。

（1）心血管疾病　低血压、高血压、阵发性心动过速、房室传导阻滞等。

(2)血液病　各种原因所致贫血、出血等。

(3)中毒性　急性发热性疾病、尿毒症、严重肝病、糖尿病等。

(4)眼源性　眼肌麻痹,屈光不正。

(5)其他　头部或颈椎损伤后、神经症。

**【伴随症状】**

1. 伴耳鸣、听力下降　可见于前庭器官疾病、第八脑神经病及肿瘤。

2. 伴恶心、呕吐　可见于梅尼埃病、晕动病。

3. 伴共济失调　可见于小脑、颅后凹或脑干病变。

4. 伴眼球震颤　可见于脑干病变、梅尼埃病。

**【问诊要点】**

1. 发作时间、诱因、病程以及有无复发性特点。

2. 有无发热、耳鸣、听力减退、恶心、呕吐、出汗、口周及四肢麻木、视力改变、平衡失调等伴随症状。

3. 有无急性感染、中耳炎、颅脑疾病及外伤、心血管疾病、严重肝肾疾病、糖尿病等病史。

4. 有无晕车、晕船及服药史。

5. 伴随症状。

## 第十七节　晕　厥

晕厥(syncope)也称昏厥,指由一过性广泛性脑供血不足所致的意识短暂丧失状态,发作时常因肌张力消失而致患者不能保持正常姿势而倒地跌伤。多突然发作,迅速恢复,少有后遗症。

**【病因】**

1. 血管舒缩障碍　见于单纯性晕厥、直立性低血压、颈动脉窦综合征、排尿性晕厥、咳嗽性晕厥及疼痛性晕厥等。

2. 心源性晕厥　见于严重心律失常、心脏排血受阻及心肌缺血性疾病等,如阵发性心动过速、病态窦房结综合征、高度房室传导阻滞、主动脉瓣狭窄、原发性肥厚型心肌病、部分先天性心脏病等,最严重时出现阿-斯(Adams-Stokes)综合征。

3. 脑源性晕厥　见于脑动脉粥样硬化、短暂性脑缺血发作、偏头痛、慢性铅中毒性脑病等。

4. 血液成分异常　见于低血糖、通气过度综合征、重症贫血及高原晕厥等。

**【临床表现】**

1. 血管舒缩障碍

(1)单纯性晕厥(血管抑制性晕厥)　多见于年轻体弱女性,发作常有明显诱因(如疼痛、情绪紧张、恐惧、轻微出血、各种穿刺及小手术等),天气闷热、空气污浊、疲劳、空腹、失眠及妊娠等情况下更易发生。晕厥前有头晕、恶心、上腹不适、面色苍白、肢体发软、坐立不安和焦虑等,持续数分钟后突然意识丧失,常伴有血压下降、脉微弱,

笔记栏

持续数秒或数分钟后可自然苏醒，无后遗症。发生机制是由于各种刺激通过迷走神经反射，引起短暂的血管床扩张，回心血量减少、心输出量减少、血压下降导致脑供血不足所致。

(2)直立性低血压(体位性低血压)　在体位骤变(卧位或蹲位突然站起)时发生晕厥。可见于：①某些长期站立于固定位置及长期卧床者；②服用某些药物，如氯丙嗪、胍乙啶等；③交感神经切除术后患者；④某些全身性疾病，如多发性神经根炎、脑动脉粥样硬化、急性传染病恢复期、慢性营养不良等。可能是由于下肢静脉张力低、周围血管扩张淤血或血液循环反射调节障碍等因素，在体位突然改变(站起或坐起)时，使回心血量减少、血压下降导致脑供血不足所致。

(3)颈动脉窦综合征　由于颈动脉窦附近病变压迫或刺激颈动脉，致迷走神经兴奋、心率减慢、血压下降致脑供血不足。可表现为发作性晕厥，部分伴有抽搐。常见的诱因有用手压迫颈动脉窦、突然转头、衣领过紧等。

(4)排尿性晕厥　多见于青年男性，在排尿中或排尿结束时发作，持续 1 ~ 2 min，自行苏醒，无后遗症。可能与自身自主神经不稳定，体位骤变(夜间起床)，排尿时屏气动作有关，致使迷走神经兴奋增强、血压下降、脑缺血而发生晕厥。

(5)咳嗽性晕厥　见于患慢性肺部疾病者，剧烈咳嗽后发生。可能为剧咳时胸腔内压力增加，静脉血回流受阻，心输出量降低、血压下降、脑缺血所致，亦可能为剧烈咳嗽时脑脊液压力迅速升高，对大脑产生震荡作用所致。

(6)其他因素　如剧烈疼痛、下腔静脉综合征、食管疾病、纵隔疾病、胸腔疾病、胆绞痛或支气管镜检查时，因血管舒缩功能障碍或迷走神经兴奋，而致晕厥发作。

2. 心源性晕厥　因心排血量突然减少或心脏停搏，致脑组织缺氧而发生。心搏停止 5 ~ 10 s 出现晕厥，停搏 15 s 以上可出现抽搐(阿-斯综合征)，偶有大小便失禁。

3. 脑源性晕厥　一过性脑供血不足所致。如脑动脉硬化、脑动脉痉挛、颈椎病等，其中短暂性脑缺血发作可表现为多种神经功能障碍症状。如偏瘫、肢体麻木、语言障碍等。

4. 血液成分异常

(1)低血糖综合征　因血糖低影响大脑的能量供应所致，表现为头晕、乏力、饥饿感、恶心、出冷汗、面色苍白、震颤、神志恍惚、晕厥，严重者可致昏迷。

(2)通气过度综合征　在情绪紧张或癔症发作时，通气过度，二氧化碳排出增加，导致呼吸性碱中毒时发生，表现为头晕、乏力、颜面四肢针刺感，并可因血钙降低而发生手足搐搦。

(3)重症贫血　因血氧低下而在用力时发生晕厥。

(4)高原晕厥　脑短暂缺氧引起。

**【伴随症状】**

1. 伴有明显的自主神经功能障碍(如面色苍白、出冷汗、恶心、乏力等)者，多见于血管抑制性晕厥或低血糖性晕厥。

2. 伴有面色苍白、发绀、呼吸困难，见于急性左心衰竭。

3. 伴有心率及心律显著改变，见于心源性晕厥。

4. 伴有抽搐者，见于中枢神经系统疾病、心源性晕厥。

5. 伴有头痛、呕吐、视听障碍者提示中枢神经系统疾病。

6. 伴有发热、水肿、杵状指者提示心肺疾病。
7. 伴有呼吸深而快、手足发麻、抽搐者见于通气过度综合征、癔症等。

【问诊要点】

1. 发生年龄、性别。
2. 发作的诱因、发作与体位关系、与咳嗽及排尿关系、与用药关系。
3. 发生速度、发作持续时间,发作时面色、血压及脉搏情况。
4. 伴随症状。
5. 有无心、脑血管病史。
6. 有无相同发作史及家族史。

## 第十八节　抽搐与惊厥

抽搐与惊厥均属不随意运动。抽搐是指全身或局部成群骨骼肌的非自主抽动或强烈收缩,常可引起关节运动和强直。强直性和阵挛性肌群收缩表现称为惊厥。惊厥一般为全身性、对称性抽搐,伴有或不伴有意识丧失。

惊厥与癫痫两概念的区别在于:癫痫大发作与惊厥同,而小发作则非惊厥。

【病因】

抽搐与惊厥的病因可分为特发性与症状性。特发性常由于先天性脑部不稳定状态所致。症状性病因有以下几点。

1. 脑部疾病

(1)感染　如脑炎、脑膜炎、脑脓肿、脑灰质炎等。

(2)外伤　如产伤、颅脑外伤等,为继发性癫痫常见病因。

(3)肿瘤　包括原发性肿瘤、脑转移瘤。

(4)血管疾病　如脑出血、高血压脑病、脑栓塞、脑血栓形成、脑缺氧等。

(5)寄生虫病　如脑棘球蚴病、脑囊虫病等。

(6)其他　先天性脑发育障碍;原因未明的大脑变性等。

2. 全身性疾病

(1)感染　如中毒型菌痢、链球菌败血症、中耳炎、狂犬病、破伤风等。小儿高热惊厥主要由急性感染所致。

(2)中毒　内源性,如尿毒症、肝性脑病;外源性,如酒精、铅、砷、汞、氯喹、阿托品、白果、有机磷等中毒。

(3)心血管疾病　高血压脑病或阿-斯综合征等。

(4)代谢障碍　如低血糖、低钙及低镁血症、子痫、维生素 $B_6$缺乏等。其中低血钙可表现为典型的手足搐搦症。

(5)风湿病　如系统性红斑狼疮、脑血管炎等。

(6)其他　如突然撤停抗癫痫药、安眠药等,还可见于热射病、窒息、触电等。

3. 神经症　如癔症性抽搐和惊厥。

【临床表现】

由于病因不同,抽搐和惊厥的临床表现形式也不一样,通常可分为全身性和局限

笔记栏

性两种。

1. 全身性抽搐　以全身骨骼肌痉挛为主要表现，典型者为癫痫大发作（惊厥），表现为患者突然意识模糊或丧失，全身强直、呼吸暂停，继而四肢发生阵挛性抽搐，呼吸不规则，大小便失禁、发绀，发作 10～30 s，也可反复发作或呈持续状态。发作时可有瞳孔散大，对光反射消失或迟钝、病理反射阳性等。发作停止后意识多很快恢复。由破伤风引起者为持续性强直性痉挛，伴肌肉剧烈的疼痛。

2. 局限性抽搐　以身体某一局部连续性肌肉收缩为主要表现，大多见于口角、眼睑、手足等。而手足搐搦症则表现间歇性双侧强直性肌痉挛，以上肢手部最典型，呈“助产士手”表现。

【伴随症状】

1. 伴发热　多见于小儿的急性感染，也可见于胃肠功能紊乱、生牙、重度失水等。但须注意，惊厥也可引起发热。

2. 伴血压增高　可见于高血压病、肾炎、子痫、铅中毒等。

3. 伴脑膜刺激征　可见于脑膜炎、脑膜脑炎、蛛网膜下腔出血等。

4. 伴瞳孔扩大与舌咬伤　可见于癫痫大发作。

5. 惊厥发作前有剧烈头痛　可见于高血压、急性感染、蛛网膜下腔出血、颅脑外伤、颅内占位性病变等。

6. 伴意识丧失　见于癫痫大发作、重症颅脑疾病等。

【问诊要点】

1. 抽搐与惊厥发生年龄、病程、发作的诱因、持续时间、是否怀孕。部位是全身性还是局限性、性质呈持续强直性还是间歇阵挛性。

2. 发作时意识状态，有无大小便失禁、舌咬伤、肌痛等。

3. 有无脑部疾病、全身性疾病、癔症、毒物接触、外伤等病史。

4. 伴随症状。

5. 患儿应询问分娩史、生长发育史。

## 第十九节　意识障碍

意识障碍是指人对周围环境及自身状态的识别和觉察能力出现障碍。常由高级神经中枢功能活动（意识、感觉和运动）受损所致，可表现为嗜睡、意识模糊、昏睡及昏迷。

【病因】

1. 重症急性感染　如败血症、肺炎、中毒型菌痢、伤寒和颅脑感染（脑炎、脑膜炎）等。

2. 颅脑非感染性疾病　如脑血管疾病：脑缺血、脑出血、脑栓塞、脑血栓形成、高血压脑病等；颅脑损伤：脑震荡、脑挫裂伤、外伤性颅内血肿、颅骨骨折等；脑占位性疾病；癫痫。

3. 内分泌与代谢障碍　如尿毒症、肝性脑病、肺性脑病、甲状腺危象、甲状腺功能减退、糖尿病性昏迷、低血糖等。

4. 水、电解质紊乱及酸碱失衡　如低钠血症、低氯性碱中毒、高氯性酸中毒等。

5. 中毒　如安眠药、有机磷杀虫药、一氧化碳及酒精等中毒。

6. 物理因素　如高温中暑、日射病、触电、高山病等。

**【临床表现】**

意识障碍可有下列不同程度的表现，由轻到重依次为：

1. 嗜睡　是最轻的意识障碍，患者处于持续的睡眠状态，可被唤醒，并能正确回答和做出各种反应，刺激去除后很快入睡。

2. 意识模糊　是较嗜睡为深的一种意识障碍。患者能保持简单的精神活动，但对时间、地点、人物的定向能力发生障碍。

3. 昏睡　是接近于人事不省的意识状态。患者处于熟睡状态，不易唤醒。在强烈刺激下（如压迫眶上神经、摇动患者身体等）可被唤醒，但很短暂。醒时答话含糊或答非所问。

4. 昏迷　是严重的意识障碍，表现为意识持续的中断或完全丧失。按其严重程度可分为 3 种。

（1）轻度昏迷　意识大部分丧失，无自主运动，对声、光刺激无反应，对疼痛刺激尚可出现痛苦的表情或肢体退缩等防御反应。角膜反射、瞳孔对光反射、眼球运动、吞咽反射等可存在。

（2）中度昏迷　对周围事物及各种刺激均无反应，但对剧烈刺激可有防御反射。眼球无转动，瞳孔对光反射迟钝，角膜反射减弱。

（3）深度昏迷　全身肌肉松弛，对各种刺激全无反应。深、浅反射均消失。

**【伴随症状】**

1. 伴发热　先发热后意识障碍，可见于重症感染性疾病；先意识障碍后发热，见于脑出血、巴比妥类药物中毒等。

2. 伴呼吸缓慢　是呼吸中枢受抑制的表现，可见于吗啡、巴比妥类、有机磷杀虫药等中毒。

3. 伴瞳孔散大　可见于颠茄类、酒精、氰化物等中毒以及癫痫、低血糖状态等。

4. 伴瞳孔缩小　可见于吗啡类、巴比妥类、有机磷杀虫药等中毒。

5. 伴心动过缓　可见于颅内高压、房室传导阻滞及吗啡中毒等。

6. 伴高血压　可见于高血压脑病、脑血管意外、肾炎尿毒症等。

7. 伴低血压　可见于各种原因的休克。

8. 伴皮肤黏膜改变　出血点、瘀斑和紫癜等提示严重感染和出血性疾病；口唇呈樱红色提示一氧化碳中毒。

9. 伴脑膜刺激征　见于脑膜炎、蛛网膜下腔出血等。

**【问诊要点】**

1. 意识障碍发生的时间、发病前后情况、诱因、病程、程度。

2. 有无急性感染休克、高血压、动脉硬化、糖尿病、肝肾疾病、肺源性心脏病、癫痫、颅脑外伤、肿瘤等病史。

3. 伴随症状。

笔记栏

4. 有无服毒及毒物接触史。

（洛阳职业技术学院　于德意）

## 问题分析与能力提升

1. 患者，男，45 岁，反复黑便 3 周，呕血 1 d。3 周前，自觉上腹部不适，偶有嗳气，反酸，口服西咪替丁有好转，但发现黑色大便，1～2 次/d，未予注意。1 d 前，进食辣椒及烤馒头后，觉上腹部不适，伴恶心，并有便意，排出柏油样便约 600 mL，并呕鲜血 500 mL，当即晕倒，被急送入院，查 Hb 48 g/L。

请问：①导致该患者出现上述症状的原因是什么？②该患者的出血量是多少？

2. 患者，男，16 岁。因"反复发作性局部肢体抽动 3 年，加重 3 个月"入院。

患者 3 年前无明显诱因出现发作性局部肢体抽动，久坐位站起时最易发生，自觉站起时有一股气自双足向上发展，随即僵直，伴有双眼右侧凝视，头部右偏，数秒缓解，发作时意识清楚，不伴四肢强直和（或）抽搐、小便失禁。病程中数次于跑步时发作而跌倒。入院前 3 个月起发作频率增加，每日发作十余次，而且发作前有下肢发麻和不适感，但是发作形式无变化。

患者足月顺产，生长发育正常，否认高热惊厥史、脑炎及脑外伤史。

请问：分析该患者抽搐的最可能原因是什么？

3. 患者，男，54 岁，反复咳嗽咳痰 10 年，气短 2 年。再发伴发热6 d。患者 10 年前开始出现阵发性咳嗽、咳黄白色黏痰，偶痰中带血丝。减少吸烟量后症状减轻。此后上述症状于受凉、劳累后反复发作，体位变换时咳痰较多。曾于当地医院行胸部 X 射线片检查示"肺纹理增粗紊乱"。2 年前逐渐出现活动后气短。6 d 前受凉后再发咳嗽，咳黄色黏痰；量 100～150 mL/d，伴明显气短、发热，T 38.6 ℃。无咯血、胸痛，自服"阿莫仙"无明显效果。发病以来，精神食欲睡眠欠佳，近 2 个月体重下降 2 kg，吸烟 26 年，30 支/d，偶有饮酒。否认其他病史。

请问：引起呼吸困难的原因是什么？

## 同步练习题（选择题）

1. 非感染性发热不包括　（　　）

A. 心肌梗死后低热　　B. 白血病

C. 甲状腺功能亢进
D. 流行性脑脊髓膜炎
E. 孕妇体温升高

2. 先昏迷后发热常见于哪种疾病 （ ）
A. 流行性脑脊髓膜炎
B. 流行性乙型脑炎
C. 脑出血
D. 休克型肺炎
E. 中毒性菌痢

3. 下列属于非凹陷性水肿的是 （ ）
A. 心源性水肿
B. 肝源性水肿
C. 肾源性水肿
D. 黏液性水肿
E. 营养不良性水肿

4. 患者，男，57 岁，近日无明显诱因，出现咳嗽带金属音，应警惕 （ ）
A. 喉炎
B. 声带麻痹
C. 纵隔肿瘤
D. 肺炎
E. 肺梗死

5. 以夜间阵发性呼吸困难为突出表现，见于 （ ）
A. 喉头水肿
B. 左心衰竭
C. 肺癌
D. 气胸
E. 胸骨骨折

6. 呼吸困难患者出现“三凹征”，提示 （ ）
A. 肺部炎症
B. 胸膜炎
C. 气管、大支气管阻塞
D. 小支气管阻塞
E. 肺结核

7. 5 岁男孩，在家中玩耍时突然出现呼吸困难，面部青紫，“三凹征”阳性，并听到单一高调的哮鸣音，最可能的诊断是 （ ）
A. 气管异物
B. 急性喉炎
C. 支气管哮喘
D. 急性支气管炎
E. 急性左心衰竭

8. 女性，40 岁，半月来常于夜间睡眠时憋醒，伴咳嗽、咳黏液痰，气喘，两肺底闻及湿啰音，该表现属于 （ ）
A. 肺源性呼吸困难
B. 神经精神性呼吸困难
C. 中毒性呼吸困难
D. 血源性呼吸困难
E. 心源性呼吸困难

9. 患者，女，56 岁，近 1 个月来经常腹痛、腹泻，粪便呈果酱样伴腥臭味，右下腹压痛明显，最可能的诊断是 （ ）
A. 细菌性痢疾
B. 胰腺炎
C. 阑尾炎
D. 食物中毒
E. 阿米巴痢疾

10. 呕吐物多且有粪臭味者多见于 （ ）
A. 幽门梗阻
B. 十二指肠淤积症
C. 小肠梗阻
D. 胃潴留
E. 胃癌

11. 意识障碍伴瞳孔缩小可见于 （ ）
A. 颠茄类中毒
B. 有机磷农药中毒
C. 酒精中毒
D. 氰化物中毒

笔记栏

E. 癫痫

12. 对周围事物及各种刺激均无反应，对于剧烈刺激或可出现防御反射，是指 （ ）

A. 嗜睡 B. 昏睡

C. 轻度昏迷 D. 中度昏迷

E. 高度昏迷

13. 下列哪一项病变不发生惊厥 （ ）

A. 癔症 B. 脑膜炎

C. 脑血栓 D. 肝性脑病

E. 癫痫小发作

# 第二章 问 诊

问诊(inquiry)是医师通过对患者或相关人员的系统询问获取病史资料,经过综合分析而做出临床判断的一种诊断方法。问诊是病史采集的主要手段。病史的完整性和准确性对疾病的诊断和处理有很大的影响,因此问诊是每个临床医师必须掌握的基本技能。

通过问诊可详细了解患者疾病的发生、发展,诊治经过,既往健康状况和曾患疾病的情况,对诊断具有极其重要的意义,也为随后对患者进行的体格检查和各种诊断性检查的安排提供了重要的基本线索。一个具有深厚医学知识和丰富临床经验的医师,常常通过问诊就可能对某些患者提出准确的诊断。特别在某些疾病或是在疾病的早期,机体只是处于功能或病理生理改变的阶段,还缺乏器质性或组织、器官形态学方面的改变,而患者却可以更早地陈述某些特殊的感受,如头晕、乏力、食欲改变、疼痛、失眠、焦虑等症状,在此阶段,体格检查、实验室检查甚至特殊检查均无阳性发现,问诊所得的资料却能更早地作为诊断的依据。实际上,在临床工作中有些疾病的诊断仅通过问诊即可基本确定,如感冒、支气管炎、心绞痛、癫痫、疟疾、胆道蛔虫病等。忽视问诊,必然使病史资料残缺不全,病情了解不够详细准确,造成临床工作中的漏诊或误诊。对病情复杂而又缺乏典型症状和体征的病例,深入、细致的问诊就更为重要。

随着现代医学的发展,新的诊断技术不断涌现,新的特殊仪器广泛应用于临床,使疾病诊断水平不断提高,但问诊仍然是诊断疾病最重要、最基本的手段。任何先进仪器和设备都不能替代问诊的重要作用,单纯和片面地依赖仪器或实验室检查而忽视详尽的问诊,是一种错误倾向,尤其在医疗条件简陋的情况下,问诊尤为重要。

问诊是医师诊治患者的第一步,其重要性还体现在它是建立良好医患关系的重要时机。正确的方法和良好的问诊技巧,使患者感到医师的亲切和可信,有信心与医师合作,这对诊治疾病也十分重要。问诊的同时,医师还可以向患者传递疾病防治相关信息,起到健康教育的作用,有时交流本身也具有治疗作用。

## 第一节 问诊的内容

### (一)一般项目

一般项目包括姓名、性别、年龄、籍贯、民族、婚姻、通信地址、电话号码、工作单位、

笔记栏

职业、入院日期、记录日期、病史陈述者及可靠程度等。若病史陈述者不是本人，则应注明其与患者的关系。记录年龄时应填写具体年龄，不能用“儿”或“成”代替。这些项目在疾病的诊断和治疗上有一定的意义，应认真询问并记录。

### (二)主诉

主诉为患者感受最主要的痛苦或最明显的症状或(和)体征，也就是本次就诊最主要的原因及其持续时间。通过确切的主诉可初步判断是哪一种性质或哪一系统的疾病，初步判断病情轻重与缓急。主诉应简练、扼要，用一两句话反映疾病的突出问题，并注明自发生到就诊的时间，如“腹痛、腹泻 8 h”“咽痛、高热 2 d”，若主诉包括不同时间先后出现的几个症状，则按其发生的先后顺序排列，如“反复发作上腹痛 3 年，排柏油样便 5 d”“活动后心悸气促 5 年，加重伴双下肢水肿 2 d”。记述主诉时应尽可能使用患者自己描述的症状，如“多饮、多食、多尿、消瘦 1 年”或“发作性心前区疼痛 4 年”等，而不是医师对患者的诊断用语，如“患糖尿病 1 年”或“心绞痛 4 年”。对病程长、病情复杂，主要症状不突出的病例，医师应当结合整个病史，综合分析以归纳出更能反映其患病特征的主诉。记录主诉时要将患者诉说的主要痛苦转换为医学术语，不可用方言、土语。对当前无症状表现、诊断资料和入院目的又十分明确的患者，也可用以下方式记录主诉，如“体检发现肾结石 1 个月”“患白血病 3 年，经检验复发 10 d，要求入院化疗”等。

### (三)现病史

现病史是病史中的主体部分，它记述患者患病后疾病发生、发展、演变和诊治的全过程。现病史询问应当围绕主诉进行，包括以下内容。

1. 起病情况　包括起病时的环境、具体时间、发病急缓、原因或诱因。每种疾病的起病或发作都有各自的特点，详细询问起病的情况对诊断疾病具有重要鉴别作用。有的疾病起病急骤，如脑栓塞、心绞痛、动脉瘤破裂和急性胃肠穿孔等；有的疾病则起病缓慢，如肺结核、肿瘤、高血压病、类风湿关节炎等。疾病的起病常与某些因素有关，如脑血栓形成常发生于睡眠时；脑出血、高血压危象常发生于情绪激动或紧张状态时。患病时间指起病到就诊的时间，若一种疾病先后出现一系列症状则需追溯到首发症状的时间，并按时间顺序询问整个病史后分别记录，起病时间一般以年、月、日计算，急骤起病者可按小时、分钟计算。如主诉为反复发作上腹痛 3 年，排柏油样便 5 d。从以上症状特点及其发生的时间顺序可以看出是消化性溃疡患者发生上消化道出血的过程，现病史应从 3 年前第一次出现腹痛症状时写起，依时间顺序先后描述。尽可能了解与本次发病有关的病因(如外伤、中毒、感染等)或诱因(如气候变化、环境改变、劳动或情感波动、饮食不当等)，有助于明确诊断与制定治疗措施。患者更容易提出直接或近期的病因，但当病因比较复杂或病程较长时，患者往往忆不起、说不清或是提出一些似是而非或自以为是的因素，这时应注意分析和鉴别。

2. 主要症状的特点　包括主要症状出现的部位、性质、持续时间和程度、缓解或加剧的因素等。了解这些特点对判断疾病所在的系统或器官以及病变的部位、范围和性质很有帮助。以疼痛为例，应询问疼痛的部位、疼痛的性质、是否放射、疼痛的程度、是持续性还是阵发性痛、发作与间歇的时间、使疼痛缓解或加剧的因素等。例如心绞痛，发作部位常位于胸骨体中段或上段之后，手掌大小范围，界限不清，可放射至左肩左臂内侧达环指和小指，其性质为压迫、发闷或紧缩性，但不尖锐，发作时患者常不自觉停止原来活动，一般持续 3 ~5 min，可数天或数星期发作一次，亦可 1 d 内多次发作，常由体力劳动或情绪激动诱发，一般停止诱发症状的活动后或舌下含服硝酸甘油后即可缓解。

3. 病情的发展与演变　包括患病过程中主要症状的变化或新症状的出现。如起病后主要症状的变化是持续性还是发作性，是进行性加重还是逐渐好转，以及缓解或加重的因素。例如慢性支气管炎患者在原有反复咳嗽、咳痰、喘息的症状基础上，出现进行性加重的呼吸困难，应考虑慢性阻塞性肺气肿的可能性。又如糖尿病患者近期血糖控制不佳，出现嗜睡、呼吸异常，呼气中有烂苹果味，可能是糖尿病酮症酸中毒的表现。

4. 伴随症状　指伴随主要症状出现的其他症状。伴随症状常是鉴别诊断的依据。例如头痛，可能为多种疾病的共同症状，单凭这一症状还不能诊断某病，如果问明伴随的症状则诊断的方向会比较明朗。如头痛伴剧烈呕吐可能为颅内压增高，头痛伴眩晕常见于小脑肿瘤、椎-基底动脉供血不足等，头痛伴视力障碍可见于青光眼或脑肿瘤。反之，按一般规律在某一疾病应该出现的伴随症状而实际上没有出现时，也应将其记述于现病史中以备进一步观察，因为这种阴性症状往往具有重要的鉴别诊断意义。

5. 诊治经过　患者于本次就诊前曾接受过其他医疗单位诊治时，应问清诊治经过。若做过检查，应问清结果；若曾经治疗，应询问治疗的方法，药物名称、用法、剂量和疗效等，可供本次诊疗参考。

6. 病程中的一般情况　在现病史的最后应记述患者患病后的精神、体力、体重、食欲、食量、睡眠与大小便的情况。这些内容有助于全面评估患者病情的轻重、预后以及选用辅助治疗措施，有时亦能为鉴别诊断提供重要参考资料。

**（四）既往史**

既往史包括患者既往的健康状况和过去曾经患过的疾病（包括各种传染病）、外伤手术、预防注射、过敏，特别是与目前所患疾病有密切关系的情况。要注意既往史不能与现病史混淆。询问曾患疾病时，也应按次序记明患病时间及诊断名称，如诊断不明，可记录症状及体征、治疗结果、并发症或后遗症。

系统回顾由一系列直接提问组成，是为了避免遗漏，按机体各系统疾病的主要症状进行有序地询问，以帮助医师在短时间内全面、扼要地了解患者其他各系统是否有异常。每个系统询问 2 ~4 个症状，如有阳性结果，再全面深入地询问该系统的症状，并判断与本次患病间的因果关系；如为阴性，一般说来可以过渡到下一个系统。

1. 头颅五官　有无视力障碍、耳聋、耳鸣、眩晕、鼻出血、牙痛、牙龈出血、咽喉痛、声音嘶哑等。

2. 呼吸系统　有无咳嗽、咳痰、咯血、胸痛、呼吸困难、发热、盗汗。

3. 循环系统　有无心悸、胸痛、呼吸困难、发绀、咳嗽、咯血、水肿、肝区疼痛、晕厥等。

4. 消化系统　有无食欲改变、嗳气、反酸、呕吐、腹胀、腹痛、腹泻、便血、皮肤巩膜黄染等。

5. 泌尿系统　有无尿痛、尿急、尿频、尿血和排尿困难等；尿量多少，颜色如何；有无尿潴留及尿失禁等。

笔记栏

6. 造血系统　皮肤黏膜有无苍白、黄染、出血点、瘀斑、血肿；有无淋巴结、肝、脾肿大，骨骼痛等；有无乏力、头晕、眼花、耳鸣等。

7. 内分泌系统　有无怕热、多汗、乏力、畏寒、视力障碍、心悸、食欲异常、烦渴、多尿、水肿等；有无肌肉震颤及痉挛；性器官的发育情况；骨骼、体重、甲状腺、皮肤、毛发有无改变。

8. 肌肉骨骼系统　有无骨折、畸形、关节肿痛、关节强直或变形；有无肢体肌肉麻木、疼痛、痉挛、萎缩、瘫痪等。

9. 神经系统　有无头痛、失眠、记忆力减退、意识障碍（如嗜睡、昏迷等）；四肢肌肉有无痉挛、瘫痪、震颤；有无性格改变；有无视力障碍、感觉及运动异常、定向障碍等。

10. 精神状态　有无幻觉、妄想、情绪异常等。

### （五）个人史

1. 社会经历　包括出生地、居住地与旅居地和居留时间（尤其是疫源地和地方病流行区）。

2. 职业及工作条件　包括工种、劳动环境、与工业毒物的接触情况及时间。

3. 习惯与嗜好　起居与卫生习惯。烟酒嗜好时间与摄入量。

4. 冶游史　有无不洁性交，是否患过淋病、尖锐湿疣及下疳等。

5. 吸毒史　有无吸毒史及毒物种类、用量和时间，是否成瘾等。

### （六）婚姻史

婚姻史应包括未婚、已婚或再婚，结（再）婚年龄，配偶健康状况，性生活情况等。如丧偶，应询问其死亡的时间和原因。

### （七）月经史

月经史包括月经初潮年龄、月经周期和经期天数，经血的量和颜色，有无痛经与白带，末次月经日期，闭经日期，绝经年龄。记录格式如下：

$$\text{初潮年龄}\frac{\text{行经期(d)}}{\text{月经周期(d)}}\text{末次月经时间（或绝经年龄）}$$

例如：$15\,\frac{3\sim5\text{ d}}{28\sim30\text{ d}}$2019 年 1 月 24 日（或 49 岁）。

### （八）生育史

生育史询问内容为初孕年龄，妊娠与生育次数，人工或自然流产的次数，有无早产、死产、难产、手术产、产褥感染，是否采取计划生育措施等。对男性患者应询问是否患过影响生育的疾病。

### （九）家族史

家族史应询问父母与同胞兄弟、姐妹及其子女的健康情况，特别应询问是否有与患者同样的疾病，有无与遗传有关的疾病，如血友病、白化病、精神病等。对已死亡的直系亲属要问明死因与年龄。某些遗传性疾病还涉及非直系亲属，也需询问。

## 第二节　问诊的基本方法与技巧

问诊的方法和技巧关系到所采集的病史是否真实、系统和完整，也涉及医患关系、医学知识、健康教育和咨询等多个方面。病史绝不是患者口述发病经过的简单记录，问诊是医师与患者同步进行的高强度脑力劳动的过程，需要理论结合实践反复训练，才能较好地掌握。

**（一）问诊的基本方法**

1. 营造和谐氛围　初次就诊的患者不熟悉医疗环境，面对陌生的接诊医师，受到病痛对生理和心理的双重影响，加之医学专业知识缺乏，可能产生大量负面情绪，如紧张、烦躁、焦虑、担忧等。作为医师需体会患者心情，正式问诊前与之进行一般性交流，如自我介绍，主动创造宽松和谐的环境，使患者感到医师是完全可信赖的，能够平静、有条理地陈述患病感受和经过。

2. 选择可靠信息来源　最好由患者本人述说病史。若为小儿或语言障碍、病重、意识不清等原因不能亲自口述时，可由其家属或了解病情的人代为述说。待病情好转或情况允许后，再直接询问患者，加以补充，以保证病史的可靠性。

3. 围绕主诉分层询问　开始问诊时，一般应从主诉开始先问患者感受最明显、容易回答的问题，如"您感觉哪里不舒服""您出现这种情况有多久了"，待患者适应就诊环境心情平稳后，再围绕主诉继续询问需要思考才能回答的问题，如症状起始的特点、诱发的原因、加重或缓解的因素等，逐步深入、有顺序、有层次、有目的地展开询问。

4. 倾听为主，适时发问　虽然医师是整个问诊过程的主导者，但应尽可能让患者充分陈述和强调他认为重要的情况和感受，只有当患者的陈述偏离病情太远时，才需要适时插入一些与现状关系密切的问题将话题转回，但避免生硬地打断患者的陈述，更不能用医师自己的主观推测去替代患者的亲身感受。

5. 理清次序　任何疾病都有其发生发展的过程，症状或体征的出现也有时间顺序，问诊时应根据时间顺序追溯首发症状的演变过程和了解病情，如有几个症状同时出现，更有必要确定其先后顺序。这样可避免病史杂乱无章，遗漏重要病情资料。

6. 边问边想　在问诊的过程中，医师边听患者的叙述，边观察患者，并随时分析、归纳患者所陈述的各项内容间的内在联系，分清主次，辨明因果，联想到某些疾病的可能，并以此为指导进一步深入询问，逐步将某些疾病排除，将某些疾病保留。对诊断和鉴别诊断有意义的信息，尤其要询问清楚，确保可靠。

7. 重视小结　询问病史每一部分结束时应进行归纳小结，不但可以帮助医师自己理顺思路，避免遗漏重要问题，还可与患者核实病情信息，同时也能让患者了解医师的诊断思路，增进医患互信。对现病史进行小结尤为重要。家族史小结时只需简短概括。系统回顾只需小结阳性发现。

**（二）问诊的技巧**

在实际工作中，有时会遇到一些特殊患者，可根据其具体情况采用合适的方法和技巧获取病史。

笔记栏

1. 讲话滔滔不绝　这类患者就诊时常表现为多话与唠叨，医师不易插话及提问，对病史采集造成一定困难。对于这类患者，应将提问限定在主要问题上，在患者提供不相关内容时巧妙打断；同时仔细观察患者精神状态，必要时按照精神科要求采集病史或进行检查。

2. 忧伤与沉默不语　这类患者较敏感，情绪体验深刻，造成其忧伤和沉默的原因较多，可能由于疾病痛苦使其情绪失控，也可能医师的提问内容触及内心敏感方面，或因医师的言语、表情使其产生被批评、被责备的感觉而不悦，医师对这些都应及时察觉，予以避免，对这类患者应有耐心，多表达同情和安抚，减缓问诊速度。

3. 焦虑与抑郁　情绪焦虑的患者易产生抵触情绪而影响病史的采集，对这类患者可鼓励其讲出感受，了解导致焦虑的主要问题，充分予以宽慰获取信任，选择恰如其分的表述方式进行询问。抑郁是常见的临床问题之一且易被忽略，应特别重视，可侧面询问患者平常情绪如何，对生活和未来的看法等，若疑为抑郁症，应按精神科要求采集病史和进行专科检查。

4. 愤怒与敌意　对于此类患者，医师应采取坦然、理解、宽容的态度，尽量找出使其愤怒和抱有敌意的原因，有可能是因为病痛影响而情绪失控，有可能是沟通过程中发生了误会，也可能由于医务人员态度生硬或言语不当等，针对具体原因冷静、理智地进行说明或解释。询问病史时注意把握分寸，对个人史及家族史等较敏感的问题要谨慎询问，避免触怒患者。

5. 危重和终末期患者　病情危重患者常反应较迟钝，应予以理解不要催促，询问病史要简单扼要，待病情稳定后，再做全面细致问诊。终末期患者因治疗无望常有拒绝、孤独、懊悔、绝望等情绪，应特别给予关心；关于诊断、预后等回答应恰当中肯，避免造成心理伤害，尤其应注意要与其他医护人员的回答保持一致。

6. 老年患者　这类患者常因视力、听力、记忆力减退以及思维、行动变缓等原因，对问诊造成一定影响。因此问诊时要耐心，提问简单清楚、通俗易懂，减慢提问速度，使之有足够时间思索回忆，必要时适当重复或通过家属及陪护收集补充病史。

7. 儿童　6 岁以下儿童多不能完整自述病史，须由家长或看护人员代述。采集病史的可靠性与他们观察儿童的能力、接触的密切程度有关，应加以记录。问诊时注意体谅患儿家长的焦急心情，认真对待家长描述的每个症状细节。对于 6 岁以上儿童，可让其补充一些有关病情的细节，但应注意其记忆和表达的准确性。有些儿童因惧怕吃药、打针而不愿说出实际病情，在问诊过程中应面带微笑、态度和蔼，仔细观察全面分析。

## 第三节　问诊的注意事项

1. 态度诚恳　问诊时应态度诚恳，语气和蔼，交谈耐心，多使用“请”“谢谢”等文明用语，保持眼神交流，努力取得患者信任。

2. 语言通俗　问诊时避免使用医学专业术语，应用通俗易懂的语言进行交流。如提问时避免使用“里急后重”“黄疸”“血尿”等，以免患者不理解或答错。若患者使用医学专业术语，应问清具体含义，评估其使用是否正确。如有些患者将短暂意识丧失

笔记栏

描述为“休克”,如果未详细询问,易导致误诊。

3. 正确提问　根据具体情况采用不同类型的提问。问诊刚开始时或希望患者自由叙述病情,尽可能多地获得某方面资料时可采用一般性提问(又称开放式提问),如“您今天来,有哪儿不舒服”,根据所述信息再着重追问重点问题。希望收集特定的有关细节时可采用直接提问,如“您腹泻是从何时开始的”“咳出的痰是什么颜色的”。另一种直接选择提问,限定答案范围,由患者选择,如“您过去是否有过手术的经历”“疼痛是锐痛还是钝痛”,为了准确而系统地获得资料,医师应遵循从一般提问到直接提问的原则,杜绝暗示诱导式提问。诱导式提问在措辞上已暗示了“期望的”答案,使患者易于默认或附和,导致采集到的病史信息与客观情况不符。如“您腹痛后来转移到了右下腹吗”,正确的提问应当是“您腹痛的位置有没有变化”,再如“您的大便是黑色的吧”,正确的提问应当是“您的大便是什么颜色的”。

4. 把握节奏　患者在围绕病情叙述时应注意倾听,不要轻易打断。避免急促地提出一连串问题,否则不仅易使患者思考时间不足而回答仓促,也可能造成患者对要回答的问题混淆不清。在问诊时一定要目的明确,系统性地有侧重地提问,切忌提问内容杂乱无章或重复提问,可能会因此失去患者的信任。

5. 保护隐私　尊重患者、保护患者个人隐私是每个医师必须遵守的职业道德,绝不可随意泄露患者隐私,更不能将患者隐私作为茶余饭后的谈资。

6. 区分轻重缓急　对急危重症患者,在简明扼要询问和重点检查后,应立即进行抢救,详细病史与检查可在病情好转后再做补充,以免延误治疗。

## 问题分析与能力提升

患者,男,60 岁,阵发性胸骨后疼痛 3 个月。

请围绕上述主诉并结合本篇相关内容,写下你将如何询问患者现病史及相关病史内容。

(开封大学　刘　玉)

## 同步练习题(选择题)

1. 下列内容属于现病史的是　(　　)

A. 生育史
B. 本次发病到就诊的时间
C. 职业
D. 药物过敏史
E. 习惯与嗜好

2. 下列内容属于既往史的是　(　　)

A. 月经史
B. 诊疗经过
C. 吸烟史
D. 预防注射
E. 起病经过

笔记栏

3. 属于医学术语的叙述是 ( )
A. 气喘不止
B. 拉肚子
C. 心悸
D. 心慌
E. 肚子胀

4. 属于诱导性提问的是 ( )
A. 多在什么情况下发病
B. 您发病有什么原因
C. 您感觉哪里不舒服
D. 您哪里痛
E. 您上腹痛时向右肩放射吗

5. 问诊内容的主体部分是 ( )
A. 主诉
B. 现病史
C. 既往史
D. 个人史
E. 家族史

6. 在问诊内容方面的基本要求是 ( )
A. 文字通顺
B. 格式正确
C. 表达清晰
D. 全面系统
E. 语言简练

7. 属于生育史的内容是 ( )
A. 特殊爱好
B. 业余爱好
C. 饮食规律
D. 工业毒物接触情况
E. 避孕措施

8. 属于个人史的是 ( )
A. 预防注射
B. 发病时间
C. 诊治情况
D. 血吸虫疫水接触史
E. 病因与诱因

9. 问诊时应避免的是 ( )
A. 先由主诉开始
B. 使用特定意义的医学术语
C. 由简单问题开始
D. 先进性、过渡性交流
E. 医师的态度要好

10. 有关主诉的描述,不正确的是 ( )
A. 可反映患病时间
B. 可初步反映病情轻重缓急
C. 本次就诊最主要的原因
D. 主诉并非现病的主要表述
E. 患者感受最主要的痛苦或最明显的症状或体征

# 第二篇

# 检体诊断

## 第三章 体格检查的基本方法

医师进行全面体格检查后对患者健康状况和疾病状态提出的临床判断称为检体诊断。体格检查是指医师运用自己的感官和借助于传统或简便的检查工具,如体温计、血压计、叩诊锤、听诊器、检眼镜等(表3-1),客观地了解和评估患者身体状况的一系列最基本的检查方法。许多疾病通过体格检查再结合病史就可以做出临床诊断。

**表3-1 体格检查常用的器具和物品**

| 必要的 | | 选择性的 | |
|---|---|---|---|
| 体温计、听诊器、血压计、压舌板、电筒 | 叩诊锤、检眼镜、大头针或别针、卷尺、直尺、棉签 | 检耳镜、检鼻镜、鹅颈灯、音叉128 Hz和512 Hz、近视力表 | 胶布、纱布垫、手套、润滑油、便携血氧脉搏仪 |

体格检查的方法有5种:视诊、触诊、叩诊、听诊和嗅诊。要想熟练地进行全面、有序、重点、规范和正确的体格检查,既需要扎实的医学知识,又需要反复的临床实践和丰富的临床经验。体格检查的过程既是基本技能的训练过程,也是临床经验的积累过程,更是与患者交流、沟通、建立良好医患关系的过程。

体格检查时应注意:①应以患者为中心,要关心、体贴患者,要有高度的责任感和良好的医德修养。②检查过程中,应注意避免交叉感染。③医师应仪表端庄,举止大方,态度诚恳和蔼。④医师应站在患者右侧。检查患者前,应有礼貌地对患者做自我介绍,并说明体格检查的原因、目的和要求,便于更好地取得患者密切配合。检查结束应对患者的配合与协作表示感谢。⑤检查患者时光线应适当,室内应温暖,环境应安静;检查手法应规范轻柔;被检查部位暴露应充分。⑥全身体格检查时应全面、有序、

笔记栏

重点、规范和正确。⑦体格检查要按一定顺序进行，避免重复和遗漏，避免反复翻动患者，力求建立规范的检查顺序。通常首先进行生命体征和一般检查，然后按头、颈、胸、腹、脊柱、四肢和神经系统的顺序进行检查，必要时进行生殖器、肛门和直肠检查。根据病情轻重、避免影响检查结果等因素，可调整检查顺序，利于及时抢救和处理患者。⑧在体格检查过程中，应注意左、右及相邻部位等的对照检查。⑨应根据病情变化及时进行复查，这样才能有助于病情观察，有助于补充和修正诊断。

## 第一节　视　诊

视诊是医师用眼睛观察患者全身或局部表现的诊断方法。视诊可用于全身一般状态和许多体征的检查，如年龄、发育、营养、意识状态、面容、表情、体位、姿势、步态等。局部视诊可了解患者身体各部分的改变，如皮肤、黏膜、眼、耳、鼻、口、舌、头颈、胸廓、腹形、肌肉、骨骼、关节外形等。特殊部位的视诊需借助于某些仪器如耳镜、鼻镜、检眼镜及内镜等进行检查。

不同部位的视诊内容和方法不同，但它简便易行，适用范围广，常能提供重要的诊断资料和线索，有时仅用视诊就可明确一些疾病的诊断。但视诊又是一种常被忽略的诊断和检查方法。只有在丰富医学知识和临床经验的基础上才能减少和避免视而不见的现象；只有反复临床实践，才能深入、细致、敏锐地观察；只有将视诊与其他检查方法紧密结合起来，将局部征象与全身表现结合起来，才能发现并确定具有重要诊断意义的临床征象。

## 第二节　触　诊

触诊是医师通过手接触被检查部位时的感觉来进行判断的一种方法。它可以进一步检查视诊发现的异常征象，也可以明确视诊所不能明确的体征，如体温、湿度、震颤、波动、压痛、摩擦感以及包块的位置、大小、轮廓、表面性质、硬度、移动度等。触诊的适用范围很广，尤其以腹部检查更为重要。由于手指指腹对触觉较为敏感，掌指关节部掌面皮肤对震动较为敏感，手背皮肤对温度较为敏感，因此触诊时多用这些部位。

**（一）触诊方法**

触诊时，由于目的不同而施加的压力有轻有重，因而可分为浅部触诊法和深部触诊法。

1. 浅部触诊法　适用于体表浅在病变（关节、软组织、浅部动脉、静脉、神经、阴囊、精索等）的检查和评估。腹部浅部触诊可触及的深度约为 1 cm。

触诊时，将一只手放在被检查部位，用掌指关节和腕关节的协同动作以旋转或滑动方式轻压触摸。浅部触诊一般不引起被检者痛苦或痛苦较轻，也多不引起肌肉紧张，因此有利于检查腹部有无压痛、抵抗感、搏动、包块和某些肿大脏器等。浅部触诊也常在深部触诊前进行，有利于患者做好接受深部触诊检查的心理准备（图 3-1）。

2. 深部触诊法　检查时可用单只手或两只手重叠由浅入深，逐渐加压以达到深部

笔记栏

触诊的目的(图 3-2)。腹部深部触诊法触及的深度常常在 2 cm 以上,有时可达 4 ~ 5 cm,主要用于检查和评估腹腔病变和脏器情况。根据检查目的和手法不同可分为以下几种。

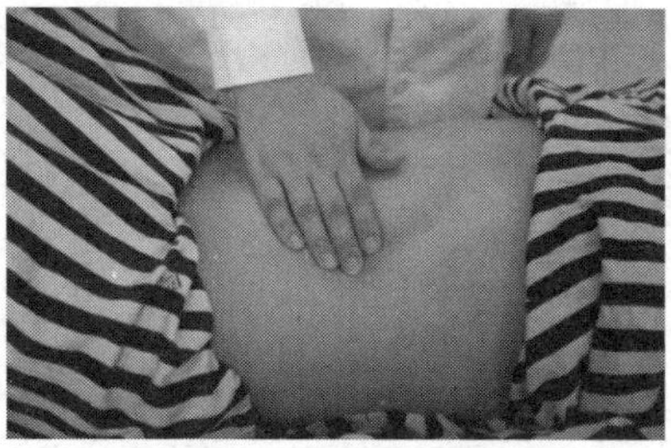

图 3-1　浅部触诊法

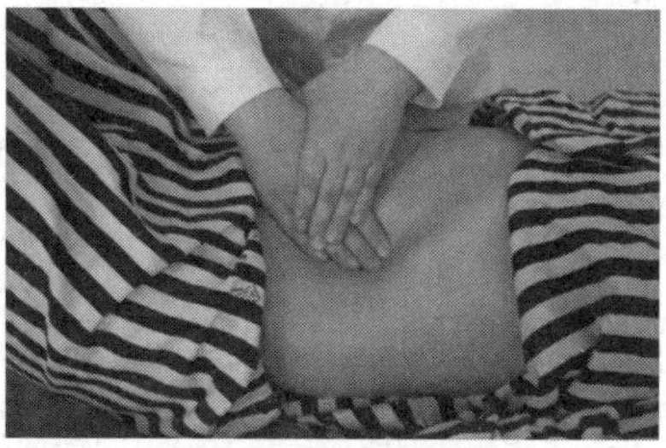

图 3-2　深部触诊法

(1)深部滑行触诊法　检查时嘱患者张口平静呼吸,或与患者谈话以转移其注意力,尽量使腹肌松弛。检查者用右手并拢的二、三、四指平放在腹壁上,以手指末端逐渐触向腹腔的脏器或包块,在被触及的包块上做上下左右滑动触摸,如为肠管或索条状包块,应向与包块长轴相垂直的方向进行滑动触诊。这种触诊方法常用于腹腔深部包块和胃肠病变的检查。

(2)双手触诊法　将左手掌置于被检查脏器或包块的背后部,右手中间三指并拢平置于腹壁被检查部位,左手掌向右手方向托起,使被检查的脏器或包块位于双手之间,并更接近体表,有利于右手触诊检查。用于肝、脾、肾和腹腔肿物的检查。

(3)深压触诊法　用一个或两个并拢的手指逐渐深压腹壁被检查部位,用于探测腹腔深在病变的部位或确定腹腔压痛点,如阑尾压痛点、胆囊压痛点、输尿管压痛点等。检查反跳痛时,在手指深压的基础上停留 2 ~ 3 s,迅速将手抬起,并询问患者是否感觉疼痛加重或察看面部是否出现痛苦表情。

(4)冲击触诊法　又称为浮沉触诊法。检查时,右手并拢的示、中、环三指取 70° ~ 90°,放置于腹壁拟检查的相应部位,做数次急速而较有力的冲击动作,在冲击腹壁时指端会有腹腔脏器或包块浮沉的感觉。这种方法一般只用于大量腹水时肝、脾及腹腔包块难以触及者。手指急速冲击时,腹水在脏器或包块表面暂时移去,故指端易于触及肿大的肝脾或腹腔包块。冲击触诊会使患者感到不适,操作时应避免用力过猛(图 3-3)。

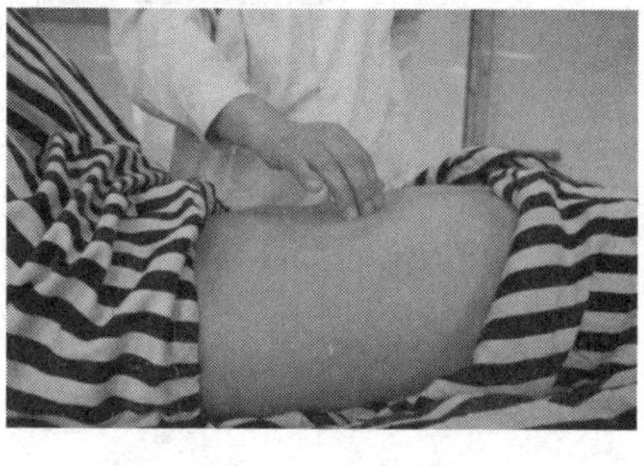

图 3-3　冲击触诊法

**(二)触诊注意事项**

1. 检查前医师要向患者讲清触诊的目的,消除患者的紧张情绪,取得患者的密切配合。

2. 医师手应温暖,手法应轻柔,以免引起肌肉紧张,影响检查效果。在检查过程中,应随时观察患者表情。

3. 患者应采取适当体位,才能获得满意的检查效果。通常取仰卧位,双手置于体侧,双腿稍曲,腹肌尽可能放松。检查肝、脾、肾时也可嘱患者取侧卧位。

笔记栏

4. 触诊下腹部时，应嘱患者排尿，以免将充盈的膀胱误认为腹腔包块，有时也须排便后检查。

5. 触诊时医师应手脑并用，边检查边思索。应注意病变的部位、特点、毗邻关系，以明确病变的性质和来源。

## 第三节　叩　诊

叩诊是用手指叩击身体表面某一部位，使之震动而产生音响，根据震动和声响的特点来判断被检查部位的脏器状态有无异常的一种方法。

叩诊多用于确定肺尖宽度、肺下缘位置、胸膜病变、胸膜腔中液体多少或气体有无、肺部病变大小与性质、纵隔宽度、心界大小与形状、肝脾的边界、腹水有无与多少，以及子宫、卵巢、膀胱有无胀大等情况。另外用手或叩诊锤直接叩击被检查部位，诊察反射情况和有无疼痛反应也属叩诊。

**（一）叩诊方法**

根据叩诊的目的和叩诊的手法不同又分为直接叩诊法和间接叩诊法两种。

1. 直接叩诊法　检查者右手中间三手指并拢，用其掌面直接拍击被检查部位，借助于拍击的反响和指下的震动感来判断病变情况的方法称为直接叩诊法（图 3-4）。适用于胸部和腹部范围较广泛的病变，如胸膜粘连或增厚、大量胸水或腹水及气胸等。

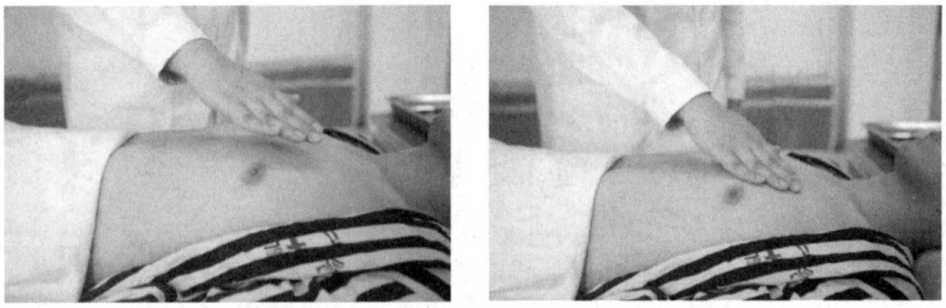

**图 3-4　直接叩诊法**

2. 间接叩诊法　为应用最多的叩诊方法。医师将左手中指第二指节紧贴于叩诊部位，其他手指稍微抬起，勿与体表接触；右手指自然弯曲，用中指指端叩击左手中指末端指关节处或第二节指骨的远端，因为该处易与被检查部位紧密接触，而且对于被检查部位的震动较敏感。叩击方向应与叩诊部位的体表垂直（图 3-5）。叩诊时应以腕关节与掌指关节的活动为主，避免肘关节和肩关节参与运动。叩击动作要灵活、短促、富有弹性。叩击后右手中指应立即抬起，以免影响对叩诊音的判断。在同一部位叩诊可连续叩击 2 ~ 3 下，若未获得明确印象，可再连续叩击 2 ~ 3 下。应避免不间断连续地快速叩击，因为这不利于叩诊音的分辨。

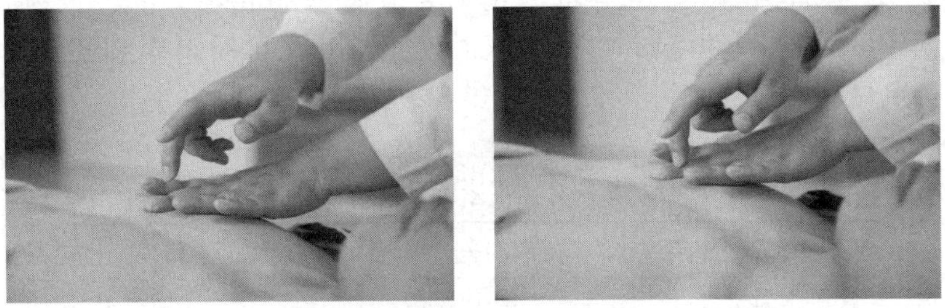

图 3-5　间接叩诊法

为了检查患者肝区或肾区有无叩击痛，医师可将左手手掌平置于被检查部位，右手握成拳状，并用其尺侧叩击左手手背，询问或观察患者有无疼痛感。

**（二）叩诊注意事项**

①环境应安静，以免影响叩诊音的判断。②根据叩诊部位不同，患者应采取适当体位，如叩诊胸部时，可取坐位或卧位；叩诊腹部时常取仰卧位；确定有无少量腹水时，可嘱患者取肘膝位。③叩诊时应注意对称部位的比较与鉴别。④叩诊时不仅要注意叩诊音响的变化，还要注意不同病灶的震动感差异，两者应相互配合。⑤叩诊操作应规范，用力要均匀适当，一般叩诊可达到的深度为 5 ~ 7 cm。叩诊力量应视不同的检查部位、病变组织性质、范围大小或位置深浅等情况而定。病灶或检查部位范围小或位置浅，宜采取轻（弱）叩诊，如确定心、肝相对浊音界及叩诊脾界时；当被检查部位范围比较大或位置比较深时，则需要用中度力量叩诊，如确定心、肝绝对浊音界；若病灶位置距体表达 7 cm 左右时则需用重（强）叩诊。

**（三）叩诊音**

叩诊时被叩击部位产生的反响称为叩诊音。叩诊音的不同取决于被叩击部位组织或器官的致密度、弹性、含气量及与体表的间距。叩诊音根据音响的频率（高音者调高，低音者调低）、振幅（大者音响强，小者音响弱）和是否乐音（音律和谐）的不同，在临床上分为清音、浊音、鼓音、实音、过清音 5 种。

1. 清音　是正常肺部的叩诊音。它是一种频率为 100 ~ 128 次/s，振动持续时间较长，音响不甚一致的非乐性音。提示肺组织的弹性、含气量、致密度正常。

2. 浊音　是一种音调较高，音响较弱，振动持续时间较短的非乐性叩诊音。除音响外，板指所感到的振动也较弱。当叩击被少量含气组织覆盖的实质脏器时产生，如叩击心或肝被肺段边缘所覆盖的部分，或在病理状态下如肺炎（肺组织含气量减少）的叩诊音。

3. 鼓音　如同击鼓声，是一种和谐的乐音，音响比清音更强，振动持续时间也较长，在叩击含有大量气体的空腔脏器时出现。正常情况下可见于胃泡区和腹部，病理情况下可见于肺内空洞、气胸、气腹等。

4. 实音　是一种音调较浊音更高，音响更弱，振动持续时间更短的一种非乐性音，如叩击心和肝等实质脏器所产生的音响。在病理状态下可见于大量胸腔积液或肺实变等。

5. 过清音　介于鼓音与清音之间，是属于鼓音范畴的一种变音，音调较清音低，音

笔记栏

响较清音强，为一种类乐性音，正常成人是不会出现的一种病态叩击音。临床上常见于肺组织含气量增多、弹性减弱时，如肺气肿。正常儿童可叩出相对过清音。几种叩诊音及其特点见表3-2。

表3-2　叩诊音及其特点

| 叩诊音 | 音响强度 | 音调 | 持续时间 | 正常可发出的部位 |
|---|---|---|---|---|
| 清音 | 强 | 低 | 长 | 正常肺 |
| 浊音 | 较强 | 较强 | 较短 | 心、肝被肺缘覆盖的部分 |
| 鼓音 | 强 | 高 | 较长 | 胃泡区和腹部 |
| 实音 | 弱 | 高 | 短 | 实质脏器部分 |
| 过清音 | 更强 | 更低 | 更长 | 正常成人不出现，可见于肺气肿 |

## 第四节　听　诊

听诊是医师根据患者身体各部分活动时发出的声音判断正常与否的一种诊断方法。

广义的听诊包括听身体各部分所发出的任何声音，如语声、呼吸声、咳嗽声、呃逆、嗳气、呻吟、啼哭、呼叫发出的声音以及肠鸣音、关节活动音及骨擦音，这些声音有时可对临床诊断提供有用的线索。

**（一）听诊方法**

听诊可分为直接听诊法和间接听诊法两种方法。

1. 直接听诊法　医师将耳直接贴附于被检查者的体壁上进行听诊，这种方法所能听到的体内声音很弱。只有在某些特殊和紧急情况下才会采用。

2. 间接听诊法　这是用听诊器进行听诊的一种检查方法。此法方便，可以在任何体位听诊时应用，听诊效果好，因听诊器对器官活动的声音有一定的放大作用，且能阻断环境中的噪声。应用范围广，除用于心、肺、腹的听诊外，还可以听取身体其他部位发出的声音，如血管音、皮下气肿音、肌束颤动音、关节活动音、骨折面摩擦音等。

**（二）听诊注意事项**

1. 听诊环境要安静，避免干扰；要温暖、避风以免患者由于肌束颤动而出现的附加音。

2. 切忌隔着衣服听诊，听诊器体件直接接触皮肤以获取确切的听诊结果。

3. 应根据病情和听诊的需要，嘱患者采取适当的体位。

4. 要正确使用听诊器。听诊器通常由耳件、体件和软管3部分组成，其长度应与医师手臂长度相适应。听诊前应注意检查耳件方向是否正确，硬管和软管管腔是否通畅。体件有钟型和膜型两种类型，钟型体件适用于听取低调声音，如二尖瓣狭窄的隆隆样舒张期杂音，使用时应轻触体表被检查部位，但应注意避免体件与皮肤摩擦而产

笔记栏

生的附加音;膜型体件适用于听取高调声音,如主动脉瓣关闭不全的杂音及呼吸音、肠鸣音等,使用时应紧触体表被检查部位。

5. 听诊时注意力要集中,听肺部时要摒除心音的干扰,听心音时要摒除呼吸音的干扰,必要时嘱患者控制呼吸配合听诊。

用听诊器进行听诊是临床医师的一项基本功,是许多疾病,尤其是心肺疾病诊断的重要手段。听诊是体格检查基本方法中的重点和难点,尤其对肺部和心脏的听诊,必须勤学苦练、仔细体会、反复实践、善于比较,才能达到切实掌握和熟练应用的目的。

## 第五节　嗅　诊

嗅诊是通过嗅觉来判断发自患者的异常气味与疾病之间关系的一种方法。来自患者皮肤、黏膜、呼吸道、胃肠道、呕吐物、排泄物、分泌物、脓液和血液等的气味,根据疾病的不同,其特点和性质也不一样。

正常汗液无特殊强烈刺激气味。酸性汗液见于风湿热和长期服用水杨酸、阿司匹林等解热镇痛药物的患者;特殊的狐臭味见于腋臭等患者。正常痰液无特殊气味,若呈恶臭味,提示厌氧菌感染,见于支气管扩张症或肺脓肿;恶臭的脓液可见于气性坏疽;呕吐物出现粪便味可见于长期剧烈呕吐或肠梗阻患者;呕吐物夹有脓液并有令人恶心的烂苹果味,可见于胃坏疽;粪便具有腐败性臭味见于消化不良或胰腺功能不良者;腥臭味粪便见于细菌性痢疾;肝腥味粪便见于阿米巴性痢疾;尿呈浓烈氨味见于膀胱炎,由于尿液在膀胱内被细菌发酵所致。呼吸呈刺激性蒜味见于有机磷杀虫药中毒;烂苹果味见于糖尿病酮症酸中毒者;氨味见于尿毒症;肝腥味见于肝性脑病者。

临床工作中,嗅诊可迅速提供具有重要意义的诊断线索,但必须结合其他检查才能做出正确的诊断。

(洛阳东方医院　黄　静)

**问题分析与能力提升**

患者,男,26 岁,因“气急伴呼气性呼吸困难 1 d”入院,查体:端坐位,口唇发绀,气管居中,两侧胸部饱满,呼吸动度减弱,两肺叩诊过清音,呼气时间延长,可闻及哮鸣音,心率 102 次/min,律齐,未闻及额外心音和杂音。

请问:①过清音见于什么情况? ②病理情况下肺部可有哪几种叩诊音?

笔记栏

## 同步练习题(选择题)

1. 下列哪项属于局部视诊内容 (　　)

A. 营养、意识状态　　B. 面容、表情

C. 步态、姿势　　D. 胸、腹形态

E. 发育与体型

2. 触诊对全身哪个部位的检查更重要 (　　)

A. 胸部　　B. 腹部

C. 皮肤　　D. 神经系统

E. 颈部

3. 浅部触诊法适用于下列哪项检查 (　　)

A. 关节、阴囊、精索　　B. 阑尾压痛点

C. 胆囊压痛点　　D. 腹部反跳痛

E. 肾

4. 下列哪种方法最适用于检查肠管或索条状包块 (　　)

A. 浅部触诊法　　B. 深部滑行触诊法

C. 双手触诊法　　D. 深压触诊法

E. 冲击触诊法

5. 下列关于间接叩诊法的叙述,哪项是正确的 (　　)

A. 为了更好地分辨叩诊音,在每个部位叩诊时,每次均可叩 4~5 次

B. 确定心、肝的相对浊音界,宜采取轻叩诊法

C. 确定心、肝绝对浊音界,宜采取重叩诊法

D. 病灶位置距体表深达 7 cm 左右,需使用中度叩诊法

E. 确定肝上界时,应采取重叩诊法

6. 叩击被少量含气组织覆盖的实质脏器时产生的叩诊音为 (　　)

A. 实音　　B. 清音

C. 鼓音　　D. 过清音

E. 浊音

7. 肺内巨大空洞、气胸、气腹叩诊音为 (　　)

A. 清音　　B. 浊音

C. 鼓音　　D. 实音

E. 过清音

8. 关于听诊法的叙述,下列哪项是正确的 (　　)

A. 直接听诊法是医生应用耳郭贴附在被检查者的体表进行听诊,因不需用听诊器,可广泛使用

B. 间接听诊法即用听诊器进行听诊的检查方法,此法方便,且对器官运动的声音还能起到放大作用

C. 听诊器钟型体件适用于检查高调声音

D. 听诊器鼓型体件适用于检查低调声音

E. 听诊器的使用是诊断腹部疾病的最重要手段

9. 闻到酸性汗味见于 (　　)

A. 风湿热或长期服用水杨酸、阿司匹林等解热镇痛药物的患者

B. 肺脓肿、较长时间使用抗生素的患者

C. 有机磷中毒未及时治疗的患者

D. 肝性脑病未及时治疗的患者

E. 麻风病患者

10. 关于间接叩诊法的叙述,下列哪项是错误 ( )

A. 左手中指第二指节紧贴于叩诊部位,其他手指稍微抬起

B. 右手指自然弯曲,以中指指端垂直叩击左手中指第二指骨的中段

C. 叩诊时应以腕关节与指掌关节的活动为主

D. 叩击动作要灵活、短促、富有弹性

E. 叩击后右手应立即抬起

# 第四章

# 一般检查

一般检查为整个体格检查过程中的第一步，是对患者全身状态的概括性观察，以视诊为主，配合触诊、听诊和嗅诊进行检查。

一般检查的内容包括全身状态检查、皮肤检查和淋巴结检查。

## 第一节　全身状态检查

### （一）性别

性别不难判断，因为正常人的性征很明显。性征的正常发育，女性与雌激素和雄激素有关，男性仅与雄激素有关。女性受雄激素的影响出现大阴唇与阴蒂的发育，腋毛、阴毛生长，可出现痤疮；受雌激素的影响出现乳房、女阴、子宫及卵巢的发育。男性受雄激素的影响出现睾丸、阴茎的发育，腋毛多，阴毛呈菱形分布，声音低而洪亮，皮脂腺分泌多，可出现痤疮。疾病的发生与性别有一定的关系，某些疾病可引起性征发生改变。

### （二）年龄

随着年龄的增长，机体出现生长发育、成熟、衰老等一系列改变。年龄与疾病的发生及预后有密切的关系，如佝偻病、麻疹、白喉等多发生于幼儿及儿童；结核病、风湿热多发生于少年与青年；动脉硬化性疾病和某些癌肿多发生于老年。年龄大小一般通过问诊即可得知，但在某些情况下，如昏迷、死亡或隐瞒年龄时则需通过观察进行判断，其方法是通过观察皮肤的弹性与光泽、肌肉的状态、毛发的颜色和分布、面与颈部皮肤的皱纹、牙齿的状态等进行大体上的判断。

### （三）生命征

生命征是评价生命活动存在与否及其质量的指标，包括体温、脉搏、呼吸和血压，为体格检查时必须检查的项目之一。

1. 体温

（1）体温测量及正常范围　每次体格检查均应记录体温，国内一般按摄氏法进行记录。测量体温的方法通常有以下 3 种。

口测法：将消毒后的体温计置于患者舌下，让其紧闭口唇，5 min 后读数。正常值为36.3～37.2 ℃。使用该法时应嘱患者不用嘴呼吸，以免影响测量结果。该法结果较为准确，但不能用于婴幼儿及神志不清者。

肛测法：让患者取侧卧位，将肛门体温计头端涂以润滑剂后，徐徐插入肛门内达体温计长度的一半为止，5 min后读数。正常值为36.5～37.7 ℃。肛测法一般较口测法读数高0.3～0.5 ℃。该法测值稳定，多用于婴幼儿及神志不清者。

腋测法：将体温计头端置于患者腋窝深处，嘱患者用上臂将体温计夹紧，10 min后读数。正常值36～37 ℃。使用该法时，注意腋窝处应无致热或降温物品，并应将腋窝汗液擦干，以免影响测定结果。该法简便、安全，且不易发生交叉感染，为最常用的体温测定方法。

(2)体温的记录方法　体温测定的结果，应按时记录于体温记录单上，描绘出体温曲线。多数发热性疾病，其体温曲线的变化具有一定的规律性，称为热型，见第一章第一节。

(3)体温测量误差的常见原因　临床上有时出现体温测量结果与患者的全身状态不一致，应对其原因进行分析，以免导致诊断和处理上的错误。体温测量误差的常见原因有以下几个方面。①测量前未将体温计的汞柱甩到35 ℃以下，致使测量结果高于实际体温。②采用腋测法时，由于患者明显消瘦、病情危重或神志不清而不能将体温计夹紧，致使测量结果低于实际体温。③检测局部存在冷热物品或刺激时，可对测定结果造成影响，如用温水漱口、局部放置冰袋或热水袋等。

2. 呼吸　观察记录患者呼吸的节律性及每分钟次数，检测方法见第六章第四节。

3. 脉搏　观察记录患者脉搏的节律性及每分钟次数，检测方法见第六章第五节。

4. 血压　观察动脉血压的高低，检测方法见第六章第五节。

**(四)发育与体型**

1. 发育　发育应通过患者年龄、智力和体格成长状态(包括身高、体重及第二性征)之间的关系进行综合评价。发育正常者，其年龄、智力与体格的成长状态处于均衡一致。成年以前，随年龄的增长，体格不断成长，在青春期，尚可出现一段生长速度加快的青春期急速成长期，属于正常发育状态。

成人发育正常的指标包括：①头部的长度为身高的1/8～1/7。②胸围为身高的1/2。③双上肢展开后，左右指端的距离与身高基本一致。④坐高等于下肢的长度。正常人各年龄组的身高与体重之间存在一定的对应关系。

临床上的病态发育与内分泌的改变密切相关。在发育成熟前，如出现垂体前叶功能亢进，可致体格异常高大称为巨人症；如发生垂体功能减退，可致体格异常矮小称为垂体性侏儒症。甲状腺对体格发育具有促进作用。发育成熟前，如患甲状腺功能亢进时，可因代谢增强、食欲亢进，导致体格发育有所改变；如发生甲状腺功能减退，可导致体格矮小和智力低下，称为呆小病。

性激素决定第二性征的发育，当性激素分泌受损，可导致第二性征的改变。男性患者出现“阉人”征，表现为上、下肢过长，骨盆宽大，无胡须、毛发稀少，皮下脂肪丰满，外生殖器发育不良，发音女声；女性患者出现乳房发育不良、闭经、体格男性化、多毛、皮下脂肪减少、发音男声。性激素对体格亦具有一定的影响，性早熟儿童，患病初期可较同龄儿童体格发育快，但常因骨骺过早闭合限制其后期的体格发育。

2. 体型　体型是身体各部发育的外观表现，包括骨骼、肌肉的生长与脂肪分布的状态等。成年人的体型可分为以下 3 种。

(1)无力型　亦称瘦长型,表现为体高肌瘦、颈细长、肩窄下垂、胸廓扁平、腹上角小于 90°。

(2)正力型　亦称匀称型,表现为身体各个部分结构匀称适中,腹上角 90°左右,见于多数正常成人。

(3)超力型　亦称矮胖型,表现为体格粗壮、颈粗短、面红、肩宽平、胸围大、腹上角大于 90°。

**(五)营养状态**

营养状态与食物的摄入、消化、吸收和代谢等因素密切相关,其好坏可作为鉴定健康和疾病程度的标准之一。尽管营养状态与多种因素有关,但对营养状态异常通常采用肥胖和消瘦进行描述。

营养状态一般较易评价,通常根据皮肤、毛发、皮下脂肪、肌肉的发育情况进行综合判断。最简便而迅速的方法是观察皮下脂肪充实的程度,尽管脂肪的分布存在个体差异,男女亦各有不同,但前臂曲侧或上臂背侧下 1/3 处脂肪分布的个体差异最小,为判断脂肪充实程度最方便和最适宜的部位。此外,在一定时间内监测体重的变化亦可反映机体的营养状态。

临床上通常用良好、中等、不良 3 个等级对营养状态进行描述。①良好:黏膜红润、皮肤光泽、弹性良好,皮下脂肪丰满而有弹性,肌肉结实,指甲、毛发润泽,肋间隙及锁骨上窝深浅适中,肩胛部和股部肌肉丰满。②不良:皮肤黏膜干燥、弹性降低,皮下脂肪菲薄,肌肉松弛无力,指甲粗糙无光泽、毛发稀疏,肋间隙、锁骨上窝凹陷,肩胛骨和髂骨嶙峋突出。③中等:介于两者之间。

临床上常见的营养状态异常包括营养不良和营养过度两个方面。

1. 营养不良　由于摄食不足或(和)消耗增多引起。一般轻微或短期的疾病不易导致营养状态的异常,故营养不良多见于长期或严重的疾病。当体重减轻低于正常(标准体重)的 10% 时称为消瘦,极度消瘦者称为恶病质。引起营养不良的常见原因有以下几方面。

(1)摄食障碍　多见于食管、胃肠道疾病,神经系统及肝、肾等内脏疾病引起的严重恶心、呕吐等。

(2)消化吸收障碍　见于胃、肠、胰腺、肝脏及胆道疾病引起消化液或酶的合成和分泌减少,影响消化和吸收。

(3)消耗增多　慢性消耗性疾病和严重神经精神因素的影响,如长期活动性肺结核、恶性肿瘤、代谢性疾病、内分泌疾病,出现糖、脂肪和蛋白质的消耗过多。

2. 营养过度　体内中性脂肪积聚过多,主要表现为体重增加,当超过标准体重的 20% 以上者称为肥胖,亦可计算体重指数[体重(kg)/身高的平方($m^2$)],按 WHO 的标准,体重指数≥27 为肥胖,我国标准,体重指数≥25 为肥胖。按其病因可将肥胖分为原发性肥胖和继发性肥胖两种。

(1)原发性肥胖　为摄入热量过多所致,表现为全身脂肪分布均匀,身体各个部位无异常改变,常有一定的遗传倾向。

(2)继发性肥胖　主要为某些内分泌疾病所致。如下丘脑、垂体疾病,库欣综合征,甲状腺功能减退症等。

### （六）意识状态

意识是大脑功能活动的综合表现，即对环境的知觉状态。正常人意识清晰，定向力正常，反应敏锐精确，思维和情感活动正常，语言流畅、准确、表达能力良好，凡能影响大脑功能活动的疾病均可引起程度不等的意识改变，称为意识障碍。患者可出现兴奋不安、思维紊乱、语言表达能力减退或失常、情感活动异常、无意识动作增加等。根据意识障碍的程度可将其分为嗜睡、意识模糊、谵妄、昏睡以及昏迷。

判断患者意识状态多采用问诊，通过交谈了解患者的思维、反应、情感、计算及定向力等方面的情况。对较为严重者，尚应进行痛觉试验、瞳孔反射等检查，以确定患者意识障碍的程度。

### （七）语调与语态

语调指言语过程中的音调。神经和发音器官的病变可使音调发生改变，如喉部炎症、结核和肿瘤可引起声音嘶哑，脑血管意外可引起音调变浊和发音困难，喉返神经麻痹可引起音调降低和语言共鸣消失。

语态指言语过程中的节奏。语态异常指语言节奏紊乱，出现语言不畅，快慢不均，音节不清，见于震颤麻痹、舞蹈症、手足徐动症等。

### （八）面容与表情

面容是指面部呈现的状态；表情是在面部或姿态上思想感情的表现。健康人表情自然，神态安怡。患病后因病痛困扰，常出现痛苦、忧虑或疲惫的面容与表情。某些疾病发展到一定程度时，尚可出现特征性的面容与表情，对疾病的诊断具有重要价值。

通过视诊即可确定患者的面容和表情，临床上常见的典型面容改变有以下几种。

1. 急性病容　面色潮红，兴奋不安，鼻翼扇动，口唇疱疹，表情痛苦。多见于急性感染性疾病，如肺炎球菌肺炎、疟疾、流行性脑脊髓膜炎等。

2. 慢性病容　面容憔悴，面色晦暗或苍白无华，目光暗淡。见于慢性消耗性疾病，如恶性肿瘤、肝硬化、严重结核病等。

3. 贫血面容　面色苍白，唇舌色淡，表情疲惫。见于各种原因所致的贫血。

4. 肝病面容　面色晦暗，额部、鼻背、双颊有褐色色素沉着。见于慢性肝脏疾病。

5. 肾病面容　面色苍白，眼睑、颜面水肿，舌色淡、舌缘有齿痕。见于慢性肾脏疾病。

6. 甲状腺功能亢进症面容　面容惊愕，眼裂增宽，眼球凸出，目光炯炯，兴奋不安，烦躁易怒。见于甲状腺功能亢进症（图 4-1）。

7. 黏液性水肿面容　面色苍黄，颜面水肿，睑厚面宽，目光呆滞，反应迟钝，眉毛、头发稀疏，舌色淡、肥大。见于甲状腺功能减退症。

8. 二尖瓣面容　面色晦暗，双颊紫红，口唇轻度发绀。见于风湿性心瓣膜病二尖瓣狭窄（图 4-2）。

9. 肢端肥大症面容　头颅增大，面部变长，下颌增大、向前突出，眉弓及两颧隆起，唇舌肥厚，耳鼻增大。见于肢端肥大症（图 4-3）。

10. 伤寒面容　表情淡漠，反应迟钝呈无欲状态。见于肠伤寒、脑脊髓膜炎、脑炎等高热衰竭患者。

11. 苦笑面容　牙关紧闭，面肌痉挛，呈苦笑状。见于破伤风。

笔记栏

12. 满月面容　面圆如满月，皮肤发红，常伴痤疮和胡须生长。见于库欣综合征及长期应用糖皮质激素者（图4-4）。

13. 面具面容　面部呆板、无表情，似面具样。见于震颤麻痹、脑炎等。

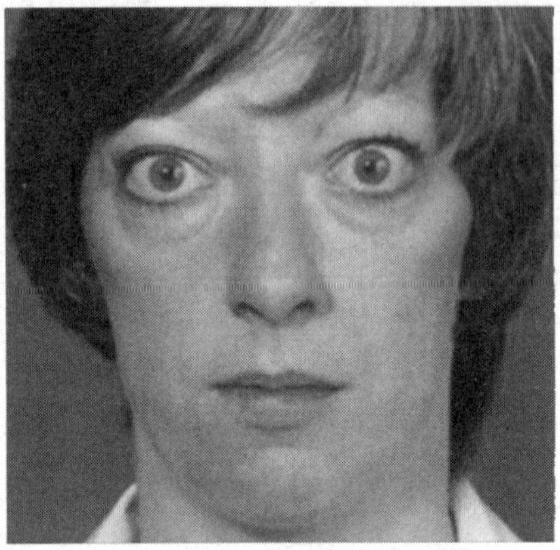

图4-1　甲状腺功能亢进症面容

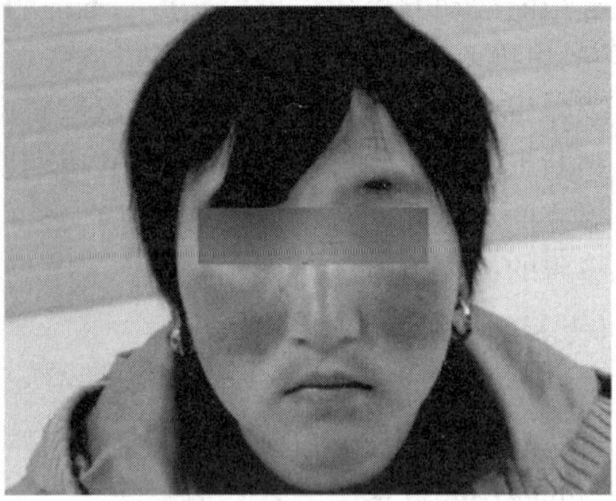

图4-2　二尖瓣面容

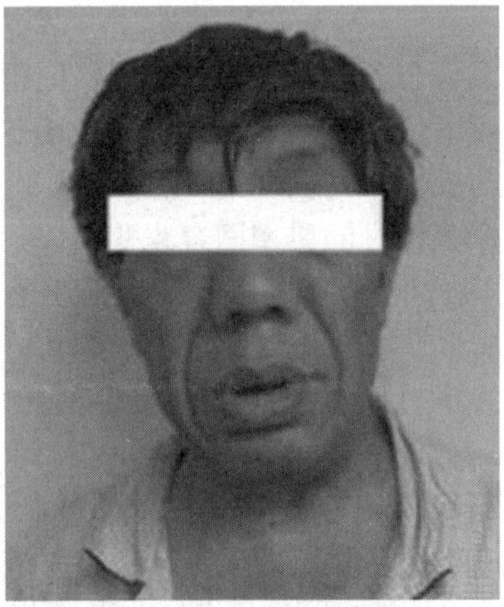

图4-3　肢端肥大症面容

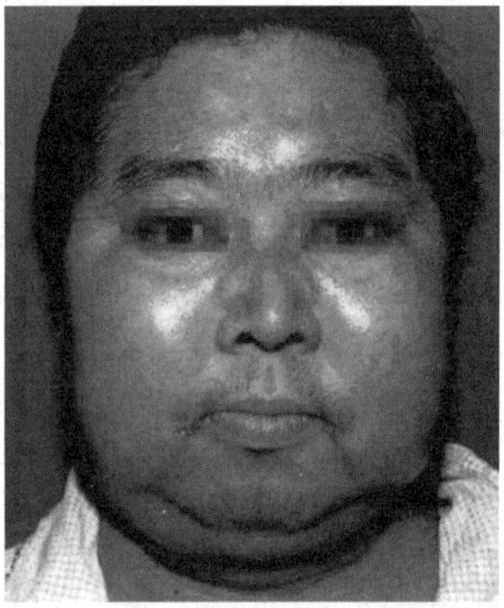

图4-4　满月面容

（九）体位

体位是指患者身体所处的状态。体位的改变对某些疾病的诊断具有一定的意义。常见的体位有以下几种。

1. 自主体位　身体活动自如，不受限制，见于正常人、轻症和疾病早期患者。

2. 被动体位　患者不能自己调整或变换身体的位置，见于极度衰竭或意识丧失者。

3. 强迫体位　患者为减轻痛苦，被迫采取某种特殊的体位。临床上常见的强迫体位可分为以下几种。

（1）强迫仰卧位　患者仰卧，双腿蜷曲，借以减轻腹部肌肉的紧张程度，见于急性腹膜炎等。

(2)强迫俯卧位　俯卧位可减轻脊背肌肉的紧张程度,见于脊柱疾病。

(3)强迫侧卧位　有胸膜疾病的患者多采取患侧卧位,可限制患侧胸廓活动而减轻疼痛和有利于健侧代偿呼吸,见于一侧胸膜炎和大量胸腔积液的患者。

(4)强迫坐位　亦称端坐呼吸,患者坐于床沿上,以两只手置于膝盖或扶持床边。该体位便于辅助呼吸肌参与呼吸运动,加大膈肌活动度,增加肺通气量,并减少回心血量和减轻心脏负担,见于心、肺功能不全者。

(5)强迫蹲位　患者在活动过程中,因呼吸困难和心悸而停止活动并采用蹲踞位或膝胸位以缓解症状,见于先天性发绀型心脏病。

(6)强迫停立位　在步行时心前区疼痛突然发作,患者常被迫立刻站住,并以右手按抚心前部位,待症状稍缓解后才继续行走,见于心绞痛。

(7)辗转体位　患者辗转反侧,坐卧不安,见于胆石症、胆道蛔虫病、肾绞痛等。

(8)角弓反张位　患者颈及脊背肌肉强直,出现头向后仰,胸腹前凸,背过伸,躯干呈弓形,见于破伤风及小儿脑膜炎。

**(十)姿势**

姿势是指举止的状态。健康成人躯干端正,肢体活动灵活适度。正常的姿势主要依靠骨骼结构和各部分肌肉的紧张度来保持,但亦受机体健康状况及精神状态的影响,如疲劳和情绪低沉时可出现肩垂、弯背、拖拉蹒跚的步态。患者因疾病的影响,可出现姿势的改变。颈部活动受限提示颈椎疾病;充血性心力衰竭患者多愿采取坐位,当其后仰时可出现呼吸困难;腹部疼痛时可有躯干制动或弯曲,胃、十二指肠溃疡或胃肠痉挛性疼痛发作时,患者常捧腹而行。

**(十一)步态**

步态指走动时所表现的姿态。健康人的步态因年龄、机体状态和所受训练的影响而有不同表现,如小儿喜急行或小跑,青壮年矫健快速,老年人则常为小步慢行。当患某些疾病时可导致步态发生显著改变,并具有一定的特征性,有助于疾病的诊断。常见的典型异常步态有以下几种。

1. 蹒跚步态　走路时身体左右摇摆似鸭行,见于佝偻病、大骨节病、进行性肌营养不良或先天性双侧髋关节脱位等。

2. 醉酒步态　行走时躯干重心不稳,步态紊乱不准确如醉酒状。见于小脑疾病、酒精及巴比妥中毒。

3. 共济失调步态　起步时一脚高抬,骤然垂落,且双目向下注视,两脚间距很宽,以防身体倾斜,闭目时则不能保持平衡,见于脊髓痨患者。

4. 慌张步态　起步后小步急速趋行,身体前倾,有难以止步之势,见于震颤麻痹患者(图 4-5)。

5. 跨阈步态　由于踝部肌腱、肌肉弛缓,患足下垂,行走时必须抬高下肢才能起步,见于腓总神经麻痹者(图 4-6)。

6. 剪刀步态　由于双下肢肌张力增高,尤以伸肌和内收肌张力增高明显,移步时下肢内收过度,两腿交叉呈剪刀状,见于脑性瘫痪与截瘫患者(图 4-7)。

7. 间歇性跛行　步行中,因下肢突发性酸痛乏力,患者被迫停止行进,需稍休息后方能继续行进,见于高血压、动脉硬化患者。

笔记栏

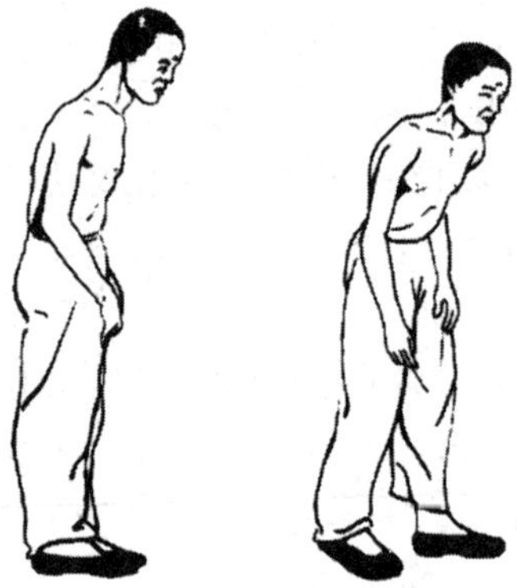

图 4-5 慌张步态

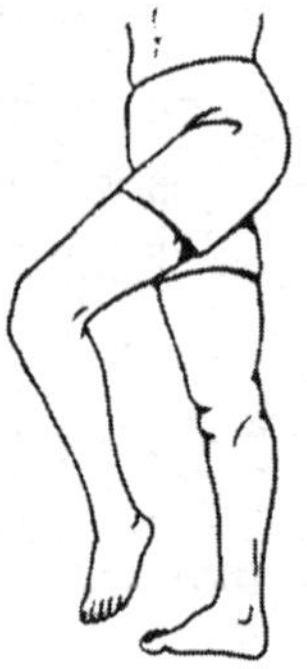

图 4-6 跨阈步态

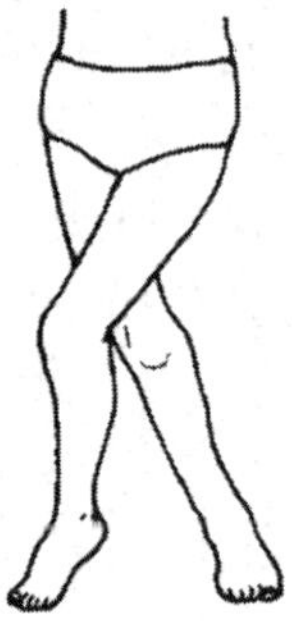

图 4-7 剪刀步态

## 第二节 皮肤检查

皮肤本身的疾病很多,许多疾病在病程中可伴随着多种皮肤病变和反应。皮肤的病变和反应有的是局部的,有的是全身的。皮肤病变除颜色改变外,亦可为湿度、弹性的改变,以及出现皮疹、出血点、紫癜、水肿及瘢痕等。皮肤病变的检查一般通过视诊观察,有时尚需配合触诊。

**(一)颜色**

皮肤的颜色与毛细血管的分布、血液的充盈度、色素量的多少、皮下脂肪的厚薄有关。

1. 苍白　皮肤苍白可由贫血、末梢毛细血管痉挛或充盈不足所致,如寒冷、惊恐、休克、虚脱以及主动脉瓣关闭不全等。仅见肢端苍白,可能与肢体动脉痉挛或阻塞有关,如雷诺病、血栓闭塞性脉管炎等。

2. 发红　皮肤发红是由于毛细血管扩张充血、血流加速、血量增加以及红细胞量增多所致,在生理情况下见于运动、饮酒后;病理情况下见于发热性疾病,如肺炎球菌肺炎、肺结核、猩红热、阿托品及一氧化碳中毒等。皮肤持久性发红见于库欣综合征及真性红细胞增多症。

3. 发绀　发绀是皮肤呈青紫色,常出现于口唇、耳郭、面颊及肢端。见于还原血红蛋白增多或异常血红蛋白血症。

4. 黄染　皮肤黏膜发黄称为黄染,常见的原因如下:

(1)黄疸　由于血清内胆红素浓度增高而使皮肤黏膜乃至体液及其他组织黄染的现象为黄疸。血清总胆红素浓度超过 34 μmol/L 时,可出现黄疸。黄疸引起皮肤黏膜黄染的特点是:①黄疸首先出现于巩膜、硬腭后部及软腭黏膜上,随着血中胆红素浓度的继续增高黏膜黄染更明显时,才会出现皮肤黄染;②巩膜黄染是连续的,近角巩膜缘处黄染轻、黄色淡,远角巩膜缘处黄染重、黄色深。

(2)胡萝卜素增高　过多食用胡萝卜、南瓜、橘子等可引起血中胡萝卜素增高,当超过 2.5 g/L 时,也可使皮肤黄染。其特点是:①黄染首先出现于手掌、足底、前额及鼻部皮肤;②一般不出现巩膜和口腔黏膜黄染;③血中胆红素不高;④停止食用富含胡萝卜素的蔬菜或果汁后,皮肤黄染逐渐消退。

(3)长期服用含有黄色素的药物　如米帕林、呋喃类等药物也可引起皮肤黄染。其特点是:①黄染首先出现于皮肤,严重者也可出现于巩膜;②巩膜黄染的特点是角巩膜缘处黄染重,黄色深,离角巩膜缘越远,黄染越轻,黄色越淡,这一点是与黄疸的重要区别。

5. 色素沉着　色素沉着是由于表皮基底层的黑色素增多所致的部分或全身皮肤色泽加深。生理情况下,身体的外露部分,以及乳头、腋窝、生殖器官、关节、肛门周围等处皮肤色素较深。如果这些部位的色素明显加深或其他部位出现色素沉着,则提示为病理征象。常见于慢性肾上腺皮质功能减退,其他如肝硬化、晚期肝癌、肢端肥大症、黑热病、疟疾以及使用某些药物如砷剂和抗肿瘤药物等,亦可引起不同程度的皮肤色素沉着。

妇女妊娠期间,面部、额部可出现棕褐色对称性色素斑,称为妊娠斑;老年人也可出现全身或面部的散在色素斑,称为老年斑。

6. 色素脱失　正常皮肤均含有一定量的色素,当缺乏酪氨酸酶致体内酪氨酸不能转化为多巴而形成黑色素时,即可发生色素脱失。临床上常见的色素脱失有白癜风、白斑及白化症。

(1)白癜风　为多形性大小不等的色素脱失斑片,发生后可逐渐扩大,但进展缓慢,无自觉症状亦不引起生理功能改变。见于白癜风,有时偶见于甲状腺功能亢进、肾上腺皮质功能减退及恶性贫血患者。

(2)白斑　多为圆形或椭圆形色素脱失斑片,面积一般不大,常发生于口腔黏膜及女性外阴部,部分白斑可发生癌变。

(3)白化症　为全身皮肤和毛发色素脱失,属于遗传性疾病,为先天性酪氨酸酶合成障碍所致。

**(二)湿度**

皮肤湿度与汗腺分泌功能有关,出汗多者皮肤比较湿润,出汗少者比较干燥。在气温高、湿度大的环境中出汗增多是生理的调节功能。在病理情况下,可发生出汗增多或无汗,具有一定的诊断价值。如风湿病、结核病和布鲁氏菌病出汗较多;甲状腺功能亢进、佝偻病、脑炎后遗症亦经常伴有多汗。夜间睡后出汗称为盗汗,多见于结核病。手足皮肤发凉而大汗淋漓称为冷汗,见于休克和虚脱患者。

**(三)弹性**

皮肤弹性与年龄、营养状态、皮下脂肪及组织间隙所含液体量有关。儿童及青年皮肤紧张富有弹性;中年以后皮肤组织逐渐松弛,弹性减弱;老年皮肤组织萎缩,皮下脂肪减少,弹性减退。检查皮肤弹性时,常选择手背或上臂内侧部位,以拇指和示指将皮肤提起,松手后如皮肤皱褶迅速平复为弹性正常,如皱褶平复缓慢为弹性减弱,后者见于长期消耗性疾病或严重脱水者。发热时血液循环加速,周围血管充盈,可使皮肤弹性增加。

**(四)皮疹**

皮疹多为全身性疾病的表现之一,是临床上诊断某些疾病的重要依据。皮疹的种

笔记栏

类很多,常见于传染病、皮肤病、药物及其他物质所致的过敏反应等。其出现的规律和形态有一定的特异性,发现皮疹时应仔细观察和记录其出现与消失的时间、发展顺序、分布部位、形态大小、颜色及压之是否褪色、平坦或隆起、有无瘙痒及脱屑等。临床上常见的皮疹有以下几种。

1. 斑疹　表现为局部皮肤发红,一般不凸出皮肤表面。见于斑疹伤寒、丹毒、风湿性多形性红斑等。

2. 玫瑰疹　为一种鲜红色圆形斑疹,直径 2 ~ 3 mm,为病灶周围血管扩张所致。检查时拉紧附近皮肤或以手指按压可使皮疹消退,松开时又复出现,多出现于胸腹部。为伤寒和副伤寒的特征性皮疹。

3. 丘疹　除局部颜色改变外,病灶凸出皮肤表面。见于药物疹、麻疹及湿疹等。

4. 斑丘疹　在丘疹周围有皮肤发红的底盘称为斑丘疹。见于风疹、猩红热和药物疹等。

5. 荨麻疹　为稍隆起皮肤表面的苍白色或红色的局限性水肿,为速发型皮肤变态反应所致,见于各种过敏反应。

### (五)脱屑

皮肤脱屑常见于正常皮肤表层不断角化和更新,但由于数量很少,一般不易察觉。病理状态下可见大量皮肤脱屑。米糠样脱屑常见于麻疹;片状脱屑常见于猩红热;银白色鳞状脱屑见于银屑病。

### (六)皮下出血

皮下出血根据其直径大小及伴随情况分为以下几种:小于 2 mm 称为瘀点,3 ~ 5 mm称为紫癜,大于 5 mm 称为瘀斑;片状出血并伴有皮肤显著隆起称为血肿。检查时,较大面积的皮下出血易于诊断,对于较小的瘀点应注意与红色的皮疹或小红痣进行鉴别,皮疹受压时,一般可褪色或消失,瘀点和小红痣受压后不褪色,但小红痣于触诊时可感到稍高于皮肤表面,且表面光亮。皮下出血常见于造血系统疾病、重症感染、某些血管损害性疾病以及毒物或药物中毒等。

### (七)蜘蛛痣与肝掌

皮肤小动脉末端分支性扩张所形成的血管痣,形似蜘蛛,称为蜘蛛痣(图 4-8)。多出现于上腔静脉分布的区域内,如面、颈、手背、上臂、前胸和肩部等处,其大小不等。检查时用棉签或火柴杆压迫蜘蛛痣的中心,其辐射状小血管网立即消失,去除压力后又复出现。一般认为蜘蛛痣的出现与肝脏对雌激素的灭活作用减弱有关,常见于急、慢性肝炎或肝硬化。

慢性肝病患者手掌大、小鱼际处常发红,加压后褪色,称为肝掌(图 4-9),发生机制与蜘蛛痣相同。

笔记栏

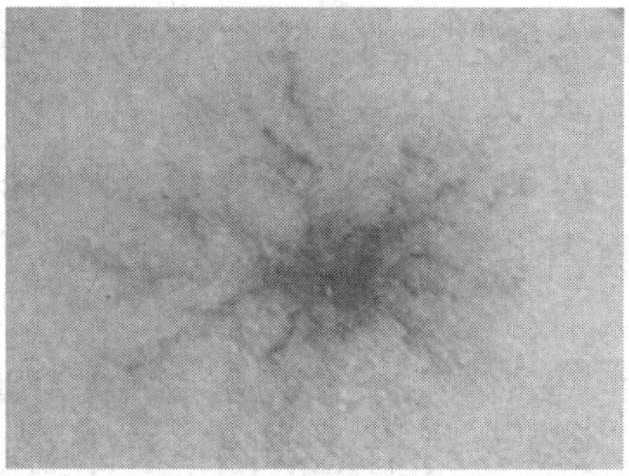

图 4-8　蜘蛛痣

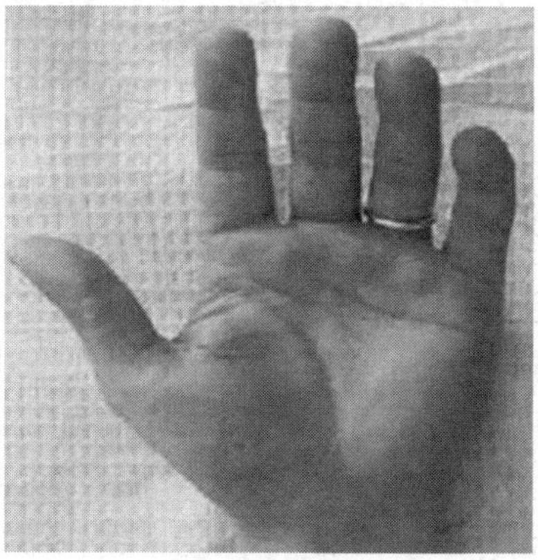

图 4-9　肝掌

（八）水肿

组织间隙内液体积聚过多称为水肿。水肿的检查应以视诊和触诊相结合，仅凭视诊虽可诊断明显水肿，但不易发现轻度水肿。凹陷性水肿局部受压后可出现凹陷，而黏液性水肿及象皮肿（丝虫病）尽管组织肿胀明显，但受压后并无组织凹陷。根据水肿的轻重，可分为轻、中、重度。

轻度：仅见于眼睑、眶下软组织、胫骨前、踝部皮下组织，指压后可见组织轻度下陷，平复较快。

中度：全身组织均见明显水肿，指压后可出现明显的或较深的组织下陷，平复缓慢。

重度：全身组织严重水肿，身体低位皮肤张紧发亮，甚至有液体渗出。此外，胸腔、腹腔等浆膜腔内可见积液，外阴部亦可见严重水肿。

（九）皮下结节

皮下结节较大的通过视诊即可发现，对较小的结节则必须触诊方能查及。无论大小结节均应触诊检查，注意其大小、硬度、部位、活动度及有无压痛等。常见的皮下结节有下列几种。

1. 风湿结节　位于关节附近，长骨骺端，无压痛，圆形硬质小结节，数目不多，大小不等。

2. 囊蚴结节　位于皮下肌肉表面，豆状硬韧可推动，无压痛。

3. 痛风结节　以外耳的耳郭、跖趾、指关节及掌指关节等部位多见，为大小不一的黄白色结节，为痛风特征性病变。

4. 动脉炎结节　沿末梢动脉分布，见于结节性多动脉炎。

5. Osler 小结　如指尖、足趾、大小鱼际肌腱部位存在粉红色有压痛的小结节，见于感染性心内膜炎。

（十）瘢痕

瘢痕指皮肤外伤或病变愈合后结缔组织增生形成的斑块。外伤、感染及手术等均可在皮肤上遗留瘢痕，为曾患某些疾病的证据。患过皮肤疮疖者在相应部位可遗留瘢

笔记栏

痕;患过天花者,在其面部或其他部位有多数大小类似的瘢痕;颈淋巴结结核破溃愈合后的患者常遗留颈部皮肤瘢痕。

**(十一)毛发**

毛发的颜色、曲直与种族有关,其分布、多少和颜色可因性别与年龄而有不同,亦受遗传、营养和精神状态的影响。正常人毛发的多少存在一定差异,一般男性体毛较多,阴毛呈菱形分布,以耻骨部最宽,上方尖端可达脐部,下方尖端可延至肛门前方;女性体毛较少,阴毛多呈倒三角形分布。中年以后因毛发根部的血运和细胞代谢减退,头发可逐渐减少或色素脱失,形成秃顶或白发。

毛发的多少及分布变化对临床诊断有辅助意义。毛发增多见于一些内分泌疾病,如库欣综合征及长期使用肾上腺皮质激素及性激素者,女性患者除一般体毛增多外,尚可生长胡须。病理性毛发脱落常见于以下原因。

(1)头部皮肤疾病　如脂溢性皮炎、螨寄生等可呈不规则脱发,以顶部为著。

(2)神经营养障碍　如斑秃,脱发多为圆形,范围大小不等,发生突然,可以再生。

(3)某些发热性疾病　如伤寒等。

(4)某些内分泌疾病　如甲状腺功能及垂体功能减退。

(5)理化性因素　如过量的放射线影响,某些抗癌药物如环磷酰胺等。

## 第三节　淋巴结检查

淋巴结分布于全身,一般体格检查仅能检查身体各部表浅的淋巴结。正常情况下,淋巴结较小,直径多在0.2~0.5 cm之间,质地柔软,表面光滑,与毗邻组织无粘连,不易触及,亦无压痛。

### 一、表浅淋巴结分布

**(一)头颈部**

1. 耳前淋巴结　位于耳屏前方(图4-10)。

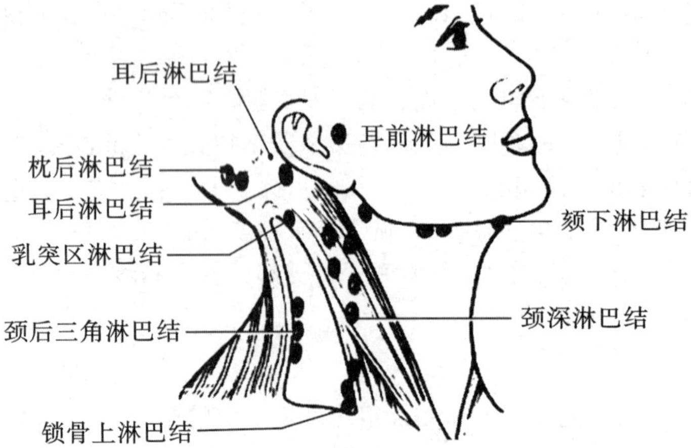


图4-10　颈部淋巴结群

2. 耳后淋巴结　位于耳后乳突表面、胸锁乳突肌止点处，亦称为乳突淋巴结。

3. 枕淋巴结　位于枕部皮下，斜方肌起点与胸锁乳突肌止点之间。

4. 颌下淋巴结　位于颌下腺附近，在下颌角与颏部中间部位。

5. 颏下淋巴结　位于颏下三角内，下颌舌骨肌表面，两侧下颌骨前端中点后方。

6. 颈前淋巴结　位于胸锁乳突肌表面及下颌角处。

7. 颈后淋巴结　位于斜方肌前缘。

8. 锁骨上淋巴结　位于锁骨与胸锁乳突肌所形成的夹角处。

**(二)上肢**

1. 腋窝淋巴结　是上肢最大的淋巴结组群，可分为5群。

(1)外侧淋巴结群　位于腋窝外侧壁。

(2)胸肌淋巴结群　位于胸大肌下缘深部。

(3)肩胛下淋巴结群　位于腋窝后皱襞深部。

(4)中央淋巴结群　位于腋窝内侧壁近肋骨及前锯肌处。

(5)腋尖淋巴结群　位于腋窝顶部。

2. 滑车上淋巴结　位于上臂内侧，内上髁上方3～4 cm处，肱二头肌与肱三头肌之间的间沟内。

**(三)下肢**

1. 腹股沟淋巴结　位于腹股沟韧带下方股三角内，它又分为上、下两群。

(1)上群　位于腹股沟韧带下方，与韧带平行排列，故又称为腹股沟韧带横组或水平组。

(2)下群　位于大隐静脉上端，沿静脉走向排列，故又称为腹股沟淋巴结纵组或垂直组。

2. 腘窝淋巴结　位于小隐静脉和腘静脉的汇合处。

## 二、检查方法及顺序

**(一)检查方法**

检查淋巴结的方法是视诊和触诊。视诊时不仅要注意局部征象(包括皮肤是否隆起，颜色有无变化，有无皮疹、瘢痕、瘘管等)也要注意全身状态。

触诊是检查淋巴结的主要方法。检查者将示、中、环三指并拢，其指腹平放于被检查部位的皮肤上进行滑动触诊，这里所说的滑动是指腹按压的皮肤与皮下组织之间的滑动；滑动的方式应取相互垂直的多个方向或转动式滑动，这有助于淋巴结与肌肉和血管结节的区别。

检查颈部淋巴结时可站在被检查者前面或背后，手指紧贴检查部位，由浅入深进行滑动触诊，嘱被检查者头稍低或偏向检查侧，以使皮肤或肌肉松弛，有利于触诊。被检查者卧位时，检查颈部淋巴结。检查锁骨上淋巴结时，让被检查者取坐位或卧位，头部稍向前屈，用双手进行触诊，左手触诊右侧，右手触诊左侧，由浅部逐渐触摸至锁骨后深部。检查腋窝淋巴结时，被检查者前臂稍外展，检查者以右手检查左侧，以左手检查右侧，触诊时由浅及深至腋窝各部(图4-11)。检查滑车上淋巴结时，以左(右)手扶托被检查者左(右)前臂，以右(左)手向滑车上由浅及深进行触摸(图4-12)。

笔记栏

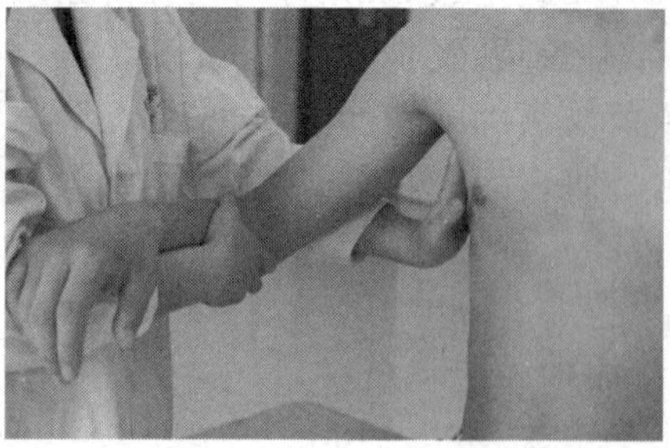
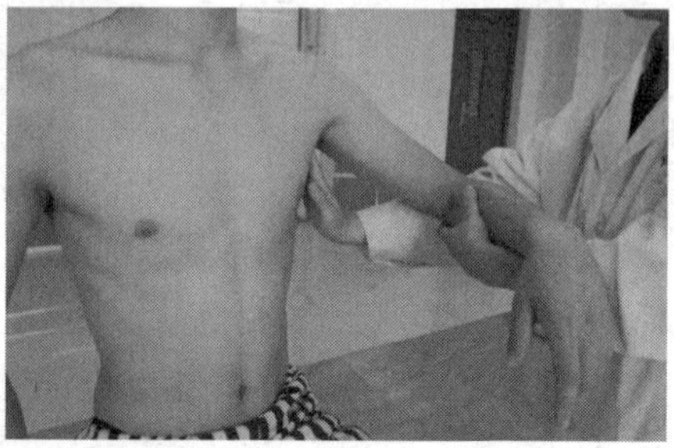

图 4-11　腋窝淋巴结触诊

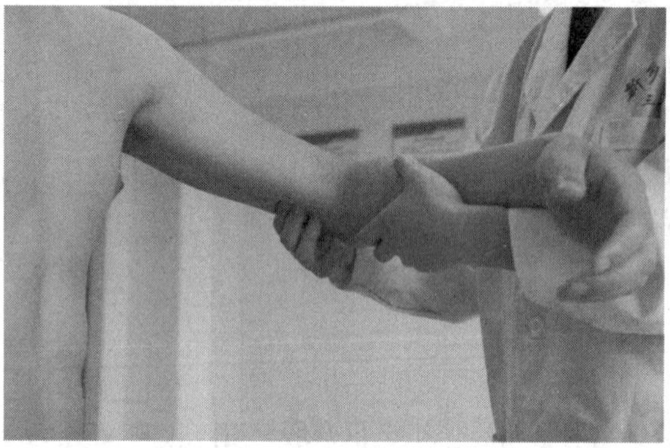

图 4-12　滑车淋巴结触诊

发现淋巴结肿大时,应注意其部位、大小、数目、硬度、压痛、活动度、有无粘连,局部皮肤有无红肿、瘢痕、瘘管等。同时注意寻找引起淋巴结肿大的原发病灶。

**(二)检查顺序**

全身体格检查时,淋巴结的检查应在相应身体部位检查过程中进行。为了避免遗漏应特别注意淋巴结的检查顺序。头颈部淋巴结的检查顺序是:耳前、耳后、枕部、颌下、颏下、颈前、颈后、锁骨上淋巴结。上肢淋巴结的检查顺序是:腋窝淋巴结、滑车上淋巴结。腋窝淋巴结应按尖群、中央群、胸肌群、肩胛下群和外侧群的顺序进行。下肢淋巴结的检查顺序是:腹股沟部(先查上群、后查下群)、腘窝部。

## 三、淋巴结肿大病因及表现

淋巴结肿大按其分布可分为局限性和全身性淋巴结肿大。

**(一)局限性淋巴结肿大**

1. 非特异性淋巴结炎　由引流区域的急、慢性炎症所引起,如急性化脓性扁桃体炎、齿龈炎可引起颈部淋巴结肿大。急性炎症初始,肿大的淋巴结柔软、有压痛,表面光滑、无粘连,肿大至一定程度即停止。慢性炎症时,淋巴结较硬,最终淋巴结可缩小或消退。

2. 淋巴结结核　肿大的淋巴结常发生于颈部血管周围,多发性,质地稍硬,大小不等,可相互粘连,或与周围组织粘连,如发生干酪性坏死,则可触及波动感。晚期破溃

笔记栏

后形成瘘管,愈合后可形成瘢痕。

3. 恶性肿瘤淋巴结转移　恶性肿瘤转移所致肿大的淋巴结,质地坚硬或有橡皮样感,表面可光滑或突起,与周围组织粘连,不易推动,一般无压痛。胸部肿瘤如肺癌可向右侧锁骨上窝或腋窝淋巴结群转移;胃癌多向左侧锁骨上窝淋巴结群转移,因此处系胸导管进颈静脉的入口,这种肿大的淋巴结称为 Virchow 淋巴结,常为胃癌、食管癌转移的标志。

**(二)全身性淋巴结肿大**

1. 感染性疾病　病毒感染见于传染性单核细胞增多症、艾滋病等;细菌感染见于布鲁氏菌病、血行弥散型肺结核、麻风等;螺旋体感染见于梅毒、鼠咬热、钩端螺旋体病等;原虫与寄生虫感染见于黑热病、丝虫病等。

2. 非感染性疾病

(1)结缔组织疾病　如系统性红斑狼疮、干燥综合征、结节病等。

(2)血液系统疾病　如急慢性白血病、淋巴瘤、恶性组织细胞病等。

(黄　静)

**问题分析与能力提升**

患者,女,25 岁,四肢大关节游走性疼痛 3 年,近半年心慌气短,双下肢水肿。检查:双颊紫红、口唇轻度发绀,颈静脉怒张,双下肢凹陷性水肿,肝肋缘下 3.5 cm,心尖部可闻及舒张期杂音。

请问:①该患者是什么面容? ②该患者为何种水肿? ③本病例的诊断是什么?

**同步练习题(选择题)**

1. 关于巩膜黄疸的描述不正确的是　(　　)

A. 黄染是均匀的　　B. 黄染是连续的

C. 巩膜黄染先于皮肤出现　　D. 可与软腭黏膜黄染同时出现

E. 离角膜缘越近黄色越浅

2. 50 岁男性患者,咳嗽伴声音嘶哑 3 个月,右锁骨上窝触及 1 个肿大淋巴结,质硬,无压痛,其他体检无异常,可能的诊断是　(　　)

A. 喉炎　　B. 肺癌

C. 胃癌　　D. 鼻咽癌

E. 肺结核

3. 64 岁男性患者,近 2 个月来上腹持续疼痛,进食后加重,左锁骨上窝可扪及 1 个 2.5 cm×1.5 cm的淋巴结,质硬,无压痛,其他体格检查未见异常。可能的诊断是　(　　)

A. 慢性萎缩性胃炎　　B. 慢性肥厚性胃炎

C. 消化性溃疡　　D. 胃癌

E. 甲状腺癌

4. 蜘蛛痣分布区域在 (　　)

A. 面颈部　　B. 下肢

C. 臀部　　D. 腹部

E. 背部

5. 瘀点、紫癜、瘀斑的直径(mm)分别是 (　　)

A. <1,2～4,>5　　B. <2,3～5,>5

C. <3,4～6,>6　　D. <4,5～7,>8

E. <5,2～5,>6

6. 皮肤上出现大小不一的鲜红色或苍白色风团,出现得快,消失得也快,并伴有瘙痒或烧灼感,消退后不留痕迹。应为 (　　)

A. 斑疹　　B. 丘疹

C. 荨麻疹　　D. 玫瑰疹

E. 斑丘疹

7. 以下哪种疾病情况不会引起性征的改变 (　　)

A. 肾上腺皮质肿瘤　　B. 肺结核

C. 肝硬化　　D. 支气管肺癌

E. 长期服用肾上腺皮质激素

8. 某女性患者,面色晦暗,双颊紫红,口唇轻度发绀,该患者为何种面容 (　　)

A. 病危面容　　B. 肝病面容

C. 肾病面容　　D. 二尖瓣面容

E. 慢性面容

9. 面色憔悴,面色晦暗或苍白无华,双目无神,表情淡漠,见于 (　　)

A. 慢性消耗性疾病　　B. 伤寒及副伤寒

C. 慢性肾病　　D. 风湿病

E. 贫血

10. 皮肤、黏膜呈桃红色见于 (　　)

A. 一氧化碳中毒　　B. 库欣综合征

C. 真性红细胞增多症　　D. 阿托品中毒

E. 猩红热

# 第五章

# 头颈部检查

头部及其器官是人体最重要的外形特征之一，是检查者最先和最容易见到的部分，仔细检查常常能提供很多有价值的诊断资料，应进行全面的视诊、触诊。

## 第一节　头颅检查

头颅检查应注意大小、外形的变化和有无异常活动。头颅的大小以头围来衡量，测量时以软尺自眉间绕到颅后通过枕骨粗隆。头颅的大小异常或畸形可成为一些疾病的典型体征，如：

1. 小颅　小儿前囟门多在 12 ~ 18 个月内闭合，如过早闭合可形成小头畸形，这种畸形同时伴有智力发育障碍。

2. 方颅　前额左右突出，头顶平坦呈方形，见于小儿佝偻病或先天性梅毒（图 5-1）。

3. 巨颅　额、顶、颞及枕部突出膨大呈圆形，颈部静脉充盈，对比之下颜面很小。由于颅内压增高，压迫眼球，形成双目下视，巩膜外露的特殊表情，称落日现象，见于脑积水（图 5-2）。

头部的运动异常：头部活动受限，见于颈椎疾患；头部不随意地颤动，见于震颤麻痹（帕金森病）；与颈动脉搏动一致的点头运动，称 Musset 征，见于严重主动脉瓣关闭不全。

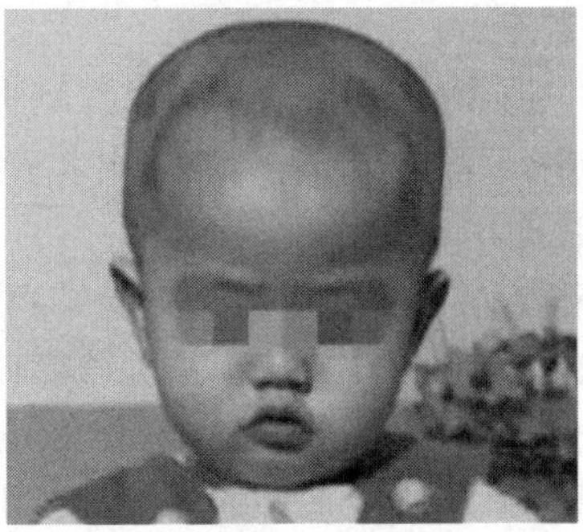

图 5-1　方颅

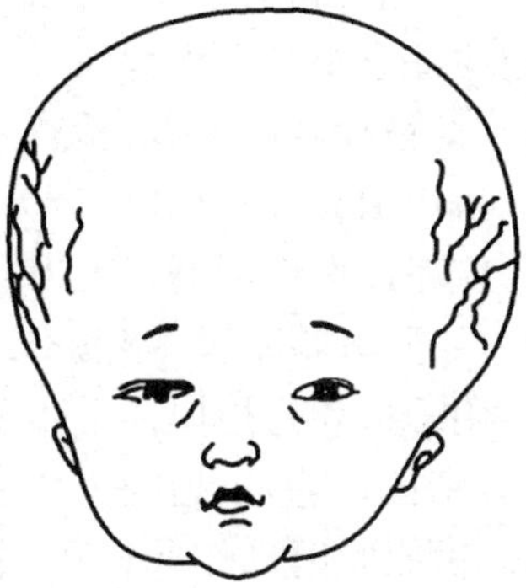

图 5-2　巨颅

笔记栏

## 第二节　颜面器官检查

颜面器官包括眼、耳、鼻、口，除其本身的疾病外，许多全身性疾病在面部及其器官上有特征性改变，检查面部及其器官对某些疾病的诊断具有重要意义。

### 一、眼

眼的外部结构见图 5-3。

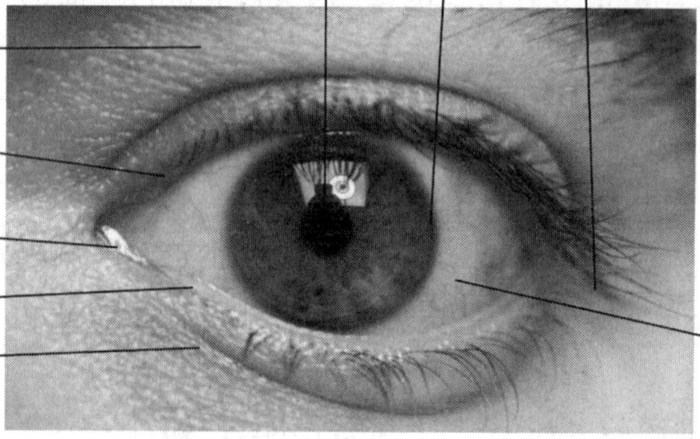


图 5-3　眼的外部结构

1. 眼睑　分为上下眼睑。

(1)睑内翻　由于瘢痕形成使睑缘向内翻转，见于沙眼。

(2)上睑下垂　双侧上睑下垂见于先天性上睑下垂、重症肌无力；单侧上睑下垂见于蛛网膜下腔出血、白喉、脑脓肿、脑炎、外伤等引起的动眼神经麻痹。

(3)眼睑闭合障碍　双侧眼睑闭合障碍可见于甲状腺功能亢进症；单侧闭合障碍见于面神经麻痹。

(4)眼睑水肿　眼睑皮下组织疏松，轻度或初发水肿常在眼睑表现出来。常见原因为肾炎、慢性肝病、营养不良、贫血、血管神经性水肿等。

此外，还应注意眼睑有无包块、压痛、倒睫等。

2. 泪囊　请被检者向上看，检查者用双手拇指轻压被检者双眼内眦下方，即骨性眶缘下内侧，挤压泪囊，同时观察有无分泌物或泪液自上、下泪点溢出。若有黏液脓性分泌物流出，应考虑慢性泪囊炎。有急性炎症时应避免做此检查。

3. 结膜　结膜分睑结膜、穹窿部结膜与球结膜 3 部分。检查上睑结膜时需翻转眼睑。方法为：用示指和拇指捏住上睑中外 1/3 交界处的边缘，嘱被检查者向下看，此时轻轻向前下方牵拉，然后示指向下压迫睑板上缘，并与拇指配合将睑缘向上捻转即可将眼睑翻开。翻眼睑时动作要轻巧、柔和，以免引起被检查者的痛苦和流泪。检查后，轻轻向前下牵拉上睑，同时嘱被检者往上看，即可使眼睑恢复正常位置(图 5-4)。检查下眼睑时，检查者以拇指指腹下压下眼睑，嘱被检者向上看（图 5-5）。

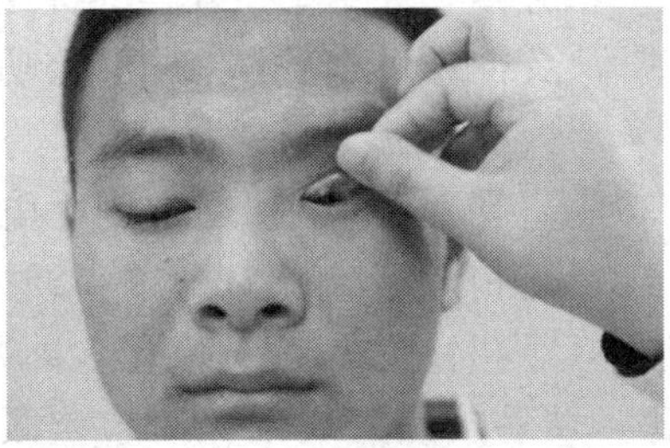

图 5-4　上睑结膜检查

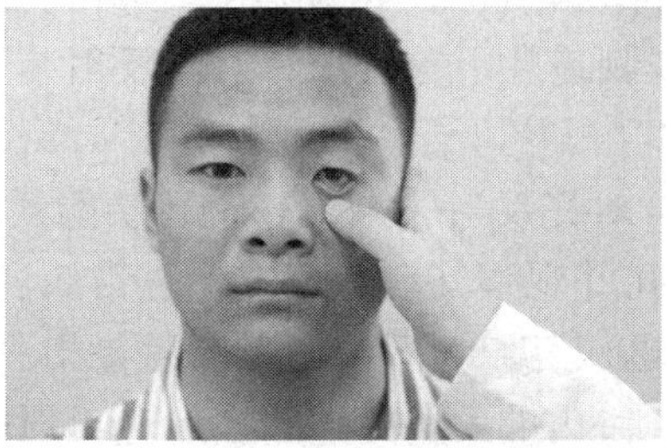

图 5-5　下睑结膜检查

结膜常见的改变为：充血时黏膜发红可见血管充盈，见于结膜炎、角膜炎；颗粒与滤泡见于沙眼；结膜苍白见于贫血；结膜发黄见于黄疸；若有多少不等散在的出血点时，可见于感染性心内膜炎，如伴充血、分泌物，见于急性结膜炎；若有大片的结膜下出血，可见于高血压、动脉硬化。

4. 角膜　检查时用斜照光更易观察其透明度，注意有无云翳、白斑、软化、溃疡、新生血管等。云翳与白斑如发生在角膜的瞳孔部位可以引起不同程度的视力障碍；角膜周边的血管增生可能为严重沙眼所造成。

角膜软化见于婴幼儿营养不良、维生素 A 缺乏等。角膜边缘及周围出现灰白色混浊环，多见于老年人，故称为老年环，是类脂质沉着的结果，无自觉症状，不妨碍视力。角膜边缘若出现黄色或棕褐色的色素环，环的外缘较清晰，内缘较模糊，称为凯-弗（Kayser-Fleischer）环，是铜代谢障碍的结果，见于肝豆状核变性（Wilson 病）。

5. 巩膜　巩膜不透明，又因血管极少，故为瓷白色。在发生黄疸时，巩膜比其他黏膜更先出现黄染而容易被发现。中年以后在内眦部可出现黄色斑块，为脂肪沉着所形成，这种斑块呈不均匀性分布，应与黄疸鉴别。血液中其他黄色色素成分增多时（如胡萝卜素、阿的平等），也可引起皮肤黏膜黄染，但其表现与黄疸时的巩膜有区别。

6. 虹膜　虹膜是眼球葡萄膜的最前部分，中央有圆形孔洞，即瞳孔，虹膜内有瞳孔括约肌与扩大肌，能调节瞳孔的大小。正常虹膜纹理近瞳孔部分呈放射状排列，周边呈环形排列。纹理模糊或消失见于虹膜炎症、水肿和萎缩。形态异常或有裂孔，见于虹膜后粘连、外伤、先天性虹膜缺损等。

7. 瞳孔　瞳孔是虹膜中央的孔洞，正常直径为 3～4 mm。瞳孔缩小（瞳孔括约肌收缩）是由动眼神经的副交感神经纤维支配；瞳孔扩大（瞳孔扩大肌收缩）是由交感神经支配。对瞳孔的检查应注意瞳孔的形状、大小、位置、双侧是否等圆、等大，对光及集合反射等。

（1）瞳孔的形状与大小　正常为圆形，双侧等大。青光眼或眼内肿瘤时可呈椭圆形；虹膜粘连时形状可不规则。引起瞳孔大小改变的因素很多，生理情况下，婴幼儿和老年人瞳孔较小，在光亮处瞳孔较小，青少年瞳孔较大，兴奋或在暗处瞳孔扩大。病理情况下，瞳孔缩小，见于虹膜炎症、中毒（有机磷类农药）、药物反应（毛果芸香碱、吗啡、氯丙嗪）等。瞳孔扩大见于外伤、颈交感神经刺激、青光眼绝对期、视神经萎缩、药物影响（阿托品、可卡因）等。双侧瞳孔散大并伴有对光反射消失为濒死状态的表现。一侧眼交感神经麻痹，产生 Honer 综合征，出现瞳孔缩小，眼睑下垂和眼球下陷，同侧

笔记栏

结膜充血及面部无汗。双侧瞳孔大小不等常提示有颅内病变,如脑外伤、脑肿瘤、中枢神经梅毒、脑疝等。双侧瞳孔不等,且变化不定,可能是中枢神经和虹膜的神经支配障碍;如双侧瞳孔不等且伴有对光反射减弱或消失以及神志不清,往往是中脑功能损害的表现。

(2)对光反射　是检查瞳孔功能活动的测验。直接对光反射,通常用手电筒直接照射瞳孔并观察其动态反应。正常人,当眼受到光线刺激后瞳孔立即缩小,移开光源后瞳孔迅速复原。间接对光反射是指光线照射一只眼时,另一只眼瞳孔立即缩小,移开光线,瞳孔扩大。检查间接对光反射时,应以一只手挡住光线以免对检查眼受照射而形成直接对光反射。瞳孔对光反射迟钝或消失,见于昏迷患者。

(3)集合反射　嘱被检者注视 1 m 以外的目标(通常是检查者的示指尖),然后将目标逐渐移近眼球(距眼球 5 ~ 10 cm),正常人此时可见双眼内聚,瞳孔缩小,称为集合反射。由于视物由远至近,也同时伴有晶状体的调节,因此,以上双眼内聚、瞳孔缩小和晶状体的调节三者又统称为近反射。动眼神经功能损害时,睫状肌和双眼内直肌麻痹,集合反射和调节反射均消失。

8. 眼球　检查时注意眼球的外形与运动。

(1)眼球突出　单侧眼球突出,多由于局部炎症或眶内占位性病变所致,偶见于颅内病变。双侧眼球突出见于甲状腺功能亢进症。患者除突眼外还有以下眼征。①Stellwag征:瞬目(即眨眼)减少。②Graefe 征:眼球下转时上睑不能相应下垂。③Mobius征:表现为集合运动减弱,即目标由远处逐渐移近眼球时,两侧眼球不能适度内聚。④Joffroy 征:上视时无额纹出现。

(2)眼球下陷　双侧下陷见于严重脱水,老年人由于眶内脂肪萎缩亦有双眼眼球后退;单侧下陷,见于 Horner 综合征和眶尖骨折。

(3)眼球运动　实际上是检查 6 条眼外肌的运动功能。医师置目标物(棉签或手指尖)于被检者眼前 30 ~ 40 cm 处,嘱被检者固定头位,眼球随目标方向移动,一般按左→左上→左下,右→右上→右下 6 个方向的顺序进行(呈“H”形或“米”形),每一方向代表双眼的一对配偶肌的功能,若有某一方向运动受限提示该对配偶肌功能障碍,并伴有复视。由支配眼肌运动的神经核、神经或眼外肌本身器质性病变所产生的斜视,称为麻痹性斜视,多由颅脑外伤、鼻咽癌、脑炎、脑膜炎、脑脓肿、脑血管病变所引起。

双侧眼球发生一系列有规律的快速往返运动,称为眼球震颤。运动的速度起始时缓慢,称为慢相;复原时迅速,称为快相,运动方向以水平方向为常见,垂直和旋转方向较少见。检查方法是,医师置目标物(棉签或手指)于被检者眼前 30 ~ 40 cm 处,嘱被检者眼球随医师手指所示方向(水平和垂直)运动数次,观察是否出现震颤。自发的眼球震颤见于耳源性眩晕、小脑疾患和视力严重低下等。

(4)眼压　眼压可用眼压计来检查,也可通过医生触诊粗略估计。检查时,让被检者向下看(不能闭眼),检查者用双手示指放在上睑的眉弓和睑板上缘之间,其他手指放在额部和颊部,然后两只手示指交替地轻压眼球的赤道部,便可借助指尖感觉眼球波动的抗力,判断其软硬度。眼压降低,双眼球凹陷,见于眼球萎缩或脱水;眼压增高见于青光眼。

笔记栏

9. 眼的功能检查

(1)视力　分为中心视力与周边视力两种。中心视力为检查眼底黄斑中心窝的功能,即检测在一定距离内的视标,能在视网膜黄斑部形成清晰物象的能力。周边视力是指黄斑中心窝以外的视网膜功能,检查视野即可明了(检查法详见眼科学)。

中心视力的检测是采用国际通用标准视力表进行。①远距离视力表:被检者距视力表 5 m 远,两眼分别检查。能看清"1.0"行视标者为正常视力。如患者对表中最大字在任何距离均不能看清时,则应进一步做数手指试验、手运动感觉、光感及光投射感等检查。②近距离视力表:在距视力表 33 cm 处,能看清"1.0"行视标者为正常视力。近视力检查能了解眼的调节能力,与远视力检查配合则可初步诊断是否有屈光不正(包括散光、近视、远视)和老视,或是否有器质性病变,如白内障、眼底病变等。

(2)色觉　色觉的异常可分为色弱和色盲两种。色弱是对某种颜色的识别能力减低;色盲是对某种颜色的识别能力丧失。对色觉的检查方法及其临床意义详见眼科学。

10. 眼底检查　需借助检眼镜才能检查眼底。检查眼底时应注意观察视神经盘的形状、边缘、眼底血管变化、视网膜的颜色、黄斑改变以及有无出血及渗出物等。许多全身性疾病如高血压动脉硬化、肾炎、糖尿病、粟粒性结核、白血病及颅内压升高等均可引起眼底的改变(详见眼科学)。

## 二、耳

检查时注意耳郭的外形,有无结节,因痛风时有尿酸钠沉着形成痛风结节,且有压痛。注意外耳道有无溢液,如有黄色液体流出并有痒痛者为外耳道炎;如外耳道内有局部红肿,并有耳郭牵拉痛者为疖肿。化脓性中耳炎致鼓膜穿孔则可见脓性分泌物。

乳突炎时在乳突部皮肤可见红肿并有压痛。乳突的炎症感染可向上蔓延侵及颅内形成耳源性脑脓肿。

1. 听力检查　体格检查时可先用粗略的方法了解被检查者的听力,检测方法为:在静室内嘱被检查者闭目坐于椅子上,并用手指堵塞一侧耳道,医师持手表或以拇指与示指互相摩擦,自 1 m 以外逐渐移近被检查者耳部,直到被检查者听到声音为止,测量距离,同样方法检查另一耳。比较两耳的测试结果并与检查者(正常人)的听力进行对照。正常人一般在 1 m 处可闻及机械表声或捻指声。精测方法是使用规定频率的音叉或电测听设备所进行的一系列较精确的测试,对明确诊断更有价值。

听力减退见于耳道有耵聍或异物、听神经损害、局部或全身血管硬化、中耳炎、耳硬化等。粗测发现被检查者有听力减退,则应进行精确的听力测试和其他相应的专科检查。

2. 耳镜检查　应用耳镜检查可以确定耳道有无异物、耵聍、感染及鼓膜的情况(位置、色泽、有无穿孔等)。

## 三、鼻

视诊时注意鼻部皮肤颜色和鼻外形的改变。如鼻端和鼻翼有毛细血管扩张发红及组织肥厚,见于酒渣鼻。鞍鼻是由于鼻骨破坏、鼻梁塌陷所致,见于外伤所致鼻骨

笔记栏

折、鼻骨发育不良、先天性梅毒和麻风病。鼻翼扇动表现为吸气时鼻孔开大，呼气时鼻孔回缩，见于重度呼吸困难的患者，如大叶性肺炎、支气管哮喘和心源性哮喘发作时。

正常人鼻中隔可稍有偏曲，若有显著偏曲而致一侧鼻腔变窄，可使通气不畅。急性鼻炎时见鼻黏膜充血肿胀；慢性鼻炎则见黏膜苍白萎缩。高血压病、出血性疾病、外伤、鼻内恶性肿瘤及某些热性病常有鼻出血。

鼻窦的检查应予重视。鼻窦为鼻腔周围含气的骨质空腔，共 4 对，都有窦口与鼻腔相通，当引流不畅时容易发生炎症。鼻窦炎时出现鼻塞、流涕、头痛和鼻窦压痛。各鼻窦区压痛检查法如下。

1. 上颌窦　医师双手固定丁被检者的两侧耳后，将拇指分别置于左右颧部向后按压，询问有无压痛，并比较两侧压痛有无区别。也可用右手中指指腹叩击颧部，并询问有无叩击痛（图 5-6）。

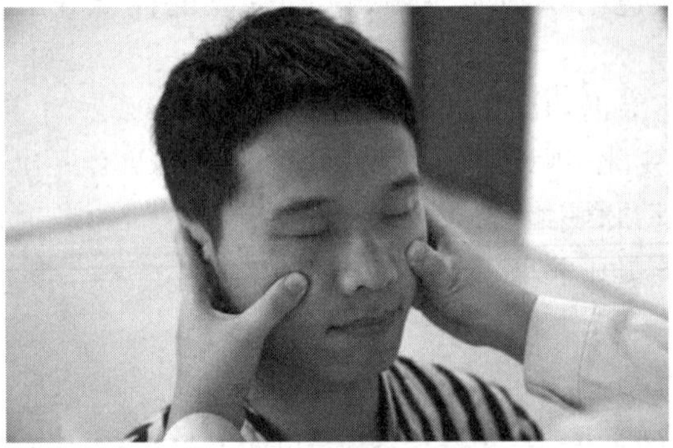

图 5-6　上颌窦检查

2. 额窦　一只手扶持被检者枕部，用另一只手的拇指或示指置于眼眶上缘内侧用力向后向上按压。或以两只手固定头部，双手拇指置于眼眶上缘内侧向后、向上按压，询问有无压痛，两侧有无差异。也可用中指叩击该区，询问有无叩击痛（图 5-7）。

3. 筛窦　双手固定被检者两侧耳后，双侧拇指分别置于鼻根部与眼内眦之间向后方按压，询问有无压痛（图 5-8）。

4. 蝶窦　因解剖位置较深，不能在体表进行检查。

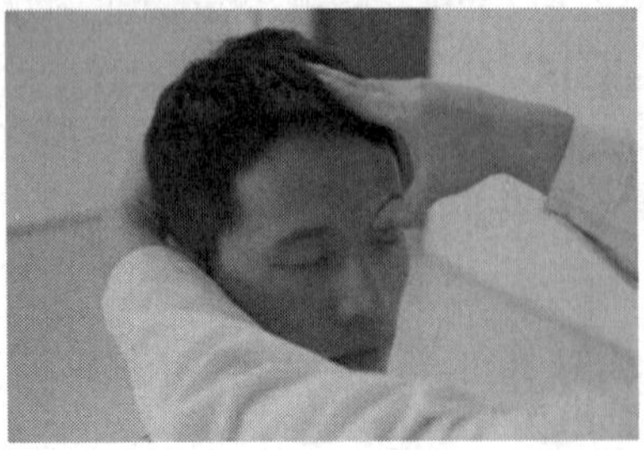

图 5-7　额窦检查

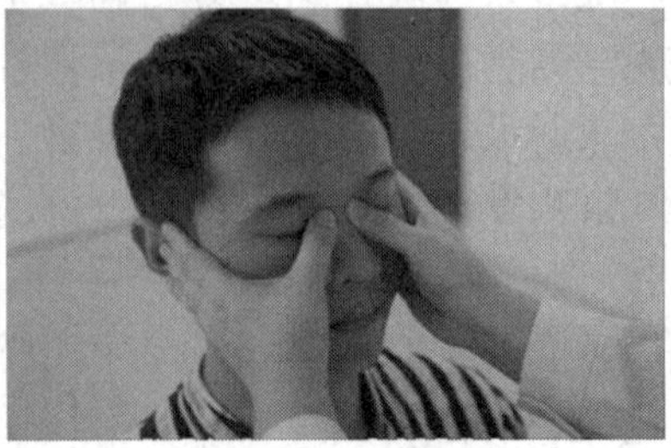

图 5-8　筛窦检查

## 四、口

口的检查包括口唇、口腔黏膜、牙齿、牙龈、舌、咽部及扁桃体、喉、口腔气味、腮腺等。

1. 口唇　口唇的毛细血管十分丰富，因此健康人口唇红润光泽。口唇苍白见于贫血、虚脱、主动脉瓣关闭不全等；口唇颜色深红为血液循环加速、毛细血管过度充盈所致，见于急性发热性疾病。口唇发绀为血液中还原血红蛋白增加所致，见于心力衰竭和呼吸衰竭等。口唇干燥并有皲裂，见于严重脱水患者。口唇疱疹多为单纯疱疹病毒感染所引起，常伴发于大叶性肺炎、感冒、流行性脑脊髓膜炎、疟疾等。唇裂为先天性发育畸形。

口角糜烂见于核黄素缺乏症。口唇肥厚增大见于黏液性水肿、肢端肥大症以及呆小病等。

2. 口腔黏膜　正常口腔黏膜光洁呈粉红色。如出现蓝黑色色素沉着斑片多为肾上腺皮质功能减退症（艾迪生病）。如见大小不等的黏膜下出血点或瘀斑，则可能为各种出血性疾病或维生素 C 缺乏所引起。若在相当于第二磨牙的颊黏膜处出现帽针头大小白色斑点，称为麻疹黏膜斑（Koplik 斑），为麻疹的早期特征。此外，黏膜充血、肿胀并伴有小出血点，称为黏膜疹，多为对称性，见于猩红热、风疹和某些药物中毒。黏膜溃疡可见于慢性复发性口疮。鹅口疮（雪口病）为白念珠菌感染，多见于衰弱的病儿或老年患者，也可出现于长期使用广谱抗生素和抗癌药之后。

3. 牙　应注意有无龋齿、残根、缺牙和义齿等。如发现牙疾患，应按下列格式标明所在部位。

上

| | 右 | | | | | | | | | 左 | | | | | | | |
|---|---|---|---|---|---|---|---|---|---|---|---|---|---|---|---|---|---|
| 上 | 8 | 7 | 6 | 5 | 4 | 3 | 2 | 1 | 1 | 2 | 3 | 4 | 5 | 6 | 7 | 8 | |
| 下 | 8 | 7 | 6 | 5 | 4 | 3 | 2 | 1 | 1 | 2 | 3 | 4 | 5 | 6 | 7 | 8 | |

下

1. 中切牙　2. 侧切牙　3. 尖牙　4. 第一前磨牙　5. 第二前磨牙　6. 第一磨牙　7. 第二磨牙　8. 第三磨牙

如4|龋齿，说明右上第一前磨牙为龋齿

牙的色泽与形状也具有临床诊断意义，如牙齿呈黄褐色称斑釉牙，为长期饮用含氟量过高的水所引起；如发现中切牙切缘呈月牙形凹陷且牙间隙分离过宽，称为 Hutchinson 牙，为先天性梅毒的重要体征之一，单纯牙间隙过宽见于肢端肥大症。

4. 牙龈　正常牙龈呈粉红色，质坚韧且与牙颈部紧密贴合，检查时经压迫无出血及溢脓。牙龈水肿见于慢性牙周炎，牙龈缘出血常为口腔内局部因素引起，如牙石等，也可由全身性疾病所致，如维生素 C 缺乏症、肝脏疾病或血液系统出血性疾病等。牙龈经挤压后有脓液溢出见于慢性牙周炎、牙龈瘘管等。牙龈的游离缘出现蓝灰色点线称为铅线，是铅中毒的特征。在铋、汞、砷等中毒时可出现类似的黑褐色点线状色素沉着，应结合病史注意鉴别。

5. 舌　要注意舌苔、舌质及其色泽和运动等变化。

（1）舌苔　是脱落的上皮细胞、食物碎屑与消化液的混合物。正常人呈现一层薄苔，当消化功能发生障碍时，舌苔可加厚，其成分也有变化，甚至可因某些寄生菌的作用而使舌苔发生化学变化而变色。伤寒患者舌根及中心部有厚苔而边缘及舌尖呈红

笔记栏

色。尿毒症、高热、严重脱水患者舌苔干燥呈暗褐色,有龟裂,卷动困难。核黄素缺乏时,舌上可有不规则的隆起上皮称地图舌。

(2)舌质 正常人舌质淡红,当循环功能不良、血氧含量减少或血液内混有其他显色物质(如一氧化碳血红蛋白)时,则舌质将变色。如心、肺功能不全,舌质发绀。舌质的营养与湿润度则与疾病及血容量有关。如失血、脱水、高热时,舌面干涩。缺铁性贫血、恶性贫血及伴有胃酸缺乏的慢性胃肠疾病,表现为舌乳头萎缩,舌面平滑。猩红热患者舌乳头肿胀凸出,颜色鲜红类似草莓称草莓舌。

(3)运动 注意伸出舌时有无偏向、震颤及舌肌萎缩。舌伸出时偏向一侧,提示舌下神经麻痹(中枢型或周围型)。甲状腺功能亢进患者,舌伸出时可见震颤。舌下神经核及其周围神经纤维受损则有明显的舌肌萎缩和肌纤颤。

6. 咽部及扁桃体 咽部可分为3个部分(图5-9)。

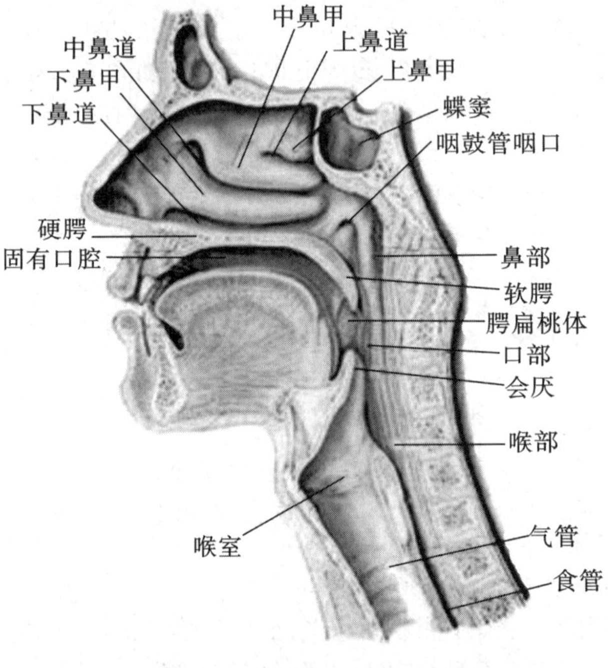


图5-9 咽喉部的矢状切面

(1)鼻咽 位于软腭平面之上、鼻腔的后方,在儿童时期这个部位淋巴组织丰富,称为腺状体或增殖体,青春期前后逐渐萎缩,如果过度肥大,可发生鼻塞、张口呼吸和语音单调。如一侧有血性分泌物和耳鸣、耳聋,应考虑早期鼻咽癌。

(2)口咽 位于软腭平面之上、会厌上缘的上方;前方直对口腔,软腭向下延续形成前后两层黏膜皱襞,前面的黏膜皱襞称为舌腭弓,后称为咽腭弓。扁桃体位于舌腭弓和咽腭弓之间的扁桃体窝中。咽腭弓的后方称咽后壁,一般咽部检查即指这个范围。

咽部的检查方法:被检查者取坐位,头略后仰,口张大并发"啊"音,此时医师用压舌板在舌的前2/3与后1/3交界处迅速下压,此时软腭上抬,在照明的配合下即可见软腭、腭垂、软腭弓、扁桃体、咽后壁等(图5-10)。

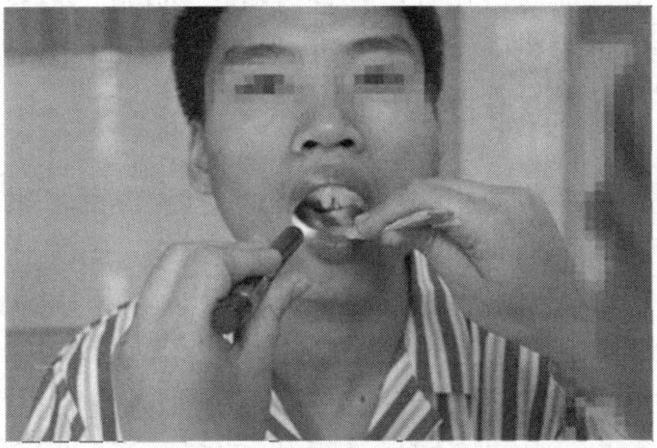

图5-10　咽部及扁桃体检查

急性咽炎时，患者觉下咽困难，咽部黏膜充血、红肿、黏液腺分泌增多。慢性咽炎时，咽部充血、表面粗糙并可见淋巴滤泡增殖。扁桃体炎时，可见扁桃体红肿、增大，在扁桃体隐窝内有黄白色脓性分泌物，或渗出物形成的苔片状假膜，很容易剥离。若为白喉假膜则不易剥离，如强行剥离，可造成出血。扁桃体肿大分3度（图5-11）：不超过咽腭弓者为Ⅰ度；超过咽腭弓者为Ⅱ度；达到或超过咽后壁中线者为Ⅲ度。

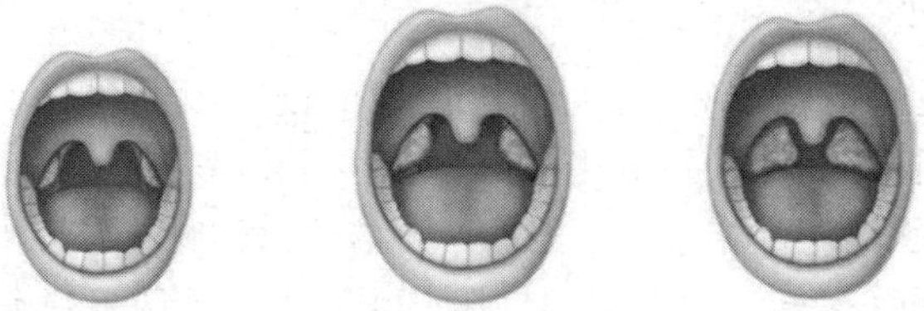


图5-11　扁桃体位置及其大小分度示意

（3）喉咽　位于口咽之下，也称下咽部，其前方通喉腔，下端通食管，此部分的检查需应用喉镜才能进行。

7. 喉　位于喉咽之下，向下连接气管。喉为软骨、肌肉韧带、纤维组织及黏膜所组成的一个管腔结构，是发音的主要器官。喉疾病常见症状有疼痛、咳嗽、发声障碍和呼吸困难。当患者说话时，应注意其声调的改变，有无微弱、嘶哑、失音等。急性嘶哑或失音常见于急性炎症，慢性失音要考虑喉癌（检查方法见耳鼻咽喉科学）。喉的神经支配有喉上神经与喉返神经。上述神经受到损害，如纵隔或喉肿瘤时，可引起声带麻痹甚至失音。

8. 口腔的气味　健康人口腔无特殊气味，饮酒、吸烟的人可有烟酒味，如有特殊难闻的气味称为口臭，可由口腔局部、胃肠道或其他全身性疾病引起。如牙龈炎、龋齿、牙周炎可产生臭味；牙槽脓肿为腥臭味；牙龈出血为血腥味。其他疾病引起具有特殊气味的口臭有：糖尿病酮症酸中毒患者可发生烂苹果味；尿毒症患者可发出尿味；肝坏死患者口腔中有肝臭味；肺脓肿患者呼吸时可发出组织坏死的臭味；有机磷农药中毒的患者口腔中能闻到大蒜味。

9. 腮腺　位于耳屏、下颌角、颧弓所构成的三角区内，正常腮腺体薄而软，触诊时

笔记栏

摸不出腺体轮廓。腮腺肿大时可见到以耳垂为中心的隆起,并可触及边缘不明显的包块。腮腺导管位于颧骨下 1.5 cm 处,横过咀嚼肌表面,开口相当于上颌第二磨牙对面的颊黏膜上。检查时应注意导管口有无分泌物。

腮腺肿大见于:

(1)急性流行性腮腺炎　腮腺迅速胀大,先为单侧,继而可累及对侧,检查时有压痛,急性期可能累及胰腺、睾丸或卵巢。腮腺导管结石时,腮腺肿大,进食时肿胀和疼痛加重。Mikulicz 综合征除腮腺肿大外,还同时有泪腺、颌下腺肿大,但皆为无痛性。

(2)急性化脓性腮腺炎　发生于抵抗力低下的重症患者,多为单侧性,检查时在导管口处加压后有脓性分泌物流出,多见于胃肠道术后及口腔卫生不良者。

(3)腮腺肿瘤　多形性腺瘤质韧呈结节状,边界清楚,可有移动性;恶性肿瘤质硬、有痛感,发展迅速,与周围组织有粘连,可伴有面瘫。

## 第三节　颈部检查

颈部的检查应在平静、自然的状态下进行,被检查者最好取舒适坐位,充分暴露颈部和肩部。检查时手法应轻柔,当怀疑颈椎有疾患时更应注意。

### (一)颈部外形与分区

正常人颈部直立,两侧对称,男性甲状软骨比较突出,女性则平坦不显著,转头时可见胸锁乳突肌突起。正常人在静坐时颈部血管不显露。

为描述和标记颈部病变的部位,根据解剖结构,颈部每侧又可分为两个大三角区域,即颈前三角和颈后三角。颈前三角为胸锁乳突肌内缘、下颌骨下缘与前正中线之间的区域(图 5-12)。颈后三角为胸锁乳突肌的后缘、锁骨上缘与斜方肌前缘之间的区域(图 5-13)。

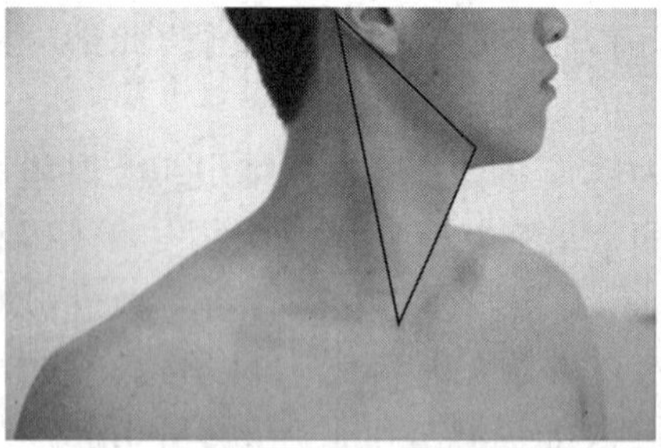

图 5-12　颈前三角

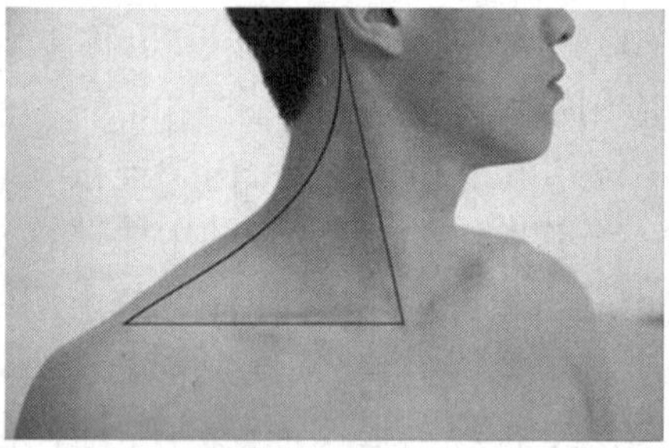

图 5-13　颈后三角

### (二)颈部姿势与运动

正常人颈部直立、对称,伸屈、转动自如。如头不能抬起可由于颈肌衰弱无力,见于严重消耗性疾病的晚期、重症肌无力、进行性肌萎缩等。先天性颈肌挛缩或斜颈表现头部向一侧偏斜。颈部运动受限并伴有疼痛,可见于软组织炎症、颈肌扭伤、肥大性脊椎炎、颈椎结核或肿瘤等。当脑膜受到炎症刺激(如脑膜炎)激惹颈部神经根时,则产生颈肌紧张,甚至强直,将其颈项前屈时有抵抗感(脑膜刺激征)。

**（三）颈部皮肤与包块**

1. 颈部皮肤　检查时注意有无蜘蛛痣、感染（疖、痈、结核）及其他局限性或广泛性病变，如瘢痕、瘘管、神经性皮炎、银屑病等。

2. 颈部包块　检查时应注意其部位、数目、大小、质地、活动度、与邻近器官的关系和有无压痛等特点。

**（四）颈部血管**

1. 颈静脉　正常人立位或坐位时颈静脉不显充盈，平卧位时可稍见充盈，而其充盈水平仅限于锁骨上缘至下颌角距离的下 2/3 以内。若见颈静脉充盈超过正常水平，称为颈静脉怒张，提示静脉压增高，见于右心功衰竭、心包积液、上腔静脉阻塞综合征等情况。平卧位时若看不到颈静脉充盈，提示低血容量状态。颈静脉搏动可见于三尖瓣关闭不全等。对右心衰竭患者，如压迫其右上腹肝区，可见颈静脉怒张，称肝颈静脉回流征阳性。

2. 颈动脉　正常人颈部动脉的搏动，只在剧烈活动后心搏出量增加时可见，且很微弱。如在安静状态下出现颈动脉的明显搏动，则多见于主动脉瓣关闭不全、高血压、甲状腺功能亢进及严重贫血患者。因颈动脉和颈静脉都可能发生搏动，而且部位相近，故应鉴别。一般静脉搏动柔和，范围弥散，触诊时无搏动感；动脉搏动比较强劲，为膨胀性，搏动感明显。

3. 颈部血管听诊　一般让被检者取坐位，用钟型听诊器听诊，如发现异常杂音，应注意其部位、强度、性质、音调、传播方向和出现时间，以及被检者姿势改变和呼吸等对杂音的影响。颈总动脉、颈内动脉、颈外动脉均可因动脉硬化或大动脉炎发生管腔狭窄以致搏动减弱或消失，听诊时有血管性杂音，收缩期明显。若在锁骨上窝处听到杂音，可能为锁骨下动脉狭窄，见于颈肋压迫。若听到“营营”样杂音，则可能由于血液迅速从颈静脉流入上腔静脉时发生旋涡状回转所致，是一种柔和、低音调、机器样的连续性杂音，在右锁骨上内颈静脉处最易听到，这是一种生理性杂音，让患者平卧或用手指压迫颈静脉，“营营”音即消失。

**（五）甲状腺**

甲状腺位于甲状软骨下方和两侧（图 5-14），正常 15 ~ 25 g，表面光滑，柔软不易触及。

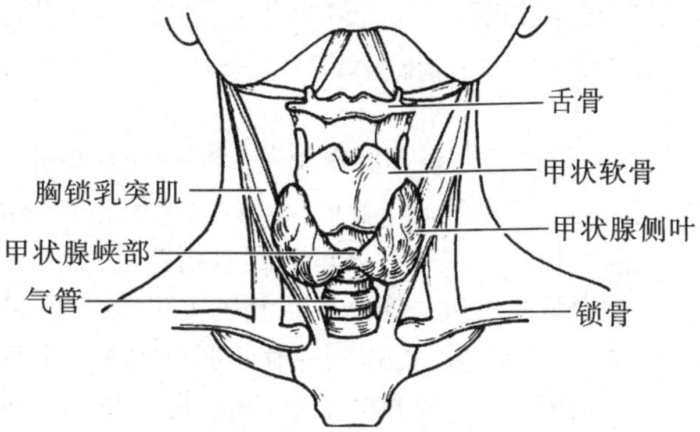


图 5-14　甲状腺位置

1. 甲状腺检查法

（1）视诊　观察甲状腺的大小和对称性。正常人甲状腺外观不突出，女性在青春发育期可略增大。检查时嘱被检查者做吞咽动作，可见甲状腺随吞咽动作而向上移动。

（2）触诊　包括甲状腺峡部和甲状腺侧叶的检查。

1）甲状腺峡部　甲状腺峡部位于环状软骨下方第 2 ~ 4 气管环前面。站于被检者前面用拇指或站于被检者后面用示指从胸骨上切迹向上触摸，可感到气管前软组织，

笔记栏

判断有无增厚,请被检者吞咽,可感到此软组织在手指下滑动,判断有无长大和肿块(图 5-15,图 5-16)。

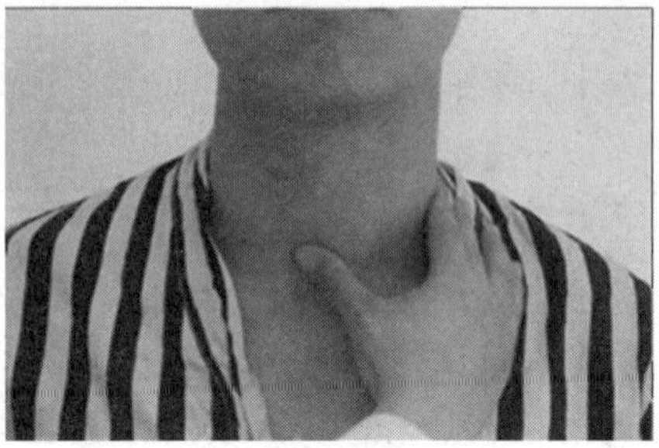

图 5-15　从前面触诊甲状腺峡部

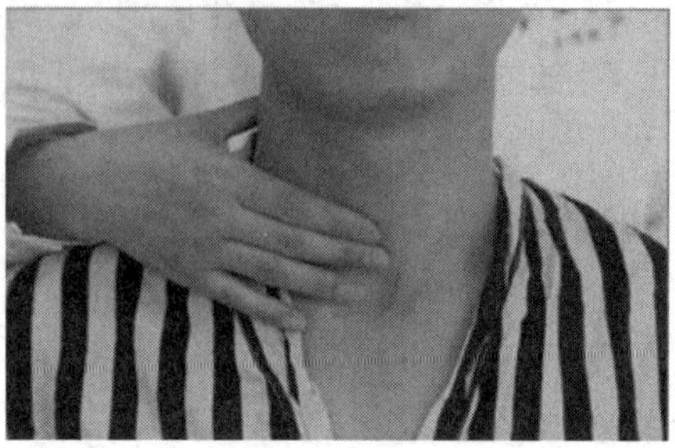

图 5-16　从后面触诊甲状腺峡部

2)甲状腺侧叶

前面触诊:一只手拇指施压于一侧甲状软骨,将气管推向对侧,另一只手示指、中指在对侧胸锁乳突肌后缘向前推挤甲状腺侧叶,拇指在胸锁乳突肌前缘触诊,配合吞咽动作,重复检查,可触及被推挤的甲状腺(图 5-17)。用同样方法检查另一侧甲状腺。

后面触诊:类似前面触诊。一只手示、中指施压于一侧甲状软骨,将气管推向对侧,另一只手拇指在对侧胸锁乳突肌后缘向前推挤甲状腺,示、中指在其前缘触诊甲状腺。配合吞咽动作,重复检查(图 5-18)。用同样方法检查另一侧甲状腺。

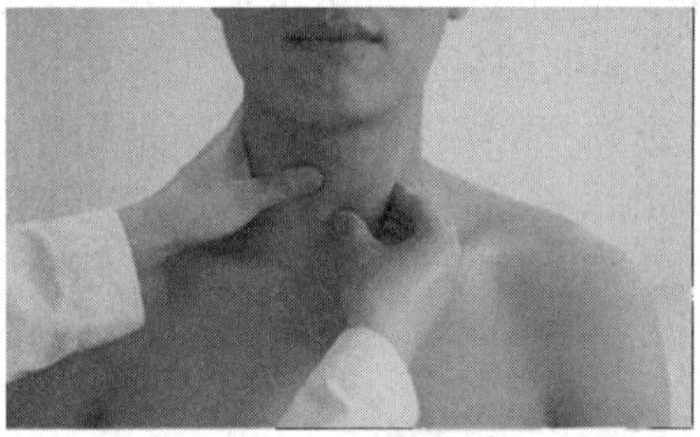

图 5-17　从前面触诊甲状腺侧叶

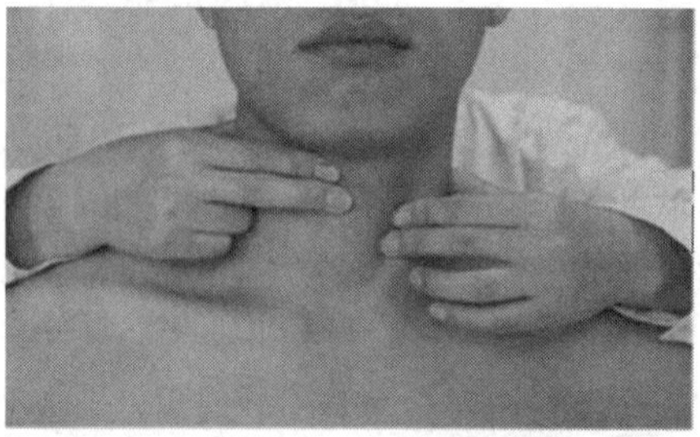

图 5-18　从后面触诊甲状腺侧叶

(3)听诊　当触到甲状腺肿大时,用钟型听诊器直接放在肿大的甲状腺上,如听到低调的连续性静脉“嗡鸣”音,对诊断甲状腺功能亢进症很有帮助。另外,在弥漫性甲状腺肿伴功能亢进者还可听到收缩期动脉杂音。

2. 甲状腺肿大分度　甲状腺肿大可分 3 度:不能看出肿大但能触及者为 Ⅰ 度;能看到肿大又能触及,但在胸锁乳突肌以内者为Ⅱ度;超过胸锁乳突肌外缘者为Ⅲ度。

3. 临床意义　单纯性甲状腺肿,腺体肿大很明显,多为弥漫性,也可有结节性,不伴有甲状腺功能亢进体征。甲状腺功能亢进时,肿大可对称或不对称,质多松软,触诊有震颤,听诊有杂音。结节性甲状腺肿不对称,有结节,不平滑,质硬,无震颤及杂音。甲状腺恶性肿瘤生长快,质硬,与周围组织粘连可波及喉返神经及交感神经引起声音嘶哑及 Horner 综合征。

(六)气管

正常人气管位于颈前正中部。检查时让患者取舒适坐位或仰卧位,使颈部处于自然直立状态,医师将示指与环指分别置于两侧胸锁关节上,然后将中指置于气管之上,观察中指是否在示指与环指中间,或以中指置于气管与两侧胸锁乳突肌之间的间隙,据两侧间隙是否等宽来判断气管有无偏移(图5-19)。根据气管的偏移方向可以判断病变的性质。如大量胸腔积液、积气、纵隔肿瘤以及单侧甲状腺肿大可将气管推向健侧,而肺不张、肺硬化、胸膜粘连可将气管拉向患侧。

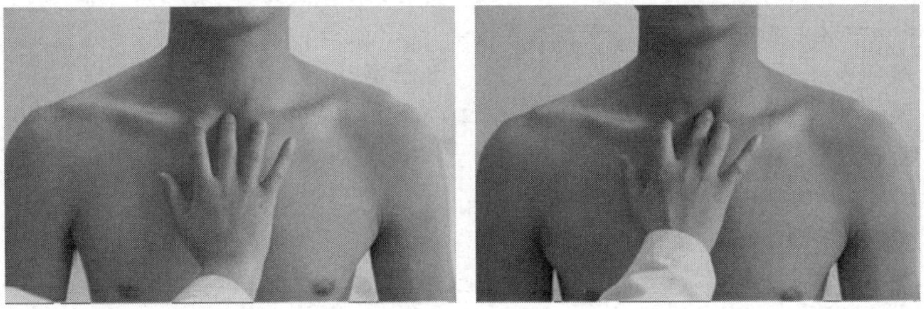

图5-19 气管检查

此外,主动脉弓动脉瘤时,由于心脏收缩时瘤体膨大将气管压向后下,因而每随心脏搏动可以触到气管的向下拽动,称为 Oliver 征。

(新乡医学院三全学院 衣志爽)

### 问题分析与能力提升

1. 患者,女,18岁,口唇黏膜与皮肤交界处发生的成簇的小水疱,半透明,初发时有痒或刺激感,疼痛,1周左右即结棕色痂,愈后不留瘢痕。

请问:这种口唇疱疹是由于什么原因所引起?

2. 患者,女,32岁,近半年出现心悸、怕热多汗,食欲亢进,消瘦无力,体重减轻。体格检查:T 37 ℃,P 105 次/min,R 20 次/min,BP 138/80 mmHg(1 mmHg=0.133 kPa),皮肤温暖潮湿,眼球突出,双侧甲状腺Ⅱ度肿大。心率105次/min,律齐。肺部听诊无干、湿啰音,腹平软。辅助检查:$T_3$、$T_4$ 水平升高,TSH 低。

请问:①该患者出现上诉症状的原因是什么?②进行甲状腺检查时还应注意哪些内容?

### 同步练习题(选择题)

1. 体格检查时,鉴别是否为黄疸,下列判断哪项正确 (  )

笔记栏

A. 皮肤有黄染肯定是黄疸
B. 巩膜有黄染肯定为黄疸
C. 巩膜黄染仅出现在角膜缘周围,离角膜缘愈远,黄染愈浅,系食物或药物所致的黄染
D. 黄疸患者血中胡萝卜素的含量超过 2 500 mg/L
E. 出现黄汗为黄疸另一重要表现

2. 不能在体表进行检查的鼻窦是 ( )
A. 上额窦 B. 额窦
C. 筛窦 D. 蝶窦
E. 以上均不对

3. 确定扁桃体Ⅰ度肿大还是Ⅱ度肿大的界限是 ( )
A. 咽腭弓 B. 舌腭弓
C. 腭垂 D. 咽后壁正中线
E. 软腭

4. 麻疹黏膜斑的描述,下列哪项正确 ( )
A. 颊黏膜瘀斑
B. 颊黏膜蓝黑色色素沉着
C. 颊黏膜充血、肿胀并伴有小出血点
D. 颊黏膜白色斑块,大小不等高出表面
E. 相当于第二磨牙的颊黏膜处帽针头大小白色斑点

5. 单侧上睑下垂见于 ( )
A. 动眼神经麻痹 B. 先天性上睑下垂
C. 重症肌无力 D. 面神经麻痹
E. 甲状腺功能亢进

6. 角膜的检查内容不包括下列哪项 ( )
A. 黄染 B. 透明度
C. 新生血管 D. 软化、溃疡
E. 有无云翳、白斑

7. 肿大的甲状腺与颈前其他包块的鉴别,下列哪项最重要 ( )
A. 甲状腺表面光滑 B. 甲状腺位于甲状软骨下方
C. 甲状腺可随吞咽动作向上移动 D. 甲状腺多呈弥漫性、对称性肿大
E. 甲状腺肿大的程度多在胸锁乳突肌以内

8. 关于颈静脉正常状态描述错误的一项是 ( )
A. 立位或坐位时常不显露 B. 平卧时可稍见充盈
C. 平卧位时充盈水平限于锁骨上缘至下颌角距离的下 1/3 以内
D. 在坐位或半坐位时,颈静脉明显充盈提示颈静脉压升高
E. 平卧位时若看不到颈静脉充盈,提示低血容量状态

9. 气管向左侧移位,见于下列哪种情况 ( )
A. 右侧肺不张 B. 右侧甲状腺肿大
C. 右侧胸膜粘连 D. 左侧气胸
E. 左侧胸腔积液

10. 能看到甲状腺肿大,且超过胸锁乳突肌以外者为 ( )
A. Ⅰ度肿大 B. Ⅱ度肿大
C. Ⅲ度肿大 D. Ⅳ度肿大
E. 以上均不对

# 第六章 胸部检查

胸部指颈部以下和腹部以上的区域，由胸骨、肋骨和脊柱共同组成骨性支架，并与肌肉、胸膜和皮肤共同构成胸廓。其前部较短，背部稍长。胸部检查的内容很多，包括胸廓外形、胸壁、乳房、胸壁血管、纵隔、支气管、肺、胸膜、心脏和淋巴结等。

胸部检查应在适宜的温度、光线充足的环境中进行。尽可能暴露全部胸廓，视病情或检查需要采取坐位或卧位，全面系统地按视、触、叩、听顺序进行检查。一般先检查前胸部及两侧胸部，然后再检查背部。检查过程中，应尽量减少变动患者体位的次数，以减轻其痛苦和劳累。

## 第一节　胸部的体表标志

胸部体表标志包括骨骼标志、自然陷窝和人工画线或分区等，可用来标记胸部脏器的位置和轮廓，也可用于描述体征的位置和范围，还可用于穿刺或手术部位的定位。

### （一）骨骼标志

胸骨上切迹位于胸骨柄的上方。正常情况下气管位于切迹正中。

胸骨柄为胸骨上端略呈六角形的骨块。其上部两侧与左右锁骨的胸骨端相连接，下方则与胸骨体相连。

胸骨角又称 Louis 角。位于胸骨上切迹下约 5 cm，由胸骨柄与胸骨体的连接处向前突起而成。其两侧分别与左右第 2 肋软骨连接，为计数肋骨和肋间隙顺序的主要标志。胸骨角还标志支气管分叉、心房上缘和上下纵隔交界及相当于第 5 胸椎的水平。

剑突为胸骨体下端的突出部分，呈三角形，其底部与胸骨体相连。正常人剑突的长短存在很大的差异。

腹上角为左右肋弓（由两侧的第 7 ~ 10 肋软骨相互连接而成）在胸骨下端汇合处所形成的夹角。正常 70° ~ 110°，体型瘦长者角度较小，矮胖者较大，深吸气时可稍增宽。其后为肝左叶、胃及胰腺的所在区域。

肋骨共 12 对。于背部与相应的胸椎相连，由后上方向前下方倾斜，其倾斜度上方略小，下方稍大。第 1 ~ 7 肋骨在前胸部与各自的肋软骨连接，第 8 ~ 10 肋骨与 3 个联合一起的肋软骨连接后，再与胸骨相连，构成胸廓的骨性支架。第 11 ~ 12 肋骨不与胸骨相连，其前端为游离缘，称为浮肋。

笔记栏

肋间隙为2个肋骨之间的空隙。第1肋骨与第2肋骨之间的间隙为第1肋间隙,第2肋骨与第3肋骨之间的间隙为第2肋间隙,其余以此类推。

肩胛骨位于后胸壁第2~8肋骨之间。肩胛冈及其肩峰端均易触及。肩胛骨的最下端称肩胛下角。被检查者取直立位,两上肢自然下垂时,肩胛下角可作为第7或第8肋骨水平的标志,或相当于第8胸椎的水平。此可作为后胸部计数肋骨的标志。

脊柱棘突是后正中线的标志。位于颈根部的第7颈椎棘突最为突出,其下即为胸椎的起点,常以此处作为计数胸椎的标志。

肋脊角为第12肋骨与脊柱构成的夹角。其前为肾脏和输尿管上端所在的区域。

**(二)自然陷窝和解剖区域**

腋窝(左、右)为上肢内侧与胸壁相连的凹陷部。

胸骨上窝为胸骨柄上方的凹陷部,正常气管位于其后。

锁骨上窝(左、右)为锁骨上方的凹陷部,相当于两肺上叶肺尖的上部。

锁骨下窝(左、右)为锁骨下方的凹陷部,下界为第3肋骨下缘。相当于两肺上叶肺尖的下部。

肩胛上区(左、右)为肩胛冈以上的区域,其外上界为斜方肌的上缘。相当于上叶肺尖的下部。

肩胛下区(左、右)为两肩胛下角的连线与第12胸椎水平线之间的区域。后正中线将此区分为左右两部。

肩胛间区(左、右)为两肩胛骨内缘之间的区域。后正中线将此区分为左右两部。

**(三)垂直线标志**

前正中线即胸骨中线。为通过胸骨正中的垂直线。

锁骨中线(左、右)为通过锁骨中点向下的垂直线。

腋前线(左、右)为通过腋窝前皱襞向下的垂直线。

腋后线(左、右)为通过腋窝后皱襞向下的垂直线。

腋中线(左、右)为自腋窝顶端于腋前线和腋后线之间向下的垂直线。

肩胛线(左、右)为双臂下垂时通过肩胛下角与后正中线平行的垂直线。

后正中线即脊柱中线。为通过椎骨棘突,或沿脊柱正中下行的垂直线。

## 第二节 胸壁、胸廓与乳房检查

胸壁、胸廓和乳房检查以视诊和触诊为主。

### 一、胸壁

1.静脉 正常胸壁无明显静脉可见,当上腔静脉或下腔静脉血流受阻建立侧支循环时,胸壁静脉可充盈或曲张。当静脉血流方向自上而下时,提示上腔静脉阻塞;当血流方向则自下而上时,提示下腔静脉阻塞。

2.皮下气肿 有气体积存于胸部皮下组织时称为皮下气肿。用手按压皮下气肿的皮肤,引起气体在皮下组织内移动,可出现捻发感或握雪感。用听诊器按压皮下气

笔记栏

肿部位时，可闻及类似捻动头发的声音。胸部皮下气肿是由于肺、气管或胸膜受损后，气体自病变部位逸出，积存于皮下所致，亦偶见于局部产气杆菌感染而发生。

3. 胸壁压痛　正常情况下胸壁无压痛。肋间神经炎、肋软骨炎、胸壁软组织炎及肋骨骨折的患者，胸壁受累的局部可有压痛。骨髓异常增生者，常有胸骨压痛和叩击痛，见于白血病患者。

## 二、胸廓

正常胸廓两侧大致对称，呈椭圆形，双肩及肩胛下角均各自在同一水平线上，其外形随年龄而变化。成年人胸廓的前后径较左右径为短，两者的比例约为 1∶1.5。小儿和老年人胸廓的前后径略小于左右径或几乎相等，故呈圆柱形。

1. 扁平胸　扁平胸为胸廓呈扁平状，其前后径不及左右径的一半。见于瘦长体型者，亦可见于慢性消耗性疾病，如肺结核等。

2. 桶状胸　桶状胸为胸廓前后径增加，与左右径几乎相等，故呈圆桶状。肋骨的斜度变小，其与脊柱的夹角常大于45°，肋间隙增宽且饱满，腹上角增大。多见于严重肺气肿的患者，亦可发生于老年或矮胖体型者。

3. 佝偻病胸　佝偻病胸为佝偻病所致的胸廓改变，多见于儿童。沿胸骨两侧各肋软骨与肋骨交界处常隆起，形成串珠状，谓之佝偻病串珠。下胸部前面的肋骨常外翻，沿膈附着的部位其胸壁向内凹陷形成的沟状带，称为肋膈沟。若胸骨剑突处显著内陷，形似漏斗，谓之漏斗胸。胸廓的前后径略长于左右径，其上下距离较短，胸骨下端常前突，胸廓前侧壁肋骨凹陷，称为鸡胸。

4. 胸廓一侧变形　胸廓一侧膨隆，多见于大量胸腔积液、气胸或一侧严重代偿性肺气肿。胸廓一侧平坦或凹陷，多系肺内含气减少或肺、胸膜组织纤维化，常见于肺不张、肺纤维化、广泛性胸膜增厚和粘连等。

5. 胸廓局部隆起　见于心脏明显肿大、心包大量积液、主动脉瘤及胸内或胸壁肿瘤等。此外，还见于肋软骨炎和肋骨骨折等，前者于肋软骨突起处常有压痛，后者于前后挤压胸廓时，局部常出现剧痛，还可于骨折断端处查到骨摩擦音。

6. 脊柱畸形引起的胸廓改变　脊柱畸形可表现为脊柱前凸、后凸或侧凸，使胸廓两侧不对称，肋间隙增宽或变窄。严重脊柱畸形所致的胸廓外形改变可引起呼吸、循环功能障碍。常见于脊柱结核等。

## 三、乳房

乳房位于前胸部胸大肌和胸筋膜的表面。正常儿童及男子乳房一般不明显。正常女性乳房在青春期逐渐增大，呈半球形，乳头也逐渐长大呈圆柱形。乳房主要做视诊和触诊。乳房的检查应依据正确的程序，不能仅检查患者叙述不适的部位，以免发生漏诊，除检查乳房外，还应包括引流乳房部位的淋巴结。

### （一）视诊

患者取坐位，面对亮光，两肩等高，脱去上衣充分暴露颈部、前胸和两上臂。

1. 对称性　正常女性坐位时一般情况下两侧乳房基本对称，但亦有轻度不对称者，此系由于两侧乳房发育程度不完全相同的结果。一侧乳房明显增大见于先天畸

笔记栏

形、囊肿形成、炎症或肿瘤等。一侧乳房明显缩小则多因发育不全之故。

2. 表观情况　乳房皮肤发红提示局部炎症或乳腺癌。前者常伴局部肿、热、痛，后者局部皮肤呈暗红色，不伴热痛，可予鉴别。乳房肿瘤时常因血供增加，皮肤浅表血管可见。此外，还应注意乳房皮肤有无溃疡、色素沉着和瘢痕等。

乳房水肿使毛囊和毛囊开口变得明显可见，见于乳腺癌和炎症。癌肿引起的水肿为癌细胞浸润阻塞皮肤淋巴管所致，称之为淋巴水肿。此时因毛囊及毛囊孔明显下陷，故局部皮肤外观呈"橘皮"或"猪皮"状。炎症水肿由于炎症刺激使毛细血管通透性增加，血浆渗出至血管外，并进入细胞间隙之故，常伴有皮肤发红。乳房皮肤水肿应注意其确切部位和范围。

孕妇及哺乳期妇女乳房明显增大，向前突出或下垂，乳晕扩大，色素加深，腋下丰满，乳房皮肤可见浅表静脉扩张。有时乳房组织可扩展至腋窝顶部，此系乳房组织肥大，以供哺乳之故。

3. 乳头　正常乳头呈圆柱形，两侧大小相等，颜色相似，表面有皱褶。乳头回缩，如系自幼发生，为发育异常；如为近期发生则可能为乳腺癌。乳头出现分泌物提示乳腺导管有病变，分泌物可呈浆液性，黄色、绿色或血性。出血最常见于导管内良性乳突状瘤所引起，但亦见于乳腺癌的患者。乳头分泌物由清亮变为绿色或黄色，常见于慢性囊性乳腺炎。

4. 腋窝和锁骨上窝　完整的乳房视诊还应包括乳房淋巴引流最重要的区域。必须详细观察腋窝和锁骨上窝有无红、肿、包块、溃疡、瘘管和瘢痕等。

**（二）触诊**

乳房的上界是第 2 或第 3 肋骨，下界是第 6 或第 7 肋骨，内界起自胸骨缘，外界止于腋前线。

触诊乳房时，被检查者采取坐位，先两臂下垂，然后双臂高举超过头部或双手叉腰再行检查。当仰卧位检查时，可垫以小枕头抬高肩部使乳房能较对称地位于胸壁上，以便进行详细地检查。以乳头为中心做一垂直线和水平线，可将乳房分为 4 个象限，便于记录病变部位。

触诊先由健侧乳房开始，后检查患侧。检查者的手指和手掌应平置在乳房上，应用指腹，轻施压力，以旋转或来回滑动进行触诊。检查左侧乳房时由外上象限开始，然后顺时针方向进行由浅入深触诊直至 4 个象限检查完毕为止，最后触诊乳头。以同样方式检查右侧乳房，但沿逆时针方向进行，触诊乳房时应着重注意有无红、肿、热、痛和包块。乳头有无硬结、弹性消失和分泌物。

正常乳房呈模糊的颗粒感和柔韧感，皮下脂肪组织的多寡，可影响乳房触诊的感觉，青年人乳房柔软，质地均匀一致，而老年人则多呈纤维和结节感。乳房是由腺体组织的小叶所组成，当触及小叶时，切勿误认为肿块。月经期乳房小叶充血，乳房有紧张感，月经后充血迅即消退。妊娠期乳房增大并有柔韧感，而哺乳期则呈结节感。触诊乳房时必须注意下列物理征象。

1. 硬度和弹性　硬度增加和弹性消失提示皮下组织被炎症或新生物所浸润。此外，还应注意乳头的硬度和弹性，当乳晕下有癌肿存在时，该区域皮肤的弹性常消失。

2. 压痛　乳房的某一区域压痛提示其下有炎症存在。月经期乳房亦较敏感，而恶性病变则甚少出现压痛。

3. 包块　如有包块存在应注意下列特征。

(1)部位　必须指明包块的确切部位。一般包块的定位方法是以乳头为中心，按时钟钟点的方位和轴向予以描述。此外还应做出包块与乳头间距离的记录，使包块的定位确切无误。

(2)大小　必须描写其长度、宽度和厚度，以便为将来包块增大或缩小时进行比较。

(3)外形　包块的外形是否规则，边缘是否迟钝或与周围组织粘连固定。大多数良性肿瘤表面多光滑规整，而恶性肿瘤则凹凸不平，边缘多固定。然而，必须注意炎性病变亦可出现不规则的外形。

(4)硬度　包块的软硬度必须明确叙述。一般可描写为柔软的、囊性的、中等硬度或坚硬等。良性肿瘤多呈柔软或囊性感觉；坚硬伴表面不规则者多提示恶性病变。但坚硬区域亦可由炎性病变所引起。

(5)压痛　必须确定包块是否具有压痛及其程度。一般炎性病变常表现为中度至重度压痛，而大多数恶性病变压痛则不明显。

(6)活动度　检查者应确定病变是否可自由移动，如仅能向某一方向移动或固定不动，则应明确包块系固定于皮肤、乳腺周围组织抑或固定于深部结构。大多数良性病变的包块其活动度较大，炎性病变则较固定，而早期恶性包块虽可活动，但当病程发展至晚期，其他结构被癌肿侵犯时，其固定度则明显增加。

乳房触诊后，还应仔细触诊腋窝、锁骨上窝及颈部的淋巴结是否肿大或其他异常。因此处常为乳腺炎或恶性肿瘤扩展和转移的所在。

**(三)乳房的常见病变**

1. 急性乳腺炎　乳房红、肿、热、痛，常局限于一侧乳房的某一象限。触诊有硬结包块，伴寒战、发热及出汗等全身中毒症状，常发生于哺乳期妇女，但亦见于青年女性和男子。

2. 乳腺肿瘤　应区别良性或恶性，乳腺癌一般无炎症表现，多为单发并与皮下组织粘连，局部皮肤呈橘皮样，乳头常回缩。多见于中年以上的妇女，晚期常伴有腋窝淋巴结转移。良性肿瘤则质较软，界限清楚并有一定活动度，常见者有乳腺囊性增生、乳腺纤维瘤等。

3. 男性乳房增生　常见于内分泌紊乱，如使用雌激素、肾上腺皮质功能亢进及肝硬化等。

## 第三节　肺和胸膜检查

肺和胸膜检查是胸部检查的重点之一。检查胸部时患者一般采取坐位或仰卧位，充分暴露胸部。坐位检查时，要求患者取端坐位，肌肉松弛，双上肢自然下垂。室内环境要舒适温暖，光线适宜。当卧位检查前胸壁时，光线应从正上方直接照射在患者前面，而检查后胸壁时，光线可自上方投射在患者的背面，检查两侧胸壁时，可取同样的光线。肺和胸膜的检查一般应包括视诊、触诊、叩诊、听诊 4 个部分。

笔记栏

## 一、视诊

### （一）呼吸运动

呼吸运动是靠呼吸肌的收缩和舒张来完成的。健康人在静息状态下呼吸运动稳定而有节律。正常情况下吸气为主动运动，呼气为被动运动，吸气和呼气与胸膜腔内负压、进出肺的气流以及胸内压力的变化密切相关。

某些体液因素，如低氧血症时可兴奋颈动脉窦及主动脉体化学感受器使呼吸变快。高碳酸血症可直接抑制呼吸中枢使呼吸变浅。代谢性酸中毒时，血 pH 值降低，通过肺代偿性排出 $CO_2$，使呼吸变深变慢。此外，肺的牵张反射，亦可改变呼吸节律。

正常男性和儿童以腹式呼吸为主，女性以胸式呼吸为主。实际上正常呼吸时，该两种呼吸运动均不同程度同时存在。肺或胸膜疾病或胸壁疾病均可使胸式呼吸减弱而腹式呼吸增强。胸式呼吸减弱而腹式呼吸增强见于重症肺结核、胸膜炎、肋间神经痛、肋骨骨折等，腹式呼吸减弱而胸式呼吸增强可见于大量腹水、肝脾极度肿大、腹腔内巨大肿瘤及妊娠晚期等。

上呼吸道部分阻塞患者，因气流不能顺利进入肺，当吸气时呼吸肌收缩，造成肺内负压极度增高，从而引起胸骨上窝、锁骨上窝及肋间隙向内凹陷，称为“三凹征”，又称之为吸气性呼吸困难，常见于气管阻塞，如气管肿瘤、异物等。下呼吸道阻塞患者，因气流呼出不畅，呼气需要用力，从而引起肋间隙膨隆，因呼气时间延长，又称之为呼气性呼吸困难，常见于支气管哮喘和慢性阻塞性肺气肿。

### （二）呼吸频率

正常成人静息状态下，呼吸为 12～20 次/min，呼吸与脉搏之比为 1∶4。新生儿呼吸约 44 次/min，随着年龄的增长而逐渐减慢。

1. 呼吸过速　指呼吸频率超过 24 次/min。见于发热、疼痛、贫血、甲状腺功能亢进及心力衰竭等。一般体温升高 1 ℃，呼吸大约增加 4 次/min。

2. 呼吸过缓　指呼吸频率低于 12 次/min。呼吸浅慢见于使用麻醉剂、镇静剂过量，颅内压增高等。

3. 呼吸深度的变化　呼吸浅快，见于呼吸肌麻痹、严重鼓肠、腹水和肥胖等，以及肺部疾病，如肺炎、胸膜炎、胸腔积液和气胸等。呼吸深快，见于剧烈运动时，因机体供氧量增加需要增加肺内气体交换之故。此外，当情绪激动或过度紧张时，亦常出现呼吸深快，并有过度通气的现象，此时动脉血二氧化碳分压降低，引起呼吸性碱中毒，患者常感口周及肢端发麻，严重者可发生手足搐搦及呼吸暂停。当严重代谢性酸中毒时，亦出现深而慢的呼吸，此因细胞外液碳酸氢不足，pH 值降低，通过肺排出 $CO_2$，进行代偿，以调节细胞外酸碱平衡之故，见于糖尿病酮症酸中毒和尿毒症酸中毒等，此种深长的呼吸又称为库斯莫尔（Kussmaul）呼吸。

### （三）呼吸节律

正常成人静息状态下，呼吸的节律基本上是均匀而整齐的。当病理状态下，往往会出现各种呼吸节律的变化。

1. 潮式呼吸　是一种由浅慢逐渐变为深快，然后再由深快转为浅慢，随之出现一段呼吸暂停后，又开始如上变化的周期性呼吸。潮式呼吸周期可长达 30 s 至 2 min，暂停期可持续5～30 s,所以要较长时间仔细观察才能了解周期性节律变化的全过程。

2. 间停呼吸　表现为有规律呼吸几次后,突然停止一段时间,又开始呼吸,即周而复始的间停呼吸。

以上两种周期性呼吸节律变化的机制是由于呼吸中枢的兴奋性降低,使调节呼吸的反馈系统失常。只有缺氧严重,二氧化碳潴留至一定程度时,才能刺激呼吸中枢,促使呼吸恢复和加强;当积聚的二氧化碳呼出后,呼吸中枢又失去有效的兴奋性,使呼吸又再次减弱进而暂停。这种呼吸节律的变化多发生于中枢神经系统疾病,如脑炎、脑膜炎、颅内压增高及某些中毒,如糖尿病酮症酸中毒、巴比妥中毒等。间停呼吸较潮式呼吸更为严重,预后多不良,常在临终前发生。然而,必须注意有些老年人深睡时亦可出现潮式呼吸,此为脑动脉硬化、中枢神经供血不足的表现。

3. 抑制性呼吸　此为胸部发生剧烈疼痛所致的吸气相突然中断,呼吸运动短暂地突然受到抑制,患者表情痛苦,呼吸较正常浅而快。常见于急性胸膜炎、胸膜恶性肿瘤、肋骨骨折及胸部严重外伤等。

4. 叹气样呼吸　表现在一段正常呼吸节律中插入一次深大呼吸,并常伴有叹息声。此多为功能性改变,见于神经衰弱、精神紧张或抑郁症。

## 二、触诊

### (一)胸廓扩张度

胸廓扩张度即呼吸时的胸廓动度,于胸廓前下部检查较易获得,因该处胸廓呼吸时动度较大。前胸廓扩张度的测定,检查者两手置于胸廓下面的前侧部,左右拇指分别沿两侧肋缘指向剑突,拇指尖在前正中线两侧对称部位,而手掌和伸展的手指置于前侧胸壁;后胸廓扩张度的测定,则将两手平置于患者背部,约于第10肋骨水平,拇指与中线平行,并将两侧皮肤向中线轻推。嘱患者做深呼吸运动,观察比较两手的动度是否一致。若一侧胸廓扩张受限,见于大量胸腔积液、气胸、胸膜增厚和肺不张等。

### (二)语音震颤

语音震颤为被检查者发出语音时,声波起源于喉部,沿气管、支气管及肺泡,传到胸壁所引起共鸣的振动,可由检查者的手触及,故又称触觉震颤。根据其振动的增强或减弱,可判断胸内病变的性质。

检查者将左右手掌的尺侧缘或掌面轻放于两侧胸壁的对称部位,然后嘱被检查者用同等的强度重复发"yi"长音,自上至下,从内到外比较两侧相应部位语音震颤的异同,注意有无增强或减弱。

语音震颤的强弱主要取决于气管、支气管是否通畅,胸壁传导是否良好而定。正常人语音震颤的强度受发音的强弱、音调的高低、胸壁的厚薄以及支气管至胸壁距离的差异等因素的影响。一般来说,发音强、音调低、胸壁薄及支气管至胸壁的距离近者语音震颤强,反之则弱。此外,语音震颤在两侧前后的上胸部和沿着气管和支气管前后走向的区域,即肩胛间区及左右胸骨旁第1、2肋间隙部位最强,于肺底最弱。因此,正常成人,男性和消瘦者较儿童、女性和肥胖者为强;前胸上部和右胸上部较前胸下部和左胸上部为强。

语音震颤减弱或消失,主要见于:①肺泡内含气量过多,如肺气肿;②支气管阻塞,

笔记栏

如阻塞性肺不张；③大量胸腔积液或气胸；④胸膜高度增厚粘连；⑤胸壁皮下气肿。

语音震颤增强，主要见于：①肺泡内有炎症浸润，因肺组织实变使语颤传导良好，如大叶性肺炎实变期、大片肺梗死等；②接近胸膜的肺内巨大空腔，声波在空洞内产生共鸣，尤其是当空洞周围有炎症浸润并与胸壁粘连时，则更有利于声波传导，使语音震颤增强，如空洞型肺结核、肺脓肿等。

#### （三）胸膜摩擦感

胸膜摩擦感指当急性胸膜炎时，因纤维蛋白沉着于两层胸膜，使其表面变得粗糙，呼吸时脏层和壁层胸膜相互摩擦，可由检查者的手感觉到，故称为胸膜摩擦感。通常于呼、吸两相均可触及，但有时只能在吸气相末触到，有如皮革相互摩擦的感觉。该征象常于胸廓的下前侧部触及，因该处为呼吸时胸廓动度最大的区域。

必须注意，当空气通过呼吸道内的黏稠渗出物或狭窄的气管、支气管时，亦可产生一种震颤传至胸壁，应与胸膜摩擦感予以鉴别，一般前者可由患者咳嗽后而消失，而后者则否。

### 三、叩诊

#### （一）叩诊的方法

用于胸廓或肺部的叩诊方法有间接叩诊法和直接叩诊法两种。

1. 间接叩诊法　检查者一只手的中指第 1 和第 2 指节作为叩诊板，置于欲叩诊的部位上，另一只手的中指指端作为叩诊锤，以垂直的方向叩击于板指上，判断由胸壁及其下面的结构发出的声音。该法目前应用最为普遍。

2. 直接叩诊法　检查者将手指稍并拢以其指尖对胸壁进行叩击，从而显示不同部位叩诊音的改变。

胸部叩诊时，被检查者取坐位或仰卧位，放松肌肉，两臂垂放，呼吸均匀。首先检查前胸，胸部稍向前挺，叩诊由锁骨上窝开始，然后沿锁骨中线、腋前线自第 1 肋间隙从上至下逐一肋间隙进行叩诊。其次检查侧胸壁，嘱被检查者举起上臂置于头部，自腋窝开始沿腋中线、腋后线叩诊，向下检查至肋缘。最后检查背部，被检查者向前稍低头，双手交叉抱肘，尽可能使肩胛骨移向外侧方，上半身略向前倾，叩诊自肺尖开始，叩得肺尖峡部宽度后，沿肩胛线逐一肋间隙向下检查，直至肺底膈活动范围被确定为止。并做左右、上下、内外进行对比，并注意叩诊音的变化。

叩诊时板指应平贴于肋间隙并与肋骨平行，叩击力量要均匀，轻重应适宜，以右手中指的指尖短而稍快的速度，重复叩击作为诊板手指第 2 节指骨前端上，每次叩击2～3 下，正确的叩诊前臂应尽量固定不动，主要由腕关节的运动予以实现。

#### （二）影响叩诊音的因素

胸壁组织增厚，如皮下脂肪较多，肌肉层较厚，乳房较大和水肿等，均可使叩诊音变浊。胸壁骨骼支架较大者，可加强共鸣作用。肋软骨钙化，胸廓变硬，可使叩诊的震动向四方散播的范围增大，因而定界叩诊较难得出准确的结果。胸腔内积液，可影响叩诊的震动及声音的传播。肺内含气量、肺泡的张力、弹性等，均可影响叩诊音。如深吸气时，肺泡张力增加，叩诊音调亦增高。

（三）叩诊音的分类

胸部叩诊音可分为清音、过清音、鼓音、浊音和实音，在强度、音调、时限和性质方面具有各自的特点见第三章第三节。

（四）正常叩诊音

1. 正常胸部叩诊音　正常胸部叩诊为清音，其音响强弱和高低与肺的含气量的多寡、胸壁的厚薄以及邻近器官的影响有关。由于肺上叶的体积较下叶小，含气量较少，且上胸部的肌肉较厚，故前胸上部较下部叩诊音相对稍浊；因右肺上叶较左肺上叶为小，且惯用右手者右侧胸大肌较左侧为厚，故右肺上部叩诊音亦相对稍浊；由于背部的肌肉、骨骼层次较多，故背部的叩诊音较前胸部稍浊；右侧腋下部因受肝的影响叩诊音稍浊，而左侧腋前线下方有胃泡的存在，故叩诊呈鼓音，又称 Traube's 鼓音区。

2. 肺界的叩诊

（1）肺上界　即肺尖的上界，其内侧为颈肌，外侧为肩胛带。叩诊方法是：自斜方肌前缘中央部开始叩诊为清音，逐渐叩向外侧，当由清音变为浊音时，即为肺上界的外侧终点。然后再由上述中央部叩向内侧，直至清音变为浊音时，即为肺上界的内侧终点。该清音带的宽度即为肺尖的宽度，正常为 5 cm，又称 Kronig 峡。因右肺尖位置较低，且右侧肩胛带的肌肉较发达，故右侧较左侧稍窄。肺上界变狭或叩诊浊音，常见于肺结核所致的肺尖浸润，纤维性变及萎缩。肺上界变宽，叩诊稍呈过清音，则常见于肺气肿的患者。

（2）肺前界　正常的肺前界相当于心脏的绝对浊音界。右肺前界相当于胸骨线的位置。左肺前界则相当于胸骨旁线自第 4～6 肋间隙的位置。当心脏扩大，心肌肥厚，心包积液，主动脉瘤，肺门淋巴结明显肿大时，可使左、右两肺前界间的浊音区扩大，反之，肺气肿时则可使其缩小。

（3）肺下界　两侧肺下界大致相同，平静呼吸时位于锁骨中线第 6 肋间隙上，腋中线第 8 肋间隙上，肩胛线第 10 肋间隙上。正常肺下界的位置可因体型、发育情况的不同而有所差异，如矮胖者的肺下界可上升 1 肋间隙，瘦长者可下降 1 肋间隙。病理情况下，肺下界降低见于肺气肿、腹腔内脏下垂，肺下界上升见于肺不张、腹内压升高使膈上升，如鼓肠、腹水、气腹、肝脾大、腹腔内巨大肿瘤及膈肌麻痹等。

3. 肺下界的移动范围　即相当于呼吸时膈肌的移动范围。叩诊方法是：首先在平静呼吸时，于肩胛线上叩出肺下界的位置，嘱受检者做深吸气后在屏住呼吸的同时，沿该线继续向下叩诊，当由清音变为浊音时，即为肩胛线上肺下界的最低点。当受检者恢复平静呼吸后，同样先于肩胛线上叩出平静呼吸时的肺下界，再嘱做深呼气并屏住呼吸，然后再由下向上叩诊，直至浊音变为清音时，即为肩胛线上肺下界的最高点。最高至最低两点间的距离即为肺下界的移动范围。双侧锁骨中线和腋中线的肺下界可由同样的方法叩得。正常人肺下界的移动范围为 6～8 cm。移动范围的多寡与肋膈窦的大小有关，故不同部位肺下界移动范围亦稍有差异，一般腋中线及腋后线上的移动度最大。

肺下界移动度减弱见于肺组织弹性消失，如肺气肿等；肺组织萎缩，如肺不张和肺纤维化等；肺组织炎症和水肿。当胸腔大量积液、积气及广泛胸膜增厚粘连时肺下界及其移动度不能叩得。膈神经麻痹患者，肺下界移动度亦消失。

笔记栏

4. 侧卧位的胸部叩诊　侧卧位时由于一侧胸部靠近床面对叩诊音施加影响，故近床面的胸部可叩得一条相对浊音或实音带。在该带的上方区域由于腹腔脏器的压力影响，使靠近床面一侧的膈肌升高，可叩出一粗略的浊音三角区，其底朝向床面，其尖指向脊柱；此外，因侧卧时脊柱弯曲，使靠近床面一侧的胸廓肋间隙增宽，而朝上一侧的胸廓肋骨靠拢肋间隙变窄。故于朝上的一侧的肩胛角尖端处可叩得一相对的浊音区，撤去枕头后由于脊柱伸直，此浊音区即行消失。可嘱被检查者做另侧侧卧后，再行检查以证实侧卧体位对叩诊音的影响。

**（五）胸部异常叩诊音**

正常肺的清音区范围内如出现浊音、实音、过清音或鼓音时则为异常叩诊音，提示肺、胸膜、膈或胸壁具有病理改变存在。异常叩诊音的类型取决于病变的性质、范围的大小及部位的深浅。一般距胸部表面 4 cm 以上的深部病灶、直径小于 3 cm 的小范围病灶或少量胸腔积液时，常不能发现叩诊音的改变。

肺部大面积含气量减少的病变，如肺炎、肺不张、肺结核、肺梗死、肺水肿及肺硬化等；肺内不含气的占位病变，如肺肿瘤、肺包虫或囊虫病、未液化的肺脓肿等；以及胸腔积液、胸膜增厚等病变，叩诊均为浊音或实音。

肺张力减弱而含气量多时，如肺气肿等，叩诊呈过清音。肺内空腔性病变如其腔径大于 3 ~4 cm，且靠近胸壁时，如空洞型肺结核、液化了的肺脓肿和肺囊肿等，叩诊可呈鼓音。胸膜腔积气，如气胸时，叩诊亦可为鼓音。若空洞巨大，位置表浅且腔壁光滑或张力性气胸的患者，叩诊时局部虽呈鼓音，但因具有金属性回响，故又称为空瓮音。

## 四、听诊

肺部听诊时，被检查者取坐位或卧位。听诊的顺序一般由肺尖开始，自上而下分别检查前胸部、侧胸部和背部，与叩诊相同，听诊前胸部应沿锁骨中线和腋前线；听诊侧胸部应沿腋中线和腋后线；听诊背部应沿肩胛线，自上至下逐一肋间进行，而且要在上下、左右对称的部位进行对比。被检查者微张口做均匀的呼吸，必要时可做较深的呼吸或咳嗽数声后立即听诊，这样更有利于察觉呼吸音及附加音的改变。

**（一）正常呼吸音**

1. 支气管呼吸音　为吸入的空气在声门、气管或主支气管形成湍流所产生的声音，颇似抬舌后经口腔呼气时所发出“ha”的音响，该呼吸音强而高调。吸气相较呼气相短，因吸气为主动运动，吸气时声门增宽，进气较快；而呼气为被动运动，声门较窄，出气较慢之故。且呼气音较吸气音强而高调，吸气末与呼气始之间有极短暂的间隙。

正常人于喉部，胸骨上窝，背部第 6、7 颈椎及第 1、2 胸椎附近均可听到支气管呼吸音，且越靠近气管区，其音响越强，音调亦渐降低。

2. 支气管肺泡呼吸音　为兼有支气管呼吸音和肺泡呼吸音特点的混合性呼吸音。其吸气音的性质与正常肺泡呼吸音相似，但音调较高且较响亮。其呼气音的性质则与支气管呼吸音相似，但强度稍弱，音调稍低，管样性质少些和呼气相短些，在吸气和呼气之间有极短暂的间隙。支气管肺泡呼吸音的吸气相与呼气相大致相同。

正常人于胸骨两侧第 1、2 肋间隙，肩胛间区第 3、4 胸椎水平以及肺尖前后部可听及支气管肺泡呼吸音。当其他部位听及支气管肺泡呼吸音时，均属异常情况，提示有病变存在。

3. 肺泡呼吸音　是由于空气在细支气管和肺泡内进出移动的结果。吸气时气流经支气管进入肺泡，冲击肺泡壁，使肺泡由松弛变为紧张，呼气时肺泡由紧张变为松弛，这种肺泡弹性的变化和气流的振动是肺泡呼吸音形成的主要因素。

肺泡呼吸音为一种叹息样的或柔和吹风样的“fu-fu”声，在大部分肺野内均可听及。其音调相对较低。吸气时音响较强，音调较高，时相较长，此系由于吸气为主动运动，单位时间内吸入肺泡的空气流量较大，气流速度较快，肺泡维持紧张的时间较长之故。反之，呼气时音响较弱，音调较低，时相较短，此系由于呼气为被动运动，呼出的气体流量逐渐减少，气流速度减慢，肺泡亦随之转为松弛状态所致。一般在呼气终止前呼气声即先消失，实际上此并非呼气动作比吸气短，而是呼气末气流量太小，未能听及其呼气声而已。

正常人肺泡呼吸音的强弱与性别、年龄、呼吸的深浅、肺组织弹性的大小及胸壁的厚薄等有关。男性肺泡呼吸音较女性为强，因男性呼吸运动的力量较强，且胸壁皮下脂肪较少之故。儿童的肺泡呼吸音较老年人强，因儿童的胸壁较薄且肺泡富有弹性，而老年人的肺泡弹性则较差。肺泡组织较多，胸壁肌肉较薄的部位，如乳房下部及肩胛下部肺泡呼吸音最强，其次为腋窝下部，而肺尖及肺下缘区域则较弱。此外，矮胖体型者肺泡呼吸音亦较瘦长者为弱。

正常呼吸音的特征比较见表6-1。

**表6-1　4种正常呼吸音特征的比较**

| 特征 | 支气管呼吸音 | 支气管肺泡呼吸音 | 肺泡呼吸音 |
|---|---|---|---|
| 强度 | 响亮 | 中等 | 柔和 |
| 音调 | 高 | 中等 | 低 |
| 吸：呼 | 1：3 | 1：1 | 3：1 |
| 性质 | 管样 | 沙沙声，但管样 | 轻柔的沙沙声 |
| 正常听诊区域 | 胸骨柄 | 主支气管 | 大部分肺野 |

### （二）异常呼吸音

异常呼吸音有以下几种。

1. 异常肺泡呼吸音

（1）肺泡呼吸音减弱或消失　与肺泡内的空气流量减少或进入肺内的空气流速减慢及呼吸音传导障碍有关。可在局部、单侧或双肺出现。发生的原因有：①胸廓活动受限，如胸痛、肋软骨骨化和肋骨切除等；②呼吸肌疾病，如重症肌无力、膈肌瘫痪和膈肌升高等；③支气管阻塞，如阻塞性肺气肿、支气管狭窄等；④压迫性肺膨胀不全，如胸腔积液或气胸等；⑤腹部疾病，如大量腹水、腹部巨大肿瘤等。

（2）肺泡呼吸音增强　双侧肺泡呼吸音增强，与呼吸运动及通气功能增强，使进入肺泡的空气流量增多或进入肺内的空气流速加快有关。发生的原因有：①机体需氧

笔记栏

量增加，引起呼吸深长和增快，如运动、发热或代谢亢进等；②缺氧兴奋呼吸中枢，导致呼吸运动增强，如贫血等；③血液酸度增高，刺激呼吸中枢，使呼吸深长，如酸中毒等。一侧肺泡呼吸音增强，见于一侧肺胸病变引起肺泡呼吸音减弱，此时健侧肺可发生代偿性肺泡呼吸音增强。

(3)呼气音延长　因下呼吸道部分阻塞、痉挛或狭窄，如支气管炎、支气管哮喘等，导致呼气的阻力增加，或由于肺组织弹性减退，使呼气的驱动力减弱，如慢性阻塞性肺气肿等，均可引起呼气音延长。

(4)断续性呼吸音　肺内局部性炎症或支气管狭窄，使空气不能均匀地进入肺泡，可引起断续性呼吸音，因伴短促的不规则间歇，故又称齿轮呼吸音，常见于肺结核和肺炎等。必须注意，当寒冷、疼痛和精神紧张时，亦可听及断续性肌肉收缩的附加音，但与呼吸运动无关，应予鉴别。

(5)粗糙性呼吸音　为支气管黏膜轻度水肿或炎症浸润造成不光滑或狭窄，使气流进出不畅所形成的粗糙呼吸音，见于支气管或肺部炎症的早期。

2. 异常支气管呼吸音　如在正常肺泡呼吸音部位听到支气管呼吸音，则为异常的支气管呼吸音，或称管样呼吸音，可由下列因素引起。

(1)肺组织实变　使支气管呼吸音通过较致密的肺实变部分，传至体表而易于听到。支气管呼吸音的部位、范围和强弱与病变的部位、大小和深浅有关。实变的范围越大、越浅，其声音越强，反之则较弱。常见于大叶性肺炎的实变期，其支气管呼吸音强而高调，而且近耳。

(2)肺内大空腔　当肺内大空腔与支气管相通，且其周围肺组织又有实变存在时，音响在空腔内共鸣，并通过实变组织的良好传导，故可听及清晰的支气管呼吸音，常见于肺脓肿或空洞型肺结核的患者。

(3)压迫性肺不张　胸腔积液时，压迫肺，发生压迫性肺不张，因肺组织较致密，有利于支气管音的传导，故于积液区上方有时可听到支气管呼吸音，但强度较弱而且遥远。

3. 异常支气管肺泡呼吸音　为在正常肺泡呼吸音的区域内听到的支气管肺泡呼吸音。其产生机制为肺部实变区域较小且与正常含气肺组织混合存在，或肺实变部位较深并被正常肺组织所覆盖之故。常见于支气管肺炎、肺结核、大叶性肺炎初期或在胸腔积液上方肺膨胀不全的区域听及。

**(三)啰音**

啰音是呼吸音以外的附加音，该音正常情况下并不存在，故非呼吸音的改变，按性质的不同可分为下列几种。

1. 湿啰音　系由于吸气时气体通过呼吸道内的分泌物如渗出液、痰液、血液、黏液和脓液等，形成的水泡破裂所产生的声音，故又称水泡音。或认为由于小支气管壁因分泌物黏着而陷闭，当吸气时突然张开重新充气所产生的爆裂音。

(1)湿啰音的特点　湿啰音为呼吸音外的附加音，断续而短暂，一次常连续多个出现，于吸气时或吸气终末较为明显，有时也出现于呼气早期，部位较恒定，性质不易变，中、小湿啰音可同时存在，咳嗽后可减轻或消失。

(2)湿啰音的分类

1)按啰音的音响强度可分为响亮性和非响亮性两种。①响亮性湿啰音：啰音响

笔记栏

亮，是由于周围具有良好的传导介质，如实变，或因空洞共鸣作用的结果，见于肺炎、肺脓肿或空洞型肺结核。如空洞内壁光滑，响亮性湿啰音还可带有金属调；②非响亮性湿啰音：声音较低，是由于病变周围有较多的正常肺泡组织，传导过程中声波逐渐减弱，听诊时感觉遥远。

2）按呼吸道腔径大小和腔内渗出物的多寡分粗、中、细湿啰音和捻发音。①粗湿啰音：又称大水泡音。发生于气管、主支气管或空洞部位，多出现在吸气早期。见于支气管扩张、肺水肿及肺结核或肺脓肿空洞。昏迷或濒死的患者因无力排出呼吸道分泌物，于气管处可听及粗湿啰音，有时不用听诊器亦可听到，谓之痰鸣。②中湿啰音：又称中水泡音。发生于中等大小的支气管，多出现于吸气的中期。见于支气管炎，支气管肺炎等。③细湿啰音：又称小水泡音。发生于小支气管，多在吸气后期出现。常见于细支气管炎、支气管肺炎、肺淤血和肺梗死等。弥漫性肺间质纤维化患者吸气后期出现的细湿啰音，其音调高，近耳颇似撕开尼龙扣带时发出的声音，谓之爆裂音（velcro）啰音。④捻发音：是一种极细而均匀一致的湿啰音。多在吸气的终末听及，颇似在耳边用手指捻搓一束头发时所发出的声音。此系由于细支气管和肺泡壁因分泌物存在而互相黏着陷闭，当吸气时被气流冲开重新充气，所发出的高音调、高频率的细小爆裂音。常见于细支气管和肺泡炎症或充血，如肺淤血、肺炎早期和肺泡炎等。但正常老年人或长期卧床的患者，于肺底亦可听及捻发音，在数次深呼吸或咳嗽后可消失，一般无临床意义。

肺部局限性湿啰音，仅提示该处的局部病变，如肺炎、肺结核或支气管扩张等。两侧肺底湿啰音，多见于心力衰竭所致的肺淤血和支气管肺炎等。如两肺野满布湿啰音，则多见于急性肺水肿和严重支气管肺炎。

2. 干啰音　系由于气管、支气管或细支气管狭窄或部分阻塞，空气吸入或呼出时发生湍流所产生的声音。呼吸道狭窄或不完全阻塞的病理基础有炎症引起的黏膜充血水肿和分泌物增加，支气管平滑肌痉挛，管腔内肿瘤或异物阻塞，以及管壁被管外肿大的淋巴结或纵隔肿瘤压迫引起的管腔狭窄等。

（1）干啰音的特点　干啰音为一种持续时间较长带乐性的呼吸附加音，音调较高，基音频率为300～500 Hz。持续时间较长，吸气及呼气时均可听及，但以呼气时为明显，干啰音的强度和性质易改变，部位易变换，在瞬间内数量可明显增减。发生于主支气管以上大气道的干啰音，有时不用听诊器亦可听及，谓之喘鸣。

（2）干啰音的分类　根据音调的高低可分为高调和低调两种。①高调干啰音：又称哨笛音。音调高，其基音频率可达500 Hz以上，呈短促的“zhi-zhi”声或带音乐性。用力呼气时其音质常呈上升性，多起源于较小的支气管或细支气管。②低调干啰音：又称鼾音。音调低，其基音频率为100～200 Hz，呈呻吟声或鼾声的性质，多发生于气管或主支气管。

发生于双侧肺部的干啰音，常见于支气管哮喘、慢性支气管炎和心源性哮喘等。局限性干啰音，是由于局部支气管狭窄所致，常见于支气管内膜结核或肿瘤等。

**（四）语音共振**

语音共振的产生方式与语音震颤基本相同。嘱被检查者用一般的声音强度重复发“yi”长音，喉部发音产生的振动经气管、支气管、肺泡传至胸壁，由听诊器听及。正常情况下，听到的语音共振言词并非响亮清晰，音节亦含糊难辨。语音共振一般在气

笔记栏

管和大支气管附近听到的声音最强，在肺底则较弱。语音共振减弱见于支气管阻塞，胸腔积液，胸膜增厚，胸壁水肿，肥胖及肺气肿等疾病。

#### （五）胸膜摩擦音

正常胸膜表面光滑，胸膜腔内并有微量液体存在，因此，呼吸时胸膜脏层和壁层之间相互滑动并无音响发生。然而，当胸膜面由于炎症、纤维素渗出而变得粗糙时，则随着呼吸便可出现胸膜摩擦音。其特征颇似用一只手掩耳，以另一只手指在其手背上摩擦时所听到的声音。胸膜摩擦音通常于呼吸两相均可听到，而且十分近耳，一般于吸气末或呼气初较为明显，屏气时即消失。深呼吸或在听诊器体件上加压时，摩擦音的强度可增加。

胸膜摩擦音最常听到的部位是前下侧胸壁，因呼吸时该区域的呼吸动度最大。反之，肺尖部的呼吸动度较胸廓下部为小，故胸膜摩擦音很少在肺尖听及。胸膜摩擦音可随体位的变动而消失或复现。当胸腔积液较多时，因两层胸膜被分开，摩擦音可消失，在积液吸收过程中当两层胸膜又接触时，可再出现。当纵隔胸膜发炎时，于呼吸及心脏搏动时均可听到胸膜摩擦音。胸膜摩擦音常发生于纤维素性胸膜炎、肺梗死、胸膜肿瘤及尿毒症等患者。

## 第四节　心脏检查

心脏检查是心血管疾病诊断的基本功，在对患者详细询问病史的基础上，进一步认真的心脏检查，多能及早地做出准确的诊断。在进行心脏检查时，需有一个安静、光线充足的环境，患者一般取坐位或卧位进行检查。心脏检查时，一方面注意采取视诊、触诊、叩诊、听诊依次进行，以全面地了解心脏情况；另一方面在确定某一异常体征时，也可同时交替应用两种以上的检查方法加以判断。

### 一、视诊

观察胸廓时，患者一般取卧位。观察心前区有无隆起和异常搏动时，应将视线与胸廓同高，以便更好地了解。

#### （一）胸廓畸形

正常人胸廓前后径、横径左右应基本对称，注意与心脏有关的胸廓畸形情况。

1. 心前区隆起　常见胸骨下段及胸骨左缘第 3、4、5 肋间的局部隆起，多为先天性心脏病造成心脏肥大。如法洛四联症、肺动脉瓣狭窄等的右心室肥大；少数情况见于儿童期风湿性心瓣膜病的二尖瓣狭窄所致的右心室肥大或伴有大量渗出液的儿童期慢性心包炎。位于胸骨右缘第 2 肋间其附近局部隆起，多为主动脉弓动脉瘤或升主动脉扩张所致，常伴有收缩期搏动。

2. 鸡胸、漏斗胸、脊柱畸形　一方面严重者有可能使心脏位置受到一定影响，另一方面这些畸形也提示某种心脏疾病的可能性。如脊柱后侧凸可引起肺源性心脏病，鸡胸可伴有马方综合征。参见本章第二节胸廓检查。

**(二)心尖搏动**

心尖搏动主要由于心室收缩时,心尖向前冲击前胸壁相应部位而形成。正常成人心尖搏动位于第5肋间左锁骨中线内侧0.5~1.0 cm,搏动范围以直径计算为2.0~2.5 cm。

1. 心尖搏动移位　心尖搏动位置的改变可受多种生理性和病理性因素的影响。

(1)生理性因素　正常仰卧时心尖搏动略上移;左侧卧位,心尖搏动向左移2.0~3.0 cm;右侧卧位可向右移1.0~2.5 cm。肥胖体型者、小儿及妊娠时,横膈位置较高,使心脏呈横位,心尖搏动向上外移,可在第4肋间左锁骨中线外。若体型瘦长(特别是处于站立或坐位)使横膈下移,心脏呈垂位,心尖搏动移向内下,可达第6肋间。

(2)病理性因素　有心脏本身因素(如心脏增大)或心脏以外的因素(如纵隔、横膈位置改变)(表6-2)。

**表6-2　心尖搏动移位的常见病理因素**

| 因素 | 心尖搏动移位 | 临床常见疾病 |
|---|---|---|
| 心脏因素 | | |
| 左心室增大 | 向左下移位 | 主动脉瓣关闭不全 |
| 右心室增大 | 向左侧移位 | 二尖瓣狭窄 |
| 左、右心室增大 | 向左下移位,伴心浊音界两侧扩大 | 扩张型心肌病等 |
| 右位心 | 心尖搏动位于右侧心壁 | 先天性右位心 |
| 心外的因素 | | |
| 纵隔移位 | 心尖搏动向患侧移位 | 一侧胸膜增厚或肺不张 |
| | 心尖搏动向病变对侧 | 一侧胸腔积液或气胸等 |
| 横膈移位 | 心尖搏动向左外侧移位 | 大量腹水等,横膈抬高使心脏横位 |
| | 心尖搏动移向内下,可达第6肋间 | 严重肺气肿等,横膈下移使心脏垂位 |

2. 心尖搏动强度与范围的改变　也受生理和病理情况的影响。

生理情况下,胸壁肥厚、乳房悬垂或肋间隙狭窄时心尖搏动较弱,搏动范围也缩小。胸壁薄或肋间隙增宽时心尖搏动相应增强,范围也较大。另外,剧烈运动与情绪激动时,心尖搏动也随之增强。

病理情况下心肌收缩力增加也可使心尖搏动增强,如高热、严重贫血、甲状腺功能亢进或左心室肥厚心功能代偿期。心尖搏动减弱除考虑心肌收缩力下降外,尚应考虑其他因素影响。心肌收缩力下降可见于扩张型心肌病和急性心肌梗死等。其他造成心尖搏动减弱的心脏因素有心包积液、缩窄性心包炎,由于心脏与前胸壁距离增加使心尖搏动减弱;心脏以外的病理性影响因素有肺气肿、左侧大量胸水或气胸等。

3. 负性心尖搏动　心脏收缩时,心尖搏动内陷,称负性心尖搏动。见于粘连性心包炎或重度右室肥大所致的搏动。

笔记栏

### (三)心前区搏动

1. 胸骨左缘第 3 ~4 肋间搏动　当心脏收缩时在此部位出现强有力而较持久的搏动,可持续至第二心音开始,为右心室持久的压力负荷增加所致的右心室肥厚征象,多见于先天性心脏病所致的右心室肥厚,如房间隔缺损等。

2. 剑突下搏动　该搏动可能是右心室收缩期搏动,也可由腹主动脉搏动产生。病理情况下,前者可见于肺源性心脏病右心室肥大者,后者常由腹主动脉瘤引起。鉴别搏动来自右心室或腹主动脉的方法有两种:其一是患者深吸气后,搏动增强则为右室搏动,减弱则为腹主动脉搏动。其二是手指平放从剑突下向上压入前胸壁后方,右心室搏动冲击手指末端而腹主动脉搏动则冲击手指掌面。

3. 心底部搏动　胸骨左缘第 2 肋间(肺动脉瓣区)收缩期搏动,多见于肺动脉扩张或肺动脉高压,也可见于少数正常青年人(特别是瘦长体型者)在体力活动或情绪激动时。胸骨右缘第 2 肋间(主动脉瓣区)收缩期搏动,多为主动脉弓动脉瘤或升主动脉扩张。

## 二、触诊

心脏触诊除可进一步确定视诊检查发现的心尖搏动位置和心前区异常搏动的结果外,还可发现心脏病特有的震颤及心包摩擦感。与视诊同时进行检查,能起互补效果。触诊方法是检查者先用右手全手掌开始检查,置于心前区,然后逐渐缩小到用手掌尺侧(小鱼际)或示指和中指指腹并拢同时触诊,必要时也可单指指腹触诊。

1. 心尖搏动及心前区搏动　触诊除可进一步确定心尖搏动的位置外,尚可判断心尖或心前区的抬举性搏动。心尖区抬举性搏动是指心尖区徐缓、有力的搏动,可使手指尖端抬起且持续至第二心音开始,与此同时心尖搏动范围也增大,为左室肥厚的体征。而胸骨左下缘收缩期抬举性搏动是右心室肥厚的可靠指征。对视诊所发现的心前区其他异常搏动也可运用触诊进一步确定或鉴别。另外,心尖搏动的触诊对于复杂的心律失常患者结合听诊以确定第一、第二心音或收缩期、舒张期也有重要价值。

2. 震颤　震颤为触诊时手掌感到的一种细小震动感,形似猫呼吸时的所触及的震颤感,故又称猫喘。震颤的发生机制与杂音相同,系血液经狭窄的口径或循异常的方向流动形成涡流造成瓣膜、血管壁或心腔壁震动传至胸壁所致。发现震颤后应首先确定部位及来源(瓣膜、大血管或间隔缺损),其次确定其处于心动周期中的时相(收缩期、舒张期或连续性),最后分析其临床意义。

在一般情况下,震颤多见于某些先天性心血管病或狭窄性瓣膜病变。除右心(三尖瓣及肺动脉瓣)所产生的震颤外,震颤在深呼气后较易触及。临床上凡触及震颤均可认为心脏有器质性病变。触诊有震颤者,多数也可所到响亮的杂音,有杂音不一定能扪及震颤。兹将不同部位与时相震颤的常见相关病变列于表 6-3。

笔记栏

表 6-3　心前区震颤的临床意义

| 部位 | 时相 | 常见病变 |
|---|---|---|
| 胸骨右缘第 2 肋间 | 收缩期 | 主动脉狭窄 |
| 胸骨左缘第 2 肋间 | 收缩期 | 肺动脉狭窄 |
| 胸骨左缘第 3～4 肋间 | 收缩期 | 室间隔缺损 |
| 胸骨左缘第 2 肋间 | 连续性 | 动脉导管未闭 |
| 心尖区 | 舒张期 | 二尖瓣狭窄 |
| 心尖区 | 收缩期 | 重度二尖瓣关闭不全 |

3. 心包摩擦感　可在心前区或胸骨左缘第 3、4 肋间触及，以收缩期、前倾体位和呼气末更为明显。心包摩擦感是由于急性心包炎时心包膜纤维素渗出致表面粗糙，心脏收缩时脏层与壁层心包摩擦产生的振动传至胸壁所致。随渗液的增多，使心包脏层与壁层分离，摩擦感则消失。

## 三、叩诊

用于确定心界大小及其形状。心浊音界包括相对及绝对浊音界两部分，心脏左右缘被肺遮盖的部分，叩诊呈相对浊音，而不被肺遮盖的部分则叩诊呈绝对浊音。通常心脏相对浊音界反映心脏的实际大小。

1. 叩诊方法　叩诊采用间接叩诊法，受检者一般取平卧位，以左手中指作为叩诊板指，板指与肋间平行放置，受检者取坐位时，板指可与肋间垂直。叩诊时，将板指平置于心前区，以右手中指均匀叩击板指，并且由外向内逐渐移动板指，以听到声音由清变浊来确定心浊音界。另外，必须注意叩诊时板指每次移动距离不宜过大，并在发现声音由清变浊时，需进一步往返叩诊几次，以免得出的心界范围小于实际大小。

2. 叩诊顺序　通常的顺序是先叩左界，后叩右界。左侧在心尖搏动外 2～3 cm 处开始，由外向内，逐个肋间向上，直至第 2 肋间。右界叩诊先叩出肝上界，然后于其上一肋间由外向内，逐一肋间向上叩诊，直至第 2 肋间。对各肋间叩得的浊音界做出标记，并测量其与胸骨中线间的垂直距离。

3. 正常心浊音界　正常心脏左界自第 2 肋间起向外逐渐形成一外凸弧形，直至第 5 肋间。右界各肋间几乎与胸骨右缘一致，仅第 4 肋间稍超过胸骨右缘。以胸骨中线至心浊音界线的垂直距离(cm)表示正常成人心相对浊音界(表 6-4)，并标出胸骨中线与左锁骨中线的间距。

表 6-4　正常成人心脏相对浊音界

| 右界/cm | 肋间 | 左界/cm |
|---|---|---|
| 2～3 | Ⅱ | 2～3 |
| 2～3 | Ⅲ | 3.5～4.5 |
| 3～4 | Ⅳ | 5～6 |
|  | Ⅴ | 7～9 |

左锁骨中线距胸骨中线为 8～10 cm

笔记栏

4. 心浊音界各部的组成　心脏左界第 2 肋间处相当于肺动脉段，第 3 肋间为左心耳，第 4、5 肋间为左心室，其中血管与心脏左心交接处向内凹陷，称心腰。右界第 2 肋间相当于升主动脉和上腔静脉，第 3 肋间以下为右心房。

## 四、听诊

心脏听诊是心脏物理诊断中最重要和较难掌握的方法。听诊需注意心率、心律、心音、心脏杂音和额外心音等特征，进而对心脏的病理生理状况进行分析。听诊时，患者多取卧位或坐位。然而，对疑有二尖瓣狭窄者，宜嘱患者取左侧卧位；对疑有主动脉瓣关闭不全者宜取坐位且上半身前倾。另外使用听诊器听诊时，钟型体件轻放在胸前皮肤，适合于听低音调声音，如二尖瓣舒张期隆隆样杂音；膜型体件需紧贴皮肤，能滤过部分低音调声音而适用于听高音调声音，如主动脉瓣舒张期叹气样杂音。注意不能隔着衣服进行心脏听诊。

### （一）心脏瓣膜听诊区

心脏各瓣膜开放与关闭时所产生的声音传导至体表最易听清的部位称心脏瓣膜听诊区，与其解剖部位不完全一致。通常有 5 个听诊区。①二尖瓣区：位于心尖搏动最强点，又称心尖区；②肺动脉瓣区：在胸骨左缘第 2 肋间；③主动脉瓣区：位于胸骨右缘第 2 肋间；④主动脉瓣第二听诊区：在胸骨左缘第 3 肋间，又称 Erb 区；⑤三尖瓣区：在胸骨下端左缘，即胸骨左缘第 4、5 肋间。需要指出的是，这些通常的听诊区域是假定心脏结构和位置正常的情况下设定的，在心脏病的心脏结构和位置发生改变时，需根据心脏结构改变的特点和血流的方向，适当移动听诊部位和扩大听诊范围，对于某些心脏结构异常的心脏病尚可取特定的听诊区域。

### （二）听诊顺序

通常的听诊顺序可以从心尖区开始，逆时针方向依次听诊：先听心尖区再听肺动脉瓣区，然后为主动脉瓣区、主动脉瓣第二听诊区，最后是三尖瓣区。

### （三）听诊内容

听诊内容包括心率、心律、心音、额外心音、杂音和心包摩擦音。

1. 心率　指每分钟心搏次数。正常成人心率范围为 60 ~ 100 次/min，老年人偏慢，女性稍快，儿童较快。凡成人心率超过 100 次/min，婴幼儿心率超过 150 次/min 称为心动过速。心率低于 60 次/min 称为心动过缓。心动过速与过缓可有短暂性或持续性，可由多种生理性、病理性或药物性因素引起。

2. 心律　指心脏跳动的节律。正常人心律基本规则，部分青年人可出现随呼吸改变的心律，吸气时心率增快，呼气时减慢，称窦性心律不齐，一般无临床意义。听诊所能发现的心律失常最常见的有期前收缩和心房颤动。

期前收缩是指在规则心律基础上，突然提前出现一次心跳，其后有一较长间歇。如果期前收缩规律出现，可形成联律，例如连续每一次窦性搏动后出现一次期前收缩，称二联律；每两次窦性搏动后出现一次期前收缩则称为三联律，以此类推。

心房颤动的听诊特点是心律绝对不规则、第一心音强弱不等及脉率少于心率，后者称脉搏短绌，产生的原因是过早的心室收缩（心室内仅有少量的血液充盈）不能将足够的血液输送到周围血管所致。心房颤动的常见原因有二尖瓣狭窄、高血压病、冠心病和甲状腺功能亢进症等。少数原因不明称特发性。

3. 心音　按其在心动周期中出现的先后次序，可依次命名为第一心音（first heart sound，S1）、第二心音（second heart sound，S2）、第三心音（third heart sound，S3）和第四心音（fourth heart sound，S4），其产生机制和听诊特点见表 6-5。通常情况下，只能听到第一、第二心音。第三心音可在部分青少年中闻及。第四心音一般听不到，如听到第四心音，属病理性。

**表 6-5　心音产生机制和听诊特点**

| 心音 | 产生机制 | 听诊特点 |
|---|---|---|
| 第一心音 | S1 的产生机制多认为是由于瓣膜关闭，瓣叶突然紧张产生振动而发出声音，在心室开始收缩时，二尖瓣、三尖瓣的振动而产生 | 音调较低钝，强度较响，历时较长（持续约 0.1 s），与心尖搏动同时在，心尖部最响 |
| 第二心音 | S2 的产生机制多认为是血流在主动脉与肺动脉内突然减速和半月瓣突然关闭引起瓣膜振动所致 | 音调较高而脆，强度较 S1 弱，历时较短（约 0.08 s），不与心尖搏动同步，在心底部最响 |
| 第三心音 | 出现在心室舒张早期，快速充盈期之末，认为是由于心室快速充盈的血液自心房冲击室壁，使心室壁、腱索和乳头肌突然紧张、振动所致 | 音调轻而低，持续时间短（约 0.04 s），局限于心尖部及其内上方，仰卧位、呼气时较清楚 |
| 第四心音 | 出现在心室舒张末期，收缩期前。一般认为 S4 的产生与心房收缩使房室瓣及其相关结构（瓣膜、瓣环、腱索和乳头肌）突然紧张、振动有关 | 心尖部及其内侧较明显，低调、沉浊而弱。属病理性 |

心脏听诊最基本的技能是判定第一和第二心音，由此才能进一步确定杂音或额外心音所处的心动周期时相。通常情况下，第一心音与第二心音的判断并无困难：①S1 音调较 S2 低，时限较长，在心尖区最响，S2 时限较短，在心底部较响。②S1 至 S2 的距离较 S2 至下一心搏 S1 的距离短。但是，在复杂的心律失常时，往往需借助于下列两点进行判别：①心尖或颈动脉的向外搏动与 S1 同步或几乎同步，其中利用颈动脉搏动判别 S1 更为方便；②当心尖部听诊难以区分 S1 和 S2 时，可先听心底部即肺动脉瓣区和主动脉瓣区，心底部的 S1 与 S2 易于区分，再将听诊器体件逐步移向心尖部，边移边默诵 S1、S2 节律，进而确定心尖部的 S1 和 S2。

4. 心音的改变及其临床意义

（1）心音强度改变　除肺含气量多少、胸壁或胸腔病变等心外因素和是否心包积液外，影响心音强度的主要因素是心肌收缩力与心室充盈程度（影响心室内压增加的速率），瓣膜位置的高低，瓣膜的结构、活动性等。

1）第一心音强度的改变：主要决定因素是心室内压增加的速率，心室内压增加的速率越快，S1 越强；其次受心室开始收缩时二尖瓣和三尖瓣的位置和上述其他因素影响。①S1 增强：常见于二尖瓣狭窄。由于心室充盈减慢减少，以致在心室开始收缩时

笔记栏

二尖瓣位置低垂，以及由于心室充盈减少，使心室收缩时左室内压上升加速和收缩时间缩短，造成瓣膜关闭振动幅度大，因而 S1 亢进。但是，二尖瓣狭窄时如果伴有严重的瓣叶病变，瓣叶显著纤维化或钙化，使瓣叶增厚、僵硬，瓣膜活动明显受限，则 S1 反而减弱。另外，在心肌收缩力增强和心动过速时，如高热、贫血、甲状腺功能亢进等均可使 S1 增强。②S1 减弱：常见于二尖瓣关闭不全。由于左心室舒张期过度充盈（包括由肺静脉回流的血液加收缩期反流入左房的血液），使二尖瓣漂浮，以致在心室收缩前二尖瓣位置较高，关闭时振幅小，因而 S1 减弱。其他原因如心电图 P-R 间期延长、主动脉瓣关闭不全等使心室充盈过度和二尖瓣位置较高；以及心肌炎、心肌病、心肌梗死或心力衰竭时，由于心肌收缩力减弱均可致 S1 减弱。③S1 强弱不等：常见于心房颤动和完全性房室传导阻滞。前者当两次心搏相近时 S1 增强，相距远时则 S1 减弱；后者当心房心室几乎同时收缩时 S1 增强，又称"大炮音"，其机制是当心室收缩正好即刻出现在心房收缩之后（心电图上表现为 QRS 波接近 P 波出现），心室在相对未完全舒张和未被血液充分充盈的情况下，二尖瓣位置较低，急速的心室收缩使二尖瓣迅速和有力地关闭使 S1 增强。

2）第二心音强度的改变：体循环或肺循环阻力的大小和半月瓣的病理改变是影响 S2 的主要因素。S2 有两个主要部分即主动脉瓣部分（A2）和肺动脉瓣部分（P2），通常 A2 在主动脉瓣区最清楚，P2 在肺动脉瓣区最清晰。一般情况下，青少年 P2>A2，成年人 P2=A2，而老年人 P2<A2。①S2 增强：体循环阻力增高或血流增多时，主动脉压增高，主动脉瓣关闭有力，振动大，以致 S2 的主动脉瓣部分（A2）增强或亢进，可呈高调金属撞击音；亢进的 A2 可向心尖及肺动脉瓣区传导，如高血压、动脉粥样硬化。同样，肺循环阻力增高或血流量增多时，肺动脉压力增高，S2 的肺动脉瓣部分（P2）亢进，可向胸骨左缘第 3 肋间传导，但不向心尖传导，如肺源性心脏病、左向右分流的先天性心脏病（如房间隔缺损、室间隔缺损、动脉导管未闭等）、二尖瓣狭窄伴肺动脉高压等。②S2 减弱：由于体循环或肺循环阻力降低、血流减少、半月瓣钙化或严重纤维化时均可分别导致第二心音的 A2 或 P2 减弱，如低血压、主动脉瓣或肺动脉瓣狭窄等。

（2）心音性质改变　心肌严重病变时，第一心音失去原有性质且明显减弱，第二心音也弱，S1、S2 极相似，可形成"单音律"。当心率增快，收缩期与舒张期时限几乎相等时，听诊类似钟摆声，又称"钟摆律"或"胎心律"，提示病情严重，如大面积急性心肌梗死和重症心肌炎等。

（3）心音分裂　正常生理条件下，心室收缩与舒张时两个房室瓣与两个半月瓣的关闭并非绝对同步，三尖瓣较二尖瓣延迟关闭 0.02～0.03 s，肺动脉瓣迟于主动脉瓣约 0.03 s，上述时间差不能被人耳分辨，听诊仍为一个声音。当 S1 或 S2 的两个主要成分之间的间距延长，导致听诊闻及心音分裂为两个声音即称心音分裂。

1）S1 分裂：当左、右心室收缩明显不同步时，S1 的两个成分相距 0.03 s 以上时，可出现 S1 分裂，在心尖或胸骨左下缘可闻及 S1 分裂。S1 的分裂一般并不因呼吸而有变异，常见于心室电或机械活动延迟，使三尖瓣关闭明显迟于二尖瓣。电活动延迟见于完全性右束支传导阻滞，机械活动延迟见于肺动脉高压等，由于右心室开始收缩时间晚于左心室、三尖瓣延迟关闭，以致 S1 分裂。

2）S2 分裂：临床上较常见，以肺动脉瓣区明显。①生理性分裂，由于深吸气时因胸腔负压增加，右心回心血流增加，右室排血时间延长，使肺动脉瓣关闭延迟，如果肺动脉瓣关闭明显迟于主动脉瓣关闭，则可在深吸气末出现 S2 分裂，无心脏疾病存在，尤其是在青少年更常见。②通常分裂，是临床上最为常见的 S2 分裂，也受呼吸影响，见于某些使右室排血时间延长的情况，如二尖瓣狭窄伴肺动脉高压、肺动脉瓣狭窄等，也可见于左室射血时间缩短，使主动脉瓣关闭时间提前（如二尖瓣关闭不全、室间隔缺损等）。③固定分裂，指 S2 分裂不受吸气、呼气的影响，S2 分裂的两个成分时距较固定，可见于先天性心脏病房间隔缺损。房间隔缺损时，虽然呼气时右心房回心血量有所减少，但由于存在左房向右房的血液分流，右心血流仍然增加，排血时间延长，肺动脉瓣关闭明显延迟，致 S2 分裂；当吸气时，回心血流增加，但右房压力暂时性增高同时造成左向右分流稍减，抵消了吸气导致的右心血流增加的改变，因此其 S2 分裂的时距较固定。

5. 额外心音　指在正常 S1、动脉瓣部分 S2 之外听到的病理性附加心音，与心脏杂音不同。多数为病理性，大部分出现在 S2 之后即舒张期，与原有的心音 S1、S2 构成三音律，如奔马律、开瓣音和心包叩击音等；也可出现在 S1 之后即收缩期，如收缩期喷射音。少数可出现两个附加心音，则构成四音律。

（1）舒张期额外心音

1）奔马律：系一种额外心音发生在舒张期的三音心律，由于同时常存在的心率增快，额外心音与原有的 S1、S2 组成类似马奔跑时的蹄声，故称奔马律。奔马律是心肌严重损害的体征。按其出现时间的早晚可分 3 种。①舒张早期奔马律：最为常见，是病理性的 S3。常伴有心率增快，使 S2 和 S3 的间距与 S1 和 S2 的间距相仿，听诊音调低、强度弱，又称第三心音奔马律。它与生理性 S3 的主要区别是后者见于健康人，尤其是儿童和青少年，在心率不快时易发现，S3 与 S2 的间距短于 S1 与 S2 的间距，左侧卧位及呼气末明显，且在坐位或立位时 S3 可消失。一般认为舒张早期奔马律是由于心室舒张期负荷过重，心肌张力减低与顺应性减退，以致心室舒张时，血液充盈引起室壁振动。舒张早期奔马律的出现，提示有严重器质性心脏病，常见于心力衰竭、急性心肌梗死、重症心肌炎与扩张型心肌病等。根据舒张早期奔马律不同来源又可分为左室奔马律与右室奔马律，以左室占多数。听诊部位为左室奔马律在心尖区稍内侧，呼气时响亮；右室奔马律则在剑突下或胸骨左缘第 5 肋间，吸气时响亮。②舒张晚期奔马律：又称收缩期前奔马律或房性奔马律，发生于 S4 出现的时间，为增强的 S4。该奔马律的发生与心房收缩有关，是由于心室舒张末期压力增高或顺应性减退，以致心房为克服心室的充盈阻力而加强收缩所产生的异常心房音。多见于阻力负荷过重引起心室肥厚的心脏病，如高血压性心脏病、肥厚型心肌病、主动脉瓣狭窄等。听诊特点为音调较低，强度较弱，距 S2 较远，较接近 S1（在 S1 前约 0.1 s），在心尖部稍内侧听诊最清楚。③重叠型奔马律：为舒张早期和晚期奔马律在快速性心率或房室传导时间延长时在舒张中期重叠出现引起，使此额外音明显增强。当心率较慢时，两种奔马律可没有重叠，则听诊为 4 个心音，称舒张期四音律，常见于心肌病或心力衰竭。

2）开瓣音：又称二尖瓣开放拍击声，常位于第二心音后 0.05～0.06 s，见于二尖瓣狭窄而瓣膜尚柔软时。由于舒张早期血液自高压力的左心房迅速流入左室，导致弹性尚好的瓣叶迅速开放后又突然停止，使瓣叶振动引起的拍击样声音。听诊特点为音调高、历时短促而响亮、清脆，呈拍击样，在心尖内侧较清楚。开瓣音的存在可作为二尖

笔记栏

瓣瓣叶弹性及活动尚好的间接指标，是二尖瓣分离术适应证的重要参考条件。

3）心包叩击音：见于缩窄性心包炎，在S2后0.09～0.12 s出现的中频、较响而短促的额外心音。为舒张早期心室快速充盈时，由于心包增厚，阻碍心室舒张以致心室在舒张过程中被迫骤然停止，导致室壁振动而产生的声音，在胸骨左缘最易闻及。

（2）收缩期额外心音　心脏在收缩期也可出现额外心音，可分别发生于收缩早期或中、晚期。

1）收缩早期喷射音：又称收缩早期喀喇音，为高频爆裂样声音，高调、短促而清脆，紧接于S1后0.05～0.07 s，在心底部听诊最清楚。其产生机制为扩大的肺动脉或主动脉在心室射血时动脉壁振动，以及在主、肺动脉阻力增高的情况下半月瓣瓣叶用力开启，或狭窄的瓣叶在开启时突然受限产生振动所致。根据发生部位可分为肺动脉收缩期喷射音和主动脉收缩期喷射音。①肺动脉收缩期喷射音：在肺动脉瓣区最响，吸气时减弱，呼气时增强。见于肺动脉高压、原发性肺动脉扩张、轻中度肺动脉瓣狭窄和房间隔缺损、室间隔缺损等疾病。②主动脉收缩期喷射音：在主动脉瓣区听诊最响，可向心尖传导，不受呼吸影响。见于高血压、主动脉瘤、主动脉瓣狭窄、主动脉瓣关闭不全与主动脉缩窄等。当瓣膜钙化和活动减弱时，此喷射音可消失。

2）收缩中、晚期喀喇音：高调、短促、清脆，如关门落锁的Ka-Ta样声音，在心尖区及其稍内侧最清楚，改变体位从下蹲到直立可使喀喇音在收缩期的较早阶段发生，而下蹲位或持续紧握指掌可使喀喇音发生时间延迟。喀喇音出现在S1后0.08 s者称收缩中期喀喇音，0.08 s以上者为收缩晚期喀喇音。喀喇音可由房室瓣（多数为二尖瓣）在收缩中、晚期脱入左房，瓣叶突然紧张或其腱索的突然拉紧产生震动所致，这种情况临床上称为二尖瓣脱垂。由于二尖瓣脱垂可造成二尖瓣关闭不全，血液由左室反流至左房，因而二尖瓣脱垂患者可同时伴有收缩晚期杂音。收缩中、晚期喀喇音合并收缩晚期杂音也称二尖瓣脱垂综合征。

（3）医源性额外音　由于心血管病治疗技术的发展，人工器材置入心脏，可导致额外心音。常见的主要有两种：人工瓣膜音和人工起搏音。

1）人工瓣膜音：在置换人工金属瓣后均可产生瓣膜开关时撞击金属支架所致的金属乐音，音调高、响亮、短促。人工二尖瓣关瓣音在心尖部最响而开瓣音在胸骨左下缘最明显。人工主动脉瓣开瓣音在心底及心尖部均可听到，而关瓣音则仅在心底部闻及。

2）人工起搏音：安置起搏器后有可能出现两种额外音。①起搏音，发生于S1前0.08～0.12 s处，高频、短促、带喀喇音性质。在心尖内侧或胸骨左下缘最清楚。为起搏电极发放的脉冲电流刺激心内膜或心外膜电极附近的神经组织，引起局部肌肉收缩和起搏电极导管在心腔内摆动引起的振动所致。②膈肌音，发生在S1之前，伴上腹部肌肉收缩，为起搏电极发放的脉冲电流刺激膈肌或膈神经引起膈肌收缩所产生。

6.心包摩擦音　指脏层与壁层心包由于生物性或理化因素致纤维蛋白沉积而粗糙，以致在心脏搏动时产生摩擦而出现的声音。音质粗糙、高音调、搔抓样、比较表浅，类似纸张摩擦的声音。在心前区或胸骨左缘第3、4肋间最响亮，坐位前倾及呼气末更明显。典型者摩擦音的声音呈三相：心房收缩-心室收缩-心室舒张期，但多为心室收缩-心室舒张的双期摩擦音，有时也可仅出现在收缩期。心包摩擦音与心搏一致，屏气时摩擦音仍存在，可据此与胸膜摩擦音相鉴别。见于各种感染性心包炎，也可见于急性心肌梗死、尿毒症、心脏损伤后综合征和系统性红斑狼疮等非感染性情况。当心

笔记栏

包腔有一定积液量后，摩擦音可消失。

7. 心脏杂音　心脏杂音是指在心音与额外心音之外，在心脏收缩或舒张过程中的异常声音，杂音性质的判断对于心脏病的诊断具有重要的参考价值。

（1）杂音产生的机制　正常血流呈层流状态。在血流加速、异常血流通道、血管管径异常等情况下，可使层流转变为湍流或旋涡而冲击心壁、大血管壁、瓣膜、腱索等使之振动而在相应部位产生杂音。

1）血流加速：血流速度越快，就越容易产生旋涡，杂音也越响。如剧烈运动、严重贫血、高热、甲状腺功能亢进等，使血流速度明显增加时，即使没有瓣膜或血管病变也可产生杂音，或使原有杂音增强。

2）瓣膜口狭窄：血流通过狭窄处会产生湍流而形成杂音，是形成杂音的常见原因。如二尖瓣狭窄、主动脉瓣狭窄、肺动脉瓣狭窄、先天性主动脉缩窄等。此外，也可由于心腔或大血管扩张导致的瓣口相对狭窄，血流通过时也可产生旋涡，形成湍流而出现杂音。

3）瓣膜关闭不全：心脏瓣膜由于器质性病变（畸形、粘连或穿孔等）形成的关闭不全或心腔扩大导致的相对性关闭不全，血液反流经过关闭不全的部位会产生旋涡而出现杂音，也是产生杂音的常见原因。如主动脉瓣关闭不全的主动脉瓣区舒张期杂音，高血压性心脏病左心室扩大导致的二尖瓣相对关闭不全的心尖区收缩期杂音。

4）异常血流通道：在心腔内或大血管间存在异常通道，如室间隔缺损、动脉导管未闭等，血流经过这些异常通道时会形成旋涡而产生杂音。

5）心腔异常结构：心室内乳头肌、腱索断裂的残端漂浮，均可能扰乱血液层流而出现杂音。

6）大血管瘤样扩张：血液在流经该血管瘤（主要是动脉瘤）时会形成涡流而产生杂音。

（2）杂音的听诊要点　杂音的听诊有一定的难度，应根据以下要点进行仔细分辨并分析。

1）最响部位和传导方向：杂音最响部位常与病变部位有关，如杂音在心尖部最响，提示二尖瓣病变；杂音在主动脉瓣区或肺动脉瓣区最响，则分别提示为主动脉瓣或肺动脉瓣病变；如在胸骨左缘第3、4肋间闻及响亮而粗糙的收缩期杂音，应考虑室间隔缺损等。杂音的传导方向也有一定规律，如二尖瓣关闭不全的杂音多向左腋下传导，主动脉瓣狭窄的杂音向颈部传导，而二尖瓣狭窄的隆隆样杂音则局限于心尖区。由于许多杂音具有传导性，在心脏任何听诊区听到的杂音除考虑相应的瓣膜病变外，尚应考虑是否由其他部位传导所致。一般杂音传导得越远，则其声音将变得越弱，但性质仍保持不变。可将听诊器自某一听诊区逐渐移向另一听诊区，若杂音逐渐减弱，只在某一听诊区杂音最响，则可能仅是这一听诊区相应的瓣膜或部位有病变，其他听诊区的杂音是传导而来的。若移动时，杂音先逐渐减弱，而移近另一听诊区时杂音有增强且性质不相同，应考虑两个瓣膜或部位均有病变。

2）时期：不同时期的杂音反映不同的病变。可分为收缩期杂音、舒张期杂音、连续性杂音和双期杂音（收缩期与舒张期均出现但不连续的杂音）。还可根据杂音在收缩期或舒张期出现的早、晚而进一步分为早期、中期、晚期或全期杂音。一般认为，舒张期杂音和连续性杂音均为器质性杂音，而收缩期杂音则可能系器质性或功能性，应

笔记栏

注意鉴别。

3）性质：指由于杂音的不同频率而表现出音调与音色的不同。临床上常用于形容杂音音调的词为柔和、粗糙。杂音的音色可形容为吹风样、隆隆样（雷鸣样）、机器样、喷射样、叹气样（哈气样）、乐音样和鸟鸣样等。不同音调与音色的杂音，反映不同的病理变化。杂音的频率常与形成杂音的血流速度呈正比。临床上可根据杂音的性质，推断不同的病变。如心尖区舒张期隆隆样杂音是二尖瓣狭窄的特征；心尖区粗糙的吹风样全收缩期杂音，常指示二尖瓣关闭不全；心尖区柔和而高调的吹风样杂音常为功能性杂音；主动脉瓣第二听诊区舒张期叹气样杂音为主动脉瓣关闭不全等。

4）强度与形态：即杂音的响度及其在心动周期中的变化。收缩期杂音的强度一般采用 Levine 6 级分级法（表 6-6），对舒张期杂音的分级也可参照此标准，但亦有只分为轻、中、重度 3 级。

**表 6-6　杂音强度分级**

| 级别 | 响度 | 听诊特点 | 震颤 |
|---|---|---|---|
| 1 | 很轻 | 很弱，易被初学者或缺少心脏听诊经验者所忽视 | 无 |
| 2 | 轻度 | 能被初学者或缺少心脏听诊经验者听到 | 无 |
| 3 | 中度 | 明显的杂音 | 无 |
| 4 | 中度 | 明显的杂音 | 无 |
| 5 | 响亮 | 杂音很响 | 明显 |
| 6 | 响亮 | 杂音很响，即使听诊器稍离开胸壁也能听到 | 明显 |

常见的杂音形态有 5 种。①递增型杂音：杂音由弱逐渐增强，如二尖瓣狭窄的舒张期隆隆样杂音。②递减型杂音：杂音由较强逐渐减弱，如主动脉瓣关闭不全时的舒张期叹气样杂音。③递增递减型杂音：又称菱形杂音，即杂音由弱转强，再由强转弱，如主动脉瓣狭窄的收缩期杂音。④连续型杂音：杂音由收缩期开始，逐渐增强，高峰在 S2 处，舒张期开始渐减，直到下一心动的 S1 前消失，如动脉导管未闭的连续性杂音。⑤一贯型杂音：强度大体保持一致，如二尖瓣关闭不全的全收缩期杂音。

5）体位、呼吸和运动对杂音的影响：采取某一特定的体位或体位改变、运动后、深吸气或呼气、屏气等动作可使某些杂音增强或减弱，有助于杂音的判别。①体位：左侧卧位可使二尖瓣狭窄的舒张期隆隆样杂音更明显；前倾坐位时，易于闻及主动脉瓣关闭不全的叹气样杂音；仰卧位则二尖瓣、三尖瓣与肺动脉瓣关闭不全的杂音更明显。此外，迅速改变体位，由于血流分布和回心血量的改变也可影响杂音的强度，如从卧位或下蹲位迅速站立，使瞬间回心向量减少，从而使二尖瓣、三尖瓣、主动脉瓣关闭不全及肺动脉瓣狭窄与关闭不全的杂音均减轻，而肥厚型梗阻性心肌病的杂音则增强。②呼吸：深吸气时，胸腔负压增加，回心血量增多和右心室排血量增加，从而使与右心相关的杂音增强，如三尖瓣或肺动脉瓣狭窄与关闭不全。如深吸气后紧闭声门并用力做呼气动作（瓦氏动作）时，胸腔压力增高，回心血量减少，经瓣膜产生的杂音一般都减轻，而肥厚型梗阻性心肌病的杂音则增强。③运动：使心率增快，心搏增强，在一定的心率范围内亦使杂音增强。

**（四）心脏杂音的临床意义**

杂音的听取对心血管病的诊断与鉴别诊断有重要价值。但是，有杂音不一定有心脏病，有心脏病也可无杂音。根据产生杂音的心脏部位有无器质性病变可区分为器质性杂音与功能性杂音；根据杂音的临床意义又可以分为病理性杂音和生理性杂音（包括无害性杂音）。器质性杂音是指杂音产生部位有器质性病变存在，而功能性杂音包括以下几种。①生理性杂音；②全身性疾病造成的血流动力学改变产生的杂音（如甲状腺功能亢进使血流速度明显增加）；③有心脏病理意义的相对性关闭不全或狭窄引起的杂音（也可称相对性杂音）。后者心脏局部虽无器质性病变，但它与器质性杂音又可合称为病理性杂音。应该注意的是，生理性杂音必须符合以下条件：只限于收缩期、心脏无增大、杂音柔和、吹风样、无震颤。

根据杂音出现在心动周期中的时期与部位，将杂音的特点和临床意义分述如下。

1. 收缩期杂音

（1）二尖瓣区　①功能性：常见于运动、发热、贫血、妊娠与甲状腺功能亢进等。杂音性质柔和、吹风样、强度2/6级，时限短，较局限。具有心脏病理意义的功能性杂音有左心增大引起的二尖瓣相对性关闭不全，如高血压性心脏病、冠心病、贫血性心脏病和扩张型心肌病等，杂音性质较粗糙、吹风样、强度（2～3）/6级，时限较长，可有一定的传导。②器质性：主要见于风湿性心瓣膜病二尖瓣关闭不全等，杂音性质粗糙、吹风样、高调，强度≥3/6级，持续时间长，可占全收缩期，甚至遮盖S1，并向左腋下传导。

（2）主动脉瓣区　①功能性：见于升主动脉扩张，如高血压和主动脉粥样硬化。杂音柔和，常有A2亢进。②器质性：多见于各种病因的主动脉瓣狭窄。杂音为典型的喷射性收缩中期杂音，响亮而粗糙，递增递减型，向颈部传导，常伴有震颤，且A2减弱。

（3）肺动脉瓣区　①功能性：其中生理性杂音在青少年及儿童中多见，呈柔和、吹风样，强度在2/6级以下，时限较短。心脏病理情况下的功能性杂音，为肺淤血及肺动脉高压导致肺动脉扩张产生的肺动脉瓣相对性狭窄的杂音，听诊特点与生理性类似，杂音强度较响，P2亢进，见于二尖瓣狭窄、先天性心脏病的房间隔缺损等。②器质性：见于肺动脉瓣狭窄，杂音呈典型的收缩中期杂音，喷射性，粗糙，强度≥3/6级，常伴有震颤且P2减弱。

（4）三尖瓣区　①功能性：多见于右心室扩大的患者，如二尖瓣狭窄、肺心病，因右心室扩大导致三尖瓣相对性关闭不全。杂音为吹风样、柔和，吸气时增强，一般在3/6级以下，可随病情好转、心腔缩小而减弱或消失。由于右心室增大，杂音部位可移向左侧近心尖处，需注意与二尖瓣关闭不全的杂音鉴别。②器质性，极少见，听诊特点与器质性二尖瓣关闭不全类似，但不传至腋下，可伴颈静脉和肝收缩期搏动。

（5）其他部位　①功能性：在胸骨左缘第2、3、4肋间，部分青少年中可闻及生理性（无害性）杂音，可能系左或右心室将血液排入主或肺动脉时产生的紊乱血流所致。杂音（1～2）/6级、柔和、无传导，平卧位吸气时杂音易闻及，坐位时杂音减轻或消失。②器质性：常见的有胸骨左缘第3、4肋间响亮而粗糙的收缩期杂音伴震颤，有时呈喷射性，提示室间隔缺损等。

2. 舒张期杂音

（1）二尖瓣区　①功能性，主要见于中、重度主动脉瓣关闭不全，导致左室舒张期

笔记栏

容量负荷过高，使二尖瓣基本处于半关闭状态，呈现相对狭窄而产生杂音，称 Austin Flint杂音。应注意与器质性二尖瓣狭窄的杂音鉴别。②器质性，主要见于风湿性心瓣膜病的二尖瓣狭窄。听诊特点为心尖 S1 亢进，局限于心尖区的舒张中、晚期低调、隆隆样、递增型杂音，平卧或左侧卧位易闻及，常伴震颤。

（2）主动脉瓣区　主要见于各种原因的主动脉瓣关闭不全所致的器质性杂音。杂音呈舒张早期开始的递减型柔和叹气样的特点，常向胸骨左缘及心尖传导，于主动脉瓣第二听诊区、前倾坐位、深呼气后暂停呼吸最清楚。常见原因为风湿性心瓣膜病或先天性心脏病的主动脉瓣关闭不全、特发性主动脉瓣脱垂、梅毒性升主动脉炎和马方综合征所致主动脉瓣关闭不全。

肺动脉瓣区：器质性病变引起者极少，多由于肺动脉扩张导致相对性关闭不全所致的功能性杂音。杂音柔和、较局限、呈舒张期递减型、吹风样，于吸气末增强，常合并 P2 亢进，称 Graham Steell 杂音，常见于二尖瓣狭窄伴明显肺动脉高压。

（3）三尖瓣区　局限于胸骨左缘第 4、5 肋间，低调隆隆样，深吸气末杂音增强，见于三尖瓣狭窄，极为少见。

3. 连续性杂音　常见于先天性心脏病动脉导管未闭。杂音粗糙、响亮似机器转动样，持续于整个收缩与舒张期，其间不中断，掩盖 S2。在胸骨左缘第 2 肋间稍外侧闻及，常伴有震颤。此外，先天性心脏病主肺动脉间隔缺损也可有类似杂音，但位置偏内而低，约在胸骨左缘第 3 肋间。冠状动静脉瘘、冠状动脉窦瘤破裂也可出现连续性杂音，但前者杂音柔和；后者有冠状动脉窦瘤破裂的急性病史。

## 第五节　血管检查

血管检查是心血管检查的重要组成部分。本节重点阐述周围血管检查，包括脉搏、血压、血管杂音和周围血管征。

### 一、脉搏

检查脉搏主要用触诊，也可用脉搏计描记波形。检查时可选择桡动脉、肱动脉、股动脉、颈动脉及足背动脉等。检查时需两侧脉搏情况对比，正常人两侧脉搏差异很小，不易察觉。某些疾病时，两侧脉搏明显不同，如缩窄性大动脉炎或无脉症。在检查脉搏时应注意脉搏脉率、节律、紧张度和动脉壁弹性、强弱和波形变化。

#### （一）脉率

脉率影响因素一般类似于心率。各种生理、病理情况或药物影响也可使脉率增快或减慢。此外，除脉率快慢外，还应观察脉率与心率是否一致。某些心律失常如心房颤动或频发期前收缩时，由于部分心脏收缩的搏出量低，不足以引起周围动脉搏动，故脉率可少于心率。

#### （二）脉律

脉搏的节律可反映心脏的节律。正常人脉律规则，有窦性心律不齐者的脉律可随呼吸改变，吸气时增快，呼气时减慢。各种心律失常患者均可影响脉律，如心房颤动者脉律绝对不规则，脉搏强弱不等和脉率少于心率，后者称脉搏短绌；有期前收缩呈二联律或三联律者可形成二联脉、三联脉；二度房室传导阻滞者可有脉搏脱漏，称脱落脉等。

#### （三）紧张度与动脉壁状态

脉搏的紧张度与动脉硬化的程度有关。检查时，可将 2 个手指指腹置于桡动脉上，近心端手指用力按压阻断血流，使远心端手指触不到脉搏，通过施加压力的大小及感觉的血管壁弹性状态判断脉搏紧张度。例如将桡动脉压紧后，虽远端手指触不到动脉搏动，但可触及条状动脉的存在，并且硬而缺乏弹性似条索状、迂曲或结节状，提示动脉硬化。

#### （四）强弱

脉搏的强弱与心搏出量、脉压和外周血管阻力相关。脉搏增强且振幅大，是由于心搏量大、脉压宽和外周阻力低所致，见于高热、甲状腺功能亢进、主动脉瓣关闭不全等。脉搏减弱而振幅低是由于心搏量少、脉压小和外周阻力增高所致，见于心力衰竭、主动脉瓣狭窄与休克等。

#### （五）脉波

了解脉波变化有助于心血管疾病的诊断，通过仔细地触诊动脉（如桡动脉、肱动脉或股动脉）可发现各种脉波异常的脉搏。

1. 水冲脉　脉搏骤起骤落，犹如潮水涨落，故名水冲脉。是由于周围血管扩张或存在分流、反流所致。前者常见于甲状腺功能亢进、严重贫血、脚气病等，后者常见于主动脉瓣关闭不全、先天性心脏病动脉导管未闭、动静脉瘘等。检查者握紧患者手腕掌面，将其前臂高举过头部，可明显感知桡动脉犹如水冲的急促而有力的脉搏冲击。

2. 交替脉　系节律规则而强弱交替的脉搏，必要时嘱患者在呼气中期屏住呼吸，以排除呼吸变化所影响的可能性。如测量血压可发现强弱脉搏间有 10～30 mmHg 的压力差，当气袖慢慢放气至脉搏声刚出现时，即代表强搏的声音，此时的频率是心率的一半。一般认为系左室收缩力强弱交替所致，为左室心力衰竭的重要体征之一。常见于高血压性心脏病、急性心肌梗死和主动脉瓣关闭不全等。

3. 奇脉　是指吸气时脉搏明显减弱或消失，系左心室搏血量减少所致。正常人脉搏强弱不受呼吸周期影响。当有心脏压塞或心包缩窄时，吸气时一方面由于右心舒张受限，回心血量减少而影响右心排血量，右心室排入肺循环的血量减少，另一方面肺循环受吸气时胸腔负压的影响，肺血管扩张，致使肺静脉回流入左心房血量减少，因而左室排血也减少。这些因素形成吸气时脉搏减弱，甚至不能触及，故又称“吸停脉”。明显的奇脉触诊时即可按知，不明显的可用血压计检测，吸气时收缩压较呼气时低 10 mmHg 以上。

4. 无脉　即脉搏消失，可见于严重休克及多发性大动脉炎，后者系由于某一部位动脉闭塞而致相应部位脉搏消失。

## 二、血压

血压通常指体循环动脉血压（blood pressure，BP），是重要的生命体征。

笔记栏

(一)测量方法

血压测定方法有两种。①直接测量法:即经皮穿刺将导管由周围动脉送至主动脉,导管末端接监护测压系统,自动显示血压值。本法虽然精确、实时且不受外周动脉收缩的影响,但为有创方式,仅适用于危重、疑难病例。②间接测量法:即袖带加压法,以血压计测量。血压计有汞柱式、弹簧式和电子血压计,诊所或医院常用汞柱式血压计或经国际标准(BHS 和 AAMI)检验合格的电子血压计进行测量。间接测量法的优点为简便易行,但易受多种因素影响,尤其是周围动脉舒缩变化的影响。

操作规程:患者半小时内禁烟、禁咖啡、排空膀胱,安静环境下在有靠背的椅子安静休息至少 5 min。取坐位或仰卧位测血压,被检查者上肢裸露伸直并轻度外展,肘部置于心脏同一水平,将气袖均匀紧贴皮肤缠于上臂,使其下缘在肘窝以上 2 ~ 3 cm,气袖中央位于肱动脉表面。检查者触及肱动脉搏动后,将听诊器体件置于搏动上准备听诊。然后,向袖带内充气,边充气边听诊,待肱动脉搏动声消失,再升高 30 mmHg 后,缓慢放气,双眼随汞柱下降,平视汞柱表面,根据听诊结果读出血压值。根据 Korotkoff 5 期法,首先听到的响亮拍击声(第 1 期)代表收缩压,随后拍击声有所减弱和带有柔和吹风样杂音称为第 2 期,在第 3 期当压力进一步降低而动脉血流量增加后,拍击声增强和杂音消失,然后音调突然变得沉闷为第 4 期,最终声音消失即达第 5 期。第 5 期的血压值即舒张压。对于妊娠妇女、严重贫血、甲状腺功能亢进、主动脉瓣关闭不全及 Korotkoff 音不消失者,可以第 4 期作为舒张压读数,或舒张压也可以同时记录两个数值,如血压 160/(50 ~ 80) mmHg。血压至少应测量 2 次,间隔 1 ~ 2 min;如收缩压或舒张压 2 次读数相差 5 mmHg 以上,应再次测量,以 3 次读数的平均值作为测量结果。收缩压与舒张压之差值为脉压,舒张压加 1/3 脉压为平均动脉压。需注意的是,部分被检查者偶尔可出现听诊间隙(在收缩压与舒张压之间出现的无声间隔),可能因未能识别而导致收缩压的低估,主要见于重度高血压或主动脉瓣狭窄等。因此,需注意向袖带内充气时肱动脉搏动声消失后,再升高 30 mmHg,一般能防止此误差。

气袖宽度:气袖大小应适合患者的上臂臂围,至少应包裹 80% 上臂。手臂过于粗大或测大腿血压时,用标准气袖测值会过高,反之,手臂太细或儿童测压时用标准气袖则结果会偏低。因此,针对这些特殊情况,为保证测量准确,须使用适当大小的袖带。

(二)血压标准

正常成人血压标准的制定经历了多次改变,主要根据大规模流行病学资料分析获得。根据《中国高血压防治指南》(2005 年修订版)的标准,规定如表 6-7。

表 6-7 血压水平的定义和分类

| 类别 | 收缩压/mmHg | 舒张压/mmHg |
|---|---|---|
| 正常血压 | <120 | <80 |
| 正常高值 | 130 ~ 139 | 85 ~ 89 |
| 高血压 | | |
| 1 级高血压(轻度) | 140 ~ 159 | 90 ~ 99 |
| 2 级高血压(中度) | 160 ~ 179 | 100 ~ 109 |

笔记栏

续表 6-7

| 类别 | 收缩压/mmHg | 舒张压/mmHg |
|---|---|---|
| 3 级高血压(重度) | ≥180 | ≥110 |
| 单纯收缩期高血压 | ≥140 | <90 |

若患者的收缩压与舒张压分属不同级别时,则以较高的分级为准;单纯收缩期高血压也可参照收缩压水平分为 1、2、3 级

### (三)血压变动的临床意义

1. 高血压　血压值受多种因素的影响,如情绪激动、紧张、运动等;若在安静、清醒的条件下采用标准测量方法,至少 3 次非同日血压值达到或超过收缩压 140 mmHg 和(或)舒张压 90 mmHg,即可认为有高血压,如果仅收缩压达到标准则称为单纯收缩期高血压。高血压绝大多数是原发性高血压,约 5% 继发于其他疾病,称为继发性或症状性高血压,如慢性肾炎等。高血压是动脉粥样硬化和冠心病的重要危险因素,也是心力衰竭的重要原因。

2. 低血压　凡血压低于 90/60 mmHg 时称低血压。持续的低血压状态多见于严重病症,如休克、心肌梗死、急性心脏压塞等。低血压也可有体质的原因,患者自诉一贯血压偏低,一般无症状。另外,如果患者平卧 5 min 以上后站立 1 min 和 5 min,其收缩压下降 20 mmHg 以上,并伴有头晕或晕厥,为直立性低血压。

3. 双侧上肢血压差别显著　正常双侧上肢血压差别达 5 ~ 10 mmHg,若超过此范围则属异常,见于多发性大动脉炎或先天性动脉畸形等。

4. 上下肢血压差异常　正常下肢血压高于上肢血压 20 ~ 40 mmHg,如下肢血压低于上肢应考虑主动脉缩窄或胸腹主动脉型大动脉炎等。

5. 脉压改变　脉压明显增大,结合病史,可考虑甲状腺功能亢进、主动脉瓣关闭不全和动脉硬化等。若脉压减小,可见于主动脉瓣狭窄、心包积液及严重心力衰竭患者。

### (四)动态血压监测

近年来在血压监测方面除了重危患者的床旁有创监测外,尚有动态血压监测(ambulatory blood pressure monitoring, ABPM),是高血压诊治中的一项进展。测量应使用符合国际标准(BHS 和 AAMI)的动态血压检测仪,按设定间期 24 h 记录血压。一般设白昼时间为 6am ~ 10pm;每 15 min 或 20 min 测血压 1 次;晚间为 10pm 至次晨 6am,每 30 min 记录 1 次。动态血压的国内正常参考标准介绍如下:24 h 平均血压值 <130/80 mmHg;白昼平均值 <135/85 mmHg;夜间平均值 <125/75 mmHg。正常情况下,夜间血压值较白昼低 10% ~ 15%。凡是疑有单纯性诊所高血压(白大衣高血压)、隐蔽性高血压、顽固难治性高血压、发作性高血压或低血压,以及降压治疗效果差的患者,均应考虑做动态血压监测作为常规血压的补充手段。

## 三、血管杂音及周围血管征

### (一)静脉杂音

由于静脉压力低,不易出现涡流,故杂音一般多不明显。临床较有意义的有颈静

笔记栏

脉营营声（无害性杂音），在颈根部近锁骨处，甚至在锁骨下，尤其是右侧可出现低调、柔和、连续性杂音，坐位及站立明显，系颈静脉血液快速回流入上腔静脉所致。以手指压迫颈静脉暂时中断血流，杂音可消失，属无害性杂音。应注意与甲状腺功能亢进的血管杂音和某些先天性心脏病的杂音鉴别。此外，肝硬化门静脉高压引起腹壁静脉曲张时，可在脐周或上腹部闻及连续性静脉营营声。

（二）动脉杂音

多见于周围动脉、肺动脉和冠状动脉。如甲状腺功能亢进症在甲状腺侧叶的连续性杂音临床上极为多见，提示局部血流丰富；多发性大动脉炎的狭窄病变部位可听到收缩期杂音；肾动脉狭窄时，在上腹部或腰背部闻及收缩期杂音；肺内动静脉瘘时，在胸部相应部位有连续性杂音；外周动静脉瘘时则在病变部位出现连续性杂音；冠状动静脉瘘时可在胸骨中下端出现较表浅而柔和的连续性杂音或双期杂音，部分以舒张期更为显著。还有在正常儿童及青年，锁骨上可有轻而短的呈递增递减型收缩期杂音，当双肩向后高度伸展可使杂音消失。该杂音发生原理尚不明确，可能来源于主动脉弓的头臂分支。

（三）周围血管征

脉压增大除可触及水冲脉外，还有以下体征。

1. 枪击音　在外周较大动脉表面，常选择股动脉，轻放听诊器膜型体件时可闻及与心跳一致短促如射枪的声音。

2. Duroziez 双重杂音　以听诊器钟型体件稍加压力于股动脉，并使体件开口方向稍偏向近心端，可闻及收缩期与舒张期双期吹风样杂音。

3. 毛细血管搏动征　用手指轻压患者指甲末端或以玻片轻压患者口唇黏膜，使局部发白，当心脏收缩和舒张时则发白的局部边缘发生有规律的红、白交替改变即为毛细血管搏动征。

凡体检时发现上述体征及水冲脉可统称周围血管征阳性，主要见于主动脉瓣重度关闭不全、甲状腺功能亢进和严重贫血等。

## 第七节　循环系统常见疾病的主要症状和体征

### 一、二尖瓣狭窄

二尖瓣狭窄是我国很常见的心脏瓣膜病，主要病因为风湿性，是风湿性心脏炎反复发作后遗留的慢性心脏瓣膜损。正常二尖瓣口径面积为 4.0～6.0 $cm^2$，病变时二尖瓣口明显缩小。

根据狭窄程度和代偿状态，可分为 3 期。①代偿期：当瓣口面积减少至 2.0 $cm^2$，左心房排血受阻，继而发生代偿性扩张和肥厚，以增强左心房容量和收缩，增加瓣口血流量。②左心房失代偿：瓣口面积减小到 1.5 $cm^2$ 时，左心房压进一步升高，当瓣口面积减小为 1.0 $cm^2$ 时，左心房压显著增高。左心房失代偿时，由于左心房与肺静脉之间并无瓣膜，肺静脉和肺毛细血管压升高、血管扩张、淤血。进而间质性肺水肿和肺血

笔记栏

管壁增厚，引起肺顺应性降低，出现呼吸困难，并逐步加重。③右心衰竭期：由于长期肺动脉高压，右心室负荷增加，出现右心室肥厚与扩张，最后导致右心衰竭。

【症状】

当失代偿期发生时，初为劳力性呼吸困难，随着病情发展，出现休息时呼吸困难、阵发性夜间呼吸困难、端坐呼吸，甚至发生急性肺水肿。另外，多于活动或夜间睡眠时发生咳嗽，劳累时加重，多为干咳。咳嗽致支气管内膜微血管或肺泡内毛细血管破裂时，有血丝痰；如咯出较大量鲜血，通常见于黏膜下支气管静脉破裂出血；急性肺水肿时多有大量粉红色泡沫状痰。如左心房明显扩张压迫食管，可引起吞咽困难；由于扩大的左房和肺动脉压迫左喉返神经致其麻痹引起声音嘶哑。

【体征】

1. 视诊　两颧绀红色呈二尖瓣面容，口唇轻度发绀，由于右心室增大心尖搏动可向左移位。若儿童期即有二尖瓣狭窄，因右心室肥大，心前区可有隆起。

2. 触诊　心尖区常有舒张期震颤，患者左侧卧位时较明显。右心室肥大时，心尖搏动左移，并且胸骨左下缘或剑突下可触及右心室收缩期抬举样搏动。

3. 叩诊　轻度二尖瓣狭窄者的心浊音界无异常。中度以上狭窄造成肺动脉段、左房增大，胸骨左缘第2、3肋间心浊音界向左扩大，正常心腰消失，心浊音界可呈梨形。

4. 听诊　①局限于心尖区的低调、隆隆样、舒张中晚期递增型杂音，左侧卧位时更明显，这是二尖瓣狭窄最重要而又特征性的体征。②部分患者于心尖区内侧可闻及一个紧跟S2后的高调、短促、响亮的二尖瓣开放拍击音（开瓣音），提示瓣膜弹性及活动度尚好。开瓣音在S2后发生越早，提示左房压高和狭窄严重。如瓣叶钙化僵硬，则S1减弱和（或）开瓣音消失。③由于肺动脉高压，同时主动脉压力低于正常，两瓣不能同步关闭，所致P2亢进和分裂。④如肺动脉扩张，肺动脉瓣区可有递减型高调叹气样舒张期早期Graham Steell杂音，于吸气末增强。⑤右室扩大伴三尖瓣关闭不全时，胸骨左缘第4、5肋间有收缩期吹风性杂音，于吸气时增强。⑥晚期患者可出现心房颤动、心音强弱不等，心律绝对不规则，有脉搏短绌。

## 二、二尖瓣关闭不全

二尖瓣关闭不全可分为急性与慢性两种类型。急性常由感染或缺血坏死引起腱索断裂或乳头肌坏死，也可为人工瓣膜置换术后并发急性瓣周漏，病情危急，预后严重。慢性二尖瓣关闭不全的病因可有风湿性、二尖瓣脱垂、冠心病乳头肌功能失调、老年性二尖瓣退行性变等。

【症状】

慢性二尖瓣关闭不全早期，无明显自觉症状，一旦出现明显症状，多已有不可逆的心功能损害。表现为心悸、咳嗽、劳力性呼吸困难、疲乏无力等，但急性肺水肿、咯血或动脉栓塞较二尖瓣狭窄为少。

【体征】

1. 视诊　左心室增大时，心尖搏动向左下移位，心尖搏动强，发生心力衰竭后减弱。

笔记栏

2. 触诊　心尖搏动有力，可呈抬举样，在重度关闭不全患者可触及收缩期震颤。

3. 叩诊　心浊音界向左下扩大，晚期可向两侧扩大，提示左右心室均增大。

4. 听诊　心尖区可闻及响亮粗糙、音调较高的3/6级以上全收缩期吹风样杂音，向左腋下和左肩胛下区传导。后叶损害为主时，杂音可传向胸骨左缘和心底部。S1常减弱，P2可亢进和分裂。严重反流时心尖区可闻及S3，以及紧随S3后的短促舒张期隆隆样杂音。

## 三、主动脉瓣狭窄

主动脉瓣狭窄主要病因有风湿性、先天性及老年性主动脉瓣钙化等。主动脉瓣狭窄使左心室排血明显受阻，产生左心室肥厚，使其顺应性降低，引起左心室舒张末压进行性升高，增加左心房后负荷。最终，由于室壁应力增高、心肌缺血和纤维化等导致左心室功能衰竭。同时，由于左心室射血负荷增加，前向性排血阻力增高，使冠状动脉血流减少，由于左心室壁增厚，使心肌氧耗增加，引起心肌缺血而产生心绞痛和左心衰竭。又因心排血量减低和(或)心律失常导致大脑供血不足可出现眩晕、昏厥及心脏性猝死。

**【症状】**

轻度狭窄患者可无症状。中、重度狭窄患者，常见呼吸困难、心绞痛和晕厥，为典型主动脉瓣狭窄的三联征。

**【体征】**

1. 视诊　心尖搏动增强，位置可稍移向左下。

2. 触诊　心尖搏动有力，呈抬举样。胸骨右缘第2肋间可触及收缩期震颤。

3. 叩诊　心浊音界正常或可稍向左下增大。

4. 听诊　在胸骨右缘第2肋间可闻及3/6级以上收缩期粗糙喷射性杂音呈递增递减型，向颈部传导。主动脉瓣区S2减弱，由于左室射血时间延长，可在呼气时闻及S2逆分裂。因左心室显著肥厚致舒张功能减退，顺应性下降而使心房为增强排血而收缩加强，因此心尖区有时可闻及S4。

## 四、主动脉瓣关闭不全

主动脉瓣关闭不全可由风湿性与非风湿性病因(先天性、瓣膜脱垂、感染性心内膜炎等)引起。主动脉瓣关闭不全，可分为急性与慢性。慢性者也可有很长的无症状期。主动脉瓣关闭不全时左心室的舒张期不仅接受左心房流入的血液，而且接受从主动脉反流的血液，左心室舒张末期容量增加，左心室每搏输出量增加，使左心室出现代偿性肥厚和扩张，进而引起左心衰竭。左心室心肌肥厚致心肌氧耗增多，并且主动脉舒张压显著降低，引起冠状动脉供血不足，二者引起心肌缺血，可产生心绞痛。主动脉瓣关闭不全由于舒张压下降、脉压加大，出现周围血管体征。另外，由于左心室舒张期容量增加，使二尖瓣一直处于较高位置而形成相对性二尖瓣狭窄。

**【症状】**

症状出现较晚。可因每搏输出量增多有心悸、心前区不适、头部搏动感、体位性头

笔记栏

晕等症状。存在心肌缺血时可出现心绞痛,病变后期有劳力性呼吸困难。

【体征】

1. 视诊　心尖搏动向左下移位,部分重度关闭不全者颈动脉搏动明显,并可有随心搏出现的点头运动。

2. 触诊　心尖搏动移向左下,呈抬举样搏动。有水冲脉及毛细血管搏动等。

3. 叩诊　心界向左下增大而心腰不大,因而心浊音界轮廓似靴形。

4. 听诊　主动脉瓣第二听诊区可闻及叹气样、递减型、舒张期杂音,向胸骨左下方和心尖区传导,以前倾坐位最易听清。重度反流者,有相对性二尖瓣狭窄,心尖区出现柔和、低调、递减型舒张中、晚期隆隆样杂音(Austin Flint 杂音),系主动脉瓣关闭不全时回流血液限制二尖瓣开放所致。周围大血管可听到枪击声和 Duroziez 双重杂音。

## 五、心包积液

心包积液指心包腔内积聚过多液体(正常心包液 30～50 mL),包括液性、浆液纤维蛋白性、脓性和血性等。病因可有感染性(如结核、病毒、化脓性等)与非感染性(如风湿性、肿瘤转移、出血、尿毒症性等)。病理生理改变取决于积液的量与积液速度。由于心包腔内压力增高致使心脏舒张受阻,影响静脉回流,心室充盈及排血均随之降低。大量心包积液或急性心包积液量较大时可出现急性心包压塞而危及生命。

【症状】

心前区闷、心悸、呼吸困难、腹胀、水肿等,以及原发病的症状,如结核的低热、盗汗,化脓性感染的畏寒、高热等。严重的心包压塞可出现休克。

【体征】

1. 视诊　心尖搏动明显减弱甚至消失。

2. 触诊　心尖搏动弱而不易触到,如能明确触及则在心相对浊音界之内侧。

3. 叩诊　心浊音界向两侧扩大,且随体位改变;卧位时心底部浊音界增宽,坐位则心尖部增宽。

4. 听诊　早期由炎症引起的少量心包积液可在心前区闻及心包摩擦音,积液量增多后消失。心率较快,心音弱而远,偶然可闻及心包叩击音。

大量积液时,由于静脉回流障碍,可出现颈静脉怒张、肝大和肝颈静脉回流征阳性。还可由于左肺受压出现 Ewart 征,即左肩胛下区语颤增强、叩诊浊音并闻及支气管肺泡呼吸音。脉压减小,并可出现奇脉。

## 六、心力衰竭

心力衰竭指在静脉回流无器质性障碍的情况下,通常是由于心肌收缩力下降引起心排血量减少,不能满足机体代谢需要的一种综合征。临床上以肺和(或)体循环淤血以及组织灌注不足为特征,又称为充血性心力衰竭。

心力衰竭的病因很多,可分为心肌本身病变和心室负荷过重两大类,前者如心肌缺血、心肌坏死或心肌炎症;后者又可分为阻力负荷过重(如高血压、主动脉瓣狭窄等)和容量负荷过重(如二尖瓣或主动脉瓣关闭不全等)。心力衰竭的发生除基本病

笔记栏

因外，常有诱发因素促使其发病或使其在原有基础上病情加重，如感染、心律失常、钠盐摄入过多、输液过多和（或）过快以及过度劳累等增加心脏负荷的多种因素。

【症状】

1. 左心衰竭（肺淤血） 乏力，进行性劳力性呼吸困难、夜间阵发性呼吸困难、端坐呼吸，咳嗽、咳泡沫痰，少数出现咯血。

2. 右心衰竭（体循环淤血） 腹胀、少尿及食欲缺乏，甚至恶心、呕吐。

【体征】

1. 左心衰竭 主要为肺淤血的体征。

（1）视诊 有不同程度的呼吸急促、轻微发绀、高枕卧位或端坐体位。急性肺水肿时可出现自口、鼻涌出大量粉红色泡沫，呼吸窘迫，并大汗淋漓。

（2）触诊 严重者可出现交替脉。

（3）叩诊 除原发性心脏病体征外，通常无特殊发现。

（4）听诊 心率增快，心尖区及其内侧可闻及舒张期奔马律，P2 亢进。根据心力衰竭程度的轻重，单侧或双侧肺由肺底往上有不同程度的细小湿啰音，也可伴少量哮鸣音；急性肺水肿时，则双肺满布湿啰音和哮鸣音。

2. 右心衰竭 主要是体循环系统淤血的体征。

（1）视诊 颈静脉怒张，可有周围性发绀、水肿。

（2）触诊 可触及不同程度的肝大、压痛及肝颈静脉回流征阳性。下肢或腰骶部等下垂部位凹陷性水肿，严重者可全身水肿。

（3）叩诊 可有胸水（右侧多见）与腹水体征。

（4）听诊 由于右心室扩大可在三尖瓣区闻及三尖瓣相对关闭不全的收缩期吹风样杂音，以及右心室舒张期奔马律。

除以上所列体征外，尚有原发性心脏病变和心力衰竭诱因的症状与体征。

（河南护理职业学院 赵 琼）

问题分析与能力提升

案例1：患者，男，66岁。有高血压病史20余年，血压控制不理想。该患者心脏体检时可能会有哪些发现？

案例2：患者，女，29岁。心悸、气促8年，反复咯血。诊断为“二尖瓣狭窄”。心脏体检可能会有哪些发现？

笔记栏

## 同步练习题(选择题)

1. 正常成人心尖搏动的范围是 ( )
   A. 1.0～1.5 cm
   B. 1.5～2.0 cm
   C. 2.0～2.5 cm
   D. 2.5～3.0 cm
   E. 3.0～3.5 cm
2. 心尖抬举性搏动常见于 ( )
   A. 左心室肥大
   B. 左心房肥大
   C. 右心房肥大
   D. 右心室肥大
   E. 左右心房肥大
3. 与 S1 的产生有主要关系的是 ( )
   A. 血流加速
   B. 心房收缩
   C. 二、三尖瓣关闭
   D. 心室舒张
   E. 半月瓣开放
4. 二尖瓣狭窄患者心脏浊音界呈梨形,是由于 ( )
   A. 左右心室均增大
   B. 左心房及肺动脉段扩大
   C. 左心房与右心室增大
   D. 右心房与右心室增大
   E. 右心房与肺动脉段扩大
5. 大量心包积液患者,坐位时心浊音界呈 ( )
   A. 靴形
   B. 梨形
   C. 烧瓶形
   D. 普大形
   E. 心底部增宽
6. 连续性震颤常见于 ( )
   A. 二尖瓣关闭不全
   B. 动脉导管未闭
   C. 二尖瓣狭窄
   D. 肺动脉瓣狭窄
   E. 心包积液
7. 舒张期隆隆样杂音可见于 ( )
   A. 二尖瓣关闭不全
   B. 动脉导管未闭
   C. 二尖瓣狭窄
   D. 肺动脉瓣狭窄
   E. 心包积液
8. 水冲脉的发生机制是 ( )
   A. 脉压变小
   B. 脉压变大
   C. 脉压正常
   D. 收缩压变小
   E. 舒张压变大

# 第七章

# 腹部检查

腹部主要由腹壁、腹腔和腹腔内脏器组成。腹部范围上起横膈，下至骨盆。腹部体表上以两侧肋弓下缘和胸骨剑突与胸部为界，下至两侧腹股沟韧带和耻骨联合，前面和侧面由腹壁组成，后面为脊柱和腰肌。

腹部检查是体格检查的重要组成部分，是诊断疾病十分重要的方法。腹部检查应用视诊、触诊、叩诊、听诊 4 种方法，尤以触诊最为重要。为了避免触诊引起胃肠蠕动增加，使肠鸣音发生变化，腹部检查的顺序为视、听、触、叩，但记录时为了统一格式仍按视、触、叩、听的顺序。

## 第一节　腹部的体表标志及分区

为了准确描写脏器病变和体征的部位和范围，常借助腹部的天然体表标志，可人为地将腹部划分为几个区，以便熟悉脏器的位置和其在体表的投影。

### （一）体表标志

1. 肋弓下缘　肋弓下缘是腹部体表的上界，由第 8 ~ 10 肋软骨连接形成的肋缘和第 11、12 浮肋构成。常用于腹部分区、肝脾的测量和胆囊的定位。

2. 剑突　是胸骨下端的软骨。是腹部体表的上界，常作为肝测量的标志。

3. 脐　位于腹部中心，向后投影相当于第 3 ~ 4 腰椎之间，是腹部四区分法的标志。此处易有脐疝。

4. 髂前上棘　是髂嵴前方突出点，是腹部九区分法的标志和骨髓穿刺的部位。

5. 腹中线　是胸骨中线的延续，是腹部四区分法的垂直线，此处易有白线疝。

6. 耻骨联合　是两耻骨间的纤维软骨连接，共同组成腹部体表下界。

7. 肋脊角　是两侧背部第 12 肋骨与脊柱的交角，为检查肾叩痛的位置。

### （二）腹部分区

目前常用的腹部分区有以下两种方法。

1. 四区分法　通过脐画一水平线与一垂直线，两线相交将腹部分为四区，即左右上腹部和左右下腹部。四区分法简单易行，但较粗略，难于准确定位。

2. 九区分法　由两侧肋弓下缘连线和两侧髂前上棘连线为两条水平线，左右髂前

笔记栏

上棘至腹中线连线的中点为两条垂直线,四线相交将腹部划分为"井"字形九区。即左右上腹部(季肋部)、左右侧腹部(腰部)、左右下腹部(髂窝部)及上腹部、中腹部(脐部)和下腹部(耻骨上部)。九区分法较细,定位准确,但因各区较小,包含脏器常超过一个分区,加之体型不同,脏器位置可略有差异,应予注意。

## 第二节 腹部视诊

进行腹部视诊前,嘱患者排空膀胱,取低枕仰卧位,两只手自然置于身体两侧,充分暴露全腹。光线宜充足而柔和,从前侧方射入,医生应站立于患者右侧,按一定顺序自上而下地观察腹部,有时为了查出细小隆起或蠕动波,诊视者应将视线降低至腹平面,从侧面呈切线方向进行观察。

腹部视诊的主要内容有腹部外形、呼吸运动、腹壁静脉、胃肠型和蠕动波等。

### 一、腹部外形

应注意腹部外形是否对称,有无全腹或局部的膨隆或凹陷,有腹水或腹部肿块时,还应测量腹围的大小。

健康正常成年人平卧时,前腹壁大致处于肋缘至耻骨联合同一平面或略为低凹,称为腹部平坦,坐起时脐以下部分稍前凸。肥胖者或小儿(尤其餐后)腹部外形较饱满,前腹壁稍高于肋缘与耻骨联合的平面,称为腹部饱满。消瘦者及老年人,因腹壁皮下脂肪较少,腹部下陷,前腹壁稍低于肋缘与耻骨联合的平面,称为腹部低平,这些都属于正常腹部外形。

**(一)腹部膨隆**

平卧时前腹壁明显高于肋缘与耻骨联合的平面,外观呈凸起状,称腹部膨隆,可因生理状况如肥胖、妊娠或病理状况如腹水、腹内积气、巨大肿瘤等引起,因情况不同又可表现为以下几点。

1. 全腹膨隆　弥漫性膨隆之腹部呈球形或椭圆形,除因肥胖、腹壁皮下脂肪明显增多,脐凹陷外,因腹腔内容物增多所致者腹壁无增厚,腹压影响使脐突出。常见于下列情况。

(1)腹腔积液　腹腔内有大量积液又称腹水。平卧位时腹壁松弛,液体下沉于腹腔两侧,致侧腹部明显膨出扁而宽,称为蛙腹,侧卧或坐位时,因液体移动而使腹下部膨出。常见于肝硬化门静脉高压症,腹水量多致腹压增高,此时可使脐部突出。还可见于心力衰竭、缩窄性心包炎、腹膜癌转移(肝癌、卵巢癌多见)、肾病综合征等。腹膜有炎症或肿瘤浸润时,腹部常呈尖凸型,称为尖腹。

(2)腹内积气　腹内积气多在胃肠道内,大量积气可引起全腹膨隆,使腹部呈球形,两侧腰部膨出不明显,变动体位时其形状无明显改变,见于各种原因引起的肠梗阻或肠麻痹。

积气在腹腔内,称为气腹,见于胃肠穿孔或治疗性人工气腹,前者常伴有不同程度的腹膜炎。

笔记栏

(3)腹内巨大肿块　如足月妊娠、巨大卵巢囊肿、畸胎瘤等,亦可引起全腹膨隆。当全腹膨隆时,为观察其程度和变化,常需测量腹围。方法为让患者排尿后平卧,用软尺经脐绕腹1周,测得的周长即为腹围(脐周腹围),可以观察腹腔内容物(如腹水)的变化。

2. 局部膨隆　腹部的局限性膨隆常因为脏器肿大、腹内肿瘤或炎性肿块、胃或肠胀气,以及腹壁上的肿物和疝等。视诊时应注意膨隆的部位、外形,是否随呼吸而移位或随体位而改变,有无搏动等。脏器肿大一般都在该脏器所在部位,并保持该脏器的外形特征。

上腹中部膨隆常见于肝左叶肿大、胃癌、胃扩张(如幽门梗阻、胃扭转)、胰腺肿瘤或囊肿等。右上腹膨隆常见于肝大(肿瘤、脓肿、淤血等)、胆囊肿大及结肠肝曲肿瘤等。左上腹膨隆常见于脾大、结肠脾曲肿瘤或巨结肠。腰部膨隆见于多囊肾、巨大肾上腺肿瘤、肾盂大量积水或积脓。脐部膨隆常因脐疝、腹部炎性肿块(如结核性腹膜炎致肠粘连)引起。下腹膨隆常见于子宫增大(妊娠、子宫肌瘤等),膀胱胀大,后者在排尿后可以消失。右下腹膨隆常见于回盲部结核或肿瘤、克罗恩病及阑尾周围脓肿等。左下腹膨隆见于降结肠及乙状结肠肿瘤,亦可因干结粪块所致。此外还可因游走下垂的肾脏或女性患者的卵巢癌或囊肿而致下腹部膨隆。

有时局部膨隆是由于腹壁上的肿块(如皮下脂肪瘤、结核性脓肿等)而非腹腔内病变。其鉴别方法是嘱患者仰卧位做屈颈抬肩动作,使腹壁肌肉紧张,如肿块更加明显,说明肿块位于腹壁上。反之如变得不明显或消失,说明肿块在腹腔内,被收缩变硬的腹肌所掩盖。

局部膨隆近圆形者,多为囊肿、肿瘤或炎性肿块(后者有压痛亦可边缘不规则);呈长形者,多为肠管病变如肠梗阻、肠扭转、肠套叠或巨结肠征等。膨隆有搏动者可能是动脉瘤,亦可能是位于腹主动脉上面的脏器或肿块传导其搏动。膨隆随体位变更而明显移位者,可能为游走的脏器(肾、脾等),带蒂肿物(卵巢囊肿等),大网膜、肠系膜上的肿块。腹壁或腹膜后肿物(神经纤维瘤、纤维肉瘤等)一般不随体位变更而移位。随呼吸移动的局部膨隆多为膈下脏器或其肿块。在腹白线、脐、腹股沟或手术瘢痕部位于腹压增加时出现膨隆,而卧位或降低腹压后消失者,为该部位的可复性疝。

**(二)腹部凹陷**

仰卧时前腹壁明显低于肋缘与耻骨联合的平面,称腹部凹陷,凹陷亦分全腹和局部,但以前者意义更为重要。

1. 全腹凹陷　患者仰卧时前腹壁明显凹陷,见于消瘦和脱水者。严重时前腹壁凹陷几乎贴近脊柱,肋弓、髂嵴和耻骨联合显露,使腹外形如舟状,称舟状腹,见于恶病质,如结核病、恶性肿瘤等慢性消耗性疾病,吸气时出现腹凹陷见于膈肌麻痹和上呼吸道梗阻。早期急性弥漫性腹膜炎引起腹肌痉挛性收缩,膈疝时腹内脏器进入胸腔,都可导致全腹凹陷。

2. 局部凹陷　较少见,多由于手术后腹壁瘢痕收缩所致,患者立位或加大腹压时,凹陷可更明显。白线疝(腹直肌分裂)、切口疝于卧位时可见凹陷,但立位或加大腹压时,局部反而膨出。

## 二、呼吸运动

正常人可以见到呼吸时腹壁上下起伏，吸气时上抬，呼气时下陷，即为腹式呼吸运动，成年男性及儿童以腹式呼吸为主，而成年女性则以胸式呼吸为主，腹壁起伏不明显。腹式呼吸减弱常因腹膜炎症、腹水、急性腹痛、腹腔内巨大肿物或妊娠等。腹式呼吸消失常见于胃肠穿孔所致急性腹膜炎或膈肌麻痹等。腹式呼吸增强不多见，常为癔症性呼吸或胸腔疾病(大量积液等)。

## 三、腹壁静脉

正常人腹壁皮下静脉一般不显露，在较瘦或皮肤白皙的人才隐约可见，皮肤较薄而松弛的老年人可见静脉显露于皮肤，但常为较直条纹，并不迂曲，仍属正常。其他使腹压增加的情况(腹水、腹腔巨大肿物、妊娠等)也可见静脉显露。

腹壁静脉曲张(或扩张)常见于门静脉高压所致循环障碍或上、下腔静脉回流受阻而有侧支循环形成时，此时腹壁静脉可显而易见或迂曲变粗，称为腹壁静脉曲张。门静脉高压显著时，于脐部可见到一簇曲张静脉向四周放射，如水母头，常在此处听到静脉血管杂音。

为辨别腹壁静脉曲张的来源，需要检查其血流方向。正常时脐水平线以上的腹壁静脉血流自下向上经胸壁静脉和腋静脉而进入上腔静脉，脐水平以下的腹壁静脉自上向下经大隐静脉而流入下腔静脉。门静脉阻塞有门静脉高压时，腹壁曲张静脉常以脐为中心向四周伸展，血液经脐静脉(胚胎时的脐静脉于胎儿出生后闭塞而成圆韧带，此时再通)脐孔而入腹壁浅静脉流向四方。下腔静脉阻塞时，曲张的静脉大都分布在腹壁两侧，有时在臀部及股部外侧，脐以下的腹壁浅静脉血流方向也转流向上。上腔静脉阻塞时，上腹壁或胸壁的浅静脉曲张血流方向均转流向下，借简单的指压法即可鉴别。

检查血流方向可选择一段没有分支的腹壁静脉，检查者将右手示指和中指并拢压在静脉上，然后一只手指紧压静脉向外滑动，挤出该段静脉内血液，至一定距离后放松该手指，另一只手指紧压不动，看静脉是否充盈，如迅速充盈，则血流方向是从放松的一端流向紧压手指的一端。再同法放松另一手指，观察静脉充盈速度，即可看出血流方向。

## 四、胃肠型和蠕动波

正常人腹部一般看不到胃和肠的轮廓及蠕动波形，除非腹壁菲薄或松弛的老年人、经产妇或极度消瘦者可能见到。胃肠道发生梗阻时，梗阻近端的胃或肠段饱满而隆起，可显出各自的轮廓，称为胃型或肠型伴有该部位的蠕动加强，可以看到蠕动波。

## 五、腹壁其他情况

1. 皮疹　不同种类的皮疹提示不同的疾病，充血性或出血性皮疹常出现于发疹性高热疾病或某些传染病(如麻疹、猩红热、斑疹伤寒)及药物过敏等。紫癜或荨麻疹可能是过敏性疾病全身表现的一部分。一侧腹部或腰部的疱疹(沿脊神经走行分布)提

笔记栏

示带状疱疹的诊断。

2. 色素　正常情况下,腹部皮肤颜色较暴露部位稍淡,散在点状深褐色色素沉着常为血色病。皮肤皱褶处(如腹股沟及系腰带部位)有褐色素沉着,可见于肾上腺皮质功能减退。左腰部皮肤呈蓝色,为血液自腹膜后间隙渗到侧腹壁的皮下所致 Grey-Turner 征可见于急性出血坏死型胰腺炎。脐周围或下腹壁皮肤发蓝为腹腔内大出血的征象(Cullen 征),见于宫外孕破裂或急性出血坏死型胰腺炎。腹部和腰部不规则的斑片状色素沉着,见于多发性神经纤维瘤。妇女妊娠时,在脐与耻骨之间的中线上有褐色素沉着,常持续至分娩后才逐渐消退。此外长久的热敷腹部可留下红褐色环状或地图样痕迹,类似皮疹,需注意辨别。

3. 腹纹　多分布于下腹部和左、右下腹部,白纹为腹壁真皮结缔组织因张力增高断裂所致,呈银白色条纹,可见于肥胖者或经产妇女。妊娠纹出现于下腹部和髂部,下腹部以耻骨为中心略呈放射状,条纹处皮肤较薄,在妊娠期呈淡蓝色或粉红色,产后则转为银白色而长期存在。

紫纹是皮质醇增多症的常见征象,出现部位除下腹部和臀部外,还可见于股外侧和肩背部。由于糖皮质激素引起蛋白分解增强和被迅速沉积的皮下脂肪膨胀,真皮层中结缔组织胀裂,以致紫纹处的真皮萎缩变薄,上面覆盖一层薄表皮,而此时因皮下毛细血管网丰富,红细胞偏多,故条纹呈紫色。

4. 瘢痕　腹部瘢痕多为外伤、手术或皮肤感染的遗迹,有时对诊断和鉴别很有帮助,特别是某些特定部位的手术瘢痕,常提示患者的手术史。如右下腹麦氏点处切口瘢痕标志曾行阑尾手术、右上腹直肌旁切口瘢痕标志曾行胆囊手术、左上腹弧形切口瘢痕标志曾行脾切除术等。对诊断很有帮助。

5. 疝　腹部疝可分为腹内疝和腹外疝两大类,前者少见,后者较多见。为腹腔内容物经腹壁或骨盆壁的间隙或薄弱部分向体表突出而形成。脐疝多见于婴幼儿,成人则可见于经产妇或有大量腹水的患者;先天性腹直肌两侧闭合不良者可有白线疝;手术瘢痕愈合不良处可有切口疝;股疝位于腹股沟韧带中部,多见于女性;腹股沟疝则偏于内侧。男性腹股沟斜疝可下降至阴囊,该疝在直立位或咳嗽用力时明显,至卧位时可缩小或消失,亦可以手法还纳,如有嵌顿则可引起急性腹痛。

6. 脐部　脐部突出或凹陷的意义已如前述,脐凹陷分泌物呈浆液性或脓性,有臭味,多为炎症所致;分泌物呈水样,有尿味,为脐尿管未闭的征象;脐部溃烂,可能为化脓性或结核性炎症;脐部溃疡如呈坚硬、固定而突出,多为癌肿所致。

7. 腹部体毛　男性胸骨前的体毛可向下延伸达脐部。男性阴毛的分布多呈三角形,尖端向上,可沿前正中线直达脐部;女性阴毛为倒三角形,上缘为一水平线,止于耻骨联合上缘处,界限清楚。腹部体毛增多或女性阴毛呈男性型分布见于皮质醇增多症和肾上腺性变态综合征。腹部体毛稀少见于腺垂体功能减退症、黏液性水肿和性腺功能减退症。

8. 上腹部搏动　上腹部搏动大多由腹主动脉搏动传导而来,可见于正常人较瘦者。腹主动脉瘤和肝血管瘤时,上腹部搏动明显。二尖瓣狭窄或三尖瓣关闭不全引起右心室增大,亦可见明显的上腹部搏动。

# 第三节　腹部触诊

触诊是腹部检查的主要方法,对腹部体征的认知和疾病的诊断具有重要意义,可以进一步确定视诊所见,又可为叩诊、听诊提示重点。有些体征如腹膜刺激征、腹部肿块、脏器肿大等主要靠触诊发现。

为使腹部触诊达到满意的效果,被检查者应排尿后取低枕仰卧位,两手自然置于身体两侧,两腿屈起并稍分开,以使腹肌尽量松弛,做张口缓慢腹式呼吸。检查肝、脾时,还可分别取左、右侧卧位。检查肾时可用坐位或立位。检查腹部肿瘤时还可用肘膝位。

医生应站立于被检查者右侧,检查时先以全手掌放于腹壁上部,使患者适应片刻,并感受腹肌紧张度。然后以轻柔动作按顺序触诊,一般自左下腹开始逆时针方向至右下腹,再至脐部,依次检查腹部各区。原则是先触诊健康部位,逐渐移向病变区域,以免造成患者感受的错觉。边触诊边观察被检查者的反应与表情,对精神紧张或有痛苦者给以安慰和解释。亦可边触诊边与患者交谈,转移其注意力而减少腹肌紧张,以保证顺利完成检查。

## 一、腹壁紧张度

正常人腹壁柔软,有些人触及时易出现肌紧张,在适当诱导或转移注意力后可消失,不属异常。某些病理情况可使全腹或局部腹肌紧张度增加或减弱。

### (一)腹壁紧张度增加

由于腹腔内容物增加如肠胀气或气腹,腹腔内大量腹水(多为漏出液或血性漏出液)者,触诊腹部张力可增加,但无肌痉挛,也无压痛。如急性弥漫性腹膜炎,腹膜受刺激而引起腹肌痉挛、腹壁常有明显紧张,强直硬如木板,称板状腹;结核性炎症或其他慢性病变由于发展较慢,对腹膜刺激缓和,且有腹膜增厚和肠管、肠系膜的粘连,故形成腹壁柔韧而具抵抗力,不易压陷,称揉面感或柔韧感,此征亦可见于癌性腹膜炎。

局部腹壁紧张常见于脏器炎症波及腹膜而引起,如上腹或左上腹肌紧张常见于急性胰腺炎;右上腹肌紧张常见于急性胆囊炎;右下腹肌紧张常见于急性阑尾炎,但也可见于胃穿孔,此系胃穿孔时胃内容物顺肠系膜右侧流至右下腹,引起该部的肌紧张和压痛。在年老体弱、腹肌发育不良、大量腹水或过度肥胖的患者腹膜虽有炎症,但腹壁紧张可不明显,盆腔脏器炎症也不引起明显腹壁紧张。

### (二)腹壁紧张度减低

多因腹肌张力降低或消失所致。检查时腹壁松软无力,失去弹性,全腹紧张度减低,见于慢性消耗性疾病或大量放腹水后,亦见于经产妇或年老体弱、脱水的患者。

## 二、压痛及反跳痛

正常腹部触摸时不引起疼痛,腹腔内的病变,如脏器的炎症、淤血、肿瘤、破裂、扭转以及腹膜的刺激(炎症、出血等)等均可引起压痛,压痛的部位常提示存在相关脏器的病变。如位于右锁骨中线与肋缘交界处的胆囊点压痛标志胆囊的病变,位于脐与右

笔记栏

髂前上棘连线中、外 1/3 交界处的麦氏点压痛标志阑尾的病变等。

当医师用手触诊腹部出现压痛后，用并拢的 2～3 个手指（示指、中指、环指）压于原处稍停片刻，使压痛感觉趋于稳定，然后迅速将手抬起，如此时患者感觉腹痛骤然加重，并常伴有痛苦表情或呻吟，称为反跳痛。反跳痛是腹膜壁层已受炎症累及的征象，当突然抬手时腹膜被激惹所致，是腹内脏器病变累及邻近腹膜的标志。疼痛也可发生在远离受试的部位，提示局部或弥漫性腹膜炎。腹膜炎患者常有腹肌紧张、压痛与反跳痛，称腹膜刺激征，亦称腹膜炎三联征。当腹内脏器炎症尚未累及壁层腹膜时，可仅有压痛而无反跳痛。

## 三、脏器触诊

腹腔内重要脏器较多，如肝、脾、肾、胆囊、胰腺、膀胱及胃肠等，在其发生病变时，常可触到脏器增大或局限性肿块，对诊断有重要意义。

### （一）肝触诊

肝触诊主要用于了解肝脏下缘的位置和肝的质地、表面、边缘及搏动等。触诊时，被检查者处于仰卧位，两膝关节屈曲，使腹壁放松，并做较深呼吸动作以使肝在膈下上下移动。检查者位于患者右侧用单手或双手触诊。

触及肝时，应详细体会并描述下列内容。

1. 大小　正常成人的肝，一般在肋缘下触不到，但腹壁松软的瘦长体型，于深吸气时可于肋弓下触及肝下缘，在 1 cm 以内。在剑突下可触及肝下缘，多在 3 cm 以内，在腹上角较锐的瘦高者剑突根部下可达 5 cm，但是不会超过剑突根部至脐距离的中、上 1/3 交界处。如超出上述标准，肝质地柔软，表面光滑，且无压痛，则首先应考虑肝下移，此时可用叩诊法叩出肝上界，如肝上界也相应降低，肝上下径正常，则为肝下移，如肝上界正常或升高，则提示肝大。

肝下移常见于内脏下垂，肺气肿、右侧胸腔大量积液导致膈肌下降。

肝大可分为弥漫性及局限性。弥漫性肝大见于病毒性肝炎、肝淤血、脂肪肝、早期肝硬化、Budd-Chiari 综合征、白血病、血吸虫病、华支睾吸虫病等。局限性肝大见于肝脓肿、肝肿瘤及肝囊肿（包括肝包虫病）等。

肝脏缩小见于急性和亚急性重型肝炎，门脉性肝硬化晚期，病情极为严重。

2. 质地　一般将肝质地分为 3 级：质软、质韧（中等硬度）和质硬。正常肝质地柔软，如触撅起的口唇；急性肝炎及脂肪肝时肝质地稍韧，慢性肝炎及肝淤血质韧如触鼻尖；肝硬化质硬，肝癌质地最坚硬，如触前额。肝脓肿或囊肿有液体时呈囊性感，大而表浅者可能触到波动感。

3. 边缘和表面状态　触及肝时应注意肝脏边缘的厚薄，是否整齐，表面是否光滑、有无结节。正常肝边缘整齐且厚薄一致、表面光滑。肝边缘圆钝常见于脂肪肝或肝淤血。肝边缘锐利，表面扪及细小结节，多见于肝硬化。肝边缘不规则，表面不光滑，呈不均匀的结节状，见于肝癌、多囊肝和肝包虫病。肝表面呈大块状隆起者，见于巨块型肝癌或肝脓肿，肝呈明显分叶状者，见于肝梅毒。

4. 压痛　正常肝无压痛，如果肝包膜有炎症反应或因肝大受到牵拉，则有压痛，轻度弥漫性压痛见于肝炎、肝淤血等，局限性剧烈压痛见于较表浅的肝脓肿（常在右侧肋间隙处)。叩击时可有叩击痛。

当右心衰竭引起肝淤血肿大时,用手压迫肝脏可使颈静脉怒张更明显,称为肝颈静脉回流征阳性。是因压迫淤血的肝使回心血量增加,已充血右心房不能接受回心血液而使颈静脉压上升所致。

5. 搏动　正常肝以及因炎症、肿瘤等原因引起的肝大并不伴有搏动。凡肝大未压迫到腹主动脉,或右心室未增大到向下推压肝时,均不出现肝的搏动。如果触到肝搏动,应注意其为单向性抑或扩张性。单向性搏动常为传导性搏动,系因肝传导了其下面的腹主动脉的搏动所致,故两只手掌置于肝表面有被推向上的感觉。扩张性搏动为肝本身的搏动,见于三尖瓣关闭不全,由于右心室的收缩搏动通过右心房、下腔静脉而传导至肝,使其呈扩张性,如置两只手掌于肝左右叶上面,即可感到两只手被推向两侧的感觉,称为扩张性搏动。

6. 肝区摩擦感　检查时将右手的掌面轻贴于肝区,让患者做腹式呼吸动作。正常时掌下无摩擦感。肝周围炎时,肝表面和邻近的腹膜可因有纤维素性渗出物而变得粗糙,两者的相互摩擦可用手触知,为肝区摩擦感,听诊时亦可听到肝区摩擦音。

7. 肝震颤　检查时需用浮沉触诊法。当手指掌面稍用力按压片刻肝囊肿表面时,如感到一种微细的震动感,称为肝震颤,也可用左手中间 3 指按压在肝囊肿表面,中指重压,示指和环指轻压,再用右手中指叩击左手中指第 2 指骨的远端,每叩一次,叩指应在被叩指上停留片刻,用左手的示指和环指感触震动感觉,肝震颤见于肝包虫病。由于包囊中的多数子囊浮动,撞击囊壁而形成震颤。此征虽不常出现,但有其特殊意义。

由于肝病变的性质不同,物理性状也各异,故触诊时必须逐项仔细检查,认真体验,综合判断其临床意义。如急性肝炎时,肝可轻度肿大,表面光滑,边缘钝,质稍韧,但有充实感及压痛。肝淤血时,肝可明显肿大,且大小随淤血程度变化较大,表面光滑,边缘圆钝,质韧,也有压痛,肝颈静脉回流征阳性为其特征。脂肪肝所致肝大,表面光滑,质软或稍韧,但无压痛。肝硬化的早期肝常肿大,晚期则缩小,质较硬,边缘锐利,表面可能触到小结节,无压痛。肝癌时肝逐渐肿大,质地坚硬如石,边缘不整,表面高低不平,可有大小不等的结节或巨块,压痛和叩痛明显。

**(二)脾触诊**

正常情况下脾不能触及。内脏下垂或左侧胸腔积液、积气时膈下降,可使脾向下移位。除此以外,能触到脾则提示脾大至正常 2 倍以上。脾明显肿大而位置又较表浅时,用右手单手稍用力触诊即可查到。如果肿大的脾位置较深,应用双手触诊法进行检查,患者仰卧,两腿稍屈曲,医生左手绕过患者腹前方,手掌置于其左胸下部第 9 ~ 11 肋处,试将其脾脏从后向前托起,并限制了胸廓运动,右手掌平放于脐部,与左肋弓大致呈垂直方向,自脐平面开始配合呼吸,如同触诊肝一样,迎触脾尖,直至触到脾缘或左肋缘为止。在脾轻度肿大而仰卧位不易触到时,可嘱患者取右侧卧位,双下肢屈曲,此时用双手触诊则容易触到。

脾触诊比较困难,初学者常不能掌握要领以致漏诊。需注意按压不要太重,否则可能将脾挤开。脾大形态不一,有的很薄很软,触到后也常不易察觉。有的呈狭长形,紧贴腰肌前面,故需沿左肋缘仔细触诊,认真体会。亦可站于受检者左肩旁,用钩指触诊法单手或双手在肋缘触诊脾边缘。

脾大的测量法如下:

笔记栏

第Ⅰ线测量:指左锁骨中线与左肋缘交点至脾下缘的距离,以厘米表示(下同)。脾轻度肿大时只做第Ⅰ线测量。

第Ⅱ线测量和第Ⅲ线测量:脾明显肿大时,应加测第Ⅱ线和第Ⅲ线,前者系指左锁骨中线与左肋缘交点至脾最远点的距离(应大于第Ⅰ线测量),后者指脾右缘与前正中线的距离。如脾高度增大向右越过前正中线,则测量脾右缘至前正中线的最大距离,以"+"表示;未超过前正中线则测量脾右缘与前正中线的最短距离,以"-"表示。

临床记录中,常将脾大分为轻、中、高三度。脾缘不超过肋下 2 cm 为轻度肿大;超过 2 cm,在脐水平线以上为中度肿大;超过脐水平线或前正中线则为高度肿大,即巨脾。脾高度肿人时,应加测第Ⅱ、Ⅲ线,并作图表示。

在左肋缘下还可能触到其他肿块,需与脾鉴别:①增大的左肾,其位置较深,边缘圆钝,表面光滑且无切迹。即使高度肿大,也不会越过正中线。②肿大的肝左叶,可沿其边缘向右触诊,如发现其隐没于右肋缘后或与肝右叶相连,则为肝左叶。肝左叶肿大不会引起脾浊音区扩大。③结肠脾曲肿物,质硬、多近圆形或不规则,与脾边缘不同。④胰尾部囊肿,无锐利的边缘和切迹,并且不随呼吸移动。

触到脾后除注意大小外,还要注意它的质地、边缘和表面情况,有无压痛及摩擦感等。这些常可提示引起脾大的某些病因。脾切迹为其形态特征,有助于鉴别诊断。脾轻度肿大常见于急慢性肝炎、伤寒、粟粒性结核、急性疟疾、感染性心内膜炎及败血症等,一般质地柔软。脾中度肿大常见于肝硬化、疟疾后遗症、慢性淋巴细胞白血病、慢性溶血性黄疸、淋巴瘤、系统性红斑狼疮等,质地一般较硬。脾高度肿大,表面光滑者见于慢性粒细胞白血病、黑热病、慢性疟疾和骨髓纤维化等,表面不平滑而有结节者见于淋巴瘤和恶性组织细胞病。脾表面有囊性肿物者见于脾囊肿。脾压痛见于脾脓肿、脾梗死等。脾周围炎或脾梗死时,由于脾包膜有纤维素性渗出,并累及壁腹膜,故脾触诊时有摩擦感且有明显压痛,听诊时也可闻及摩擦音。

**(三)胆囊触诊**

胆囊触诊可用单手滑行触诊法或钩指触诊法进行。正常时胆囊隐存于肝之后,不能触及。胆囊肿大时方超过肝缘及肋缘,此时可在右肋缘下、腹直肌外缘处触到。肿大的胆囊一般呈梨形或卵圆形,有时较长呈布袋形,表面光滑,张力较高,常有触痛,随呼吸上下移动。如肿大胆囊呈囊性感,并有明显压痛,常见于急性胆囊炎。胆囊肿大呈囊性感,无压痛者,见于壶腹周围癌。胆囊肿大,有实性感者,见于胆囊结石或胆囊癌。

胆囊疾患时,其肿大情况亦有不同,有时胆囊有炎症,但未肿大到肋缘以下,触诊不能查到胆囊,此时可探测胆囊触痛。检查时医师以左手掌平放于患者右胸下部,以拇指指腹勾压于右肋下胆囊点处,然后嘱患者缓慢深吸气,在吸气过程中发炎的胆囊下移时碰到用力按压的拇指,即可引起疼痛,此为胆囊触痛,如因剧烈疼痛而致吸气中止称墨菲征阳性。在胆总管结石胆道阻塞时,可发生明显黄疸,但胆囊常不肿大,是因为胆囊多有慢性炎症,囊壁因纤维化而皱缩,且与周围组织粘连而失去移动性所致。由于胰头癌压迫胆总管导致胆道阻塞、黄疸进行性加深,胆囊也显著肿大,但无压痛,称为 Courvoisier 征阳性。

**(四)肾触诊**

检查肾一般用双手触诊法。可采取平卧位或立位。卧位触诊右肾时,嘱患者两腿屈曲并做较深腹式呼吸。医师立于患者右侧，以左手掌托起其右腰部，右手掌平放在右上腹部，手指方向大致平行于右肋缘进行深部触诊右肾，于患者吸气时双手夹触肾脏。如触到光滑钝圆的脏器，可能为肾下极，如能在双手间握住更大部分，则略能感知其蚕豆状外形，握住时患者常有酸痛或类似恶心的不适感。触诊左肾时，左手越过患者腹前方从后面托起左腰部，右手掌横置于患者左上腹部，依前法双手触诊左肾。如患者腹壁较厚或配合动作不协调，以致右手难以压向后腹壁时，可采用下法触诊：患者吸气时，用左手向前冲击后腰部，如肾下移至两手之间时，则右手有被顶推的感觉；与此相反，也可用右手指向左手方向腰部做冲击动作，左手也可有同样的感觉而触及肾。如卧位未触及肾，还可让患者站立床旁，医生于患者侧面用两手前后联合触诊肾。当肾下垂或游走肾时，立位较易触到。

正常人肾一般不易触及，有时可触到右肾下极。身材瘦长者，肾下垂、游走肾或肾代偿性增大时，肾较易触到。在深吸气时能触到 1/2 以上的肾即为肾下垂。有时右侧一片下垂易误认为肝大，左侧肾下垂易误认为脾大，应注意鉴别。如肾下垂明显并能在腹腔各个方向移动时称为游走肾。肾肿大见于肾盂积水或积脓、肾肿瘤、多囊肾等。当肾盂积水或积脓时，肾的质地柔软而富有弹性，有时有波动感。多囊肾时，一侧或两侧肾为不规则形增大，有囊性感。肾肿瘤则表面不平，质地坚硬。

当肾和尿路有炎症或其他疾病时，可在相应部位出现压痛点。①季肋点（前肾点）：第 10 肋骨前端，右侧位置稍低，相当于肾盂位置。②上输尿管点：在脐水平线上腹直肌外缘。③中输尿管点：在髂前上棘水平腹直肌外缘，相当于输尿管第二狭窄处。④肋脊点：背部第 12 肋骨与脊柱的交角（肋脊角）的顶点。⑤肋腰点：第 12 肋骨与腰肌外缘的交角（肋腰角）顶点。

肋脊点和肋腰点是肾一些炎症性疾患，如肾盂肾炎、肾脓肿和肾结核等常出现的压痛部位。如炎症深隐于肾实质内，可无压痛而仅有叩击痛。季肋点压痛亦提示肾病变。上输尿管点或中输尿管点出现压痛，提示输尿管结石、结核或化脓性炎症。

**（五）膀胱触诊**

正常膀胱空虚时隐存于盆腔内，不易触到。只有当膀胱积尿，充盈胀大时，才越出耻骨上缘而在下腹中部触到。膀胱触诊一般采用单手滑行法。在仰卧屈膝情况下医师以右手自脐开始向耻骨方向触摸，触及肿块后应详察其性质，以便鉴别其为膀胱、子宫或其他肿物。膀胱增大多由积尿所致，呈扁圆形或圆形，触之囊性感，不能用手推移。按压时憋胀有尿意，排尿或导尿后缩小或消失。借此可与妊娠子宫、卵巢囊肿及直肠肿物等鉴别。

膀胱胀大多见于尿道梗阻（如前列腺肥大或癌）、脊髓病（如截瘫）所致的尿潴留。也见于昏迷患者、腰椎或骶椎麻醉后、手术后局部疼痛患者。如长期尿潴留致膀胱慢性炎症，导尿后膀胱亦常不能完全回缩。当膀胱有结石或肿瘤时，如果腹壁菲薄柔软，有时用双手触诊法，右手示指戴手套插入直肠内向前方推压，左手 4 指在耻骨联合上施压，可在腹腔的深处耻骨联合的后方触到肿块。

**（六）胰腺触诊**

胰腺位于腹膜后，位置深而柔软，故不能触及。在上腹部相当于第 1、2 腰椎处，胰头及胰颈约于中线偏右，而胰体、胰尾在中线左侧。当胰腺有病变时，则可在上腹部出

笔记栏

现体征。在上腹中部或左上腹有横行呈带状压痛及肌紧张,并涉及左腰部者,提示胰腺炎症;如起病急同时有左腰部皮下淤血而发蓝,则提示急性出血坏死型胰腺炎。如在上腹部触及质硬而无移动性横行条索状的肿物时,应考虑为慢性胰腺炎。如呈坚硬块状,表面不光滑似有结节,则可能为胰腺癌。癌发生于胰头部者,可出现梗阻性黄疸及胆囊肿大而无压痛(即 Courvoisier 征阳性)。在上腹部肋缘下或左上腹部触到囊性肿物,多为胰腺假性囊肿。但要注意胃在胰腺前面,故此区肿物需与胃部肿瘤鉴别。

## 四、腹部肿块

除以上脏器外,腹部还可能触及一些肿块,如肿大淋巴结,良、恶性肿瘤,胃内结石,正常脏器与病理性肿块区别开来。

### (一)正常腹部可触到的结构

1. 腹直肌肌腹及腱划　在腹肌发达者或运动员的腹壁中上部,可触到腹直肌肌腹,隆起略呈圆形或方块,较硬,其间有横行凹沟,为腱划,易误为腹壁肿物或肝缘。但其在中线两侧对称出现,较浅表,于屈颈抬肩腹肌紧张时更明显,可与肝及腹腔内肿物区别。

2. 腰椎椎体及骶骨岬　形体消瘦及腹壁薄软者,在脐附近中线位常可触到骨样硬度的肿块,自腹后壁向前突出,有时可触到其左前方有搏动,此即腰椎($L_4$ ~ $L_5$)椎体或骶骨岬($S_1$ 向前突出处)。初学者易将其误为后腹壁肿瘤。在其左前方常可查到腹主动脉搏动,宽度不超过 3.5 cm。

3. 乙状结肠粪块　正常乙状结肠用滑行触诊法常可触到,内存粪便时明显,为光滑条索状,而无压痛,手指可推动。当有干结粪块潴留于内时,可触到类圆形肿块或较粗条索,可有轻压痛,易误为肿瘤。为鉴别起见可于肿块部位皮肤上做标志,隔日复查,如于排便或洗肠后肿块移位或消失,即可明确。

4. 横结肠　正常较瘦的人,于上腹部可触到一中间下垂的横行条索,腊肠样粗细,光滑柔软,滑行触诊时可推动,即为横结肠。有时横结肠可下垂达脐部或以下,呈"U"形,因其上、下缘均可触知,故仔细检查不难与肝缘区别。

5. 盲肠　除腹壁过厚者外,大多数人在右下腹麦氏点稍上内部位可触到盲肠。正常时触之如圆柱状,其下部为梨状扩大的盲端,稍能移动,表面光滑,无压痛。

### (二)异常肿块

如在腹部触到上述内容以外的肿块,则应视为异常,多有病理意义。触到这些肿块时需注意下列各点。

1. 部位　某些部位的肿块常来源于该部的脏器,如上腹中部触到肿块常为胃或胰腺的肿瘤、囊肿或胃内结石(可以移动)。右肋下肿块常与肝和胆有关。两侧腹部的肿块常为结肠的肿瘤。脐周或右下腹不规则,有压痛的肿块常为结核性腹膜炎所致的肠粘连。下腹两侧类圆形、可活动,具有压痛的肿块可能系腹腔淋巴结肿大,如位于较深、坚硬不规则的肿块则可能系腹膜后肿瘤。卵巢囊肿多有蒂,故可在腹腔内游走。腹股沟韧带上方的肿块可能来自卵巢及其他盆腔器官。

2. 大小　凡触及的肿块均应测量其上下(纵长)、左右(横宽)和前后径(深厚)。前后径难以测出时,可大概估计,明确大小以便于动态观察。为了形象化,也可以用公认大小的实物作比喻，如拳头、鸡蛋、核桃等。巨大肿块多发生于卵巢、肾、肝、胰和子宫等实质性脏器，且以囊肿居多。腹膜后淋巴结结核和肿瘤也可达到很大的程度。胃、肠道肿物很少超过其内腔横径，因为未达横径长度就已出现梗阻。如肿块大小变异不定，甚至自行消失，则可能是痉挛、充气的肠袢所引起。

3. 形态　触到肿块应注意其形状、轮廓、边缘和表面情况。圆形且表面光滑的肿块多为良性，以囊肿或淋巴结居多。形态不规则，表面凸凹不平且坚硬者，应多考虑恶性肿瘤、炎性肿物或结核性肿块。条索状或管状肿物，短时间内形态多变者，多为蛔虫团或肠套叠。如在右上腹触到边缘光滑的卵圆形肿物，应疑为胆囊积液。左上腹肿块有明显切迹多为脾。

4. 质地　肿块若为实质性的，其质地可能柔韧、中等硬或坚硬，见于肿瘤、炎性或结核浸润块，如胃癌、肝癌、回盲部结核等。肿块若为囊性，质地柔软，见于囊肿、脓肿，如卵巢囊肿、多囊肾等。

5. 压痛　炎性肿块有明显压痛。如位于右下腹的肿块压痛明显，常为阑尾脓肿、肠结核或克罗恩病等。与脏器有关的肿瘤压痛可轻重不等。

6. 搏动　消瘦者可以在腹部见到或触到动脉的搏动。如在腹中线附近触到明显的膨胀性搏动，则应考虑腹主动脉或其分支的动脉瘤。有时尚可触及震颤。

7. 移动度　如果肿块随呼吸而上下移动，多为肝、脾、胃、肾或其肿物，胆囊因附在肝下，横结肠因借胃结肠韧带与胃相连，故其肿物亦随呼吸而上下移动。肝和胆囊的移动度大，不易用手固定。如果肿块能用手推动者，可能来自胃、肠或肠系膜。移动度大的多为带蒂的肿物或游走的脏器。局部炎性肿块或脓肿及腹腔后壁的肿瘤，一般不能移动。

此外，还应注意所触及的肿块与腹壁和皮肤的关系，以区别腹腔内外的病变。

### 五、液波震颤

腹腔内有大量游离液体时，如用手指叩击腹部，可感到液波震颤，或称波动感。检查时患者平卧，医师以一只手掌面贴于患者一侧腹壁，另一只手四指并拢屈曲，用指端叩击对侧腹壁（或以指端冲击式触诊），如有大量液体存在，则贴于腹壁的手掌有被液体波动冲击的感觉，即波动感。为防止腹壁本身的震动传至对侧，可让另一人将手掌尺侧缘压于脐部腹中线上，即可阻止。此法检查腹水，需有 3 000 ~4 000 mL 的液量才能查出，不如移动性浊音敏感。

### 六、振水音

在胃内有多量液体及气体存留时可出现振水音。检查时患者仰卧，医生以一耳凑近上腹部，同时以冲击触诊法振动胃部，即可听到气、液撞击的声音，亦可将听诊器膜型体件置于上腹部进行听诊。正常人在餐后或饮进多量液体时可有上腹部振水音，但若在清晨空腹或餐后 6 ~8 h 仍有此音，则提示幽门梗阻或胃扩张。

## 第四节　腹部叩诊

腹部叩诊的主要作用在于叩知某些脏器的大小和叩痛，胃肠道充气情况，腹腔内

笔记栏

有无积气、积液和肿块等。直接叩诊法和间接叩诊法均可应用于腹部，但一般多采用间接叩诊法，因其较为准确、可靠。腹部叩诊内容如下。

**（一）腹部叩诊音**

正常情况下，腹部叩诊大部分区域均为鼓音，只有肝、脾所在部位，增大的膀胱和子宫占据的部位，以及两侧腹部近腰肌处叩诊为浊音。当肝、脾或其他脏器极度肿大，腹腔内肿瘤或大量腹水时，鼓音范围缩小，病变部位可出现浊音或实音。当胃肠高度胀气和胃肠穿孔致气腹时，则鼓音范围明显增大或出现于不应有鼓音的部位（如肝浊音界内）。叩诊可从左下腹开始逆时针方向至右下腹部，再至脐部，借此可获得腹部叩诊音的总体印象。

**（二）肝及胆囊叩诊**

用叩诊法确定肝上界时，一般都是沿右锁骨中线、右腋中线和右肩胛线，由肺区向下叩向腹部。叩指用力要适当，勿过轻或过重。当由清音转为浊音时，即为肝上界。此处相当于被肺遮盖的肝顶部，故又称肝相对浊音界。再向下叩 1 ~ 2 肋间，则浊音变为实音，此处的肝不再被肺所遮盖而直接贴近胸壁，称肝绝对浊音界（亦为肺下界）。确定肝下界时，最好由腹部鼓音区沿右锁骨中线或正中线向上叩，由鼓音转为浊音处即是。因肝下界与胃、结肠等重叠，很难叩准，故多用触诊或叩听法确定。一般叩得的肝下界比触得的肝下缘高 1 ~ 2 cm，但若肝缘明显增厚，则两项结果较为接近。在确定肝的上下界时要注意体型，匀称体型者的正常肝在右锁骨中线上，其上界在第 5 肋间，下界位于右季肋下缘。两者之间的距离为肝上下径，为 9 ~ 11 cm；在右腋中线上，其上界为第 7 肋间，下界相当于第 10 肋骨水平；在右肩胛线上，其上界为第 10 肋间。矮胖体型者肝上下界均可高一个肋间，瘦长体型者则可低一个肋间。

肝浊音界扩大见于肝癌、肝脓肿、肝炎、肝淤血和多囊肝等。肝浊音界缩小见于急性重型肝炎、肝硬化和胃肠胀气等。肝浊音界消失代之以鼓音者，多由于肝表面覆有气体所致，是急性胃肠穿孔的一个重要征象，但也可见于腹部大手术后数日内，间位结肠（结肠位于肝与横膈之间）、全内脏转位。肝浊音界向上移位见于右肺纤维化、右下肺不张及气腹鼓肠等。肝浊音界向下移位见于肺气肿、右侧张力性气胸等。膈下脓肿时，由于肝下移和膈升高，肝浊音区也扩大，但肝本身并未增大。

肝区叩击痛对于诊断肝炎、肝脓肿或肝癌有一定的意义。

胆囊位于深部，且被肝遮盖，临床上不能用叩诊检查其大小，仅能检查胆囊区有无叩击痛，胆囊区叩击痛为胆囊炎的重要体征

**（三）胃泡鼓音区及脾叩诊**

胃泡鼓音区（Traube 区）位于左前胸下部肋缘以上，约呈半圆形，为胃底穹窿含气而形成。其上界为横膈及肺下缘，下界为肋弓，左界为脾，右界为肝左缘。正常情况下胃泡鼓音区应该存在（除非在饱餐后），大小则受胃内含气量的多少和周围器官组织病变的影响，有调查正常成人 Traube 区长径中位数为 9.5 cm（5.0 ~ 13.0 cm），宽径为 6.0 cm（2.7 ~ 10.0 cm），可做参考。此区明显缩小或消失可见于中、重度脾大，左侧胸腔积液，心包积液，肝左叶肿大（不会使鼓音区完全消失），也可见于急性胃扩张或溺水患者。

当脾触诊不满意或在左肋下触到很小的脾缘时，宜用脾叩诊进一步检查脾大小。

脾浊音区的叩诊宜采用轻叩法，在左腋中线上进行。正常时在左腋中线第 9 ~ 11 肋之间叩到脾浊音，其长度为 4 ~ 7 cm，前方不超过腋前线。脾浊音区扩大见于各种原因所致的脾大。脾浊音区缩小见于左侧气胸、胃扩张、肠胀气等。

### (四) 移动性浊音

腹腔内有较多的液体存留时，因重力作用，液体多潴积于腹腔的低处，故在此处叩诊呈浊音。检查时先让患者仰卧，腹中部由于含气的肠管在液面浮起，叩诊呈鼓音，两侧腹部因腹水积聚叩诊呈浊音。检查者自腹中部脐水平面开始向患者左侧叩诊，发现浊音时，板指固定不动，嘱患者右侧卧，再度叩诊，如呈鼓音，表明浊音移动。同样方法向右侧叩诊，叩得浊音后嘱患者左侧卧，以核实浊音是否移动。这种因体位不同而出现浊音区变动的现象，称移动性浊音。这是发现有无腹腔积液的重要检查方法。当腹腔内游离腹水在 1 000 mL 以上时，即可查出移动性浊音。

如果腹水量少，用以上方法不能查出时，若病情允许可让患者取肘膝位，使脐部处于最低部位。由侧腹部向脐部叩诊，如由鼓音转为浊音，则提示有腹水的可能（即水坑征）。也可让患者站立，如下腹部积有液体而呈浊音，液体的上界呈一水平线，在此水平线上为浮动的肠曲，叩诊呈鼓音。

下列情况易误为腹水，应注意鉴别：

1. 肠梗阻时肠管内有大量液体潴留，可因患者体位的变动，出现移动性浊音，但常伴有肠梗阻的征象。

2. 巨大的卵巢囊肿，亦可使腹部出现大面积浊音，其浊音非移动性，鉴别点如下：①卵巢囊肿所致浊音，于仰卧时常在腹中部，鼓音区则在腹部两侧，这是由于肠管被卵巢囊肿压挤至两侧腹部所致；②卵巢囊肿的浊音不呈移动性；③尺压试验也可鉴别，即当患者仰卧时，用一硬尺横置于腹壁上，检查者两手将尺下压，如为卵巢囊肿，则腹主动脉的搏动可经囊肿壁传到硬尺，使尺发生节奏性跳动；如为腹水，则搏动不能被传导，硬尺无此种跳动。

### (五) 肋脊角叩击痛

肋脊角叩击痛主要用于检查肾脏病变。检查时，患者采取坐位或侧卧位，医师用左手掌平放在其肋脊角处（肾区），右手握拳用由轻到中等的力量叩击左手背。正常时肋脊角处无叩击痛，当有肾炎、肾盂肾炎、肾结石、肾结核及肾周围炎时，肾区有不同程度的叩击痛。

### (六) 膀胱叩诊

当膀胱触诊结果不满意时，可用叩诊来判断膀胱膨胀的程度。叩诊在耻骨联合上方进行，通常从上往下，由鼓音转成浊音。膀胱空虚时，因耻骨上方有肠管存在，叩诊呈鼓音，叩不出膀胱的轮廓。当膀胱内有尿液充盈时，耻骨上方叩诊呈圆形浊音区。女性在妊娠时子宫增大，子宫肌瘤或卵巢囊肿时，在该区叩诊也呈浊音，应予鉴别。排尿或导尿后复查，如浊音区转为鼓音，即为尿潴留所致膀胱增大。腹水时，耻骨上方叩诊也可有浊音区，但此区的弧形上缘凹向脐部，而膀胱肿大时浊音区的弧形上缘凸向脐部。

笔记栏

# 第五节　腹部听诊

腹部听诊，将听诊器膜型体件置于腹壁上，全面听诊各区，尤其注意上腹部、中腹部、腹部两侧及肝、脾各区。听诊内容主要有肠鸣音、血管杂音、摩擦音和搔弹音等。妊娠5个月以上的妇女还可在脐下方听到胎儿心音(130～160次/min)。

**(一)肠鸣音**

肠蠕动时，肠管内气体和液体随之而流动，产生一种断断续续的咕噜声(或气过水声)称为肠鸣音。

通常可用右下腹部作为肠鸣音听诊点，在正常情况下，肠鸣音4～5次/min，其频率声响和音调变异较大，餐后频繁而明显，休息时稀疏而微弱，只有靠检查者的经验来判断是否正常。肠蠕动增强时，肠鸣音达10次/min以上，但音调不特别高亢，称肠鸣音活跃，见于急性胃肠炎、服泻药后或胃肠道大出血时。如次数多且肠鸣音响亮、高亢，甚至呈叮当声或金属音，称肠鸣音亢进，见于机械性肠梗阻。此类患者肠腔扩大，积气增多，肠壁胀大变薄，且极度紧张，与亢进的肠鸣音可产生共鸣，因而在腹部可听到高亢的金属性音调。如肠梗阻持续存在，肠壁肌肉劳损，肠壁蠕动减弱时，肠鸣音亦减弱，或数分钟才听到一次，称为肠鸣音减弱，见于老年性便秘、腹膜炎、电解质紊乱(低血钾)及胃肠动力低下等。如持续听诊3～5 min未听到肠鸣音，用手指轻叩或搔弹腹部仍未听到肠鸣音，称为肠鸣音消失，见于急性腹膜炎或麻痹性肠梗阻。

**(二)血管杂音**

腹部血管杂音对诊断某些疾病有一定作用，因此听诊中不应忽视。血管杂音有动脉性杂音和静脉性杂音。动脉性杂音常在腹中部或腹部两侧。腹中部的收缩期血管杂音(喷射性杂音)常提示腹主动脉瘤或腹主动脉狭窄。前者可触到该部搏动的肿块，后者则搏动减弱，下肢血压低于上肢，严重者触不到足背动脉搏动。如收缩期血管杂音在左、右上腹，常提示肾动脉的狭窄，可见于年轻的高血压患者。如该杂音在下腹两侧，应考虑髂动脉狭窄。当左叶肝癌压迫肝动脉或腹主动脉时，也可在肿块部位听到吹风样杂音或在肿瘤部位(较表浅时)听到轻微的连续性杂音。

静脉性杂音为连续性潺潺声，无收缩期与舒张期性质。常出现于脐周或上腹部，尤其是腹壁静脉曲张严重时，此音提示门静脉高压(常为肝硬化引起)时的侧支循环形成，称克-鲍综合征。

**(三)摩擦音**

在脾梗死、脾周围炎、肝周围炎或胆囊炎累及局部腹膜等情况下，可在深呼吸时，于各相应部位听到摩擦音，严重时可触及摩擦感。腹膜纤维渗出性炎症时，亦可在腹壁听到摩擦音。

**(四)搔弹音**

在腹部听诊搔弹音的改变可协助测定肝下缘和微量腹水。

1. 肝下缘的测定　当肝下缘触诊不清楚时，可用搔弹法协助定界。患者取仰卧位，医生以左手持听诊器膜型体件置于剑突下的肝左叶上，右手指沿腹中线自脐部向

笔记栏

上轻弹或搔刮腹壁，搔弹处未达肝缘时，只听到遥远而轻微的声音，当搔弹至肝表面时，声音明显增强而近耳。这是因为实质性脏器对声音的传导优于空腔脏器。此法常用于腹壁较厚或不能满意地配合触诊的患者，也有时用以鉴别右上腹肿物是否为肿大的肝。

2. 微量腹水的测定　患者取肘膝位数分钟，使腹水积聚于腹内最低处的脐区。将听诊器膜型体件贴于此处脐旁腹壁，医师以手指在一侧腹壁稳定、快速地轻弹，听其声响，同时逐步将体件向对侧腹部移动，继续轻弹，如声音突然变得响亮，此体件所在处即为腹水边缘之上。用叩听法检查可鉴定出至少 120 mL 的游离腹水。

（赵　琼）

## 问题分析与能力提升

患者，男，43 岁，踢球时突感左臂及心前区剧痛，有濒死感，就地休息 30 min 未缓解，伴烦躁不安、恶心、出冷汗，急送至急诊科。心电监护示多导联 ST 段弓背状抬高，T 波倒置，可见异常深宽 Q 波。

请问：①导致该患者出现上述症状的原因是什么？②该患者需要进一步询问哪些健康史？

## 同步练习题（选择题）

1. 下列哪种疾病可出现粉红色泡沫痰　（　　）
   A. 大叶性肺炎　B. 急性左心衰竭
   C. 支气管扩张　D. 真菌感染
   E. 肺脓肿
2. 高血压患者劳累时出现心前区疼痛，休息后缓解，最可能是发生了　（　　）
   A. 高血压心脏病　B. 心绞痛
   C. 心肌梗死　D. 高血压急诊
   E. 心律失常
3. 呼吸困难时出现明显三凹征，常见于下列哪种疾病　（　　）
   A. 支气管异物　B. 肺气肿
   C. 支气管哮喘　D. 慢性阻塞性肺疾病
   E. 左心衰竭
4. 发热、呕吐、轻度黄疸，右肋缘下压痛，首先考虑为　（　　）
   A. 急性胰腺炎　B. 急性胆囊炎
   C. 急性胃炎　D. 急性阑尾炎
   E. 胆绞痛

# 第八章 生殖器、肛门、直肠检查

生殖器、肛门、直肠检查是全身体格检查不可缺少的一部分,全面规范地检查对临床诊断和治疗具有重要意义。但在临床工作中,非专科医师对该项检查的意义认识不足,有时患者不愿接受此项检查,因此,对有检查指征的被检者应说明检查的目的、方法和重要性,解除被检者不必要的顾虑,使之接受并配合检查。男医师检查女患者时,须在女医务人员陪同下或患者家属陪同下进行。

## 第一节　男性生殖器检查

男性生殖器包括阴茎、阴囊、前列腺和精囊等。检查时应让被检者充分暴露下身,双下肢取外展位,视诊与触诊相结合。先检查外生殖器(阴茎及阴囊),后检查内生殖器(前列腺及精囊)。

### (一)阴茎

阴茎为前端膨大的圆柱体,由3个海绵体(2个阴茎海绵体、1个尿道海绵体)构成。正常成年人阴茎长7~10 cm。其检查顺序如下。

1.包皮　包皮指阴茎皮肤覆盖在阴茎头处褶成双层的皮肤。在婴幼儿期包皮较长,包绕阴茎使龟头及尿道外口不能显露,成年人包皮不应掩盖尿道口。翻起包皮后应露出阴茎头,若翻起后仍不能露出尿道外口或阴茎头者称为包茎,见于先天性包皮口狭窄或炎症、外伤后粘连。若包皮长度超过阴茎头,但翻起后能露出尿道口或阴茎头,称包皮过长。包皮过长或包茎易引起尿道外口或阴茎头感染、嵌顿;污垢在阴茎颈部易于残留,常被视为阴茎癌的重要致病因素之一。故提倡早期手术处理。

2.阴茎头与阴茎颈　检查时应将包皮上翻暴露全部阴茎头及阴茎颈,观察其表面的色泽,有无充血、水肿、分泌物及结节等。正常阴茎头红润、光滑,如有硬结并伴有暗红色溃疡、易出血或融合成菜花状,应考虑阴茎癌的可能性。阴茎颈部发现单个椭圆形质硬溃疡称为下疳,愈后留有瘢痕,此征对梅毒的诊断有重要价值。阴茎头部如出现淡红色小丘疹融合成蕈样,呈乳突状突起,应考虑为尖锐湿疣。

3.尿道口　检查尿道口时医师用示指与拇指,轻轻挤压龟头使尿道张开,观察尿道口有无红肿、分泌物及溃疡、外伤及畸形等。观察尿道口是否狭窄,先天性畸形或炎症粘连常可出现尿道口狭窄。并注意有无尿道口异位,尿道下裂时尿道口位于阴茎腹

笔记栏

面。如嘱被检者排尿，裂口处常有尿液溢出。

4. 阴茎大小与形态　成年人阴茎过小（婴儿型），见于垂体功能或性腺功能不全者；在儿童期阴茎过大（成人型），见于性早熟，真性性早熟见于促性腺激素过早分泌，假性性早熟见于睾丸间质细胞瘤，后者不产生精子。

**（二）阴囊**

阴囊检查时被检者取站立位或仰卧位，两腿稍分开。先观察阴囊皮肤及外形，后进行阴囊触诊，方法是医师两只手拇指置于被检者阴囊前面，其余手指放在阴囊后面，起托护作用，拇指做来回滑动触诊，两侧对比。正常阴囊皮肤呈深暗色，多皱褶。注意观察阴囊皮肤有无皮疹、脱屑溃烂等损害，观察阴囊外形有无肿胀肿块。常见的阴囊体征有以下几种。

阴囊水肿：阴囊皮肤常因水肿而紧绷，可为全身性水肿的一部分，如肾病综合征。也可为局部因素如局部炎症或过敏反应、静脉血或淋巴回流受阻等所致。

阴囊湿疹：阴囊皮肤增厚呈苔藓样，并有小片鳞屑；或皮肤呈暗红色、糜烂，有大量浆液渗出，有时形成软痂，伴有顽固性奇痒。

阴囊象皮肿：见于血丝虫病引起的淋巴管炎或淋巴管阻塞，阴囊皮肤水肿粗糙、增厚如象皮样。

阴囊疝：是指肠系膜或大网膜经腹股沟管下降至阴囊内使一侧或双侧阴囊肿大，有时可推回腹腔。但被检者用力咳嗽使腹腔内压增高时可再降入阴囊。

鞘膜积液：正常情况下鞘膜囊内有少量液体，当鞘膜本身或邻近器官出现病变时，鞘膜液体分泌增多，而形成积液，此时阴囊肿大触之有水囊样感。透光试验有助于鞘膜积液和阴囊疝、睾丸肿瘤等的鉴别。

阴囊是腹壁的延续部分，中间有膈膜分为左右两囊，各有精索、睾丸和附睾。

1. 精索　精索由输精管、提睾肌、动脉、静脉、精索神经及淋巴管等组成，位于附睾上方。正常精索呈柔软的索条状，无压痛。检查时医师用拇指和示指触诊精索，从附睾摸到腹股沟环。若精索有挤压痛及局部皮肤红肿，多为精索的急性炎症；若呈串珠样肿胀，见于输精管结核；靠近附睾的精索触及硬结，常由丝虫病所致；精索有蚯蚓团样感多为精索静脉曲张所致。

2. 睾丸　左、右各一，椭圆形，表面光滑柔韧。检查时医师用拇指和示、中指触及睾丸注意其大小、形状、硬度及有无触压痛等，并做两侧对比。睾丸急性肿痛，压痛明显者，见于急性睾丸炎，多由外伤、流行性腮腺炎、淋病等所致，很少化脓；睾丸慢性肿痛多由结核引起；一侧睾丸肿大、质硬并有结节，应考虑睾丸肿瘤或白血病细胞浸润。睾丸萎缩可为先天异常，或因流行性腮腺炎或外伤后遗症及精索静脉曲张所引起；睾丸过小常为先天性或内分泌异常引起，如肥胖性生殖无能症等；如睾丸未降入阴囊而在腹股沟管内或阴茎根部、会阴部等处触及，或做超声检查腹腔睾丸隐藏在以上部位，称为隐睾症；无睾丸常见于性染色体数目异常所致的先天性无睾症，可为单侧或双侧，双侧无睾症被检者生殖器官及第二性征均发育不良。

3. 附睾　附睾是储存精子和促进精子成熟的器官，位于睾丸后外侧，上端膨大为附睾头，下端细小如囊锥状为附睾尾。检查时医师用拇指和示、中指触诊。触诊时应注意附睾大小，有无结节和压痛。如发现附睾肿胀而无明显压痛，质硬并有结节感，应考虑附睾结核，附睾结核常伴有输精管增粗，触诊呈串珠状，当结核病灶破溃后，可形

笔记栏

成经久不愈的瘘管;急性炎症时肿痛明显,且常伴有睾丸肿大,附睾与睾丸分界不清;慢性附睾炎则附睾肿大而压痛轻。

### (三)前列腺

前列腺位于膀胱下方、耻骨联合后约 2 cm 处,包绕在尿道根部。其上端宽大,下端窄小,后面较平坦。检查时被检者取肘膝卧位、侧卧位或站立弯腰位。医师示指戴手套或指套,涂以润滑剂,徐徐插入肛门,向腹侧触诊。正常前列腺质韧而有弹性,左、右两叶之间可触及正中沟。良性前列腺肥大时正中沟消失,表面光滑有韧感,无压痛及粘连,多见于老年人,表现为排尿困难,并有尿频,尤以夜间为甚。前列腺肿大且有明显压痛,多见于急性前列腺炎;前列腺肿大、质硬、无压痛,表面有硬结节者多为前列腺癌。前列腺触诊时可同时做前列腺按摩留取前列腺液做化验检查。方法为触诊时示指做向前、内方横向按摩数次后,再沿正中沟向尿道外口方向滑行挤压,可见前列腺液从尿道口流出,收集标本立即送检。

### (四)精囊

精囊位于前列腺外上方,为一菱锥形囊状非成对的附属性腺体,质地柔软,正常时肛诊一般不易触及。精囊呈条索状肿胀并有触压痛多为炎症所致;精囊表面呈结节状多因结核引起,质硬肿大应考虑癌变。精囊病变常继发于前列腺,如炎症波及、结核扩散和前列腺癌的侵犯。

## 第二节　女性生殖器检查

一般情况下女性被检者的生殖器不做常规检查,有适应证须检查时,应在女医护人员或家属陪同下进行。检查时被检者应排空膀胱,暴露下身,仰卧于检查台上,两腿外展、屈膝,医师戴无菌手套进行检查。检查顺序与方法如下。

### (一)外生殖器

1. 阴阜　阴阜位于耻骨联合前面,为皮下脂肪丰富、柔软的脂肪垫。性成熟后皮肤有阴毛,呈倒三角形分布,为女性第二性征。若阴毛先浓密后脱落而明显稀少或缺如,见于性功能减退症或席汉病等;阴毛明显增多,呈男性分布,多见于肾上腺皮质功能亢进。

2. 大阴唇　大阴唇为一对纵行长圆形隆起的皮肤皱襞,皮下组织松软,富含脂肪及弹力纤维。性成熟后表面有阴毛,未生育妇女两侧大阴唇自然合拢遮盖外阴;经产妇两侧大阴唇常分开;老年人或绝经后则常萎缩。

3. 小阴唇　小阴唇位于大阴唇内侧,为一对较薄的皮肤皱襞,两侧小阴唇常合拢遮盖阴道外口。小阴唇表面光滑、呈浅红色或褐色,前端融合后包绕阴蒂,后端彼此会合形成阴唇系带。炎症时常有红肿疼痛。白斑症可使局部色素脱失;若有结节、溃烂应考虑癌变可能;如有乳突状或蕈样突起见于尖锐湿疣。

4. 阴蒂　阴蒂为两侧小阴唇前端会合处与大阴唇前连合之间的隆起部分,外表为阴蒂包皮,其内具有男性阴茎海绵体样组织,性兴奋时能勃起。阴蒂过小见于性发育不全;过大应考虑两性畸形;红肿见于外阴炎症。

5. 阴道前庭　阴道前庭为两侧小阴唇之间的菱形裂隙，前部有尿道口，后部有阴道口。前庭大腺分居于阴道口两侧，如黄豆粒大，开口于小阴唇与处女膜的沟内。如有炎症则局部红肿、硬痛并有脓液溢出。肿大明显而压痛轻，可见于前庭大腺囊肿。

**（二）内生殖器**

1. 阴道　阴道为生殖通道，平常前后壁相互贴近，内腔狭窄，但富于收缩和伸展性。检查时医师用拇、示指分开两侧小阴唇，在前庭后部可见阴道外口，其周围有处女膜。处女膜外形有不同类型，未婚女性一般不做阴道检查，但已婚妇女有指征者不能省略该项检查。正常阴道黏膜呈浅红色、柔软、光滑。检查时应注意其紧张度，有无瘢痕、肿块、分泌物、出血等并观察宫颈有无溃烂及新生物形成。

2. 子宫　子宫为中空的肌质器官，位于骨盆腔中央，呈倒置梨形。触诊子宫应以双合诊法进行检查（图 8-1）。正常宫颈表面光滑，妊娠时质软着紫色，检查时应注意宫颈有无充血、糜烂、肥大及息肉。正常成年未孕子宫长约 7.5 cm，宽 4 cm，厚约 2.5 cm；产后妇女子宫增大，触之较韧，光滑无压痛，子宫体积匀称性增大见于妊娠；非匀称性增大见于各种肿瘤。

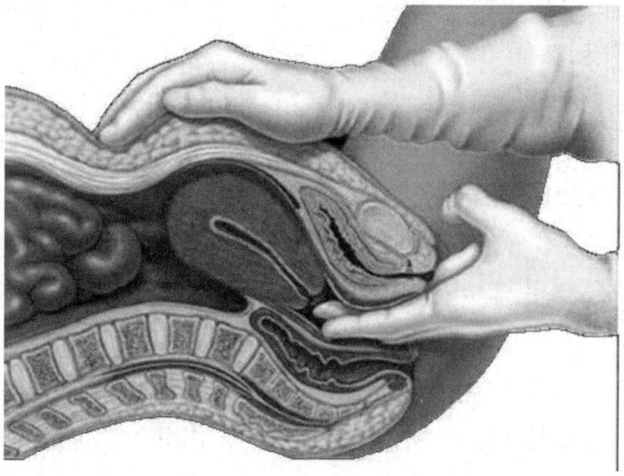

**图 8-1　子宫双合诊**

3. 输卵管　正常输卵管表面光滑、质韧无压痛，长 8～14 cm。输卵管肿胀、增粗或有结节，弯曲或僵直，且常与周围组织粘连、固定，明显触压痛者，多见于急、慢性炎症或结核。明显肿大可为输卵管积脓或积水。双侧输卵管病变，管腔变窄或梗阻，则难以受孕。

4. 卵巢　卵巢为一对扁椭圆形性腺，成人女性的卵巢约 4 cm×3 cm×1 cm 大小，表面光滑、质软。绝经后萎缩变小、变硬；卵巢触诊多用双合诊，增大常见于卵巢肿瘤或炎症等。

## 第三节　肛门与直肠检查

肛门与直肠的检查方法简便，常能发现许多有重要临床价值的体征。但每因重视不够而被省略，造成漏诊。检查时视诊和触诊相结合，必要时也可进行内镜检查。常

笔记栏

用的检查体位如下。

1. 肘膝位　被检者两肘关节屈曲，置于检查床上，胸部尽量靠近检查床，两膝关节屈曲呈直角跪于检查台上，臀部抬高。此体位最常用于前列腺、精囊及内镜检查（图8-2）。

2. 左侧卧位　被检者取左侧卧位，右腿向腹部屈曲，左腿伸直，臀部靠近检查床右边。医师位于被检者背后进行检查。该体位适用于病重、年老体弱或女性被检者（图8-3）。

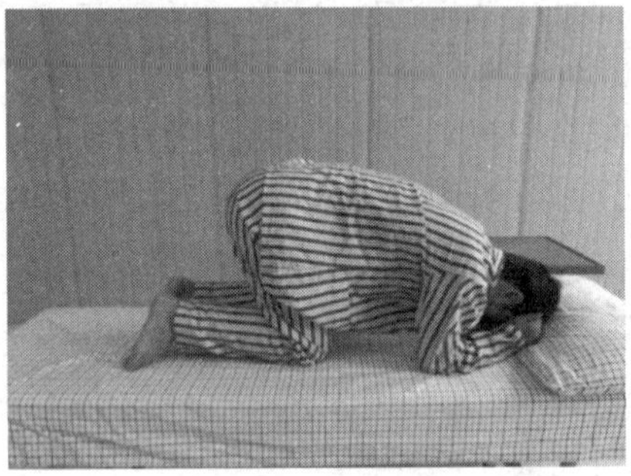

图8-2　肘膝位

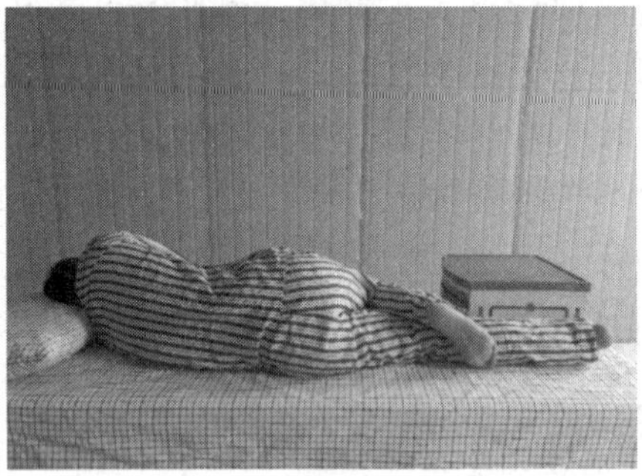

图8-3　左侧卧位

3. 仰卧位或截石位　被检者仰卧于检查床上，臀部垫高，两腿屈曲、抬高并外展。适用于重症体弱被检者或膀胱直肠窝的检查，亦可进行直肠双合诊，即右手示指在直肠内，左手在下腹部，双手配合，以检查盆腔脏器的病变情况。

4. 蹲位　被检者下蹲呈排大便的姿势，屏气向下用力。适用于检查直肠脱出、内痔及直肠息肉等。

肛门与直肠检查所发现的病变如肿块、溃疡等应按时针方向进行记录，并注明检查时患者所取体位。肘膝位时肛门后正中点为12点钟位，前正中点为6点钟位，而仰卧位的时钟位则与此相反。

**（一）视诊**

医师用手分开被检者臀部，观察肛门及其周围皮肤颜色及皱褶，正常颜色较深，皱褶自肛门向外周呈放射状。让被检者提肛收缩肛门时括约肌皱褶更明显，做排便动作时皱褶变浅。还应观察肛门周围有无脓血、黏液、肛裂、外痔、瘘管口或脓肿等。

1. 肛门闭锁与狭窄　新生儿排便障碍时，应检查有无因先天性畸形所致的肛门闭锁或狭窄；因感染、外伤或手术引起的肛门狭窄，常可在肛周发现瘢痕。

2. 肛门瘢痕与红肿　肛门周围瘢痕，多见于外伤或手术后；肛门周围有红肿及压痛，常为肛门周围炎症或脓肿。

3. 肛裂　肛裂是肛管下段（齿状线以下）深达皮肤全层的纵行及梭形裂口或感染性溃疡。被检者自觉排便时疼痛，排出的粪便周围常附有少许鲜血。检查时肛门常可见裂口，触诊时有明显触压痛。

4. 痔　痔是直肠下端黏膜下或肛管边缘皮下的内痔静脉丛或外痔静脉丛扩大和曲张所致的静脉团。多见于成年人，被检者常有大便带血、痔块脱出、疼痛或瘙痒感。临床上可分为内痔、外痔和混合痔。

笔记栏

(1)内痔　位于齿状线以上,表面被直肠下端黏膜所覆盖,在肛门内口可查到柔软的紫红色包块,排便时可突出肛门口外。

(2)外痔　位于齿状线以下,表面被肛管皮肤所覆盖,在肛门外口可见紫红色柔软包块,患者常有明显疼痛。

(3)混合痔　是齿状线上、下均可发现的紫红色包块,上部被直肠黏膜所覆盖,下部被肛管皮肤所覆盖,具有外痔与内痔的特点。

5. 肛门直肠瘘　简称肛瘘,是指肛门周围有瘘管形成,常有脓性分泌物流出,少数为血性分泌物。肛瘘常继发于肛门直肠脓肿和结核。

6. 脱肛　脱肛系指肛管、直肠或乙状结肠下端的肠壁,部分或全层向外翻而脱出于肛门外,又称直肠脱垂。检查时被检者取蹲位,观察肛门外有无突出物。如无突出物或突出不明显,让被检者屏气做排便动作时肛门外可见紫红色球状突出物,且随排便力气加大而突出更为明显。此即直肠部分脱垂(黏膜脱垂),停止排便时突出物常可回复至肛门内;若突出物呈椭圆形块状物,表面有环形皱襞,即为直肠完全脱垂(直肠壁全层脱垂),停止排便时不易回复。

**(二)触诊**

肛门和直肠触诊通常称为肛诊或直肠指诊。被检者可采取肘膝位、左侧卧位或仰卧位等。触诊时医师右手示指戴指套或手套,并涂以润滑剂,如肥皂液、凡士林、液状石蜡后,将示指置于肛门外口轻轻按摩,等被检者肛门括约肌适应放松后,再徐徐插入肛门、直肠内(图 8-4)。先检查肛门及括约肌的紧张度,再查肛管及直肠的内壁。注意有无压痛及黏膜是否光滑,有无肿块及搏动感。男性还可触诊前列腺与精囊,女性则可检查子宫颈、子宫、输卵管等。必要时配用双合诊。对以上器官的疾病诊断有重要价值,此外对盆腔的其他疾病如阑尾炎、髂窝脓肿也有诊断意义。

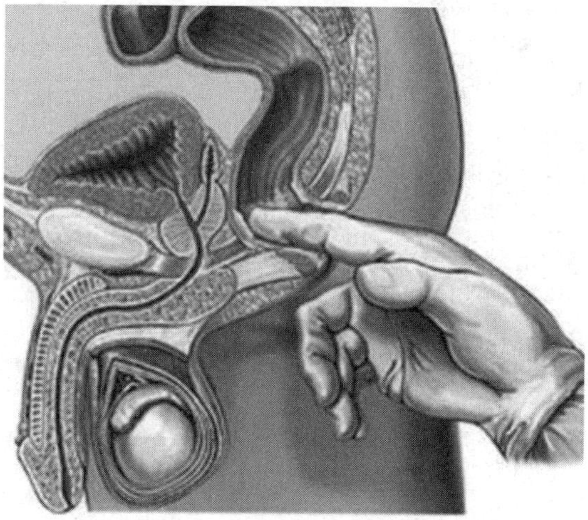

**图 8-4　肛诊(直肠指诊)**

(新乡医学院三全学院　李雅琼)

笔记栏

## 问题分析与能力提升

患者，男，31岁，一侧阴囊肿大，医生用不透明的纸张卷成圆筒，一端置于肿大的阴囊部位，在其对侧用手电筒紧贴皮肤照射，从纸筒另一端观察阴囊透光情况。

请问：这个检查是什么？怎么分析检查结果？

## 同步练习题（选择题）

1. 下列关于包茎的说法，错误的是 （　　）
   A. 翻起包皮后阴茎头不能外露
   B. 见于先天性包皮口狭窄
   C. 炎症、外伤后粘连可引起
   D. 翻起包皮后能露出尿道口
   E. 易引起尿道外口感染
2. 下列关于阴囊的说法，错误的是 （　　）
   A. 为腹壁的延续部分
   B. 中间有一膈膜分为左右2个囊腔
   C. 每囊内含有精索、睾丸及附睾
   D. 检查时被检者可取站立位
   E. 阴囊疝透光试验阳性
3. 下列关于子宫的说法，错误的是 （　　）
   A. 为中空的肌性器官
   B. 位于骨盆腔中央，呈倒置梨形
   C. 前穹窿最深
   D. 子宫体积匀称性增大见于妊娠
   E. 子宫体积非匀称性增大见于各种肿瘤
4. 下列关于输卵管的说法，错误的是 （　　）
   A. 长6～8 cm
   B. 正常输卵管表面光滑、质韧无压痛
   C. 炎症时输卵管肿胀、增粗或有结节
   D. 明显肿大可为输卵管积脓或积水
   E. 双侧输卵管病变难以受孕
5. 肛门和直肠取肘膝位进行检查时，病变在肛门后正中点，按时钟方向记录为 （　　）
   A. 6点钟
   B. 9点钟
   C. 10点钟
   D. 12点钟
   E. 3点钟
6. 有关外痔的描述错误的是 （　　）
   A. 在齿状线以下
   B. 表面为皮肤覆盖者
   C. 紫红色柔软包块
   D. 不痛
   E. 是静脉丛扩大和曲张所致的静脉团
7. 有关内痔的描述错误的为 （　　）
   A. 位置在齿状线以上
   B. 紫红色包块
   C. 常有明显疼痛
   D. 表面为黏膜覆盖者
   E. 是静脉丛扩大和曲张所致的静脉团
8. 区分睾丸鞘膜腔积液与阴囊疝的方法是 （　　）
   A. 压尺试验
   B. 透光试验
   C. 直腿抬高试验
   D. 浮髌试验

笔记栏

E. 拾物试验

9. 直肠指诊触及坚硬凹凸不平的包块，应考虑 （ ）

A. 直肠息肉
B. 直肠癌
C. 前列腺癌
D. 直肠周围脓肿
E. 直肠脱垂

10. 直肠指诊可不采用的体位是 （ ）

A. 仰卧位
B. 肘膝位
C. 俯卧位
D. 左侧卧位
E. 截石位

# 第九章

# 脊柱与四肢检查

## 第一节 脊柱检查

人类脊柱由33块椎骨(颈椎7块,胸椎12块,腰椎5块,骶骨、尾骨共9块)借韧带、关节及椎间盘连接而成。脊柱上端承托颅骨,下联髋骨,中附肋骨,并作为胸廓、腹腔和盆腔的后壁。脊柱具有支持躯干、保护内脏、保护脊髓和进行运动的功能。脊柱内部自上而下形成一条纵行的脊管,内有脊髓。脊柱有病变时表现为局部疼痛、姿势或形态异常以及活动度受限等。脊柱检查时被检者可处站立位和坐位,按视诊、触诊、叩诊的顺序进行。

### 一、脊柱弯曲度

#### (一)生理性弯曲

嘱被检者直立,从侧面观察4个生理弯曲是否存在。即颈段稍向前凸,胸段稍向后凸,腰椎明显向前凸,骶椎则明显向后凸。让被检者取站立位或坐位,用示、中指或拇指沿脊椎的棘突以适当的压力往下划压,划压后皮肤出现一条红色充血痕,以此痕为标准,观察脊柱有无侧弯。

#### (二)病理性变形

1. 脊柱前凸　表现为脊柱过度向前弯曲。多发生在腰椎部位,患者腹部明显向前突出,臀部明显向后突出,多由于晚期妊娠、大量腹水、腹腔巨大肿瘤、第5腰椎向前滑脱、水平骶椎(腰骶角>34°)、被检者髋关节结核及先天性髋关节后脱位等所致。

2. 脊柱后凸　多发生于胸段,也称为驼背。脊柱胸段后凸的原因甚多,常见于佝偻病、结核、强直性脊柱炎、脊柱退行性变、骨折等。

3. 脊柱侧凸　脊柱离开后正中线向左或右偏曲。侧凸严重时可出现肩部及骨盆畸形。常见于佝偻病、外伤后、慢性胸膜粘连等。

### 二、脊柱活动度

检查脊柱的活动度时,应让被检者做前屈、后伸、侧弯、旋转等动作,以观察脊柱的活动情况及有无变形。正常脊柱有一定活动范围:颈椎>腰椎>胸椎>骶椎。已有脊柱外伤可疑骨折或关节脱位时,应避免脊柱活动,以防止损伤脊髓。正常人直立、骨盆固定的条件下,脊柱活动范围具体数值参考表 9-1。颈椎活动度检查方法见图 9-1,其他节段方法同颈椎。

**表 9-1　颈、胸、腰椎及全脊椎活动范围**

| 项目 | 前屈 | 后伸 | 左右侧弯 | 旋转度(一侧) |
| --- | --- | --- | --- | --- |
| 颈椎 | 35°~45° | 35°~45° | 45° | 60°~80° |
| 胸椎 | 30° | 20° | 20° | 35° |
| 腰椎 | 75°~90° | 30° | 20°~35° | 30° |
| 全脊柱 | 128° | 125° | 73.5° | 115° |

由于年龄、活动训练以及脊柱结构差异等因素,脊柱运动范围存在较大的个体差异

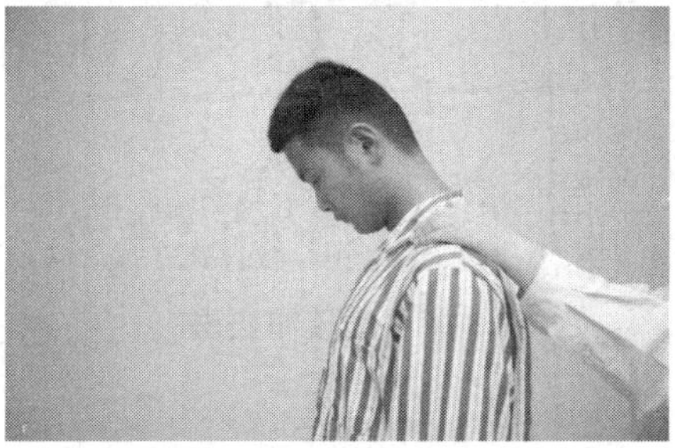

A. 前屈

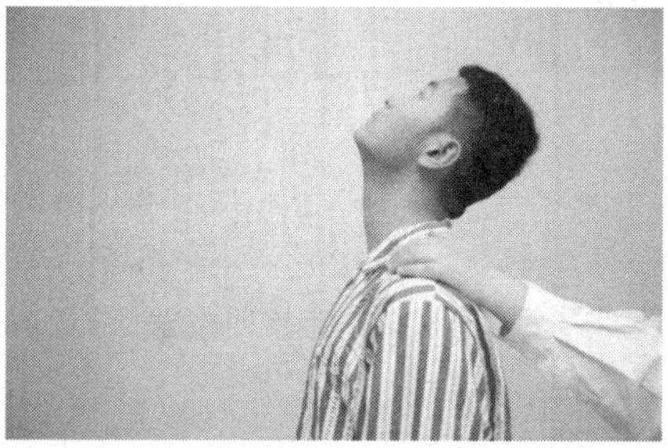

B. 后伸

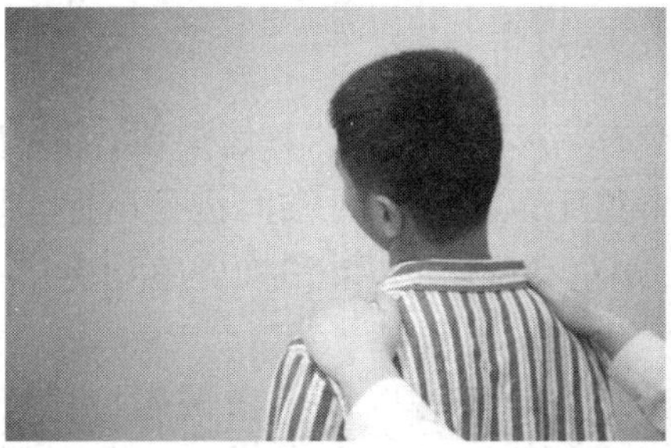

C. 侧弯

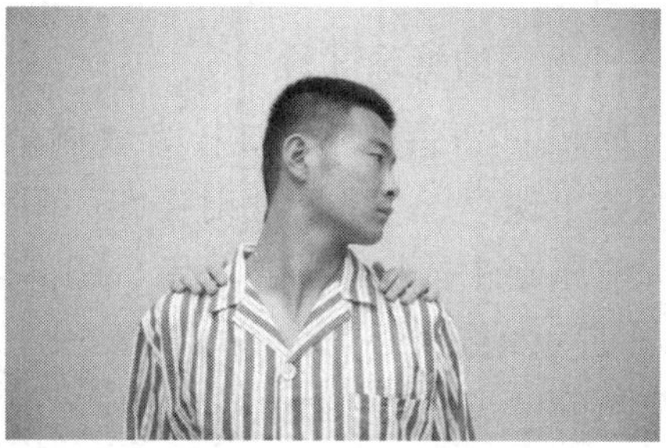

D. 旋转

**图 9-1　颈椎活动度检查**

当被检者活动不能达以上范围,伴有疼痛感,严重时出现僵直,称为脊柱活动受限。脊柱颈椎段活动受限常见于颈椎病、颈部肌纤维组织炎及韧带受损、结核或肿瘤浸润、颈椎外伤、骨折或关节脱位等。脊柱腰椎段活动受限常见于椎间盘突出、腰部肌纤维组织炎及韧带受损、腰椎椎管狭窄、腰椎结核或肿瘤、腰椎骨折或脱位等。

## 三、脊柱压痛与叩击痛

1. 压痛　脊柱压痛的检查方法是嘱被检者取端坐位,身体稍向前倾。检查者以右手拇指从枕骨粗隆开始自上而下逐个按压脊椎棘突及椎旁肌肉,并询问被检者是否疼

笔记栏

痛。正常时每个棘突及椎旁肌肉均无压痛，如有压痛，提示压痛部位可能有病变，可利用第 7 颈椎作为计算椎体顺序的标志。

2. 叩击痛　常用的脊柱叩击方法有两种。

(1)直接叩击法　即用叩击指或叩诊锤垂直叩击各椎体的棘突(图 9-2)，多用于检查胸椎与腰椎。颈椎疾病，特别是颈椎骨关节损伤时，因颈椎位置深，一般不用此法检查。

(2)间接叩击法　嘱被检者取坐位，医师将左手掌面置于其头顶，右手半握拳以小鱼际肌部位叩击左手背(图 9-3)，询问被检者脊柱各部位有无疼痛。如疼痛阳性见于脊柱结核、脊椎骨折及椎间盘突出等。叩击痛的部位多为病变部位。如有颈椎病或颈椎间盘脱出症，间接叩诊时可出现上肢的放射性疼痛。

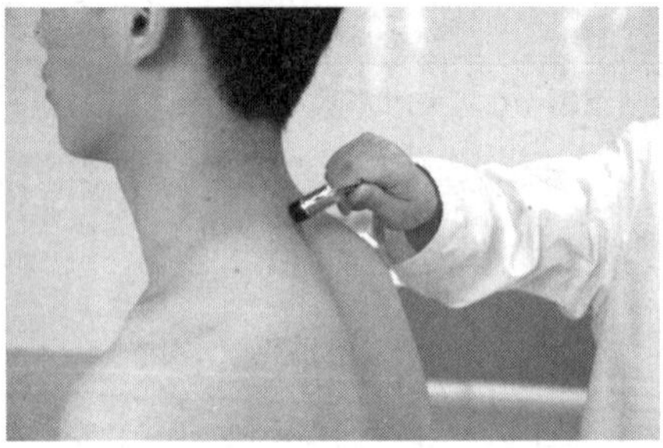

图 9-2　直接叩击法

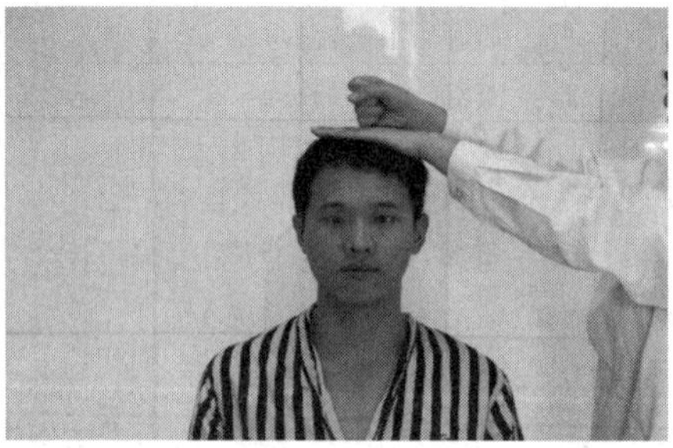

图 9-3　间接叩击法

## 四、脊柱检查的几种特殊试验

### (一)颈椎的特殊试验

1. Jackson 压头试验　被检者取端坐位，检查者双手重叠放于其头顶，向下加压，如被检者出现颈痛或上肢放射痛即为阳性。多见于颈椎病及颈椎间盘突出症。

2. 前屈旋颈试验　嘱被检者头颈部前屈，并左右旋转，如果颈椎处感觉疼痛，则属阳性，多提示颈椎小关节的退行性病变。

3. 颈静脉加压试验(压颈试验)　被检者仰卧，检查者以双手指按压被检者两侧颈静脉，如其颈部及上肢疼痛加重，为根性颈椎病，此乃因脑脊液回流不畅致蛛网膜下隙压力增高所致。此试验也常用于下肢坐骨神经痛被检者的检查，颈部加压时若下肢症状加重，则提示其坐骨神经痛症状源于腰椎管内病变，即根性疼痛。

4. 旋颈试验　被检者取坐位，头略后仰，并自动向左、右做旋颈动作。如被检者出现头昏、头痛、视力模糊症状，提示椎动脉型颈椎病。因转动头部时椎动脉受到扭曲，加重了椎-基底动脉供血不足，头部停止转动，症状亦随即消失。

### (二)腰骶椎的特殊试验

1. 摇摆试验　被检者平卧，屈膝、髋，双手抱于膝前。检查者手扶被检者双膝，左右摇摆，如腰部疼痛为阳性。多见于腰骶部病变。

2. 拾物试验　将一物品放在地上，嘱被检者拾起。腰椎正常者可两膝伸直，腰部自然弯曲，俯身将物品拾起。如被检者先以一只手扶膝蹲下，腰部挺直地用手接近物

笔记栏

品，此即为拾物试验阳性。多见于腰椎病变如腰椎间盘脱出、腰肌外伤及炎症。

3. 直腿抬高试验（Lasegue 征）　被检者仰卧，双下肢平伸，检查者一只手握被检者踝部，另一只手置于大腿伸侧，分别做双侧直腿抬高动作（图 9-4），腰与大腿正常可达 80°～90°。若抬高小于 70°，且伴有下肢后侧的放射性疼痛，则为阳性。见于腰椎间盘突出症，也可见于单纯性坐骨神经痛。

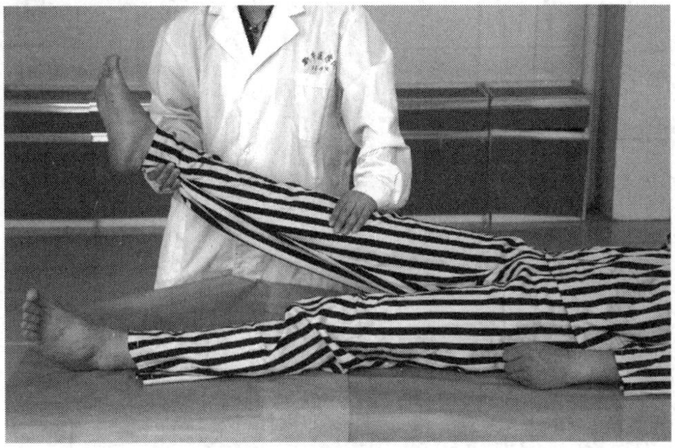

图 9-4　直腿抬高试验

## 第二节　四肢与关节检查

四肢及其关节的检查通常需要视诊与触诊相结合，注意观察软组织的状态，四肢的位置、形态、活动度有无异常。注意左右对比。正常人四肢和关节左右对称，形态正常，无肿胀及压痛，活动不受限。

### 一、上肢

#### （一）长度

双上肢长度可用目测，嘱被检者双上肢向前手掌并拢比较其长度。正常情况下双上肢长度相等，长度不一致见于先天性短肢畸形、骨折重叠和关节脱位等，如肩关节脱位时，患侧上臂长于健侧，肱骨颈骨折患侧短于健侧。

#### （二）肩关节

充分暴露被检部位后，医师观察被检者双肩姿势外形有无倾斜。正常双肩对称，双肩呈弧形，如肩关节弧形轮廓消失肩峰突出，呈“方肩”，见于肩关节脱位或三角肌萎缩。两侧肩关节一高一低，颈短耸肩，见于先天性肩胛高耸症及脊柱侧弯。锁骨骨折，远端下垂，使该侧肩下垂，肩部突出畸形如戴肩章状，见于外伤性肩锁关节脱位（图 9-5）、锁骨外端过度上翘所致。

笔记栏

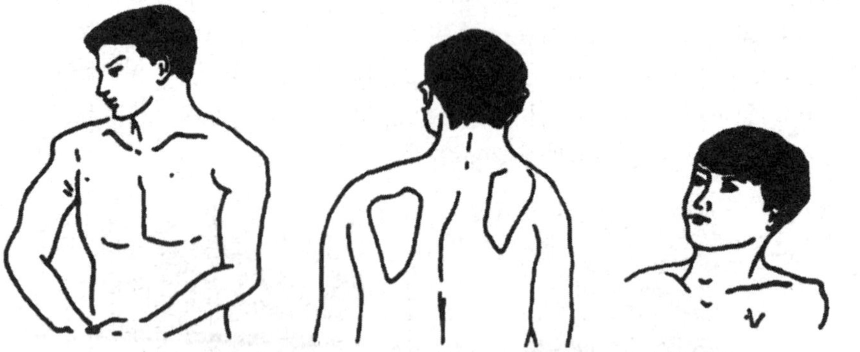

A　　B　　C

图 9–5　肩关节外形异常

A. 方肩　B. 耸肩　C. 肩章状肩

1. 压痛　肩关节周围不同部位的压痛点，对鉴别诊断很有帮助，肱骨结节间的压痛见于肱二头肌长头腱鞘炎，肱骨大结节压痛可见于冈上肌腱损伤。肩峰下内方有触痛，可见于肩峰下滑囊炎。

2. 运动　嘱被检者做自主运动，观察有无活动受限，或检查者固定肩胛骨，另一只手持前臂进行多个方向的活动。肩关节外展可达 90°，内收 45°，前屈 90°，后伸 35°，旋转 45°。肩关节周围炎时，关节各方向的活动均受限，称冻结肩。肩关节外展开始即痛，但仍可外展，见于肩关节炎；轻微外展即感疼痛见于肱骨或锁骨骨折；肩肱关节或肩锁骨关节脱位搭肩试验常为阳性。做法是嘱被检者用患侧手掌平放于对侧肩关节前方，如不能搭上而前臂不能自然贴紧胸壁，提示肩关节脱位。

**（三）肘关节**

正常肘关节双侧对称、伸直时肘关节轻度外翻，称携物角，5° ~ 15°。检查此角时嘱患者伸直两上肢，手掌向前，左右对比。此角>15°为肘外翻，<15°为肘内翻。肘部骨折、脱位可引起肘关节外形改变。检查肘关节时还应注意双侧及肘窝部是否饱满、肿胀。常见于肘关节积液和滑膜增生。

注意肘关节周围皮肤温度，有无肿块，肱动脉搏动，桡骨小头是否压痛，滑车淋巴结是否肿大，关节活动是否正常。关节活动正常时，屈 135° ~ 150°，伸 10°，旋前（手背向上转动）80° ~ 90°，旋后（手背向下转动）80° ~ 90°。

**（四）腕关节及手**

1. 外形　手的功能位置为腕背伸 30°并稍偏尺侧，拇指于外展时掌屈曲位，其余各指屈曲，呈握茶杯姿势。手的自然休息姿势呈半握拳状，腕关节稍背伸约 20°，向尺侧倾斜约 10°，拇指尖靠达示指关节的桡侧，其余四指呈半屈曲状，屈曲程度由示指向小指逐渐增大，且各指尖均指向舟骨结节处。

2. 局部肿胀与隆起　腕关节肿胀可因外伤、关节炎、关节结核而肿胀，腕关节背侧或旁侧局部隆起见于腱鞘囊肿，腕背侧肿胀见于腕肌腱腱鞘炎或软组织损伤。下尺桡关节半脱位可使尺骨小头向腕背侧隆起。手指关节出现梭形肿胀见于类风湿关节炎，骨性关节炎也出现指关节梭形肿胀，但有特征性的赫伯登结节。如单个指关节出现

笔记栏

形肿胀，可能为指骨结核或内生软骨瘤，手指侧副韧带损伤可使指间关节侧方肿胀。

3. 畸形　腕部手掌的神经、血管、肌腱及骨骼的损伤或先天性因素及外伤等均可引起畸形，常见的有以下几种。①腕垂症：桡神经损伤所致；②猿掌：正中神经损伤；③爪形手：手指呈鸟爪样，见于尺神经损伤、进行性肌萎缩、脊髓空洞症和麻风等；④餐叉样畸形：见于Colles骨折。

杵状指(趾)：手指或足趾末端增生、肥厚、增宽、增厚，指甲从根部到末端拱形隆起呈杵状(图9-6)。其发生机制可能与肢体末端慢性缺氧、代谢障碍及中毒性损害有关，缺氧时末端肢体毛细血管增生扩张，因血流丰富软组织增生，末端膨大。杵状指(趾)常见于以下几种。①呼吸系统疾病，如慢性肺脓肿、支气管扩张和支气管肺癌；②某些心血管疾病，如发绀型先天性心脏病、亚急性感染性心内膜炎；③营养障碍性疾病，如肝硬化。

匙状甲：又称反甲，特点为指甲中央凹陷，边缘翘起，指甲变薄，表面粗糙有条纹(图9-7)，常见于缺铁性贫血和高原疾病，偶见于风湿热及甲癣。

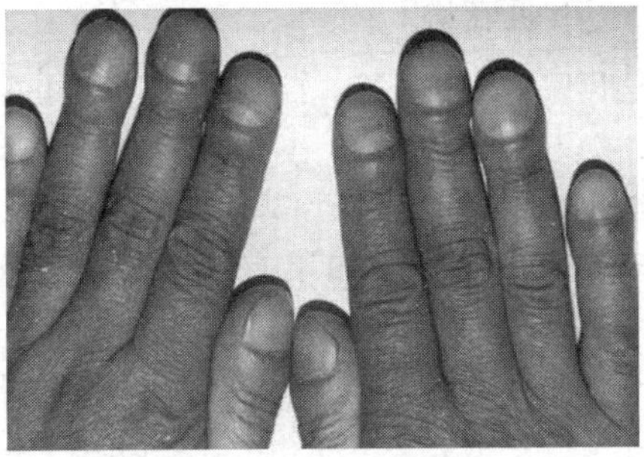

图9-6　杵状指

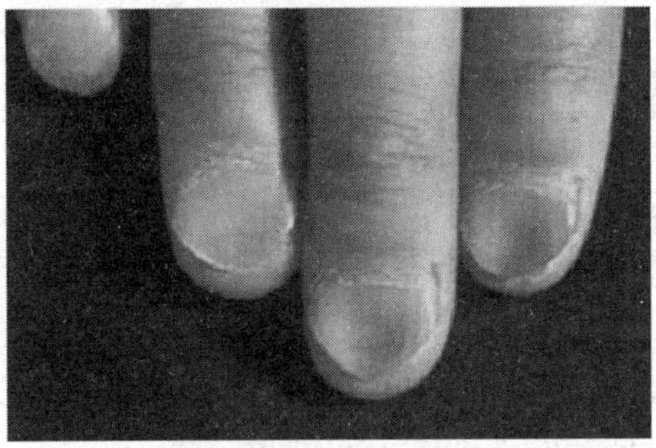

图9-7　匙状甲

注意腕关节及手部的皮肤温度，有无压痛，活动度是否在正常范围。

腕关节及指关节运动范围见表9-2。

表9-2　腕关节及指关节运动范围

| 关节 | 背伸 | 掌屈 | 内收(桡侧) | 外展(尺侧) |
|---|---|---|---|---|
| 腕关节 | 30°～60° | 50°～60° | 25°～30° | 30°～40° |
| 掌指 | 伸0 | 屈60°～90° | | |
| 近端指间 | 0 | 90° | | |
| 远端指间 | 0 | 60°～90° | | |
| 拇指掌拇关节 | | 20°～50° | 可并拢桡侧示指 | 40° |
| 指间关节 | | 90° | 可横越手掌 | |

## 二、下肢

下肢包括臀、大腿、膝、小腿、踝和足。检查下肢时应充分暴露以上部位，双侧对比

笔记栏

先做一般外形检查。观察双下肢长度是否一致,外形是否对称,有无静脉曲张、肿胀、皮肤改变等。一侧肢体缩短见于先天性短肢畸形、骨折或关节脱位;一侧肢体肿胀见于深层静脉血栓形成;肿胀并有皮肤灼热、发红肿胀,见于蜂窝织炎或血管炎;观察双下肢皮肤有无出血点,皮肤溃疡及色素沉着,下肢慢性溃疡时常有皮肤色素沉着,然后做下肢各关节的检查。

**(一)髋关节**

**【视诊】**

1. 步态　由髋关节疾患引起的异常步态主要有以下几种。

(1)跛行　①疼痛性跛行:髋关节疼痛不敢负重行走,患肢膝部微屈,轻轻落下足尖着地,然后迅速改换健肢负重,步态短促不稳,见于髋关节结核、暂时性滑膜炎、股骨头无菌性坏死等。②短肢跛行:以足尖落地或健侧下肢屈膝跳跃状行走,一侧下肢缩短3 cm以上则可出现跛行,见于小儿麻痹症后遗症。

(2)鸭步　走路时两腿分开的距离宽,左右摇摆,如鸭子行走,见于先天性双侧髋关节脱位,髋内翻,小儿麻痹症所致的双侧臀中、小肌麻痹。

(3)呆步　步行时下肢向前甩出,并转动躯干,步态呆板,见于髋关节强直、化脓性髋关节炎。

2. 畸形　被检者取仰卧位,双下肢伸直,使病侧髂前上棘连线与躯干正中线保持垂直,腰部放松,腰椎放平贴于床面观察关节有无下列畸形,如果有多为髋关节脱位,股骨干及股骨头骨折错位。

(1)内收畸形　正常时双下肢可伸直并拢,如一侧下肢超越躯干中线向对侧偏移,而且不能外展为内收畸形。

(2)外展畸形　下肢离开中线,向外侧偏移,不能内收,称外展畸形。

(3)旋转畸形　仰卧位时,正常髌骨及踇趾指向上方,若向内外侧偏斜,为髋关节内外旋畸形。

3. 肿胀及皮肤皱褶　腹股沟异常饱满,示髋关节肿胀;臀肌是否丰满,如髋关节病变时臀肌萎缩;臀部皱褶不对称,示一侧髋关节脱位。

4. 肿块、窦道瘢痕　注意髋关节周围皮肤有无肿块、窦道及瘢痕,髋关节结核时常有以上改变。

**【触诊】**

1. 压痛　髋关节位置深,只能触诊其体表位置。腹股沟韧带中点后下1 cm,再向外1 cm,触及此处有无压痛及波动感,髋关节有积液时有波动感,如此处硬韧饱满时,可能为髋关节前脱位,若该处空虚,可能为后脱位。

2. 活动度　髋关节检查方法及活动范围见表9-3。

笔记栏

表 9-3　髋关节检查方法及活动范围

| 检查内容 | 检查方法 | 活动度 |
|---|---|---|
| 屈曲 | 被检者仰卧，医师一只手按压髂嵴，另一只手将屈曲膝关节推向前胸 | 130°～140° |
| 后伸 | 被检者俯卧，医师一只手按压臀部，另一只手握小腿下端，屈膝90°后上提 | 15°～30° |
| 内收 | 仰卧，双下肢伸直，固定骨盆，一侧下肢自中立位向对称下肢前面交叉内收 | 20°～30° |
| 外展 | 被检者仰卧，双下肢伸直，固定骨盆，使一侧下肢自中立位外展 | 30°～45° |
| 旋转 | 被检者仰卧，下肢伸直，髌骨及足尖向上，医师双手放于被检者大腿下部和膝部，旋转大腿，也可让被检者屈髋屈膝90°，医师一只手扶被检者臀部，另一只手握踝部，向相反方向运动，小腿做外展、内收动作时，髋关节则为外旋、内旋 | 45° |

**【叩诊】**

被检者下肢伸直，医师以拳叩击足跟，如髋部疼痛，则示髋关节炎或骨折。

**【听诊】**

令被检者做屈髋和伸髋动作，可闻及大粗隆上方有明显的“咯噔”声，系紧张肥厚的阔筋膜张肌与股骨大粗隆摩擦声。

**（二）膝关节**

**【视诊】**

1. 膝外翻　令被检者暴露双膝关节，处站立位及平卧位进行检查，直立时双腿并拢，二股骨内髁及二胫骨内踝可同时接触，如两踝距离增宽，一小腿向外偏斜，双下肢呈“X”状，称“X”形腿，见于佝偻病（图 9-8）。

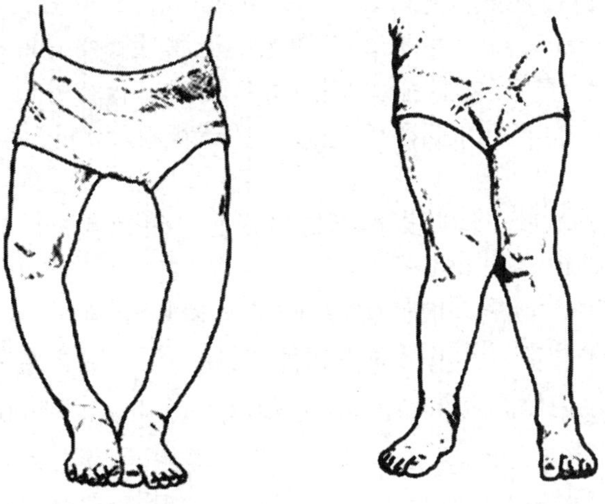

A. 膝内翻　　B. 膝外翻

图 9-8　膝内翻与膝外翻

笔记栏

2. 膝内翻　直立时，被检者双股骨内髁间距增大，小腿向内偏斜，膝关节向内形成角度，双下肢形成"O"状，称"O"形腿，见于小儿佝偻病（图 9-8）。

3. 膝反张　膝关节过度后伸形成向前的反屈状，称膝反屈畸形，见于小儿麻痹后遗症、膝关节结核。

4. 肿胀　膝关节匀称性胀大，双侧膝眼消失并突出，见于膝关节积液。髌骨上方明显隆起见于髌上囊内积液；髌骨前面明显隆起见于髌前滑囊炎；膝关节呈梭形膨大，见于膝关节结核；关节间隙附近有突出物常为半月板囊肿。检查关节肿胀的同时应注意关节周围皮肤有无发红、灼热及窦道形成。

5. 肌萎缩　膝关节病变时，因疼痛影响步行，常导致相关肌肉的失用性萎缩，常见为股四头肌及内侧肌萎缩。

**【触诊】**

1. 压痛　膝关节发炎时，双膝眼处压痛；髌骨软骨炎时髌骨两侧有压痛；膝关节间隙压痛提示半月板损伤；侧副韧带损伤，压痛点多在韧带上下两端的附着处，胫骨结节骨骺炎时，压痛点位于髌韧带在胫骨的止点处。

2. 肿块　对膝关节周围的肿块，应注意大小、硬度、活动度，有无压痛及波动感。髌骨前方肿块，并可触及囊性感，见于髌前滑囊炎，膝关节间隙处可触及肿块，且伸膝时明显，屈膝后消失，见于半月板囊肿；胫前上端或股骨下端有局限性隆起，无压痛，多为骨软骨瘤；腘窝处出现肿块，有囊状感，多为腘窝囊肿，如伴有与动脉同步的搏动，见于动脉瘤。

3. 摩擦感　医师一只手置于患膝前方，另一只手握住被检者小腿做膝关节的伸屈动作，如膝部有摩擦感，提示膝关节面不光滑，见于炎症后遗症及创伤性关节炎。推动髌骨做上下左右活动，如有摩擦感，提示髌骨表面不光滑，见于炎症及创伤后遗留的病变。

4. 活动度　膝关节屈曲可达 120°～150°，伸 5°～10°，内旋 10°，外旋 20°。

5. 几种特殊试验

（1）浮髌试验　被检查者取平卧位，下肢伸直放松，检查者左手虎口卡于被检查者膝髌骨上极，并加压压迫髌上囊，使关节液集中于髌骨底面，另一只手拇指与环指放在膝关节两侧，示指垂直按压髌骨并迅速抬起，按压时髌骨与关节面有碰触感，松手时髌骨浮起，即为浮髌试验阳性，提示中等量以上关节积液（50 mL）（如乒乓球放在水里沉浮感）（图 9-9）。

（2）拇指指甲滑动试验　医师以拇指指甲背面沿髌骨表面自上而下滑动，如有明显疼痛，可能为髌骨骨折。

（3）侧方加压试验　被检者取仰卧位，膝关节伸直，医师一只手握住踝关节向外侧推抬，另一只手置于膝关节外上方向内侧推压，使内侧副韧带紧张度增加，如膝关节内侧疼痛为阳性，提示内侧副韧带损伤，如向相反方向加压，外侧膝关节疼痛，提示外侧副韧带损伤。

笔记栏

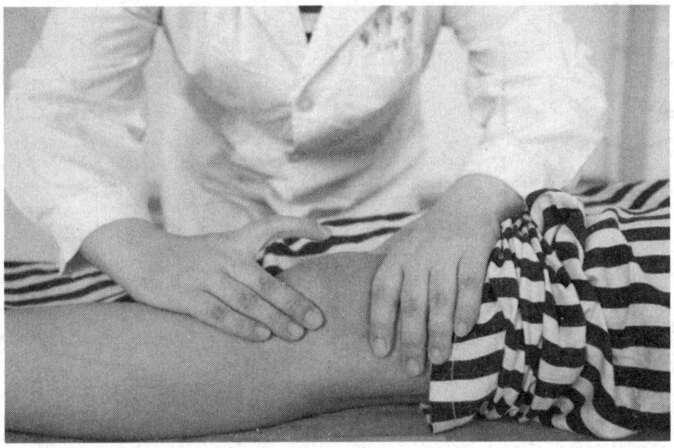

图9-9 浮髌试验

（三）踝关节与足

【视诊】

踝关节与足部检查一般让被检者取站立或坐位时进行，有时需被检者步行，从步态观察正常与否。

1. 肿胀 ①匀称性肿胀：正常踝关节两侧可见内外踝轮廓，跟腱两侧各有一凹陷区，踝关节背伸时，可见伸肌腱在皮下走行，踝关节肿胀时以上结构消失，见于踝关节扭伤、结核、化脓性关节炎及类风湿关节炎。②局限性肿胀：足背或内、外踝下方局限肿胀见于腱鞘炎或腱鞘囊肿；跟骨结节处肿胀见于跟腱周围炎，第二、三跖趾关节背侧或跖骨干局限性肿胀，可能为跖骨头无菌性坏死或骨折引起，足趾皮肤温度变冷、肿胀，皮肤呈乌黑色见于缺血性坏死。

2. 局限性隆起 足背部骨性隆起可见于外伤、骨质增生或先天性异常，内外踝明显突出，见于胫腓关节分离，内外踝骨折；踝关节前方隆起，见于距骨头骨质增生。

3. 畸形 足部常见畸形有如下几种（图9-10）。

（1）扁平足 足纵弓塌陷，足跟外翻，前半足外展，形成足旋前畸形，横弓塌陷，前足增宽，足底前部形成胼胝。

（2）弓形足 足纵弓高起，横弓下陷，足背隆起，足趾分开。

（3）马蹄足 踝关节跖屈，前半足着地，常因跟腱挛缩或腓总神经麻痹引起。

（4）跟足畸形 小腿三头肌麻痹，足不能跖屈，伸肌牵拉使踝关节背伸，形成跟足畸形，行走和站立时足跟着地。

（5）足内翻 跟骨内旋，前足内收，足纵弓高度增加，站立时足不能踏平，外侧着地，常见于小儿麻痹后遗症。

（6）足外翻 跟骨外旋，前足外展，足纵弓塌陷，舟骨突出，扁平状，跟腱延长线落在跟骨内侧，见于胫前胫后肌麻痹。

笔记栏

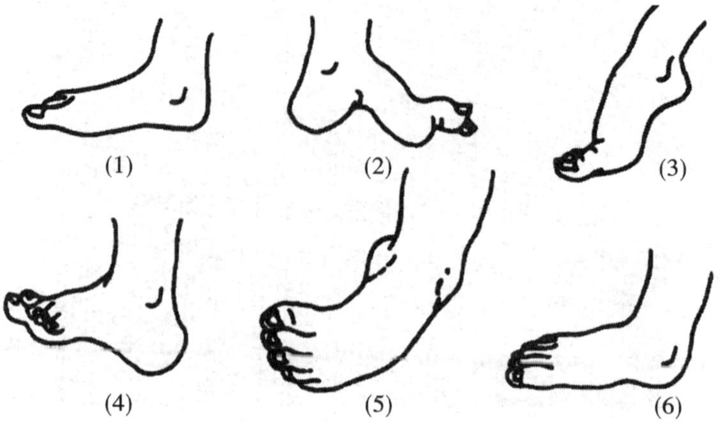

(1) (2) (3)

(4) (5) (6)

**图 9-10　足部常见畸形**

(1)扁平足　(2)弓形足　(3)马蹄足

(4)跟足畸形　(5)足内翻　(6)足外翻

【触诊】

1. 压痛点　内外踝骨折、跟骨骨折、韧带损伤局部均可出现压痛,第二、三跖骨头处压痛见于跖骨头无菌性坏死;第二、三跖骨干压痛见于疲劳骨折;跟腱压痛见于跟腱腱鞘炎;足跟内侧压痛见于跟骨骨棘或跖筋膜炎。

2. 其他　踝足部触诊应注意跟腱张力,足底内侧跖筋膜有无挛缩,足背动脉搏动有无减弱。方法是医师将示、中和环指末节指腹并拢,放置于足背 1 ~2 趾长伸肌腱间触及有无搏动感。

3. 活动度　可令被检者主动活动或医师检查时做被动活动。踝关节与足的活动范围如下:

踝关节背伸 20° ~30°,跖屈 40° ~50°;跟距关节:内、外翻各 30°。

跗骨间关节:内收 25°,外展 25°;跖趾关节:跖屈 30° ~40°,背伸 45°。

(李雅琼)

## 问题分析与能力提升

患者,女,68 岁,腰部疼痛,腰椎活动受限,可从哪些方面考虑做出诊断?

## 同步练习题(选择题)

1. 脊柱过度后弯称为脊柱后凸,也称为驼背,多发生于　(　　)

笔记栏

A. 颈段脊柱　　B. 胸段脊柱
C. 腰段脊柱　　D. 骶椎
E. 腰、骶段

2. 脊柱过度向前凸出性弯曲，称脊柱前凸，多发生于　　(　　)
A. 颈段脊柱　　B. 胸段脊柱
C. 颈胸段脊柱　　D. 腰段脊柱
E. 骶椎

3. 青少年时期出现脊柱后凸，多见于　　(　　)
A. 佝偻病　　B. 胸椎结核
C. 类风湿性脊柱炎　　D. 骨质退行性变
E. 椎间盘脱出

4. 老年人骨质退行性变时，常出现　　(　　)
A. 脊柱前凸　　B. 脊柱后凸
C. 脊柱侧凸　　D. 杵状指
E. 匙状指

5. 脊柱颈椎段活动受限常见原因应除外　　(　　)
A. 颈部肌纤维炎及颈肌韧带劳损　　B. 颈椎增生性关节炎
C. 结核或肿瘤浸润使颈椎骨质破坏　　D. 颈椎外伤、骨折或关节脱位
E. 椎间盘脱出

6. 匙状甲多见于　　(　　)
A. 支气管扩张　　B. 支气管肺癌
C. 缺铁性贫血　　D. 风湿热
E. 甲癣

7. 关于膝内、外翻的叙述，下列哪项是不正确的　　(　　)
A. 正常人双脚并拢直立时，两膝及双踝均能靠拢
B. 如双脚内踝靠拢时两膝部因双侧胫骨向外侧弯曲而呈“O”形，称膝内翻
C. 当双膝关节靠拢时，两小腿斜向外方呈“X”形弯曲，使两脚内踝分离，称膝外翻
D. 膝内、外翻多见于先天性畸形
E. 膝内、外翻可见于佝偻病和大骨节病

8. 关于平跖足的叙述，下列哪项是不正确的　　(　　)
A. 足底变平　　B. 直立时足底中部内侧不能着地
C. 多为先天性异常　　D. 患者不能持久站立
E. 影响长途行走及行进速度

9. 检查髋关节运动功能时，下列哪项叙述是不正确的　　(　　)
A. 屈曲时股前部与腹壁相贴　　B. 后伸可达 30°
C. 外展约 80°　　D. 内收约 24°
E. 外旋与内旋各 45°

10. 尺神经损伤者手部改变为　　(　　)
A. 爪形手　　B. 匙状甲
C. 杵状指　　D. 梭形指
E. 垂腕

# 第十章 神经系统检查

神经系统检查是全身体格检查中一个重要的组成部分，通过神经系统检查，能获取对疾病的定位与定性诊断信息，主要包括脑神经、运动神经、感觉神经、神经反射和自主神经等方面的检查，此外还要确定被检者的意识状态和精神状态，本章中的许多检查均要在被检者意识清晰状态下完成。完成神经系统检查常需具备一定的检查工具，如叩诊锤、棉签、大头针、音叉、双规仪、试管、电筒、检眼镜，以及嗅觉、味觉、失语测试用具等。

## 第一节 脑神经检查

脑神经共12对，检查脑神经对颅脑病变的定位诊断极为重要。检查时应按序进行，以免遗漏，同时注意双侧对比。

**（一）嗅神经**

嗅神经系第1对脑神经。检查前先确定被检者是否鼻孔通畅、有无鼻黏膜病变。检查时可用茶叶、烟草、醋、酒、香皂等物品，选取一两种分别置于患者左右鼻孔下试之（闭目，不试的一侧可令患者用手按住），要求患者分辨各物品的气味。根据检查结果可判断被检者的一侧或双侧嗅觉状态。嗅觉障碍多由于鼻腔和鼻道疾病所致，一侧嗅觉丧失或减退由于前颅凹病变引起。

**（二）视神经**

视神经系第2对脑神经。检查包括眼底、视力和视野检查。当患者有视物模糊、视力减退、盲点、头痛等症状时，应检查视神经。包括：

1. 眼底　应用检眼镜在不扩散瞳孔下进行。正常眼底的视神经盘为圆形或椭圆形，边缘清楚，色呈淡红，动静脉管腔的比例正常为2∶3。检查时应注意有无视神经盘水肿、视神经炎、视神经萎缩。

2. 视力　询问被检者平时对远近物品能否看清。检查时一般使用视力表，当视力减退到不能辨认视力表上的字体时，可嘱患者在一定距离辨认眼前手指数目，或物品的移动，手电的光亮，若不能区分即为完全失明（黑矇）。检查时应注意眼部有无器质性病变，如角膜白斑、白内障、屈光不正等影响视力的因素。

笔记栏

3. 视野　分周边视野和中心视野。

周边视野（手动法粗测）：患者与检查者相距 1 m 对面而坐，测试左眼时，受试者遮其右眼，左眼注视检查者右眼，检查者遮其左眼，用示指或视标在两人中间等距离处分别从上、下、左、右方向自周围向中央移动，嘱患者看到后告知，可与检查者的正常视野比较。用周边视野计可精确测定。

中心视野：患者遮住一只眼，然后询问是否可以看到整个检查者的脸。若仅能看见一只眼或没看到嘴，则可能存在中心视野缺损。

**（三）动眼神经、滑车神经、展神经**

动眼神经、滑车神经、展神经分别为第 3、4、6 对脑神经，共同支配眼球运动，合称眼球运动神经，可同时检查。检查时需注意眼裂外观、眼球运动、瞳孔及对光反射、调节反射等，方法详见第五章。

检查中，如发现眼球运动向内、向上及向下活动受限，以及上睑下垂、调节反射消失均提示有动眼神经麻痹。如眼球向下及向外运动减弱，提示滑车神经有损害。眼球向外转动障碍则为展神经受损。瞳孔反射异常可由动眼神经或视神经受损所致。另外，眼球运动神经的麻痹可出现相应眼外肌的功能障碍导致麻痹性斜视，单侧眼球运动神经的麻痹可导致复视。

**（四）三叉神经**

三叉神经系第 5 对脑神经，是混合性神经。感觉神经纤维周围性分布分为三叉神经眼支、三叉神经上颌支、三叉神经下颌支，主要支配面部皮肤、眼、鼻、口腔黏膜的感觉。运动纤维主要支配咀嚼肌、颞肌、翼状内外肌。检查内容有面部感觉、角膜反射、运动功能等。

1. 面部感觉　嘱被检者闭眼，用针、棉签以及盛冷、热水的试管分别检查三叉神经分布区域（眼支、上颌支、下颌支）皮肤的痛、触和温度觉，两侧对比，内外对比，观察有无感觉障碍并定出其区域。周围性表现为感觉缺失，核性呈葱皮样感觉障碍。

2. 角膜反射　嘱被检查者眼向内侧注视，以捻成细束的棉絮从被检查者视野外接近并轻触外侧角膜，避免触及睫毛，正常反应为被刺激侧迅速闭眼和对侧也出现眼睑闭合反应，前者称直接角膜反射，后者称间接角膜反射。直接、间接角膜反射均消失见于三叉神经传入障碍。直接反射消失、间接反射存在见于患侧面神经瘫痪（传出障碍）。

3. 运动功能　先静态观察咀嚼肌、颞肌有无萎缩，再用双手分别按在两侧肌肉上，让患者做咀嚼动作，注意有无肌张力与收缩力减弱，两侧是否相等。嘱患者张口，以漏齿时上下门齿的中缝线为标准，如下颌偏向一侧，提示该侧翼状肌麻痹、瘫痪，这是因为健侧翼状肌收缩，使下颌推向患侧所致。

**（五）面神经**

面神经系第 7 对脑神经，主要支配面部表情肌和具有舌前 2/3 味觉功能。

1. 运动功能　检查面部表情肌时，首先静态观察双侧额纹、眼裂、鼻唇沟和口角是否对称。然后，嘱被检查者做皱额、闭眼、露齿、微笑、鼓腮或吹口哨动作。如有两侧面肌不对称，要区别中枢性或周围性面瘫。

（1）中枢性面瘫（核以上的皮质脑干束受损时）　由于上半部面肌受双侧皮质运

笔记栏

动区的支配，皱额、闭眼无明显影响，只出现病灶对侧下半部面部表情肌的瘫痪，如上唇和口角的瘫痪，即鼻唇沟变浅，静止或露齿时口角歪向病侧，鼓腮及吹口哨时病变侧漏气。

(2)周围性面瘫(核或核下性)　一侧面神经周围性损害，病侧额纹减少，眼裂增大、鼻唇沟变浅，不能皱额；闭眼、微笑或露齿时口角歪向健侧，鼓腮及吹口哨时病变侧漏气。

2. 味觉检查　被检查者伸舌，将不同味感的物质少量以棉签涂于一侧舌面测试味觉，不能讲话、缩舌、吞咽，用手指指出纸上的甜、咸、酸或苦 4 个字之一。先试可疑侧，再试另一侧。每种味觉试验完后漱口。面神经损害者舌前 2/3 味觉丧失。

**(六)位听神经**

位听神经系第 8 对脑神经，包括前庭及耳蜗两种感觉神经。

1. 听力检查　通过对话、耳语、听表音、音叉等来判断，如需准确资料可用电测听仪检查，听神经损害出现听力障碍及耳鸣。

2. 前庭功能检查　询问被检者有无眩晕、平衡失调，检查有无自发性眼球震颤。通过外耳道灌注冷、热水试验或旋转试验，观察有无前庭功能障碍所致的眼球震颤反应减弱或消失。

**(七)舌咽、迷走神经**

舌咽神经、迷走神经系第 9、第 10 对脑神经，两者在解剖与功能上关系密切，常同时受损。

1. 运动　注意被检查者有无发音嘶哑、带鼻音或完全失音，是否呛咳、有无吞咽困难。观察被检查者张口发“啊”音时腭垂是否居中，两侧软腭上抬是否一致。

(1)一侧神经受损时，该侧软腭上抬减弱，腭垂偏向健侧。

(2)双侧神经麻痹时，腭垂虽居中，但双侧软腭上抬受限，甚至不能上抬。

2. 咽反射　用压舌板轻触左侧或右侧咽后壁，正常者出现咽部肌肉收缩和舌后缩，并有恶心反应，有损害者则患侧反射迟钝或消失。

3. 感觉　用棉签轻触两侧软腭和咽后壁，观察感觉。另外，舌后 1/3 味觉减退为舌咽神经损害。

**(八)副神经**

副神经系第 11 对脑神经，支配胸锁乳突肌及斜方肌。检查时注意肌肉有无萎缩，嘱被检者做耸肩及转头运动时，检查者给予一定的阻力，比较两侧肌力。副神经受损时，向对侧转头及同侧耸肩无力或不能，同侧胸锁乳突肌及斜方肌萎缩。

**(九)舌下神经**

舌下神经系第 12 对脑神经。检查时嘱被检者伸舌，注意观察有无伸舌偏斜、舌肌萎缩及肌束颤动。单侧舌下神经麻痹时伸舌舌尖偏向病侧，双侧麻痹者则不能伸舌。

## 第二节　感觉功能检查

检查时被检者必须意识清晰，检查前让被检者了解检查的目的与方法，以取得充

笔记栏

分合作。检查时要注意左右侧和远近端部位对比。检查时必须注意嘱被检者闭目，以避免主观或暗示作用。如果被检者无神经系统疾病的临床症状或其他体征，感觉功能的检查可以简要地分析远端指、趾的正常感觉是否存在，检查仅仅选择触觉、痛觉和震动觉。否则，被检者需依次进行下列的感觉功能检查。

**（一）浅感觉检查**

1. 痛觉　用别针的针尖均匀地轻刺被检者皮肤，询问被检者是否疼痛。为避免被检者将触觉与痛觉混淆，应交替使用别针的针尖和针帽进行检查比较。注意两侧对称比较，同时记录痛感障碍类型（正常、过敏、减退或消失）与范围。痛觉障碍见于脊髓丘脑侧束损害。

2. 触觉　用棉签轻触被检者的皮肤或黏膜，询问有无感觉。触觉障碍见于脊髓丘脑前束和后索病损。

3. 温度觉　用盛有热水（40～50 ℃）或冷水（5～10 ℃）的玻璃试管交替接触被检者皮肤，嘱被检者辨别冷、热感。温度觉障碍见于脊髓丘脑侧束损害。

**（二）深感觉检查**

1. 运动觉　检查者轻轻夹住被检者的手指或足趾两侧，上或下移动，令被检者根据感觉说出“向上”或“向下”。运动觉障碍见于后索病损。

2. 位置觉　检查者将被检者的肢体摆成某一姿势，请被检者描述该姿势或用对侧肢体模仿，位置觉障碍见于后索病损。

3. 振动觉　用振动着的音叉（128 Hz）柄置于骨突起处（如内、外踝，手指、桡尺骨茎突、胫骨、膝盖等），询问有无振动感觉，判断两侧有无差别，障碍见于后索病损。

**（三）复合感觉检查**

复合感觉是大脑综合分析的结果，也称皮质感觉。

1. 皮肤定位觉　检查者以手指或棉签轻触被检者皮肤某处，让被检者指出被触部位。该功能障碍见于皮质病变。

2. 两点辨别觉　以钝脚分规轻轻刺激皮肤上的两点（小心不要造成疼痛），检测被检者辨别两点的能力，再逐渐缩小双脚间距，直到被检者感觉为一点时，测其实际间距，两侧比较。正常情况下，手指的辨别间距是 2 mm，舌是 1 mm，脚趾是 3～8 mm，手掌是 8～12 mm，后背是 40～60 mm。检查时应注意个体差异，必须两侧对照。当触觉正常而两点辨别觉障碍时则为额叶病变。

3. 实体觉　嘱被检者用单手触摸熟悉的物体，如钢笔、钥匙、硬币等，并说出物体的名称。先测功能差的一侧，再测另一只手。功能障碍见于皮质病变。

4. 体表图形觉　在被检者的皮肤上画图形（方、圆、三角形等）或写简单的字（一、二、十等），观察其能否识别，须双侧对照。如有障碍，常为丘脑水平以上病变。

## 第三节　运动功能检查

运动包括随意和不随意运动，随意运动由锥体束支配，不随意运动（不自主运动）由锥体外系和小脑支配。

笔记栏

### (一)肌力

肌力是指肌肉运动时的最大收缩力。检查时令被检者做肢体伸屈动作,检查者从相反方向给予阻力,测试被检者对阻力的克服力量,并注意两侧比较。

肌力的记录采用0~5级的六级分级法。

0级:完全瘫痪,测不到肌肉收缩。

1级:仅测到肌肉收缩,但不能产生动作。

2级:肢体在床面上能水平移动,但不能抵抗自身重力,即不能抬离床面。

3级:肢体能抬离床面,但不能抗阻力。

4级:能做抗阻力动作,但不完全。

5级:正常肌力。

临床意义:不同程度的肌力减退可分别称为完全性瘫痪和不完全性瘫痪(轻瘫)。不同部位或不同组合的瘫痪可分别命名。①单瘫:单一肢体瘫痪,多见于脊髓灰质炎;②偏瘫:为一侧肢体(上、下肢)瘫痪,常伴有同侧脑神经损害,多见于颅内病变或脑卒中;③交叉性偏瘫:为一侧肢体瘫痪及对侧脑神经损害,多见于脑干病变;④截瘫:为双侧下肢瘫痪,是脊髓横贯性损伤的结果,见于脊髓外伤、炎症等。

### (二)肌张力

肌张力是指静息状态下的肌肉紧张度和被动运动时遇到的阻力,其实质是一种牵张反射,即骨骼肌受到外力牵拉时产生的收缩反应,这种收缩是通过反射中枢控制的。检查时嘱被检者肌肉放松,检查者根据触摸肌肉的硬度以及伸屈其肢体时感知肌肉对被动伸屈的阻力做判断。

1. 肌张力增高　触摸肌肉,坚实感,伸屈肢体时阻力增加。①痉挛状态:在被动伸屈其肢体时,起始阻力大,终末突然阻力减弱,也称折刀现象,为锥体束损害现象。②铅管样强直:即伸肌和屈肌的肌张力均增高,做被动运动时各个方向的阻力增加是均匀一致的,为锥体外系损害现象。

2. 肌张力降低　肌肉松软,伸屈其肢体时阻力低,关节运动范围扩大,见于下运动神经元病变(如周围神经炎、脊髓前角灰质炎等)、小脑病变和肌源性病变等。

### (三)不自主运动

不自主运动是指被检者在意识清楚的情况下,随意肌不自主收缩所产生的一些无目的的异常动作,多为锥体外系损害的表现。

1. 震颤　为两组拮抗肌交替收缩引起的不自主动作,可有以下几种类型。①静止性震颤:静止时表现明显,而在运动时减轻,睡眠时消失,常伴肌张力增高,见于震颤麻痹。②意向性震颤:又称动作性震颤。震颤在休息时消失,动作时发生,愈近目的物愈明显,见于小脑疾患。

2. 舞蹈样运动　为面部肌肉及肢体的快速、不规则、无目的、不对称的不自主运动,表现为做鬼脸、转颈、耸肩、手指间断性伸曲、摆手和伸臂等舞蹈样动作,睡眠时可减轻或消失,多见于儿童期脑风湿性病变。

3. 手足徐动　为手指或足趾的一种缓慢持续的伸展扭曲动作,见于脑性瘫痪、肝豆状核变性和脑基底节变性。

**（四）共济运动**

机体任一动作的完成均依赖于某组肌群协调一致的运动，称共济运动。这种协调主要靠小脑的功能以协调肌肉活动、维持平衡和帮助控制姿势；也需要运动系统的正常肌力，前庭神经系统的平衡功能，眼睛、头、身体动作的协调，以及感觉系统对位置的感觉共同参与作用。这些部位的任何损伤均可出现共济失调。

1. 指鼻试验　嘱患者先以示指接触距其前方 0.5 m 检查者的示指，再以示指触自己的鼻尖，由慢到快，先睁眼，后闭眼，重复进行。小脑半球病变时同侧指鼻不准；如睁眼时指鼻准确，闭眼时出现障碍则为感觉性共济失调。

2. 跟-膝-胫试验　嘱被检者仰卧，上抬一侧下肢，将足跟置于另一下肢膝盖下端，再沿胫骨前缘向下移动，先睁眼，后闭眼，重复进行。小脑损害时，动作不稳；睁准闭不准为感觉性共济失调小脑损害时，动作不稳；感觉性共济失调者则闭眼时足跟难以寻到膝盖。

3. 快速轮替动作　嘱被检者伸直手掌并以前臂做快速旋前旋后动作，或一只手用手掌、手背连续交替拍打对侧手掌，共济失调者动作缓慢、不协调。

4. 闭目难立征　嘱被检者足跟并拢站立，闭目，双手向前平伸，若出现身体摇晃或倾斜则为阳性，提示小脑病变。如睁眼时能站稳而闭眼时站立不稳，则为感觉性共济失调。

## 第四节　神经反射检查

神经反射由反射弧完成，反射弧包括感受器、传入神经元、中枢、传出神经元和效应器等。反射弧中任一环节有病变都可影响反射，使其减弱或消失；反射又受高级神经中枢控制，如锥体束以上病变，可使反射活动失去抑制而出现反射亢进。反射包括生理反射和病理反射，根据刺激的部位，又可将生理反射分为浅反射和深反射两部分。

**（一）浅反射**

浅反射系刺激皮肤、黏膜或角膜等引起的反应。

1. 角膜反射　嘱被检查者眼向内侧注视，以捻成细束的棉絮从被检查者视野外接近并轻触外侧角膜，避免触及睫毛，正常反应为被刺激侧迅速闭眼和对侧也出现眼睑闭合反应，前者称直接角膜反射，后者称间接角膜反射。直接、间接角膜反射均消失见于三叉神经传入障碍。直接反射消失、间接反射存在见于患侧面神经瘫痪（传出障碍）。

2. 腹壁反射　检查时，被检者仰卧，下肢稍屈曲，使腹壁松弛，然后用钝头竹签分别沿肋缘下（胸髓 7 ~ 8 节）、脐平（胸髓 9 ~ 10 节）及腹股沟上（胸髓 11 ~ 12 节）的方向，由外向内轻划两侧腹壁皮肤（图 10-1），分别称为上、中、下腹壁反射。正常反应是上、中或下部局部腹肌收缩。反射消失分别见于上述不同平面的胸髓病损。双侧上、中、下部反射均消失也见于昏迷和急性腹膜炎被检者。一侧上、中、下部腹壁反射均消失见于同侧锥体束病损。肥胖、老年及经产妇由于腹壁过于松弛也会出现腹壁反射减弱或消失，应予以注意。

笔记栏

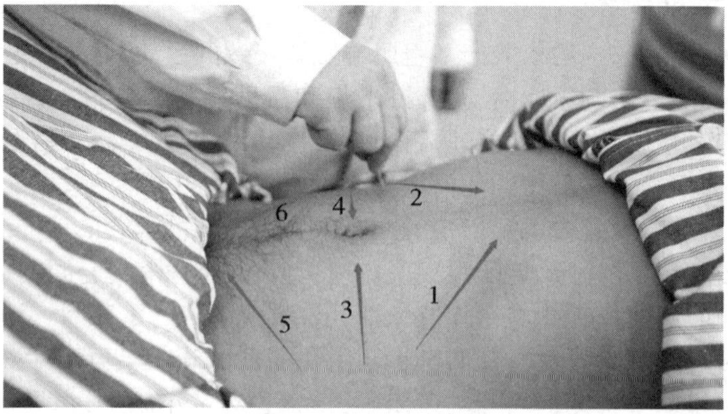


图 10-1　腹壁反射

3. 提睾反射　竹签由下而上轻划股内侧上方皮肤，可引起同侧提睾肌收缩，睾丸上提。双侧反射消失为腰髓 1～2 节病损。一侧反射减弱或消失见于锥体束损害。局部病变如腹股沟疝、阴囊水肿等也可影响提睾反射。

4. 跖反射　被检者仰卧，下肢伸直，检查者手持被检者踝部，用钝头竹签划足底外侧，由足跟向前至近小趾跖关节处转向蹲趾侧（图 10-2），正常反应为足跖屈曲（即 Babinski 征阴性）。反射消失为骶髓 1～2 节病损。

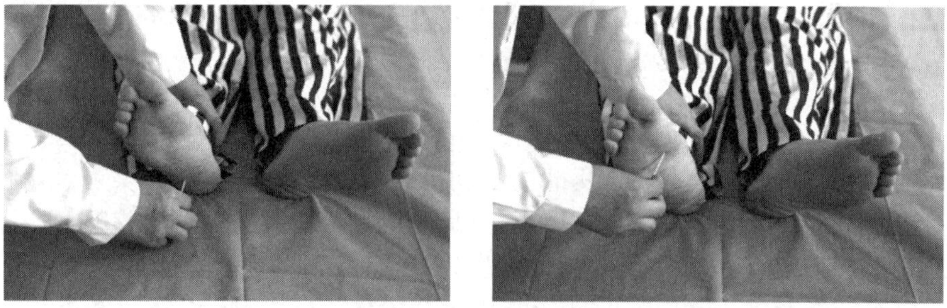

图 10-2　跖反射检查

5. 肛门反射　用大头针轻划肛门周围皮肤，可引起肛门外括约肌收缩。反射障碍为骶髓 4～5 节或肛尾神经病损。

**（二）深反射**

刺激骨膜、肌腱经深部感受器完成的反射称深反射，又称腱反射。检查时被检者要合作，肢体肌肉应放松。检查者叩击力量要均等，两侧要对比。

反射强度通常分为以下几级：

0：反射消失。

1+：肌肉收缩存在，但无相应关节活动，为反射减弱。

2+：肌肉收缩并导致关节活动，为正常反射。

3+：反射增强，可为正常或病理状况。

4+：反射亢进并伴有阵挛，为病理状况。

1. 肱二头肌反射　被检者前臂屈曲，检查者以左拇指置于被检者肘部肱二头肌腱

笔记栏

上,然后右手持叩诊锤叩击左拇指,可使肱二头肌收缩,前臂快速屈曲(图10-3)。反射中枢为颈髓5~6节。

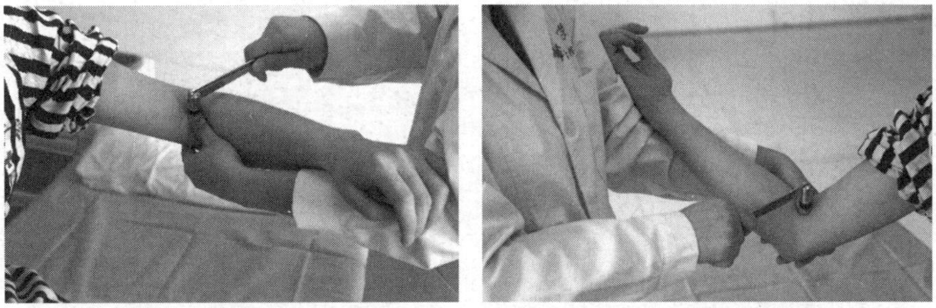

A　　B

图10-3　肱二头肌反射

A. 检者左上肢　B. 检查右上肢

2. 肱三头肌反射　被检者外展前臂,半屈肘关节,检查者用左手托住其前臂,右手用叩诊锤直接叩击鹰嘴上方的肱三头肌腱,可使肱三头肌收缩,引起前臂伸展(图10-4)。反射中枢为颈髓6~7节。

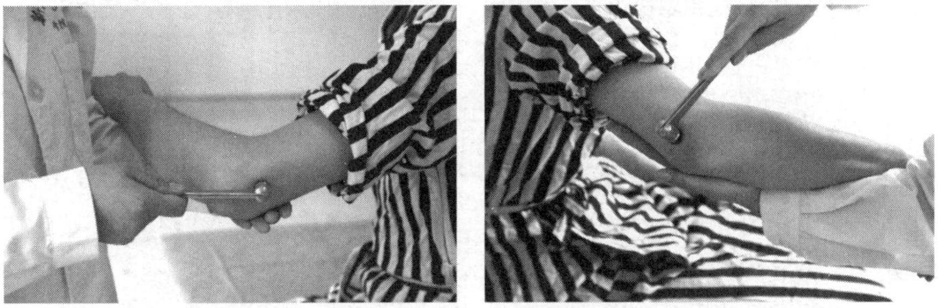

A　　B

图10-4　肱三头肌反射

A. 检者左上肢　B. 检查右上肢

3. 桡骨膜反射　被检者前臂置于半屈半旋前位,检查者以左手托住其前臂,并使腕关节自然下垂,随即以叩诊锤叩桡骨茎突,可引起肱桡肌收缩,发生屈肘和前臂旋前动作(图10-5)。反射中枢在颈髓5~6节。

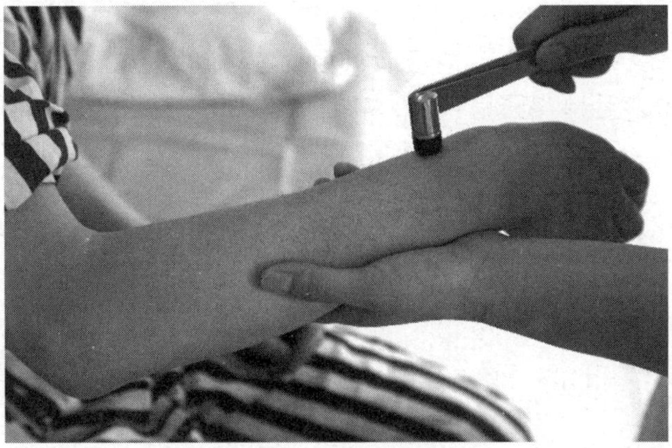

图10-5　桡骨膜反射

笔记栏

4. 膝反射　坐位时，小腿自然下垂，或取卧位，医师用左手于腘窝部托起被检查者下肢，使髋、膝关节稍屈曲，呈 120°，叩击髌骨下方股四头肌腱。正常反应为小腿呈伸展动作（图 10-6）。反射中枢在腰髓 2 ~4 节。

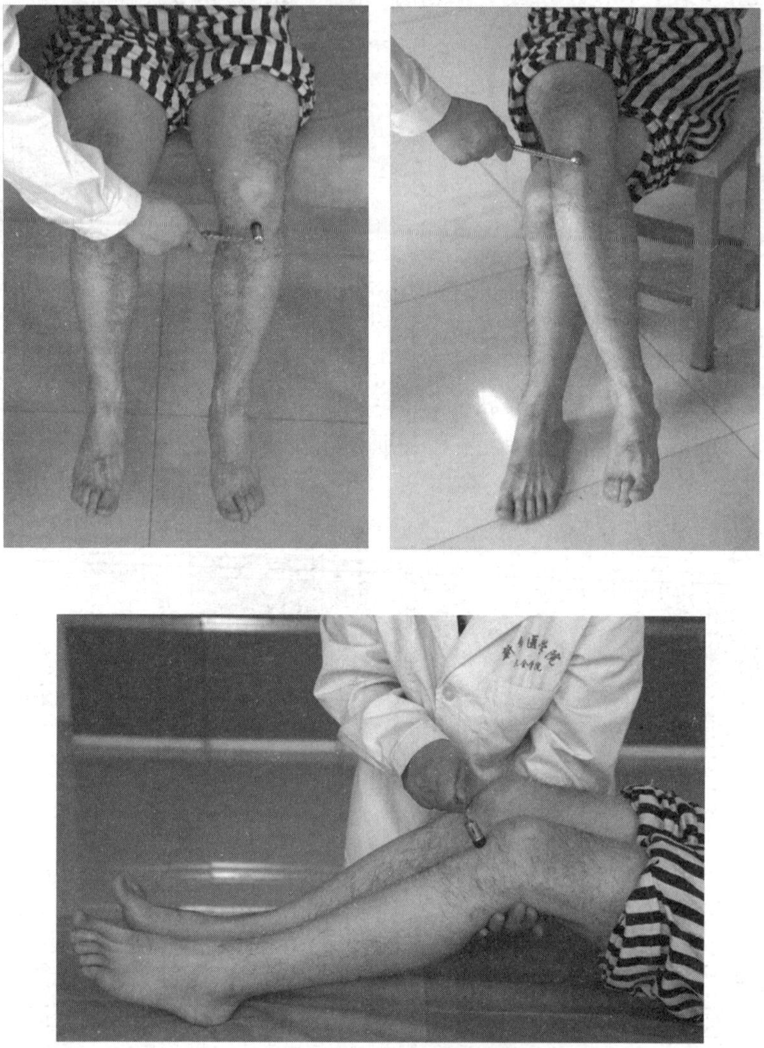

图 10-6　膝反射（坐位和卧位）

5. 跟腱反射　又称踝反射。被检者仰卧，髋及膝关节屈曲，下肢取外旋外展位。检查者左手将被检者足部背屈呈直角，以叩诊锤叩击跟腱，反应为腓肠肌收缩，足向跖面屈曲（图 10-7）。反射中枢为骶髓 1 ~2 节。

笔记栏

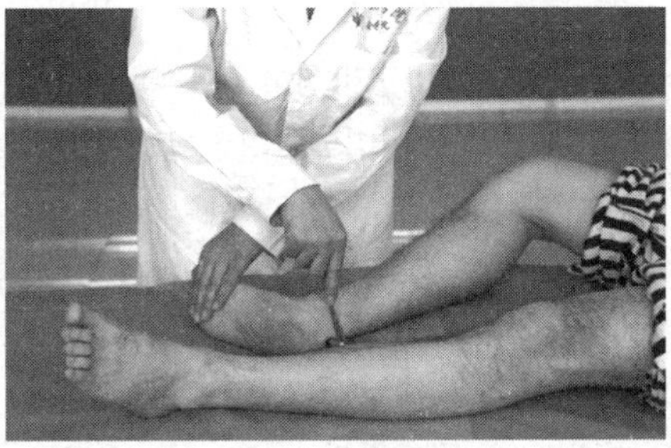

A. 右侧

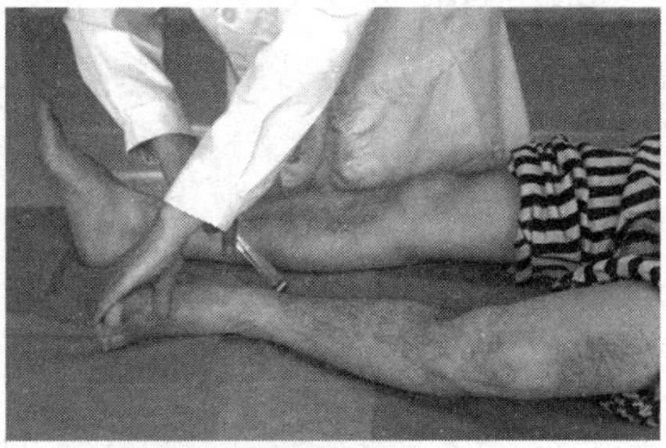

B. 左侧

图 10-7 跟腱反射

6. 阵挛 在锥体束以上病变，深反射亢进时，用力使相关肌肉处于持续性紧张状态，该组肌肉发生节律性收缩，称为阵挛，常见的有以下两种。

(1)踝阵挛 被检者仰卧，髋与膝关节稍屈，医生一只手持被检者小腿，另一只手持被检者足掌前端，突然用力使踝关节背屈并维持之。阳性表现为腓肠肌与比目鱼肌发生连续性节律性收缩，而致足部呈现交替性屈伸动作（图 10-8），系腱反射极度亢进。

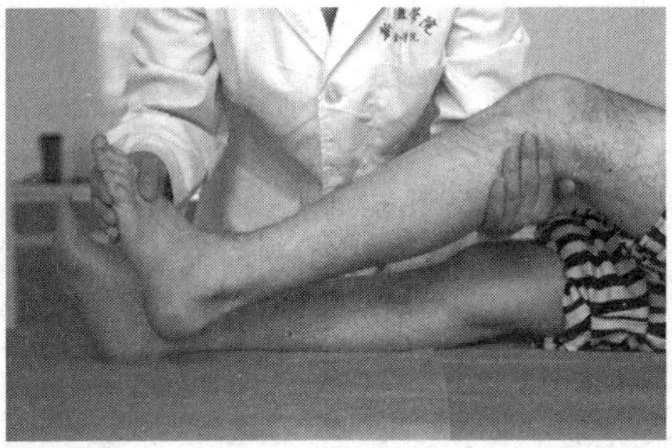

图 10-8 踝阵挛

(2)髌阵挛 被检者仰卧，下肢伸直，检查者以拇指与示指控住其髌骨上缘，用力向远端快速连续推动数次后维持推力。阳性反应为股四头肌发生节律性收缩使髌骨上下移动（图 10-9），意义同上。

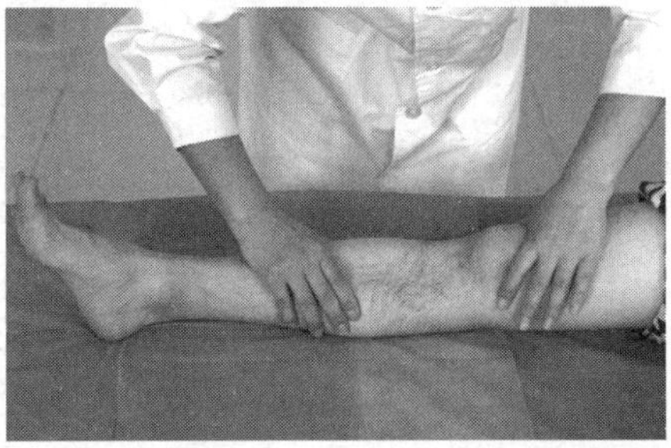

图 10-9 髌阵挛

笔记栏

### (三)病理反射

病理反射指锥体束病损时,大脑失去了对脑干和脊髓的抑制作用而出现的异常反射。1 岁半以内的婴幼儿由于神经系统发育未完善,也可出现这种反射,不属于病理性。

1. Babinski 征　取位与检查跖反射一样,用竹签沿被检者足底外侧缘,由后向前至小趾近跟部并转向内侧,阳性反应为跚趾背伸,余趾呈扇形展开(图 10-10)。

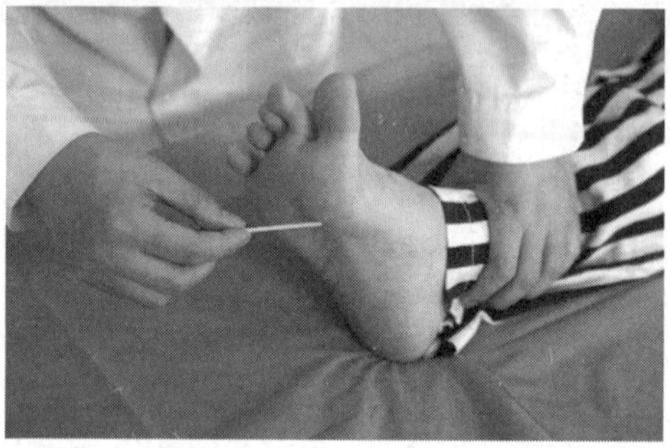

图 10-10　Babinski 征

2. Oppenheim 征　检查者用拇指及示指沿被检者胫骨前缘用力由上向下滑压,阳性表现同 Babinski 征(图 10-11)。

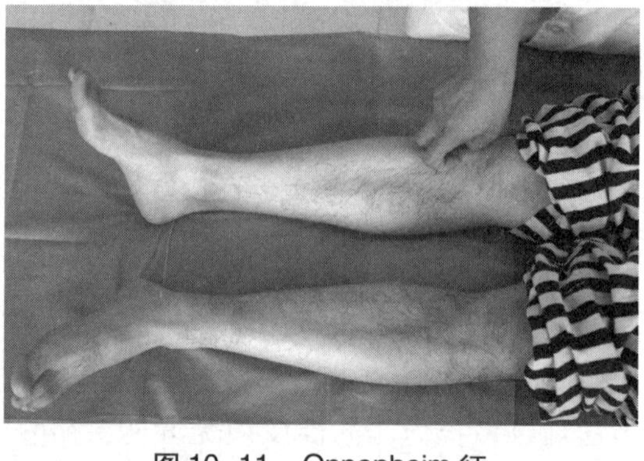

图 10-11　Oppenheim 征

3. Gordon 征　检查时用手以一定力量捏压腓肠肌,阳性表现同 Babinski 征(图 10-12)。

以上 3 种体征临床意义相同,其中 Babinski 征是最典型的病理反射。

笔记栏

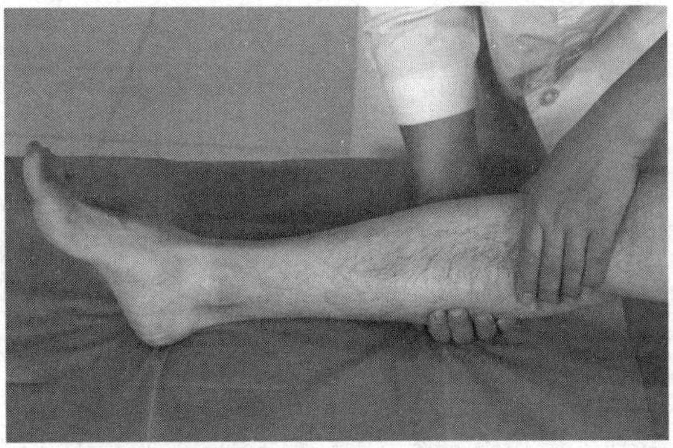

图 10-12 Gordon 征

4. Hoffmann 征 通常认为是病理反射,但也有认为是深反射亢进的表现,反射中枢为颈髓 7 节至胸髓 1 节。左手持患者腕部,然后以右手中指与示指夹住患者中指并稍向上提,使腕部处于轻度过伸位。以拇指迅速弹刮患者的中指指甲。阳性表现为其余四指掌屈反应(图 10-13)。

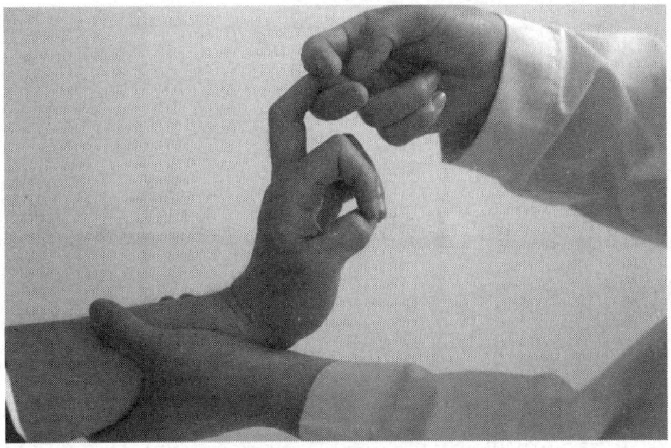

图 10-13 Hoffmann 征

**(四)脑膜刺激征**

脑膜刺激征为脑膜受激惹的体征,见于脑膜炎、蛛网膜下腔出血和颅压增高等。

1. 颈强直 被检者仰卧,检查者以一只手托被检者枕部,另一只手置于胸前做屈颈动作(图 10-14)。如这一被动屈颈检查时感觉到抵抗力增强,即为颈部阻力增高或颈强直。在排除颈椎或颈部肌肉局部病变后,即可认为有脑膜刺激征。

笔记栏

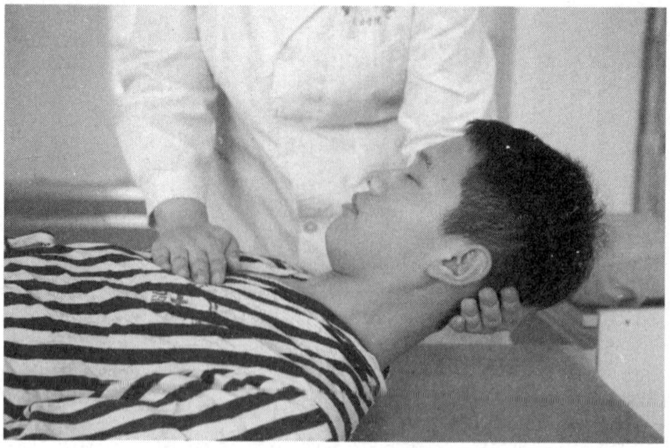

图 10-14　颈强直

2. Kernig 征　被检查者仰卧，一侧下肢髋、膝关节屈曲成直角，检查者将被检查者小腿抬高伸膝。正常人膝关节可伸达 135°以上（图 10-15）。如伸膝受阻且伴疼痛与屈肌痉挛，则为阳性。

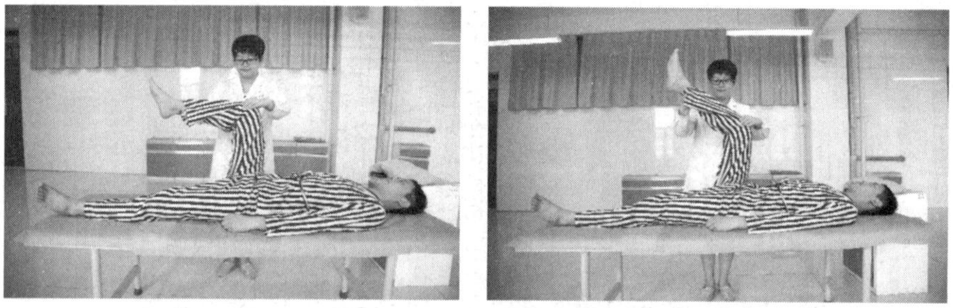

图 10-15　Kernig 征

3. Brudzinski 征　被检查者仰卧，下肢伸直，检查者一只手托起被检查者枕部，另一只手按于其胸前（图 10-16）。当头部前屈时，双髋与膝关节同时屈曲则为阳性。

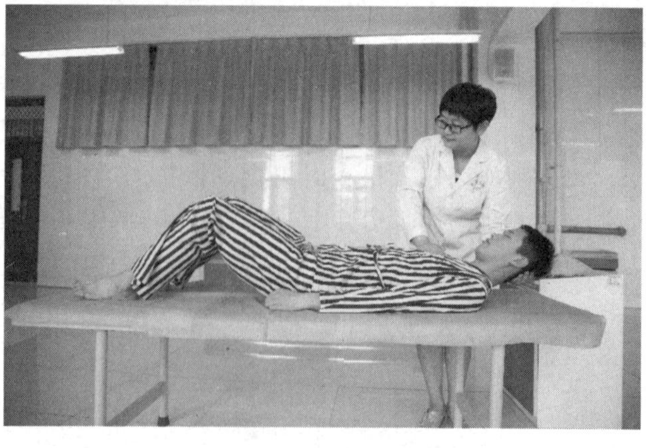

图 10-16　Brudzinski 征

笔记栏

## 第五节　自主神经功能检查

自主神经可分为交感与副交感两个系统，主要功能是调节内脏、血管与腺体等活动。大部分内脏接受交感和副交感神经纤维的双重支配，在大脑皮质的调节下，协调整个机体内、外环境的平衡。临床常用检查方法有以下几种。

1. 眼心反射　被检者仰卧，双眼自然闭合，计数脉率。检查者用左手中指、示指分别置于被检者眼球两侧，逐渐加压，以被检者不痛为限。加压 20～30 s 后计数脉率，正常可减少 10～12 次/min，超过 12 次/min 提示副交感（迷走）神经功能增强，迷走神经麻痹则无反应。如压迫后脉率非但不减慢反而加速，则提示交感神经功能亢进。

2. 卧立位试验　平卧位计数脉率，然后起立站直，再计数脉率。如由卧位到立位脉率增加超过 10～12 次/min 为交感神经兴奋性增强。由立位到卧位，脉率减慢超过 10～12 次/min 则为迷走神经兴奋性增强。

3. 皮肤划痕试验　用钝头竹签在皮肤上适度加压划一条线，数秒后，皮肤先出现白色划痕（血管收缩）高出皮面，以后变红，属正常反应。如白色划痕持续较久，超过 5 min，提示交感神经兴奋性增高。如红色划痕迅速出现、持续时间较长、明显增宽甚至隆起，提示副交感神经兴奋性增高或交感神经麻痹。

4. 竖毛反射　竖毛肌由交感神经支配。将冰块置于被检者颈后或腋窝，数秒后可见竖毛肌收缩，毛囊处隆起如鸡皮。根据竖毛反射障碍的部位来判断交感神经功能障碍的范围。

5. 发汗试验　常用碘淀粉法，即以碘 1.5 g，蓖麻油 10.0 mL，与 95% 乙醇 100 mL 混合成淡碘酊涂布于皮肤，干后再敷以淀粉。皮下注射毛果芸香碱 10 mg，作用于交感神经节后纤维而引起出汗，出汗处淀粉变蓝色，无汗处皮肤颜色不变，可协助判断交感神经功能障碍的范围。

6. Valsalva 动作　被检者深吸气后，在屏气状态下用力做呼气动作 10～15 s。计算此期间最长心搏间期与最短心搏间期的比值，正常人大于或等于 1.4，如小于 1.4 则提示压力感受器功能不灵敏或其反射弧的传入纤维或传出纤维损害。

（李雅琼）

**问题分析与能力提升**

患者，女，26 岁。低热、盗汗、咳嗽 2 个月。头痛、呕吐 3 d。神志清，消瘦体型。拟诊断为“结核性脑膜炎”，查体时可能有哪些发现？

笔记栏

## 同步练习题(选择题)

1. 下列哪项不属于浅反射 ( )

A. 膝反射　　B. 腹壁反射

C. 提睾反射　　D. 跖反射

E. 角膜反射

2. 下列哪项属于复合感觉 ( )

A. 体表图形觉　　B. 音叉振动觉

C. 触觉　　D. 关节位置觉

E. 痛觉

3. 下列哪项不属于深反射 ( )

A. 提睾反射　　B. 桡骨膜反射

C. 肱三头肌反射　　D. 膝反射

E. 跟膝反射

4. 下列哪项不属于病理反射 ( )

A. Romberg 征　　B. Hoffmann 征

C. Babinski 征　　D. Chaddock 征

E. Gordon 征

5. 面部表情肌由哪对脑神经支配 ( )

A. 面神经　　B. 三叉神经

C. 动眼神经　　D. 副神经

E. 滑车神经

6. 面部的感觉由哪对脑神经支配 ( )

A. 三叉神经　　B. 面神经

C. 舌咽神经　　D. 舌下神经

E. 迷走神经

7. 患者表现复视,一眼上睑下垂,眼球向内,向上及向下活动受限,瞳孔扩大,提示哪对脑神经受损 ( )

A. 动眼神经　　B. 外展神经

C. 滑车神经　　D. 三叉神经

E. 面神经

8. 下列哪项属于深感觉 ( )

A. 音叉振动觉　　B. 图形觉

C. 痛觉　　D. 触觉

E. 两点辨别觉

9. 下列哪项不属于浅感觉 ( )

A. 皮肤定位觉　　B. 痛觉

C. 触觉　　D. 皮肤冷觉

E. 皮肤热觉

10. Babinski 征阳性的典型表现是 ( )

A. 踇趾背屈,其他各趾扇形散开　　B. 五趾均背屈

C. 五趾均跖屈　　D. 下肢各关节均迅速回缩

E. 各趾均不动

第三篇

# 实验诊断

# 第十一章 血液检测

血液由血浆和血细胞组成，血细胞包括红细胞（red blood cell，RBC）、白细胞（white blood cell，WBC）和血小板。机体的生理变化和病理变化往往引起血液成分的改变，临床上常根据血液成分的变化来诊断和协助诊断血液系统疾病及相关系统疾病。

## 第一节　血液一般检测

### （一）红细胞计数和血红蛋白测定

**【参考值】**

| 人群 | 红细胞数 | 血红蛋白 |
|---|---|---|
| 成年男性 | $(4.0 \sim 5.5) \times 10^{12}/L$ | 120 ~ 160 g/L |
| 成年女性 | $(3.5 \sim 5.0) \times 10^{12}/L$ | 110 ~ 150 g/L |
| 新生儿 | $(6.0 \sim 7.0) \times 10^{12}/L$ | 170 ~ 200 g/L |
| 70 岁以上男性 | | 94 ~ 122 g/L |
| 70 岁以上女性 | | 87 ~ 112 g/L |

**【临床意义】**

1. 红细胞和血红蛋白增多

（1）相对性增多　由血浆容量减少，使血液浓缩引起，见于严重吐泻、大面积烧伤、大量出汗等。

（2）绝对性增多　①继发性增多：多由于组织缺氧致红细胞代偿性生成增多。生理情况下见于高原地区居民；病理情况下见于慢性心、肺疾患，如发绀型先天性心脏

笔记栏

病、肺源性心脏病等。②原发性增多:见于原因不明的骨髓增生性疾病,如真性红细胞增多症。

2. 红细胞和血红蛋白减少

(1)生理性减少　妊娠中、后期,为适应胎盘循环的需要,通过神经、体液的调节,孕妇的血浆容量明显增加而引起血液稀释使红细胞减少;6 个月至 2 岁的婴幼儿,由于生长发育迅速所致的造血原料相对不足使红细胞减少;老年人由于造血功能逐渐减退而致红细胞和血红蛋白略有下降。

(2)病理性减少　见于各种原因引起的贫血,如再生障碍性贫血、缺铁性贫血、溶血性贫血等。

临床上根据血红蛋白(hemoglobin,HGB,Hb)减少的程度将贫血分为四级。轻度:血红蛋白低于参考值的低限至 90 g/L;中度:90 ~ 60 g/L;重度:60 ~ 30 g/L;极重度:低于 30 g/L。

临床上根据红细胞和血红蛋白减少的比例可初步判断贫血的类型:①正细胞性贫血,红细胞与血红蛋白按比例减少,见于急性失血性贫血、溶血性贫血及再生障碍性贫血等;②小细胞低色素性贫血,血红蛋白减少比红细胞减少更明显,见于缺铁性贫血、铁粒幼细胞性贫血和海洋性贫血;③大细胞性贫血,红细胞减少比血红蛋白减少更明显,见于巨幼细胞贫血。

临床上根据红细胞计数的医学决定水平:高于 $6.8\times10^{12}/L$,应采取相应的治疗措施;低于 $3.5\times10^{12}/L$,为诊断贫血的界限;低于 $1.5\times10^{12}/L$,应考虑输血。

**(二)红细胞形态检查**

1. 正常形态与大小　正常红细胞呈淡红色双凹圆盘形,大小较一致,直径 6 ~ 9 μm,中央淡染区(又称中央苍白区)的大小相当于细胞直径的 1/3 ~ 2/5。

2. 形态异常　①球形细胞增多:涂片中此种细胞超过 20% 才有诊断价值,见于遗传性球形红细胞增多症、自身免疫性溶血性贫血;②椭圆形细胞增多:一般高于25% ~ 50% 才有诊断价值,主要见于遗传性椭圆形红细胞增多症;③口形细胞:中央淡染区呈扁平裂缝状,状如微张口的嘴形或鱼口状,超过 10%,常见于遗传性口形红细胞增多症,少量可见于弥漫性血管内凝血及酒精中毒;④靶形细胞:中央淡染区扩大,但中心部位又有部分色素存留而深染,形似射击的靶标,见于珠蛋白生成障碍性贫血、异常血红蛋白病、缺铁性贫血等;⑤镰形细胞:状似镰刀,见于镰形红细胞性贫血;⑥泪滴形细胞:呈泪滴状,见于骨髓纤维化、珠蛋白生成障碍性贫血、溶血性贫血等;⑦棘细胞及刺细胞:棘细胞外周呈钝锯齿状突起,刺细胞外周呈不匀称、不规则的靴刺状突起,主要见于棘形红细胞增多症(先天性无 β 脂蛋白血症);⑧裂细胞:指红细胞发生各种明显的形态学改变,可呈梨形、新月形、逗点形、三角形、盔形等,见于弥散性血管内凝血、血栓性血小板减少性紫癜、心血管创伤性溶血性贫血。

3. 大小异常　①小红细胞:直径<6 μm,见于小细胞低色素性贫血,如缺铁性贫血;②大红细胞:直径>10 μm,见于溶血性贫血、急性失血性贫血等;③巨红细胞:直径>15 μm,常见于巨幼细胞贫血;④红细胞大小不均:红细胞大小悬殊直径相差可达 1 倍以上。这种现象见于病理造血,反映骨髓中红细胞系增生明显旺盛,见于缺铁性贫血、溶血性贫血、失血性贫血及巨幼细胞贫血等,其中以巨幼细胞贫血最为明显。

### (三)网织红细胞检查

网织红细胞(reticulocyte,Ret)是指晚幼红细胞脱核后到完全成熟的红细胞之间的过渡型细胞。由于晚幼红细胞脱核后,其胞质内还残存核糖体等嗜碱性物质,经煌焦油蓝或新亚甲蓝染色后呈现浅蓝或深蓝色的网织状,故称网织红细胞。

**【参考值】**

| 人群 | 百分数 | 绝对值 |
|---|---|---|
| 成人 | 0.5% ~1.5% | $(24\sim84)\times10^9$/L |
| 新生儿 | 3% ~6% | $(25\sim75)\times10^9$/L |

**【临床意义】**

1.判断骨髓造血情况

(1)网织红细胞增多　表示骨髓红细胞系增生旺盛。常见于溶血性贫血、急性失血性贫血。

(2)网织红细胞减少　表示骨髓造血功能低下。常见于再生障碍性贫血,典型病例网织红细胞百分比常低于0.5%,网织红细胞计数低于$15\times10^9$/L,为诊断再生障碍性贫血的标准之一。

2.观察贫血疗效　缺铁性贫血和巨幼细胞贫血经有效治疗3 ~5 d后可见网织红细胞增高,7 ~10 d达高峰,2周左右逐渐减低,此称网织红细胞反应,作为贫血疗效观察指标。因此,网织红细胞计数是贫血患者随访检查的项目之一。

### (四)血细胞比容测定

血细胞比容(hematocrit,HCT,Ht),以前称血细胞压积,是指在一定条件下,经离心沉淀后压紧的血细胞在全血标本中所占体积的比值。

**【参考值】**

| 人群 | 温氏法(Wintrobe法) | 微量毛细管法(微量法) |
|---|---|---|
| 成年男性 | 0.40 ~0.50 L/L | 0.467±0.039 L/L |
| 成年女性 | 0.37 ~0.48 L/L | 0.421±0.054 L/L |

**【临床意义】**

1.红细胞比容增高

(1)相对性增高　见于各种原因引起的血液浓缩,如大量呕吐、严重腹泻、大面积烧伤、大手术后;临床上测定脱水患者红细胞比容,了解血液浓缩程度,作为计算补液参考。

(2)绝对性增高　主要见于真性红细胞增多症。

2.红细胞比容降低　见于各种原因引起的贫血。由于红细胞减少,红细胞比容常随之降低。但不同性质的贫血其红细胞的大小亦不同,故两者的降低不一定呈比例。

### (五)红细胞平均指数

红细胞平均指数包括平均红细胞容积(mean corpuscular volume,MCV),指每个红细胞的平均体积,以飞升(fl,1L = $10^{15}$ fl)为计量单位;平均红细胞血红蛋白量(mean corpuscular hemoglobin,MCH),指每个红细胞内所含血红蛋白的平均量,以皮克(pg,

笔记栏

1 g=$10^{12}$ pg)为计量单位;平均红细胞血红蛋白浓度(mean corpuscular hemoglobin concentration,MCHC),指每升血液中平均所含血红蛋白浓度(克数),以 g/L 为计量单位。

【参考值】

| 项目 | 血液分析仪法 | 手工法 |
|---|---|---|
| MCV | 80～82 fl | 82～92 fl |
| MCH | 27～34 pg | 27～31 pg |
| MCHC | 320～360 g/L | 320～360 g/L(32%～36%) |

【临床意义】

分析 MCV、MCH、MCHC 3 项红细胞平均值,可进行贫血的形态学分类,见表11-1。

表 11-1 贫血的形态学分类(血液分析仪法数值)

| 贫血的类型 | MCV/fl | MCH/pg | MCHC/% | 病因 |
|---|---|---|---|---|
| 正细胞性贫血 | 80～100 | 27～34 | 32～36 | 再生障碍性贫血、急性溶血性贫血、急性失血性贫血、白血病等 |
| 大细胞性贫血 | >100 | >34 | 32～36 | 恶性贫血、巨幼细胞性贫血 |
| 小细胞低色素性贫血 | <80 | <27 | <32 | 缺铁性贫血、铁粒幼细胞性贫血、珠蛋白生成障碍性贫血 |
| 单纯小细胞性贫血 | <80 | <27 | 32～36 | 慢性感染及中毒引起的贫血 |

### (六)红细胞沉降率测定

红细胞沉降率(erythrocyte sedimentation rate,ESR)是指红细胞在一定条件下沉降的速率,简称血沉。

【参考值】

男性:0～15 mm/1 h 末(魏氏法,Westergren 法)。

女性:0～20 mm/1 h 末(魏氏法,Westergren 法)。

【临床意义】

红细胞表面的唾液酸带有负电荷,故红细胞相互排斥不易聚集,悬浮于血浆中,下沉缓慢。影响红细胞聚集的因素主要存在于血浆中,白蛋白带有负电荷具有抑制红细胞聚集、减缓下沉的作用;纤维蛋白原、球蛋白、免疫复合物等带有正电荷具有促进红细胞聚集、加快下沉的作用,尤以纤维蛋白原为促进血沉最有力的物质。另外,红细胞数量多时,阻力大,下沉慢;红细胞数量少时,阻力小,下沉快。

1. 血沉增快

(1)生理性增快　见于 12 岁以下儿童、60 岁以上老人、妇女月经期、妊娠 3 个月以上的孕妇等,其增快可能与生理性贫血或纤维蛋白原含量增加有关。

(2)病理性增快　①炎症性疾病:感染是血沉增快最常见的原因,感染时血中 α1

抗胰蛋白酶、α2 巨球蛋白、C 反应蛋白、结合球蛋白、纤维蛋白原等反应物质增多，这些物质易使红细胞形成缗钱状聚集，故血沉增快。②组织损伤及坏死：范围较大的组织损伤或手术创伤、脏器梗死后的组织坏死都可使血沉增快。③恶性肿瘤：增长迅速的恶性肿瘤血沉增快，可能与肿瘤细胞分泌糖蛋白（属球蛋白）、肿瘤组织坏死、继发感染或贫血等因素有关。恶性肿瘤手术切除后或治疗较彻底，血沉可趋正常，复发或转移时又可增快；而良性肿瘤血沉多正常。④高球蛋白血症：如系统性红斑狼疮、多发性骨髓瘤、慢性肾炎、肝硬化、巨球蛋白血症等。⑤贫血：贫血患者的血沉可能随贫血加重而增快，但两者并不成正比。⑥高胆固醇血症：如动脉粥样硬化、糖尿病、肾病综合征、黏液性水肿等。

总之，血沉虽然为非特异性指标，但对判断结核病、恶性肿瘤、自身免疫性疾病（风湿热、类风湿关节炎、系统性红斑狼疮等）有一定的价值，常可作为疾病是否活动的监测指标，病变活动时血沉加快，病变好转或静止时血沉逐渐恢复正常。另外，对急性心肌梗死和心绞痛的鉴别也有一定的价值，急性心肌梗死血沉加快，心绞痛血沉正常。

2. 血沉减慢　意义较小，见于各种原因所致的脱水、真性红细胞增多症和弥散性血管内凝血等。

### （七）白细胞计数及白细胞分类计数

**【参考值】**

白细胞计数：

| 人群 | 白细胞计数 |
|---|---|
| 成人 | $(4\sim10)\times10^9/L$ |
| 新生儿 | $(15\sim20)\times10^9/L$ |
| 6 个月至 2 岁 | $(11\sim12)\times10^9/L$ |

白细胞分类计数：百分数和绝对值见表 11-2。

**表 11-2　白细胞分类计数的百分数和绝对值**

| 细胞分类 | 百分数/% | 绝对值/($\times10^9$/L) |
|---|---|---|
| 中性粒细胞 | | |
| 杆状核 | 0 ~ 5 | 0.04 ~ 0.5 |
| 分叶核 | 50 ~ 70 | 2 ~ 7 |
| 嗜酸性粒细胞 | 0.5 ~ 5 | 0.05 ~ 0.5 |
| 嗜碱性粒细胞 | 0 ~ 1 | 0 ~ 0.1 |
| 淋巴细胞 | 20 ~ 40 | 0.8 ~ 4 |
| 单核细胞 | 3 ~ 8 | 0.12 ~ 0.8 |

**【临床意义】**

白细胞总数的增多或减少主要受中性粒细胞（neutrophil，N）数量的影响，故白细胞总数增多或减少与中性粒细胞的增多或减少有着密切关系和基本相同的临床意义。

笔记栏

1. 中性粒细胞(neutrophil,N)

(1)中性粒细胞增多　生理性增多见于妊娠后期及分娩时、剧烈运动或劳动后、饱餐或淋浴后、高温或严寒等。病理性增多常见于:①急性感染,特别是急性化脓性感染,为其最常见的原因;②严重的组织损伤及大量血细胞破坏,如严重外伤、大面积烧伤、较大手术、急性心肌梗死及严重的血管内溶血等;③急性大出血,急性大出血后,白细胞总数及中性粒细胞明显增多,特别是内出血时,白细胞总数可高达 $20\times10^9$/L;④急性中毒,如糖尿病酮症酸中毒、尿毒症、急性铅中毒、急性汞中毒及安眠药中毒等;⑤肿瘤性增多,最常见于粒细胞性白血病,也可见于各种恶性肿瘤的晚期。

(2)中性粒细胞减少　见于感染性疾病,其中病毒性感染是常见原因,细菌感染如伤寒也是常见原因;血液系统疾病,如再生障碍性贫血、非白血性白血病等;物理、化学因素,如电离辐射(X 射线等)、大剂量长期使用氯霉素后;自身免疫性疾病,如系统性红斑狼疮等;脾功能亢进,如门脉性肝硬化所致的脾大。

2. 嗜酸性粒细胞(eosinophil,E)

(1)嗜酸性粒细胞增多　见于过敏性疾病,如支气管哮喘、药物过敏、食物过敏等;寄生虫病,如蛔虫病、钩虫病、血吸虫病等;皮肤病,如湿疹、剥脱性皮炎、天疱疮、银屑病等;血液病,如慢性粒细胞白血病、嗜酸性粒细胞白血病等。

(2)嗜酸性粒细胞减少　见于伤寒或副伤寒初期、应激状态(大手术、烧伤等)、长期应用肾上腺皮质激素后等。

3. 嗜碱性粒细胞(basophil,B)

(1)嗜碱性粒细胞增多　见于过敏性疾病,如过敏性结肠炎、药物过敏、食物过敏等;血液病,如慢性粒细胞白血病、嗜碱性粒细胞白血病等;恶性肿瘤,特别是转移癌时,嗜碱性粒细胞增多,其机制不清楚;传染病,如水痘、流感、结核等。

(2)嗜碱性粒细胞减少　无临床意义。

4. 淋巴细胞(lymphocyte,L)

(1)淋巴细胞增多　生理性增多,常见于婴儿。病理性增多,见于某些病毒或细菌所致的传染病,如流行性腮腺炎、风疹、传染性单核细胞增多症、百日咳、出血热等;某些慢性感染,如结核病;淋巴细胞白血病,非霍奇金淋巴瘤等;肾移植术后,如发生排斥,于排斥前期,淋巴细胞的绝对值增高;再生障碍性贫血、粒细胞缺乏症,由于中性粒细胞显著减少,导致淋巴细胞百分率相对增高。

(2)淋巴细胞减少　主要见于应用肾上腺皮质激素、烷化剂、抗淋巴细胞球蛋白等的治疗以及放射线损伤、免疫缺陷性疾病、丙种球蛋白缺乏症等。

5. 单核细胞(monocyte,M)

(1)单核细胞增多

生理性增多:见于婴幼儿及儿童。

病理性增多:见于某些感染,如感染性心内膜炎、疟疾、黑热病、活动性肺结核、急性感染的恢复期;某些血液病,如单核细胞白血病、多发性骨髓瘤、恶性组织细胞病、淋巴瘤、骨髓增生异常综合征等。

(2)单核细胞减少:无临床意义。

**(八)白细胞形态异常**

1. 中性粒细胞的中毒性改变　主要出现细胞大小不均、中毒颗粒(胞质中出现粗

笔记栏

大、分布不均、深紫或紫黑色颗粒)、空泡形成、核变性(出现核固缩、溶解及碎裂)。多见于严重感染、急性中毒及大面积烧伤等。

2. 中性粒细胞的核象变化　中性粒细胞核象是指粒细胞的分叶状况。正常时,外周血中性粒细胞核以3叶居多,只有少量杆状核,杆状核与分叶核之比为1∶13。

(1)核左移　周围血中出现不分叶核粒细胞(包括杆状核粒细胞及晚幼粒、中幼粒或早幼粒细胞等)增多,其百分率超过5%时,称为核左移。常见于感染,尤其是急性化脓性感染、急性失血、急性中毒、急性溶血及白血病等。

(2)核右移　外周血中性粒细胞核分叶5叶以上者超过3%称为核右移。主要见于恶性贫血、应用抗代谢药物后、炎症恢复期等,如在疾病进展期突然出现核右移,则表示预后不良。

3. 异形淋巴细胞　指外周血中见到的形态变异的不典型淋巴细胞。异形淋巴细胞增多可见于传染性单核细胞增多症、流行性出血热、药物过敏、输血后、血液透析或体外循环术后、放射治疗后等。

**(九)血小板计数**

血小板计数是测定周围血液中的血小板数量。

**【参考值】**

$(100\sim300)\times10^9/L$。

**【临床意义】**

正常人血小板数随时间和生理状态变化:午后高于早晨;冬季高于春季;高原居民高于平原居民;月经前减低,月经后增高;运动、饱餐后增高;妊娠中晚期增高。静脉血比毛细血管血高10%。

1. 血小板减少　指血小板数低于$100\times10^9/L$。①血小板生成障碍:如再生障碍性贫血、急性白血病。②血小板破坏过多:如特发性血小板减少性紫癜、脾功能亢进、免疫性血小板减少症。③血小板消耗增多:如弥散性血管内凝血。

2. 血小板增多　血小板超过$400\times10^9/L$为血小板增多。原发性增多见于骨髓增殖性疾病,如真性红细胞增多症、原发性血小板增多症、骨髓纤维化早期、慢性粒细胞性白血病等;反应性增多见于急性感染、急性溶血等。

## 第二节　溶血性贫血的常用实验室检测

溶血性贫血是指各种原因导致红细胞生存时间缩短,破坏增加,而骨髓造血功能不能相应代偿而发生的一类贫血。红细胞在血管内破坏者为血管内溶血,在血管外破坏者为血管外溶血。

**(一)红细胞渗透脆性试验**

红细胞渗透脆性试验是测定红细胞对不同浓度低渗氯化钠的抵抗力。在低渗氯化钠注射液中,红细胞逐渐膨胀甚至破裂而溶血。将患者的红细胞加入按比例配制的不同浓度低渗氯化钠注射液中观察其溶血情况,开始溶血时氯化钠注射液的浓度为红

笔记栏

细胞最小抵抗力，完全溶血时氯化钠注射液的浓度为其最大抵抗力。

【参考值】

开始溶血：0.42%～0.46%（4.2～4.6 g/L）氯化钠注射液。

完全溶血：0.28%～0.34%（2.8～3.4 g/L）氯化钠注射液。

【临床意义】

1. 脆性增高　指在>0.50%氯化钠注射液中开始溶血、在>0.38%氯化钠注射液中完全溶血。主要见于遗传性球形红细胞增多症、温抗体型自身免疫性溶血性贫血、遗传性椭圆形红细胞增多症。

2. 脆性减低　主要见于地中海贫血、缺铁性贫血等。

**（二）酸溶血试验（Ham试验）**

阵发性睡眠性血红蛋白尿症（paroxysmal nocturnal hemoglobinuria，PNH）患者存在对补体敏感性增高的红细胞，在酸化的血清中（pH值为6.6～6.8），经37 ℃孵育，易发生溶血。

【参考值】

阴性。

【临床意义】

阳性主要见于PNH。

**（三）抗人球蛋白试验（Coombs试验）**

自身免疫性溶血性贫血（autoimmune hemolytic anemia，AIHA）患者体内免疫发生异常，产生自身抗体或（和）补体，结合在红细胞膜上，使红细胞破坏加速。不完全抗体（IgG）无法架接两个邻近的红细胞，而只能和一个红细胞抗原相结合。人球蛋白抗体是完全抗体，可与多个不完全抗体的Fc段相结合，导致红细胞凝集现象，称为抗人球蛋白试验阳性。直接Coombs试验阳性说明患者红细胞表面上包被有不完全抗体，而间接Coombs试验阳性则说明患者血清中存在着不完全抗体。

【参考值】

直接、间接抗人球蛋白试验均阴性。

【临床意义】

1. 直接Coombs试验阳性见于新生儿溶血病、自身免疫性溶血性贫血、系统性红斑狼疮、类风湿关节炎、恶性淋巴瘤、甲基多巴及青霉素等引起的药物性溶血反应。

2. 间接Coombs试验主要用于Rh或ABO妊娠免疫性新生儿溶血病母体血清中不完全抗体的检测。很少用于AIHA诊断。

**（四）血浆游离血红蛋白检查**

【参考值】

<50 mg/L。

【临床意义】

血管内溶血时血浆游离血红蛋白明显增高，自身免疫性溶血性贫血、珠蛋白生成

笔记栏

障碍性贫血可轻度增高，血管外溶血时正常。

## 第三节　骨髓细胞学检测

骨髓是人类出生后的主要造血器官。骨髓细胞学检测是用细胞形态学检查的方法来观察骨髓中细胞的数量和质量的变化，借以了解骨髓的造血功能，对疾病的诊断、疗效观察、预后的判断等都具有重大价值。

### 一、常用血细胞组织化学染色

细胞化学染色是以细胞形态学为基础，根据化学反应原理，应用骨髓涂片按一定程序染色，然后在显微镜下观察细胞化学成分及其变化的一项检查方法。各种类型血细胞中的化学成分、含量及其分布不尽相同，在病理情况下，也可发生改变。因此，细胞化学染色有助于了解各种血细胞的化学组成及病理生理改变，可用作血细胞类型的鉴别，以及对某些血液病的诊断和鉴别诊断、疗效观察、发病机制探讨等有一定价值。

细胞化学染色的方法较多，主要介绍常用的酶类、酯类、糖原、铁等细胞化学染色。

#### （一）过氧化物酶染色

**【正常细胞染色结果】**

粒细胞和单核细胞胞质内均含有过氧化物酶（peroxidase，POX）。①早期原粒细胞为阴性，自晚期原粒细胞起至中性粒细胞，随细胞的成熟程度而反应增强，嗜酸性粒细胞呈强阳性反应，嗜碱性粒细胞呈阴性反应。②原始单核细胞为阴性反应，幼稚和成熟单核细胞呈弱阳性反应。③其他系血细胞均呈阴性。

**【临床意义】**

主要用于急性白血病类型的鉴别。急性粒细胞白血病细胞多呈强阳性反应；急性早幼粒细胞白血病呈强阳性反应；急性单核细胞白血病呈弱阳性反应；急性淋巴细胞白血病则呈阴性反应。POX染色对急性粒细胞白血病与急性淋巴细胞白血病的鉴别最有价值。

#### （二）中性粒细胞碱性磷酸酶染色

**【参考值】**

中性粒细胞碱性磷酸酶（neutrophil alkaline phosphatase，NAP）成人阳性率为10%～40%；阳性积分值平均<70。由于各实验室条件不同，参考值也有差异。应建立本实验室的参考值。

**【临床意义】**

NAP主要存在于成熟中性粒细胞的胞质中，除巨噬细胞可为阳性外，其他血细胞均呈阴性。NAP用于：①鉴别感染的性质，如病毒感染NAP活性降低，细菌感染NAP活性增强；②慢性粒细胞白血病与类白血病反应的鉴别，前者降低，后者增高；③鉴别急性白血病类型，急性粒细胞白血病NAP降低，急性淋巴细胞白血病NAP增高；④阵发性睡眠性血红蛋白尿与再生障碍性贫血的鉴别，前者降低，后者增高；⑤恶性组织细

笔记栏

胞病与反应性组织细胞增生症的鉴别，前者降低，后者增高。

**（三）酯酶染色**

酯酶是分解各种酯类的水解酶，根据作用机制不同，分为特异性酯酶和非特异性酯酶。

1. 特异性酯酶（specific esterase，SE） 又称粒细胞酯酶，主要存在于中性粒细胞和肥大细胞内，不被氟化钠抑制，常用氯乙酸 AS－D 萘酚酯酶（AS－D naphthol chloroacetate esterase，AS-D NCE）染色法。

正常细胞染色结果：原粒细胞为阴性或弱阳性，早幼和中幼粒细胞呈强阳性，中性分叶核细胞酶活性减弱。嗜酸性粒细胞、嗜碱性粒细胞、单核细胞和肥大细胞呈阴性或弱阳性反应。其他细胞系均呈阴性。

临床意义：主要用于鉴别急性白血病类型。急性粒细胞白血病呈强阳性；急性单核细胞白血病和急性淋巴细胞白血病呈阴性；急性粒-单核细胞白血病时，可见原始和早幼粒细胞呈阳性，原始和幼稚单核细胞呈阴性的两种细胞。

2. 非特异性酯酶（non-specific esterase，NSE） 又称单核细胞酯酶，主要存在于单核细胞和组织细胞内，能被氟化钠抑制，常用 α－乙酸萘酚酯酶（α－naphthol acctate esterase，α-NAE）染色法。

正常细胞染色结果：单核系各阶段均呈阳性，且该反应可被氟化钠抑制，抑制率>50%。粒系细胞一般为阴性或弱阳性反应（不被氟化钠抑制）。淋巴细胞一般为阴性反应。

临床意义：主要用于急性单核细胞白血病与急性粒细胞白血病的鉴别。急性单核细胞白血病细胞呈阳性反应，可被氟化钠（NaF）抑制（抑制率>50%）。急性粒细胞白血病呈阴性反应或弱阳性反应，不被氟化钠抑制。

**（四）铁染色**

骨髓中的铁以铁蛋白或含铁血黄素的形式储存于骨髓基质或单核-巨噬细胞内，称细胞外铁。骨髓中可利用铁存在于幼红细胞内，称细胞内铁，含内铁的细胞又称铁粒幼红细胞。内铁和外铁都是 $Fe^{3+}$，在酸性环境中，普鲁士蓝反应阳性，呈蓝色小珠粒或块片状物。

**【参考值】**

细胞外铁：+～++。细胞内铁：铁粒幼红细胞 12%～44%（各实验室有一定差异），以Ⅰ型为主。

**【临床意义】**

铁染色主要用于贫血的诊断和鉴别诊断。

1. 缺铁性贫血细胞外铁消失，细胞内铁明显降低或为零，经治疗后，细胞内、外铁迅速增高。

2. 非缺铁性贫血，如珠蛋白生成障碍性贫血、溶血性贫血、巨幼细胞贫血、再生障碍性贫血、白血病和多次输血后等，外铁、内铁正常或增高。感染、肝硬化、慢性肾炎、尿毒症等外铁明显增高，内铁减少。

3. 铁粒幼细胞性贫血时，内、外铁显著增高，并可见环形铁粒幼红细胞（含铁粒 10 个以上，并环绕核周 2/3 以上者）>有核红细胞的 15%。难治性贫血伴环形铁粒幼

笔记栏

红细胞增多时,环形铁粒幼红细胞>15%。

## 二、常见血液疾病的血液学特征

### (一)贫血

贫血是指RBC、Hb或HCT低于参考值下限的一组疾病。依骨髓象改变可将贫血分为3种。①增生性贫血:如缺铁性贫血、失血性贫血、溶血性贫血。②增生不良性贫血:如再生障碍性贫血、纯红细胞再生障碍性贫血。③骨髓红系成熟障碍(无效生成):如巨幼细胞贫血、骨髓增生异常综合征、慢性疾病性贫血等。现将几种常见贫血的血液学特点分述如下。

1. 增生性贫血

(1)骨髓象 ①骨髓增生活跃或明显活跃。②红系增生显著,以中、晚幼红细胞增生为主,粒红比值减低。③幼红细胞及成熟红细胞形态随贫血的类型不同而不同。缺铁性贫血时,幼红细胞个体小,胞质少,边缘不整和嗜碱蓝染,呈“核老质幼”改变,成熟红细胞大小不均匀,以小细胞为主,中心淡染区扩大,甚至出现环形红细胞。急性失血性贫血和溶血性贫血无血红蛋白尿者,幼红细胞形态正常。溶血性贫血随病因不同,可出现相应的异形红细胞,嗜多色性红细胞及嗜碱性点彩红细胞。有血红蛋白尿者可呈缺铁样改变,溶血反复且频繁发作者,幼红细胞可有巨幼样变。④粒系比值、形态大致正常或比值相对减少,由钩虫引起的缺铁性贫血可有嗜酸性粒细胞增多。⑤巨核细胞和血小板正常。

(2)血象 ①Hb、RBC、HCT均减少。②Ret增多或正常,尤以溶血性贫血增多最显著。③白细胞分类计数正常,红细胞形态同骨髓改变。

(3)其他检查 ①骨髓铁染色示细胞外铁消失,内铁减少,血清铁蛋白<14 μg/L、血清铁<10 μmol/L等提示缺铁性贫血。②溶血性贫血的有相检查(参见本章第二节中溶血性贫血的常用实验室检测)。

2. 巨幼细胞贫血

(1)骨髓象 ①骨髓增生明显活跃,粒红比值降低。②红系显著增生,幼红细胞比例常>40%,以早、中幼红细胞阶段为主,幼红细胞成熟障碍,形态异常;可见巨幼红细胞,常>10%,巨幼红细胞的特点为胞体大、胞质丰富、核染色质与同期细胞比细致、疏松、核质发育不平衡,呈“核幼质老”现象,核形不规则及多核巨幼红细胞;核分裂象易见,可见嗜碱性点彩红细胞、Cabot环、Howell-Jolly小体;成熟红细胞大小不均匀,中心淡染区消失。③粒系自中性中幼粒后有巨型变,常见巨晚幼粒和巨杆状粒细胞(为病变早期表现),成熟粒细胞分叶过多。④巨核系可见分叶过多,核染色质细致疏松,胞质颗粒稀疏、减少,产生血小板减少,且血小板功能下降。

(2)血象 RBC、Hb降低,形态改变同骨髓象;WBC正常或稍低,中性粒细胞胞体偏大,呈核右移;PLT正常或减少,可见巨大血小板;Ret轻度增多,绝对值减少。

(3)其他检查 血清维生素$B_{12}$<100 pg/mL,血清叶酸<3 ng/mL。

3. 再生障碍性贫血

(1)骨髓象 ①骨髓增生降低或极度降低。②红系、粒系、巨核系三系均受抑制,早期幼稚细胞罕见,比值减低,巨核细胞罕见或缺如,血小板减少。③非造血细胞(包

笔记栏

括淋巴细胞、浆细胞、组织嗜碱性粒细胞、组织细胞等)相对增多,比例常>50%。

(2)血象　全血细胞减少,网织红细胞减少,成熟红细胞形态正常,白细胞分类计数以成熟淋巴细胞为主,中性粒细胞比值减少。

(3)其他检查　细胞化学染色 NAP 增高,糖原染色(PAS)幼红细胞阴性,细胞内、外铁增高。网织红细胞生成指数(RPI)、未成熟网织红细胞比率(IRF)降低。

**(二)白血病**

白血病是我国发病率高的恶性肿瘤之一,也是儿童及 35 岁以下成人发病率和病死率最高的恶性肿瘤。根据白血病的细胞分化程度和自然病程,白血病可分为急性和慢性两大类。我国急性白血病明显多于慢性白血病,约为 5.6∶1,成人急性白血病中以急性粒细胞白血病最多见,儿童则是以急性淋巴细胞白血病较多见。慢性白血病中,慢性粒细胞白血病较慢性淋巴细胞白血病多见。

1. 急性白血病

(1)骨髓象　①骨髓增生明显活跃或极度活跃。②原始细胞+早期幼稚细胞>30%。③有白血病细胞,核分裂象及退化细胞增多。④除病理细胞系列外,其他系列血细胞均受抑制。

(2)血象　①白细胞增多性白血病,WBC 多在$(10\sim50)\times10^9/L$之间,分类易见幼稚细胞。②白细胞减少性白血病,WBC 减少,分类不易见到幼稚细胞。③RBC 和 Hb 显著减少,PLT 常$<50\times10^9/L$。

(3)其他检查　细胞化学染色、免疫检查、染色体及分子生物检查等。

2. 慢性粒细胞性白血病

(1)骨髓象　①骨髓增生极度活跃。②粒系极度增生,G/E 达(10∶1)~(50∶1)。③粒系增生以中性中幼、晚幼及杆状核粒细胞为主,嗜酸、嗜碱性粒细胞增多,原粒细胞、早幼粒细胞<10%,粒细胞形态可有异常。④红系细胞受抑制,成熟红细胞形态正常。⑤巨核细胞早期显著增多,血小板增多,晚期均减少。

(2)血象　①白细胞显著增多,一般在$(100\sim300)\times10^9/L$,甚至可达$1\,000\times10^9/L$。②分类可见阶段粒细胞,以中性中幼粒细胞以下阶段为多,原始、早幼粒细胞<10%,嗜酸和嗜碱性粒细胞增多。③血小板早期增多,晚期减少。

(3)其他检查　NAP 活性显著降低。95%以上病例可检出 Ph 染色体(费城染色体),为慢性粒细胞白血病的特异性异常染色体,是本病特征之一。

## 第四节　血型鉴定与交叉配血试验

血型(blood group)是人体血液的一种遗传性状,各种血液成分包括红细胞、白细胞、血小板及某些血浆蛋白在个体之间均具有抗原成分的差异,受独立的遗传基因控制。由若干个相互关联的抗原抗体组成的血型体系,称为血型系统。与人类输血关系密切的是 ABO 血型系统,其次是 Rh 血型系统。

**(一)血型鉴定**

1. ABO 血型鉴定

笔记栏

（1）ABO 血型系统的抗原与抗体　ABO 血型系统分类是根据红细胞表面的抗原（A 或 B 抗原）为分型原则，红细胞表面含有某种抗原，则血清中就不会存在相对应的天然抗体，因此将血型分为 A 型、B 型、O 型、AB 型 4 型，见表 11-3。

**表 11-3　ABO 血型系统分型**

| 血型 | 红细胞表面抗原 | 血清中抗体 |
|---|---|---|
| A | A | 抗 B |
| B | B | 抗 A |
| O | 无 | 抗 A 与抗 B |
| AB | A 与 B | 无 |

（2）ABO 血型系统的鉴定　进行 ABO 血型鉴定时，用已知标准血清鉴定受检者（血型未知）红细胞表面的抗原称正向定型，同时用已知标准红细胞鉴定受检者血清中的抗体称反向定型。只有受检者红细胞表面的抗原鉴定和血清中的抗体鉴定所得结果完全相符时，才能肯定受检者血型。ABO 血型系统定型试验结果判定见表 11-4。

**表 11-4　ABO 血型系统定型试验结果判定**

| 血型 | 标准血清+被检红细胞（正向定型） | | | 标准红细胞+被检血清（反向定型） | | |
|---|---|---|---|---|---|---|
| | 抗 A 血清 | 抗 B 血清 | 抗 AB（O 型血清） | A 型红细胞 | B 型红细胞 | O 型红细胞 |
| A | + | − | + | − | + | − |
| B | − | + | + | + | − | − |
| O | − | − | − | + | + | − |
| AB | + | + | + | − | − | − |

（3）临床意义　①输血：由于 ABO 血型抗体多是 IgM 型天然抗体，首次血型不合即可引发严重的输血反应。因此，输血前必须进行血型鉴定和交叉配血试验，完全相配时才能输血。②器官移植：要考虑血型问题，ABO 抗原为强移植原，血型不合时加速对移植物的排斥，导致移植失败，特别是皮肤和肾移植，肾移植 ABO 血型不合者，失败率达 46%，而血型相合者，失败率为 9%。③新生儿同种免疫溶血病：IgG 型抗体能通过胎盘，可引起新生儿溶血病，但病情较轻，且与胎次无关，以 O 型母亲孕育 A 型或 B 型胎儿多见。④其他：ABO 血型检查还可用于亲缘鉴定、法医学鉴定及某些相关疾病的调查。

2. Rh 血型鉴定　人类血型系统中，Rh 血型在临床上的重要性仅次于 ABO 血型系统。1940 年，有人证明人的红细胞上有与恒河猴红细胞相同的抗原，于是将这种抗原命名为 Rh 抗原。含有此种抗原者称为 Rh 阳性，不含有此种抗原者称为 Rh 阴性。

（1）Rh 血型系统的抗原与抗体　目前认定人类红细胞上的 Rh 抗原有 5 种，按抗原性的强弱依次为 D、E、C、c、e，因 D 抗原的抗原性最强，故其临床意义最大。Rh 血

笔记栏

型相应的抗体也有5种,即抗D、抗E、抗C、抗c、抗e,抗D抗体是其中最重要的抗体。由于大多数Rh血型不合的输血反应和新生儿溶血都是抗D抗体引起,所以粗略地称含D抗原的红细胞为Rh阳性,不含D抗原的红细胞为Rh阴性,我国汉族人中99%以上为Rh抗原阳性。

(2)Rh血型系统的鉴定　Rh抗原中抗原性最强、出现频率最高、临床意义较大的是D抗原,故临床实验室一般只做D抗原鉴定,根据D抗原存在与否,分为Rh阳性及阴性。鉴定所采用的方法依抗体的性质而定,如系完全抗体可用生理盐水凝集试验;如系不完全抗体则应用胶体介质法、木瓜酶(或菠萝酶)法或抗人球蛋白法。

(3)临床意义　①绝大多数人含D抗原,血清中无抗D,首次血型不合的输血不会发生输血反应,但可致敏红细胞,当再次输注时即可发生输血反应,Rh抗体一般不与补体结合,因而这种输血反应主要是血管外溶血;②可引起新生儿溶血病,多从第二胎开始发病,且随着胎次的增加而病情加重,以RhD阴性母亲孕育RhD阳性胎儿多见,但是可以应用抗D免疫球蛋白进行预防。

**(二)交叉配血试验**

1.概念　配血试验是检查供、受血者中是否含有不相合的抗原、抗体成分。供血者红细胞与受血者血清的反应称主侧,供血者血清与受血者红细胞的反应称次侧,两者合称为交叉配血。在输血前必须进行交叉配血试验,目的是进一步验证ABO血型鉴定的正确性,防止血型鉴定错误导致的输血后严重溶血反应;发现不规则抗体;发现ABO血型以外的配血不合。目前以聚凝胺配血法较好,不仅能检出IgM、IgG抗体,还能发现引起溶血性输血反应的大多数抗体。交叉配血试验常用试管法进行。

2.结果判断　同型血交叉配血时,主侧、次侧均无凝集反应、无溶血,表示血型相合,可以输血;异型配血时(指供血者为O型,受血者为A型、B型或AB型),如主侧无凝集、无溶血,次侧有凝集、无溶血,但凝集较弱,效价低于1∶200,可以少量输血(一般不超过200 mL);不论何种原因导致主侧凝集,绝对不可输用。

(漯河医学高等专科学校　陈红莲)

**问题分析与能力提升**

患者,女,40岁,头晕、乏力1年,月经量多。查体:面色苍白、皮肤干燥,口角皲裂,舌乳头萎缩,指甲扁平。

请问:该患者最可能的诊断是什么?血常规检查可能会出现什么样的结果?

**同步练习题(选择题)**

1.下列哪种疾病可出现中性粒细胞升高　(　　)

笔记栏

A. 伤寒 B. 心肌梗死
C. 流感 D. 系统性红斑狼疮
E. 疟疾

2. 下列疾病中,不会引起血沉增快的是 ( )
A. 炎症 B. 胃癌
C. 多发性骨髓瘤 D. 活动性结核
E. DIC

3. 网织红细胞增高最明显的是 ( )
A. 缺铁性贫血 B. 再生障碍性贫血
C. 急性溶血性贫血 D. 巨幼细胞贫血
E. 慢性失血性贫血

4. 下列哪项为缺铁性贫血的形态学检查特点 ( )
A. 正细胞正色素性贫血 B. 小细胞低色素性贫血
C. 大细胞性贫血 D. 大细胞高色素性贫血
E. 单纯小细胞性贫血

5. 引起全血细胞减少的疾病是 ( )
A. 急性失血性贫血 B. 再生障碍性贫血
C. 肾性贫血 D. 溶血性贫血
E. 缺铁性贫血

6. 根据红细胞表面的抗原和血清中的抗体判断血型,正确的是 ( )
A. 红细胞表面有 A 抗原,血清中有抗 B 抗体,为 A 型
B. 红细胞表面有 B 抗原,血清中有抗 A 抗体,为 A 型
C. 红细胞表面有 A 抗原,血清中有抗 A 和抗 B 抗体,为 A 型
D. 红细胞表面有 B 抗原,血清中有抗 A 和抗 B 抗体,为 A 型
E. 红细胞表面无抗原,血清中有抗 A 抗体,为 A 型

7. 输入血制品前不需要进行血型鉴定和交叉配血试验的是 ( )
A. 浓缩红细胞 B. 红细胞悬液
C. 洗涤红细胞 D. 血浆
E. 全血

8. AB 型人的血可以给哪种血型的人输血 ( )
A. A 型 B. AB 型
C. O 型 D. B 型
E. AB 型和 O 型

9. 正常人的骨髓增生程度大多呈 ( )
A. 极度活跃 B. 明显活跃
C. 增生活跃 D. 极度降低
E. 增生降低

10. 过敏性疾病中,哪种血细胞会增高 ( )
A. 中性粒细胞 B. 单核细胞
C. 嗜酸性粒细胞 D. 嗜碱性粒细胞
E. 淋巴细胞

# 第十二章 出血与血栓疾病检测

## 第一节 常用出血与血栓疾病的筛选检测

### (一)出血时间测定

出血时间(bleeding time,BT)是指在一定条件下,将皮肤毛细血管刺破后,血液自然流出到自然停止所需要的时间。试验前患者须停用阿司匹林等抗血小板聚集药物。

**【参考值】**

Duke 法:1 ~3 min,超过 4 min 为异常。

IVY 法:2 ~6 min,超过 7 min 为异常。

出血时间测定器法:(6.9±2.1)min,超过 9 min 为异常。

**【临床意义】**

1. BT 延长 见于以下几种。①血小板明显减少:如血小板减少性紫癜;②血小板功能异常:如血小板无力症、巨大血小板综合征;③凝血因子严重缺乏:如血管性血友病(vWD)、DIC;④血管壁异常:如遗传性出血性毛细血管扩张症;⑤药物影响,如服用阿司匹林、潘生丁等。

2. BT 缩短 主要见于血栓前状态或血栓性疾病,如心脑血管疾病、糖尿病伴周围血管病、DIC、妊娠高血压综合征等。

### (二)凝血时间测定

凝血时间(clotting time,CT)是指离体静脉血发生凝固所需要的时间。它反映内源性凝血系统的功能状态,是内源性凝血系统的筛选试验之一。

**【参考值】**

普通试管法:4 ~12 min。

硅管法:15 ~32 min。

**【临床意义】**

1. CT 延长 见于血友病 A、血友病 B、纤维蛋白原缺乏症、重症肝病、新生儿出血症、药物影响(应用肝素等抗凝剂)等。

2. CT 缩短　见于血液高凝状态、血栓性疾病。

**（三）毛细血管脆性试验**

在前臂屈侧肘弯下 4 cm 处画一直径 5 cm 的圆圈，并标出原有出血点。按常规测量血压方法绑缚袖带，使压力维持在收缩压和舒张压之间（一般在 90 mmHg）8 min。解除袖带 5 min 后观察圈内新出血点数。

**【参考值】**

男性<5 个；女性及儿童<10 个。

**【临床意义】**

新出血点增多：见于遗传性出血性毛细血管扩张症、过敏性紫癜、维生素 C 或 P 缺乏症、原发性或继发性血小板减少症、先天性或获得性血小板功能缺陷症、vWD 等。

**（四）血浆凝血酶原时间测定**

血浆凝血酶原时间（prothrombin time，PT）指在受检血浆中加入组织凝血活酶和 $Ca^{2+}$ 后血浆凝固所需要的时间。此为外源性凝血系统的筛选试验，可同时报告凝血酶原比值（PTR）和国际标准化比值（INR）。PTR 即被检血浆的凝血酶原时间（s）/正常血浆的凝血酶原时间（s）；INR 即 $PTR^{ISI}$，ISI 为国际敏感度指数，ISI 越小（小于 2.0）组织凝血活酶的敏感性越高。

**【参考值】**

PT：11～14 s，测定值超过对照值 3 s 以上为异常；PTR：1.0±0.05；INR：1.0±0.1。

**【临床意义】**

1. PT 延长　见于凝血因子（Ⅱ、Ⅴ、Ⅶ、Ⅹ及纤维蛋白原）缺乏、维生素 K 缺乏、严重的肝脏疾病、纤溶亢进、DIC、药物影响（使用肝素等抗凝剂）等。

2. PT 缩短　见于血液高凝状态和血栓性疾病，如 DIC 早期、心肌梗死、脑血栓形成、多发性骨髓瘤、药物影响（如长期口服避孕药）等。

3. 口服抗凝剂的监测　PT 是监测口服抗凝剂的首选试验。在应用口服抗凝剂的过程中，使 PT 维持在对照值（12.0±1.0）s 的 1.5～2.0 倍、PTR 维持在 1.5～2.0 为最佳。PTR>2.0 时，出血发生率为 22%，PTR<2.0 时，出血发生率仅为 4%。

**（五）活化部分凝血活酶时间测定**

活化部分凝血活酶时间（activated partial thromboplasting time，APTT）是指在受检血浆中加入部分凝血活酶磷脂悬液和 $Ca^{2+}$ 后血浆凝固所需要的时间。此为内源性凝血系统的筛选试验，又是监测肝素治疗的首选指标。

**【参考值】**

32～43 s，较正常对照值延长 10 s 以上为异常。

**【临床意义】**

同 CT，但较普通试管法 CT 更敏感。

笔记栏

## 第二节　血液流变学检测

血液流变特性的改变在血栓前状态与血栓性疾病的发生、发展过程中有重要作用。血液流变学检测包括血液黏度和血浆黏度的测定等。

**（一）全血黏度测定**

**【参考值】**

应建立本实验室的参考值。

旋转式黏度计法：全血黏度（mPa·s）每200 s男性3.84～5.30，女性3.39～4.41；每50 s男性4.94～6.99，女性4.16～5.62；每5 s男性8.80～16.05，女性6.56～11.90。

**【临床意义】**

1. 黏度增高　见于冠心病（心肌梗死）、高血压、脑血栓、糖尿病、高脂血症、恶性肿瘤、肺源性心脏病、烧伤等。

2. 黏度减低　见于贫血、重度纤维蛋白原和其他凝血因子缺乏症等。

**（二）血浆黏度测定**

**【参考值】**

应建立本实验室的参考值。

毛细管式黏度计法：男性（4.25±0.41）mPa·s；女性（3.65±0.32）mPa·s。

**【临床意义】**

增高：见于各种原因引起的血浆球蛋白、纤维蛋白原和（或）血脂增高的疾病，如糖尿病、高脂血症、多发性骨髓瘤、纤维蛋白原增高症等。

## 第三节　出血与血栓疾病检测项目的选择与应用

### 一、筛检试验的选择与应用

**（一）一期止血缺陷筛检试验的选择与应用**

一期止血缺陷是指血管壁和血小板缺陷所致出血病。选用血小板计数（PLT）和出血时间（BT）作为筛检试验，根据筛检试验的结果，大致有以下4种情况。

1. BT和PLT都正常　除正常人外，多数是由单纯血管壁通透性和（或）脆性增加所致的血管性紫癜所致。临床上常见于过敏性紫癜、单纯性紫癜和其他血管性紫癜等。

2. BT延长，PLT减少　多数是由血小板数量减少所致的血小板减少症。临床上多见于原发性和继发性血小板减少性紫癜。

3. BT延长、PLT增多　多数是由血小板数量增多所致的血小板增多症。临床上多见于原发性和反应性血小板增多症。

4. BT延长、PLT正常　多数是由血小板功能异常或某些凝血因子严重缺乏所致的出血病，如血小板无力症、储藏池病以及低(无)纤维蛋白原血症、血管性血友病等。

### (二)二期止血缺陷筛检试验的选择与应用

二期止血缺陷是指凝血因子缺陷或病理性抗凝物质存在所致的出血病。选用APTT和PT作为筛检试验，大致有以下4种情况。

1. APTT和PT都正常　除正常人外，仅见于遗传性和获得性因子Ⅻ缺陷症。

2. APTT延长、PT正常　多数是由内源性凝血途径缺陷所引起的出血性疾病，如遗传性和获得性因子Ⅷ、Ⅸ、Ⅺ和Ⅻ缺陷症等。

3. APTT正常、PT延长　多数是由外源性凝血途径缺陷所引起的出血性疾病，如遗传性和获得性因子Ⅶ缺陷症等。

4. APTT和PT都延长　多数是由共同凝血途径缺陷所引起的出血性疾病，如遗传性和获得性因子Ⅹ、Ⅴ，凝血酶原(因子Ⅱ)和纤维蛋白原(因子Ⅰ)缺陷症。

此外，临床应用肝素治疗时，APTT也相应延长；应用口服抗凝剂治疗时，PT也相应延长；同时应用肝素、华法林以及纤溶综合征、抗磷脂抗体时，APTT与PT可同时延长。

### (三)纤溶亢进筛检试验的选择与应用

纤溶亢进性出血指纤维蛋白(原)和某些凝血因子被纤溶酶降解所引起的出血。可选用FDPs和D-D作为筛检试验，大致有以下4种情况。

1. FDPs和D-D均正常　表示纤溶活性正常，临床的出血症状可能与纤溶症无关，若ELT阴性更予以支持。

2. FDPs升高，D-D阴性　理论上只见于纤维蛋白原被降解，而纤维蛋白未被降解，即原发性纤溶。实际上这种情况多属于FDPs的假阳性，见于肝病、手术出血、重型DIC、纤溶早期、剧烈运动后、类风湿关节炎、抗Rh(D)抗体存在等。

3. FDPs正常，D-D升高　理论上只见于纤维蛋白被降解，而纤维蛋白原未被降解，即继发性纤溶。实际上这种情况多数属于FDPs的假阴性，见于DIC、静脉血栓、动脉血栓和溶血栓治疗等。

4. FDPs和D-D都升高　表示纤维蛋白原和纤维蛋白同时被降解，见于继发性纤溶，如DIC和溶血栓治疗后。这种情况临床最为多见，若ELT阳性更予以支持。

## 二、出血性疾病项目的选择与应用

1. 血小板量和质异常　常选择PLT、BT、血小板形态观察、血小板黏附试验、血小板聚集试验、凝血因子Ⅷ促凝活性、血管性血友病因子抗原、血管性血友病因子活性检查等。

2. 遗传性凝血因子缺乏　常选择APTT、PT、TT、Fg、血管性血友病因子抗原(vWF:Ag)、因子Ⅶ促凝活性、因子Ⅷ促凝活性、因子Ⅸ促凝活性、因子Ⅺ促凝活性等。

3. 获得性凝血功能异常　包括严重肝病、依赖维生素K因子缺乏、循环抗凝物增多、原发性纤溶和继发性纤溶，常选择PLT、血小板功能试验、APTT、PT、Fg、TT、抗凝血

笔记栏

酶(AT)、蛋白 C 活性(PC)、蛋白 S 抗原测定、优球蛋白溶解时间测定、D-D 和 FDP 等。

## 三、血栓性疾病项目的选择与应用

### (一)血栓前状态

1. 筛查试验　①活化的部分凝血活酶时间和(或)血浆凝血酶原时间可能缩短。②纤维蛋白原含量可能增高。③血小板聚集试验(PAgT)的聚集率可能增高。④血液黏度测定一般增高。然而这些试验的灵敏度较差。

2. 常用试验　①血管性血友病因子抗原增高:反映血管内皮细胞损伤。②β-血小板球蛋白(β-TG)增高:反映血小板被激活。③可溶性纤维蛋白单体复合物(sFMc)增高:反映凝血酶生成增多。④抗凝血酶活性(AT:A)降低:反映凝血酶的活性增强。⑤纤维蛋白(原)降解产物(FDPs)和 D-二聚体减少:反映纤溶酶活性减低。

3. 特殊试验　①凝血酶调节蛋白(TM)和(或)内皮素-1(ET-1)增高:反映血管内皮细胞受损。②P-选择素和(或)11 去氢-血栓素 B 增高:反映血小板被激活。③凝血酶原片段 1+2($F_{1+2}$)和(或)纤维蛋白肽 A(FPA)增高:反映凝血酶的活性增强。④凝血酶-抗凝血酶复合物(TAT)增高:反映凝血酶的活性增强。⑤组织因子(TF)活性增高:反映外源凝血系统的凝血活性增强。⑥纤溶酶-抗纤溶酶复合物(PAP)减少:反映纤溶酶活性减低。

### (二)弥散性血管内凝血

弥散性血管内凝血(disseminated intravascular coagulation,DIC)是由多种致病因素,导致全身血管内微血栓的形成和多脏器功能衰竭(MOFS),消耗了大量的血小板和凝血因子,并引起继发性纤溶亢进,造成临床血栓-出血综合征。

1. 诊断标准　我国制定了 DIC 诊断指标,其中实验指标同时有以下 3 项以上异常者即可诊断。①PLT<$100\times10^9$/L,或进行性下降(肝病、白血病≤$50\times10^9$/L),或有 2 项以上血浆血小板活化产物升高:β-血小板球蛋白、血小板第 4 因子、血栓烷 $B_2$ 和血小板颗粒膜蛋白-140;②血浆 Fg 进行性降低,<1.5 g/L(白血病、恶性肿瘤<1.8 g/L,肝病<1.0 g/L)或>4.0 g/L;③血浆鱼精蛋白副凝固试验(3P 试验)阳性或血浆 FDP>20 mg/L(肝病>60 mg/L),或 D-二聚体升高或阳性;④PT 缩短或延长 3 s 以上(肝病>5 s 以上),APTT 延长 10 s 以上或缩短 5 s 以上;⑤血浆纤溶酶原抗原含量及活性降低;⑥AT-Ⅲ活性<60%(不适用于肝病)或蛋白 C(PC)活性降低;⑦血浆因子Ⅷ:C<50%(肝病必备)。

2. 疑难病例　应有以下 1 项以上异常。①Ⅷ:C 减低,vWF:Ag 增高,Ⅷ:C/vWF:Ag 比值降低(<1∶1);②凝血酶原碎片 1+2、凝血酶-抗凝血酶复合物升高;③血浆可溶性纤维蛋白单体复合物(sFMc)升高;④血或尿纤维蛋白肽 A(FPA)升高;⑤纤溶酶-抗纤溶酶复合物升高。

## 四、抗凝溶栓治疗监测项目的选择与应用

在抗凝及溶栓治疗过程中,必须选择相应的指标做实验室监测,以防止药物过量引起的出血或用量不足达不到预期效果。常用的监测指标及范围见表 12-1。

表 12-1 抗凝溶栓治疗监测项目选择

| 药物 | 指标 | 监测范围 |
| --- | --- | --- |
| 普通肝素 | APTT | 治疗维持延长在正常对照值的 15～2.0 倍，或测定普通肝素血浆浓度维持在 0.2～0.4 U/mL |
| | ACT | 体外循环、血液透析时选择活化凝血时间，维持在 250～360 s（60～120 s）为宜 |
| | PLT | 维持在正常范围内，<50×$10^9$/L 应停药，并查明血小板减少原因 |
| | AT | 维持在正常范用的 80%～120% 之间为宜。当 AT 活性<70% 肝素效果减低，<50% 效果明显减低，<30% 则失效 |
| 口服抗凝剂 | PT | 观察血浆凝血酶原时间比率（PTR）维持在 1.5～2.0 为佳；WHO 推荐 INR 在 2.0～2.5 为宜，INR 一般不宜>3.0，<1.5 示抗凝无效 |
| 溶栓药物 | TT | 安全值为正常对照值的 1.5～2.5 倍 |
| | Fg | 维持在 1.2～1.5 g/L，小于 1.0 g/L 有出血危险 |
| | FDPs | 维持在 300～400 mg/L 为宜 |
| 抗血小板药物 | BT | 维持在治疗前的 1～2 倍 |
| | PLT | 维持在（50～60）×$10^9$/L |
| | PAgT | 血小板聚集试验最大振幅降至患者基础对照值的 40%～50% 为宜 |

（陈红莲）

## 问题分析与能力提升

患者，男，17 岁，发热 1 周，有上呼吸道卡他症状，查体双下肢小腿胫骨前紫癜，高出皮面。实验室检查：血红蛋白 120 g/L，白细胞 6.4×$10^9$/L，中性粒细胞 60%，淋巴细胞 40%，血小板 98×$10^9$/L，束臂试验阳性，血块收缩时间正常，凝血酶原时间 14 s，血纤维蛋白原 2.6 g/L。

请问：该患者诊断是什么？诊断依据是什么？

## 同步练习题（选择题）

1. 大片皮肤瘀斑、血肿、关节出血，主要见于（　　）

   A. 变态反应性血管炎　　B. 凝血因子缺乏

   C. 抗血小板药物应用　　D. 血小板功能异常

笔记栏

E. 血小板数量减少

2. 凝血功能障碍所致出血的实验室诊断筛选试验主要阳性结果可以是 （ ）

A. 血小板减少，出血时间延长，束臂试验(+)

B. 血小板减少，凝血时间延长，血块退缩时间延长

C. 出血时间延长，束臂试验(+)，凝血酶原时间延长

D. 出血时间延长，束臂试验(+)，凝血时间延长

E. 凝血时间、凝血酶原时间、凝血酶时间及部分凝血活酶时间延长

3. DIC 时，其实验室检查有下述改变，但除了 （ ）

A. 血小板计数进行性下降　　B. 凝血酶原时间延长

C. 纤维蛋白原进行性减少　　D. 优球蛋白溶解时间延长

E. 3P 试验阳性

4. 下列哪项能够较敏感地反映内源性凝血系统功能是否正常 （ ）

A. PT　　B. FDP

C. PLT　　D. TT

E. APTT

5. 出血时间延长可见于下述疾病，但除了 （ ）

A. 血小板减少性紫癜　　B. 血小板无力症少

C. 血友病 A　　D. 维生素 C 缺乏症

E. 血管性假血友病

6. 凝血酶原时间延长可见于下述几种情况，但除了 （ ）

A. 严重肝病　　B. 维生素 K 缺乏症

C. 阻塞性黄疸　　D. 血友病

E. 血液标本放置时间过长

7. 下列各项中反映外源性凝血途径的试验是 （ ）

A. APTT　　B. SCT

C. RT　　D. CT

E. PT

8. 出血时间缩短的疾病可见于 （ ）

A. 血管性血友病　　B. 血小板减少症

C. 血小板功能缺陷症　　D. DIC

E. 心肌梗死

9. 血浆 FDP 的参考范围是 （ ）

A. <1.5 mg/L　　B. <2.5 mg/L

C. <5.0 mg/L　　D. <10 mg/L

E. <20 mg/L

10. 血友病的发生与下列哪些凝血因子的缺陷有关 （ ）

A. Ⅴ、Ⅱ　　B. Ⅷ、Ⅸ

C. Ⅶ、Ⅻ　　D. Ⅺ、Ⅹ

E. Ⅴ、Ⅶ

# 第十三章 排泄物、分泌物及体液检查

排泄物、分泌物及体液检查

## 第一节　尿液检查

尿液是血液经过肾小球滤过、肾小管和集合管重吸收和排泌所产生的终末代谢产物，尿液的组成和性状可反映机体的代谢状况，并受机体各系统功能状态的影响。可排出体内的代谢废物、异物、毒物等，同时调节水、电解质代谢及酸碱平衡等，借以维持机体内环境平衡。尿液检查又称尿液分析，是通过物理、化学、显微镜及仪器对尿液成分进行分析，它不仅对泌尿系统疾病的诊断、疗效观察有重要意义，而且对其他系统疾病的诊断、预后判断也有重要参考价值。

### 一、尿液标本的收集与保存

正确、合理和规范地采集和处理尿液标本，是尿液检测前质量控制的主要内容。尿液标本的收集、留存是否正确和合理，尿液标本是否及时送检及其检测、保管等处理，对保证检验结果的可靠性十分重要。

1. 采集时间　尿液一般检查以清晨起床后，未进早餐和做运动前第一次排出的尿液标本最为理想；门诊患者常收集任意一次尿标本，并及时送检；如做尿细菌培养，应在使用抗生素之前或停药 5 d 后收集晨尿；如做某种成分定量测定时，应收集连续 24 h尿量；成年女性留尿时，应避开月经期，避免阴道分泌物污染尿液；男性患者要避免精液混入。

2. 采集准备　尿液一般检查收集标本时，容器一般采用惰性环保材料且清洁、干燥、无污染、一次性使用，有较大开口便于收集；如做某种成分测定时，容器应足够大，加盖并加入防腐剂；如做尿细菌培养时，要采用特制的无菌容器，并先清洗外阴部，消毒尿道口，然后再开展收集工作；容器上应标记好患者姓名、门诊号或病历号等必要信息。

3. 注意事项　采集尿标本时患者应洗手并清洁外生殖器、尿道口及周围皮肤。女性患者要避免阴道分泌物或月经血污染尿液，男性患者要避免精液混入；要避免化学物质、粪便等其他污染物混入；一般检查与化学检查收集尿液 12 mL；如做尿细菌培养，应留取中段尿。

笔记栏

4. 标本处理及保存　尿标本收集后 2 h 内送检并检查完毕，对于不能及时检查的尿液标本，必须进行适当的处理或保存，以降低因标本送检延时而引起的理化性状的改变；冷藏是保存尿液标本最简便的方法，一般可保存 6～8 h，但要避光加盖，以免尿液中成分因光照或氧化而减少，冷藏保存在 24 h 内可抑制细菌生长。对于计时尿标本和在标本采集后 2 h 内无法进行尿液检查时，可加入特定的化学防腐剂，冷藏保存。

## 二、一般性状检查

### （一）尿量

尿量是指 24 h 内排出体外的尿液总量。在尿液形成过程中，肾小球滤过和肾小管重吸收功能起重要作用，两者维持一定的比例关系称为球-管平衡，从而使每日排出尿量保持在正常范围。肾小球滤过率取决于肾血流量、肾小球滤过膜的通透性及面积、肾小球囊内压力、血浆胶体渗透压等因素。肾小管重吸收性主要取决于肾小管功能的完整性，尤其是抗利尿激素对远曲小管和集合管的作用。通常尿量与机体摄入的水量成正比，此外尿量的多少还受机体内外环境多种因素的影响。

**【参考值】**

成人正常尿量为 1 000～2 000 mL/24 h，儿童按体重计算尿量，比成人多 3～4 倍。昼夜尿量之比为(2～4)：1。

**【临床意义】**

1. 少尿或无尿　24 h 尿量少于 400 mL 或 1 h 尿量持续少于 17 mL 称为少尿；12 h 无尿或 24 h 尿量少于 100 mL 称为无尿。凡是能引起肾动脉灌流量减少、ADH 分泌增多、肾小球滤过率下降、肾小管重吸收增加、尿路梗阻等因素，均可引起少尿或无尿。根据病变部位可分为以下几种。①肾前性：如严重呕吐、腹泻引起的脱水、大出血、休克、心功能不全等；②肾性：见于急、慢性肾功能衰竭及肾移植排斥反应；③肾后性：见于膀胱功能障碍或由于结石、肿瘤、畸形、前列腺肥大等造成的尿路梗阻等。

2. 多尿　成人 24 h 尿量多于 2 500 mL，儿童 24 h 尿量超过 3 000 mL，称为多尿。生理性多尿见于饮水过多、应用利尿剂后、大量输液、应用脱水剂、精神紧张等。病理性多尿见于以下几点。①内分泌疾病：如原发性醛固酮增多症、尿崩症等；②肾脏疾病：如慢性肾炎、肾盂肾炎晚期、急性肾功能衰竭多尿期、慢性肾功能衰竭早期等；③代谢性疾病：如糖尿病。

### （二）气味

尿液的气味来自尿液中的挥发性酸和酯类物质。久置后因细菌分解尿素可出现氨臭味，进食蒜、葱、韭菜可使尿液呈现特殊气味。病理性的尿液气味有：

1. 氨味　新排出的尿即有氨味，见于慢性膀胱炎及慢性尿潴留。
2. 腐臭味　见于大肠杆菌引起的尿路感染或晚期膀胱癌。
3. 蒜臭味　见于有机磷农药中毒。
4. 烂苹果味　见于糖尿病酮症酸中毒。
5. 鼠尿味　见于苯丙酮尿症。

### （三）外观

尿液的外观包括颜色和透明度。尿液颜色主要由尿色素决定，也受尿胆素、尿胆原、食物、药物、尿量的影响；尿液的透明度取决于有无盐类沉淀物。正常新鲜尿液的颜色由淡黄色到深黄色，多呈无色澄清或淡黄色透明，放置一段时间后呈微浊。病理性尿液外观改变如下。

1. 血尿　每升尿中含血量超过 1 mL，尿液即可呈淡红色，称为肉眼血尿；若尿外观变化不明显，离心沉淀后，显微镜检查时每高倍镜视野（HP）红细胞数>3 个称为镜下血尿。血尿多见于泌尿生殖系统疾病如炎症、结石、外伤、肿瘤、急性肾小球肾炎、肾盂肾炎、膀胱炎等，出血性疾病如血小板减少性紫癜、血友病等，其他如感染性疾病、结缔组织疾病、心血管疾病等。

2. 血红蛋白尿　尿内含游离血红蛋白，尿隐血试验呈阳性，外观呈浓茶色或酱油色。见于各种原因所致的血管内溶血，如血型不合的输血反应、蚕豆病、恶性疟疾、阵发性睡眠性血红蛋白尿、免疫性溶血性贫血等。

3. 脓尿　尿液中含大量的脓细胞或细菌等炎性渗出物时，外观可呈不同程度的白色或黄白色浑浊。离心沉淀后，显微镜检查时每高倍镜视野白细胞数>5 个称为脓尿。

4. 菌尿　呈云雾状，静置后不下沉；脓尿放置后有白色云絮状沉淀，离心沉淀后镜检可见大量脓细胞。见于泌尿生殖系统化脓性感染及前列腺炎、精囊炎等。

5. 胆红素尿　尿液外观呈深黄色，尿液内含有大量结合胆红素，振荡后泡沫呈黄色且不易消失，尿胆红素定性阳性。见于阻塞性黄疸及肝细胞性黄疸。

### （四）比重

比重是指在 4 ℃条件下尿液与相同体积纯水重量之比。比重的测定是一种水中溶质重量的测定，它受尿中水分、盐类及有机物含量的影响，在病理情况下还受尿蛋白、尿糖及细胞成分等影响。临床上可根据比重来粗略判断肾小管的浓缩稀释功能。

**【参考值】**

成人：随机尿 1.015 ~ 1.025。

**【临床意义】**

1. 比重增高　指尿液比重>1.025，称为高渗尿或高比重尿。

（1）尿量少比重高　见于急性肾炎、心力衰竭、休克，高热、肝脏疾病等。

（2）尿量多比重高　见于糖尿病、使用放射造影剂等。

2. 比重降低　指尿液比重<1.015，称为低渗尿或低比重尿。见于慢性肾小球肾炎、慢性肾功能衰竭及尿崩症。

### （五）尿液的酸碱反应

正常新鲜尿液多呈弱酸性，放置过久细菌分解尿素，可使酸性尿变为碱性尿。尿液的酸碱改变受疾病、饮食、用药等多种因素的影响。

**【参考值】**

常规饮食条件下：①晨尿，多偏弱酸性，pH 值 5.5 ~ 6.5，平均 pH 值 6.0；②随机尿，pH 值 4.5 ~ 8.0。

**【临床意义】**

1. 酸性尿　见于酸中毒、发热或服用氯化铵等药物，亦可见于糖尿病酮症酸中毒、痛风、白血病、食入大量肉类等。

笔记栏

2. 碱性尿　见于碱中毒、肾小管性酸中毒、呕吐、膀胱炎、应用利尿剂、多食蔬菜等。

## 三、化学检查

尿液化学检查包括尿液的酸碱反应、蛋白质、葡萄糖、电解质、酶、激素等，临床上目前常用定性过筛的干化学试条技术和自动分析法。检查内容包括：白细胞（WBC）、亚硝酸盐（Nit）、尿胆原（Uro）、蛋白质（Pro）、隐血（Bld）、酮体（Ket）、胆红素（Bil）、葡萄糖（Glu）等。根据检查目的不同，可选择单项检测试带（蛋白质、葡萄糖）或肾病检查试带（包括 pH、Pro、Bld、Nit 等）、肝病检查试带（包括 pH、Pro、Glu、Uro、Bil 等）。

### （一）尿蛋白质检查

正常人尿中仅有少量蛋白质，尿蛋白定性试验呈阴性。正常情况下，由于肾小球毛细血管滤过膜的孔径屏障、电荷屏障作用和肾小管的重吸收、排泌功能以及血浆小分子蛋白的浓度等使得终尿蛋白质含量少，仅为 30～130 mg/24 h。一次随机尿中蛋白质为 0～80 mg/L。各种原因造成尿内蛋白质含量超过 150 mg/24 h，尿蛋白定性试验阳性均称为蛋白尿。尿蛋白检测方法有定性和定量两种，定性和定量试验之间有一定相关性，粗略估算：定性±～+，定量为 0.2～1.0 g/24 h；定性+～++，定量为 1.0～2..0 g/24 h；定性+++～++++，定量常>3.0 g/24 h。

**【参考值】**

定量试验：0～80 mg/24 h。

定性试验：阴性。

**【临床意义】**

1. 生理性蛋白尿

（1）功能性　见于剧烈运动、发热、精神紧张等。

（2）体位性　站立时间过长、"行军性"蛋白尿。

（3）偶然性　见于尿液中混入了白带、月经血、精液等。

（4）摄入性　见于输注成分血浆、清蛋白等。

（5）妊娠性　见于妊娠期妇女。尿蛋白定性阳性，但一般不超过+，定量多<0.5 g/24 h。

2. 病理性蛋白尿

（1）肾小球性蛋白尿　此类最常见，肾小球滤过膜因炎症、免疫、代谢等因素损伤后，其通透性强，使血浆蛋白的滤出量增加，而肾小管不能将滤出的蛋白质完全重吸收，而发生蛋白尿，以白蛋白为主，常见于原发性或继发性肾小球疾病、肾病综合征等。

（2）肾小管性蛋白尿　由于感染、中毒等因素导致肾小管损害，近曲小管重吸收能力降低所出现的蛋白尿，以 α2、β2-微球蛋白为主，见于肾盂肾炎、急性肾小管坏死、急慢性间质性肾炎等。

（3）混合性蛋白尿　是指肾小球和肾小管均受损，尿中出现小分子及大分子的蛋白，见于慢性肾炎、肾小管间质病变、糖尿病性肾病、系统性红斑狼疮等。

（4）溢出性蛋白尿　由于血浆中存在异常小分子量蛋白，如免疫球蛋白的轻链、血红蛋白、肌红蛋白，这些蛋白经肾小球滤过而肾小管不能完全重吸收所产生的蛋白尿,见于多发性骨髓瘤、巨球蛋白血症、急性溶血性疾病等。

(5)组织性蛋白尿　由于炎症、中毒或药物刺激,肾小管分泌的 Tarmm-Horsfall(T-H)糖蛋白增加或因组织破坏,释放入尿液的蛋白增加所引起的蛋白尿,见于肾脏炎症或中毒。

3. 假性蛋白尿　肾以下的泌尿系统疾病产生大量脓液、血液、黏液等含蛋白质成分的物质,也可出现尿蛋白定性阳性,称为假性蛋白尿。见于膀胱炎、前列腺炎和肾盂肾炎等。

**(二)尿糖检查**

正常人尿液含微量葡萄糖,尿糖定性试验呈阴性。尿中葡萄糖的含量与血糖浓度、肾小管对葡萄糖重吸收能力的最大限度即肾糖阈、肾小管的重吸收能力相关。当血糖浓度超过 8.88 mmol/L(1.6 g/L)时,尿中开始出现葡萄糖。各种原因使尿糖增加,定性试验呈阳性反应,称为糖尿。尿糖检测有定性和定量两种方法,定性和定量试验有一定的相关性。粗略估算:定性±～+,定量在 5.0 g/L 以下;定性+～++,定量在 5.0～10.0 g/L;定性++～+++,定量在 10～20 g/L;定性++++,定量在 20 g/L 以上。

**【参考值】**

定量试验:0.56～5.0 mmol/24 h。

定性试验:阴性。

**【临床意义】**

1. 生理性糖尿　见于食糖过多、输注葡萄糖注射液过多过快、精神过度紧张、情绪激动等所致一过性高血糖及妊娠晚期肾糖阈下降所致糖尿。

2. 病理性糖尿

(1)血糖正常性糖尿　血糖正常,肾小管对葡萄糖重吸收能力降低,肾糖阈下降引起的糖尿,又称肾性糖尿,见于慢性肾炎、肾病综合征、家族性糖尿、新生儿糖尿。

(2)内分泌性糖尿　见于甲状腺功能亢进症、垂体前叶功能亢进症、嗜铬细胞瘤及 Cushing 综合征。

(3)代谢型糖尿　如糖尿病。

(4)其他糖尿　当血中乳糖、半乳糖、果糖等糖类浓度增高时,可出现相应的糖尿,如肝硬化时出现的果糖尿或半乳糖尿以及妇女哺乳期出现的乳糖尿等。

3. 假性糖尿　尿中一些具有还原性的物质如维生素 C、尿酸、葡萄糖醛酸或随尿排出的药物如异烟肼、链霉素、水杨酸、阿司匹林等,也可使班氏定性呈阳性反应,称为假性糖尿。

**(三)尿酮体检查**

酮体(ketone body, Ket)是体内脂肪代谢的中间产物,包括 β-羟丁酸(78%)、乙酰乙酸(20%)、丙酮(2%)。当机体糖代谢发生障碍、脂肪分解增加、酮体产生速度超过机体组织利用速度时,可出现酮血症,酮体血浓度一旦超过肾阈值,就可产生酮尿。

**【参考值】**

定量试验:尿中酮体量(以丙酮计)为 170～420 mg/L;乙酰乙酸≤20 mg/L。

定性试验:阴性。

笔记栏

【临床意义】

尿酮体阳性见于糖尿病酮症酸中毒、剧烈运动、长期饥饿、妊娠剧烈呕吐、消化吸收严重障碍等。

（四）尿亚硝酸盐试验

硝酸盐是机体内正常的代谢产物，肠杆菌科细菌能将硝酸盐还原为亚硝酸盐。因此正常人尿液中也存在一定量的亚硝酸盐，其阳性检出率取决于感染细菌是否含有硝酸盐还原酶、食物中是否含适量硝酸盐、尿标本在膀胱中停留的时间、尿量等因素，尿液亚硝酸盐试验阳性，提示存在尿路感染。进食维生素 C 及硝酸盐含量丰富的蔬菜，如菠菜、卷心菜等，也可出现尿液亚硝酸盐试验假阳性。

## 四、显微镜检查

尿显微镜检查是取新鲜混匀的尿液，经离心沉淀后弃去上清液，对沉渣进行涂片、染色，利用显微镜观察有无细胞、管型、结晶及其他有形成分。

（一）红细胞

【参考值】

离心尿 0～3 个/HP。

【临床意义】

当每升尿液中的血液含量超过 1 mL 时，能见到不同程度的红色，称肉眼血尿；而在 1 mL 以下时，只能用隐血试验或尿沉渣镜检发现，称隐血或显微镜下血尿。

出血部位判断：根据红细胞的形态可判断出血的部位，若红细胞呈伪足形、面包圈形、靶形、花环形等形态，大小不等，多型红细胞>70%且类型在两种以上者，称为非均一性红细胞，提示肾小球滤过膜病变，因而又称为肾小球性血尿；若尿中>70%的红细胞形态和大小正常、一致，细胞膜完整，细胞异常形态种类不超过两种，这种以均一性红细胞为主的血尿，称为均一性红细胞血尿，因提示病变在肾小球以下的泌尿系，又称为非肾小球性血尿。

1. 生理性增高　见于健康人尤其是青少年在剧烈运动、急行军、久站、冷水浴或重体力劳动后，可出现暂时性血尿。应动态观察加以区别。

2. 病理性增高

（1）肾小球性血尿　见于肾小球肾炎、肾病综合征、肾盂肾炎、红斑狼疮性肾炎。

（2）泌尿系统疾病　泌尿系统炎症、肿瘤、结核、结石、创伤，肾移植排斥反应及先天畸形等。

（3）其他　出血性疾病、泌尿系统附近器官的疾病（前列腺炎、盆腔炎等）。

（二）白细胞

【参考值】

女性：0～5 个/HP。男性：0～3 个/HP。

【临床意义】

尿中中性粒细胞增高，常提示泌尿系统化脓性炎症，如肾盂肾炎、膀胱炎、前列腺

笔记栏

炎、精囊炎、尿道炎、肾结核、肾肿瘤等;嗜酸性粒细胞增多见于间质性肾炎、变态反应性泌尿系统炎症;淋巴细胞增多见于病毒感染、肾移植后排斥反应患者。单核细胞增多见于肾移植后排斥反应患者。

### (三)上皮细胞

【参考值】

正常尿中可见少量扁平上皮细胞,移行上皮细胞,肾小管上皮细胞一般不能见到。

【临床意义】

扁平上皮细胞增多伴大量白细胞,见于尿道炎、膀胱炎;移行上皮细胞出现,见于肾盂、输尿管、膀胱颈部炎症;肾小管上皮细胞出现,见于急性肾小球肾炎、急性肾小管坏死、肾移植排斥反应等。

### (四)管型

管型是尿蛋白在肾小管、集合管内凝聚形成的圆柱体。管型形成的条件:尿中清蛋白、肾小管上皮细胞分泌的 T-H 糖蛋白是形成管型的基质;肾小管对尿液的浓缩酸化功能;可供交替使用的肾单位。

【参考值】

正常人尿中无管型或偶见少量透明管型。

【临床意义】

1. 透明管型　是各类管型的基本结构,形态为无色透明、结构均匀的圆柱状体。透明管型在正常成年人的清晨浓缩尿中偶见;剧烈运动后、高热、麻醉、心功能不全时少量出现;急性肾实质病变,可出现大量透明管型。

2. 细胞管型　管型基质内的细胞超过管型体积的 1/3 时称为细胞管型。按细胞类型分为 4 种管型。

(1)红细胞管型　管型呈黄色或红褐色,易折断,碎裂成片状,红细胞残缺不全。尿中出现此类管型,提示肾单位出血,见于急性肾小球肾炎、慢性肾小球肾炎急性发作、急性肾小球坏死、肾出血、肾移植后急性排斥反应等。

(2)白细胞管型　管型内布满白细胞或脓细胞,细胞多退化变性,过氧化物酶染色阳性,见于急性肾盂肾炎、间质性肾炎、狼疮性肾炎等。

(3)肾小管上皮细胞管型　管型内含较多的肾小管上皮细胞,呈瓦片状排列,见于肾小管病变,如急性肾小管坏死、肾淀粉样变性、肾移植后急性排斥反应等。

(4)混合管型　通常指两种以上细胞出现于管型中,若能明确,则应报告为某种细胞管型。

2. 颗粒管型　管型基质内的颗粒量超过管型体积 1/3 时称为颗粒管型,分为粗颗粒管型和细颗粒管型两种。开始时多为粗颗粒管型,而在肾单位瘀滞时间较长,则逐渐碎化为细颗粒。粗颗粒管型出现见于慢性肾炎、肾盂肾炎或某些(药物中毒等)原因引起的肾小管损伤;细颗粒管型见于慢性肾炎或急性肾炎后期。

3. 蜡样管型　由细颗粒管型继续变性碎解而来。为蜡烛样浅灰色或淡黄色,质地厚,有切迹,折光性强。出现蜡样管型提示肾长期而严重的病变,预后差,见于慢性肾小球肾炎晚期及肾淀粉样变等。

笔记栏

### (五)结晶

尿液在离心沉淀后,显微镜下观察见到含有形态各异的盐类结晶时称为结晶尿。尿液中盐类结晶的析出与该物质的饱和度、尿液的 pH 值、温度和胶体物质的浓度等因素有关。正常尿液中出现尿酸、草酸钙、磷酸盐等结晶,一般无临床意义。亮氨酸结晶、酪氨酸结晶,见于组织大量坏死性疾病;胱氨酸结晶起因于蛋白质代谢障碍;尿酸结晶见于痛风;大量出现是尿路结石的征兆。

## 五、其他检查

### (一)尿 β2-微球蛋白检查

尿 β2-微球蛋白(β2-microglobulin, β2-MG)是由人体有核细胞,特别是淋巴细胞和肿瘤细胞产生的一种小分子球蛋白,分子量仅为 11.8 kD。人体内 β 2-MG 的浓度相当恒定,容易透过肾小球滤过膜,约 99.9% 被近段小管上皮细胞重吸收并分解破坏;正常情况下 β2-MG 由尿排出的量极低。

**【参考值】**

正常人血浆中 β2-MG 为 1.28 ~ 1.95 mg/L,尿液中 β2-MG <0.3 mg/L。

**【临床意义】**

1. 尿液 β2-MG 测定　主要用于监测近端小管的功能,是反映近端小管受损的灵敏和特异性指标。

2. 估计某些药物对肾的损害　应用庆大霉素、卡那霉素等具肾毒性的药物后,若尿液 β2-MG 明显增高,应停药或更换药物。

3. 鉴别上、下尿路感染　急、慢性肾盂肾炎时,肾小管受损,尿 β2-MG 增高。而单纯性膀胱炎时,尿 β2-MG 正常。

4. 协助诊断恶性疾病　癌细胞、肉瘤细胞可产生 β2-MG,因此,恶性肿瘤时,血、尿中 β2-MG 常增高。

### (二)尿本周蛋白检查

游离 Ig 轻链(LC)能自由通过肾小球滤过膜,当浓度超过近曲小管重吸收极限时,可自尿液排出,即本周蛋白(Bence Jones proteinuria,BJP)或轻链尿。

**【参考值】**

阴性。

**【临床意义】**

尿 BJP 检测主要用于多发性骨髓瘤(MM)、原发性淀粉样变性、巨球蛋白血症及其他恶性淋巴增殖性疾病的诊断和鉴别诊断。①MM:90% 患者在诊断时有血清 M-蛋白或尿 M-蛋白,早期尿 BJP 可呈间歇性排出,50% 患者大于 4 g/24 h。②巨球蛋白血症:80% 患者尿中带有单克隆轻链。③原发性淀粉样变性:80% ~90% 患者血清或浓缩尿中发现单克隆免疫球蛋白轻链。

### (三)尿胆红素检查

尿胆红素(urine bilirubin,Bil)包括未结合胆红素(unconjugated bilirubin,UCB)、结

合胆红素(conjugated bilirubin ,CB)和δ-胆红素3种,血浆中以前两者为主。

健康人血CB含量很低(小于4 μmol/L),尿中不能检出;当血CB增高,超过肾阈值时,CB即从尿液中排出。

**【参考值】**

阴性。

**【临床意义】**

尿胆红素检测主要用于黄疸的诊断和鉴别诊断。尿胆红素阳性见于胆汁淤积性黄疸、肝细胞性黄疸,而溶血性黄疸为阴性。

## 六、尿液自动化分析仪检测

尿液自动化分析仪是尿液检测的自动化仪器,具有操作简单、快速、检出灵敏度高、重复性好等优点。目前常用的有干化学尿自动分析仪和尿沉渣自动分析仪。

### (一)干化学尿自动分析仪

干化学尿自动分析仪是采用干化学法检测尿中某些成分,该仪器由机械系统、光学系统、电路系统3部分组成,将已使用的尿试纸条应用现代光-电技术检测其是否有成色反应及成色程度,并用微电脑控制检测过程和处理结果。随着试纸带的发展,干化学尿液分析仪参数逐渐增多。目前常用的检测参数主要包括酸碱度、比重、蛋白质、葡萄糖、酮体、胆红素、尿胆原、红细胞、亚硝酸盐、白细胞、维生素C等。根据检测参数的数量,可分为8项、9项、10项、11项、12项、13项和14项干化学尿液分析。各项目的基本检测原理、参考值,不同厂家的试剂组成、原理可能不同(表13-1)。

**表13-1　干化学尿自动分析仪检测项目、参考值及检测原理**

| 项目 | 英文缩写 | 参考值 | 检测原理 |
|---|---|---|---|
| 酸碱度 | pH | 随机尿:pH值4.5~8.0 | 酸、碱指示剂法 |
| 蛋白质 | Pro | 阴性(<0.1 g/L) | pH指示剂蛋白质误差法 |
| 葡萄糖 | Glu | 阴性(<2 mmol/L) | 葡萄糖氧化酶过氧化物酶法 |
| 酮体 | Ket | 阴性 | 亚硝基铁氰化钾反应法 |
| 隐血 | Bld | 阴性(<10个红细胞/μL) | 血红蛋白亚铁血红素类过氧化物酶法 |
| 胆红素 | Bil | 阴性(1 mg/L) | 偶氮反应法 |
| 尿胆原 | Ubg | 阴性或弱阳性 | 重氮反应或Ehrich反应法 |
| 亚硝酸盐 | Nlt | 阴性 | 亚硝酸盐还原法 |
| 白细胞 | WBC | 阴性(<15个白细胞/μL) | 酯酶法 |
| 比重 | SG | 1.015~1.025 | 多聚电解质离子解聚法 |
| 维生素C | VC | 阴性(<10 mg/L) | 吲哚酚法 |

可见,干化学尿自动分析仪具有标本用量较少、速度快、项目多、重复性好、准确性较高等优点;但其影响因素也较多,易出现假阴性或假阳性的结果,因此本法一般仅用

笔记栏

作初诊患者或健康体检的筛选试验。

**(二)尿沉渣自动分析仪**

尿沉渣自动分析仪目前已发展到结合半导体激光技术、鞘流技术和核酸荧光技术以及电阻抗原理为一体的尿有形成分分析系统。主要检测项目有红细胞、白细胞、细菌、上皮细胞、管型及酵母菌、精子、结晶等,并能定量报告。

在充分发挥尿液自动化分析优势的同时,在出现结果差异时,应及时镜检复核。

## 第二节　粪便检查

粪便是食物在体内消化的最终产物。粪便检测对了解消化道及通向肠道的肝、胆、胰腺等器官有无炎症、出血或寄生虫感染等疾患,以及胰腺和肝胆系统的消化与吸收功能状况有重要价值。

### 一、标本采集

粪便标本采集通常采用自然排出法,应注意以下事项。

**(一)常规检查标本**

1. 用干燥洁净容器留取新鲜标本,不得混有尿液或其他物质,如做细菌学检查应将标本盛于加盖无菌容器内立即送检。一般采集 3～5 g 粪便送检。

2. 若粪便标本含有异常成分,如有脓血或黏液时,应当挑取脓血及黏液部分进行取样检查。外观无异常的粪便则必须从表面、深处及末端等多点取样送检。

3. 无粪便又必须检测时,可经肛门指诊采集粪便。

**(二)寄生虫检查标本**

1. 对某些寄生虫及虫卵的初筛检测时,许多肠道原虫和某些蠕虫卵都有周期性排卵现象,应采取“三送三检”,以免漏检。

2. 从粪便中检测阿米巴滋养体等寄生原虫,应在收集标本后 30 min 内送检,并注意保温,以保持滋养体的活力。

**(三)隐血试验**

标本粪便隐血检测,患者应素食 3 d,并禁服铁剂及维生素 C 等可干扰试验的药物,否则易出现假阳性。

### 二、一般性状检查

粪便标本首先要肉眼观察,通常根据粪便性状即能做初步诊断。

**(一)量**

正常成人每日排便一次,每次为 100～300 g,随食物种类、进食量及消化器官功能状态而异。

**(二)颜色与性状**

正常成人的粪便排出时为黄褐色柱状软便,婴儿粪便呈黄绿色或金黄色糊状便。

笔记栏

病理情况可见如下改变：

1. 鲜血便　见于直肠息肉、直肠癌、肛裂及痔疮等。痔疮时常在排便之后有鲜血滴落，而其他疾患则鲜血附着于粪便表面。

2. 柏油样便　稀薄、黏稠、漆黑、发亮的黑色粪便，形似柏油称柏油样便，见于消化道出血。服用活性炭、铋剂等之后也可排出黑便，但无光泽且隐血试验阴性，若食用较多动物血、肝或口服铁剂等也可使粪便呈黑色，隐血试验亦可阳性，应注意鉴别。

3. 白陶土样便　胆汁进入肠道的通道被阻塞导致消化道内没有胆汁，大便呈白陶土样。见于胆结石、胆管癌、胰头癌、肝癌等各种原因引起的胆管阻塞患者。

4. 脓性及脓血便　当肠道下段有病变，如痢疾、溃疡性结肠炎、局限性肠炎、结肠或直肠癌，常表现为脓性及脓血便，脓或血的多少取决于炎症类型及其程度。阿米巴痢疾以血为主，血中带脓，呈暗红色稀果酱样；细菌性痢疾则以黏液及脓为主，脓中带血。

5. 米泔样便　粪便呈白色淘米水样，内含有黏液片块，量大、稀水样，见于重症霍乱患者。

6. 黏液便　正常粪便中的少量黏液与粪便均匀混合不易察觉。小肠炎症时增多的黏液均匀地混于粪便中；大肠病变时因粪便已逐渐形成，黏液不易与粪便混合；来自直肠的黏液则附着于粪便的表面。单纯黏液便的黏液无色透明，稍黏稠，脓性黏液便则呈黄白色不透明，见于各类肠炎、细菌性痢疾、阿米巴痢疾等。

7. 稀糊状或水样便　见于各种感染或非感染性腹泻。小儿肠炎时粪便呈绿色稀糊状。大量黄绿色稀汁样便（3 000 mL 或更多），并含有膜状物时见于假膜性肠炎。艾滋病患者伴发肠道隐孢子虫感染时，可排出大量稀水样粪便。副溶血性弧菌食物中毒，排出洗肉水样便。出血坏死性肠炎排出红豆汤样便。

8. 细条样便　排出细条样或扁片状粪便，提示肠痉挛、直肠或肛门狭窄。

9. 乳凝块　乳儿粪便中见有黄白色乳凝块，亦可见蛋花汤样便，常见于脂肪或酪蛋白消化不全，婴儿消化不良、婴儿腹泻。

#### （三）气味

正常粪便有臭味，因含蛋白质分解产物，如吲哚、粪臭素、硫醇、硫化氢等所致，肉食者味重，素食者味轻。患慢性肠炎、胰腺疾病、结肠或直肠癌溃烂时有恶臭。阿米巴肠炎粪便呈血腥臭味。脂肪及糖类消化或吸收不良时粪便呈酸臭味。

#### （四）寄生虫体

蛔虫、蛲虫及绦虫等较大虫体或其片段肉眼即可分辨，钩虫虫体需将粪便冲洗过筛方可见到。服驱虫剂后应查粪便中有无虫体，驱绦虫后应仔细寻找其头节。

#### （五）结石

正常粪便结石检查为阴性。粪便中出现的结石为胆石、胰石、胃石、肠石等，最重要且最常见的是胆石，常见于应用排石药物或碎石术后。

### 三、显微镜检查

在显微镜下观察粪便中的有形成分，有助于消化系统各种疾病的诊断，因此粪便的显微镜检测是常规检测的重要手段。

笔记栏

**(一)细胞**

粪便中常见细胞为白细胞、红细胞。检查时将粪便用生理盐水混悬于载玻片上,于显微镜下观察各细胞形态。

1. 白细胞　正常粪便中不见或偶见白细胞,主要是中性粒细胞。病理情况下,其数量多少与炎症程度及部位有关。小肠炎症时,白细胞数量增多不明显,一般<15 个/HP,分散存在;细菌性痢疾时,大量白细胞、脓细胞或小吞噬细胞成堆出现;过敏性肠炎、肠道寄生虫病时可见较多嗜酸性粒细胞。

2. 红细胞　正常粪便中无红细胞,当下消化道出血、痢疾、溃疡性结肠炎、结肠癌或痔疮出血时,粪便中可见到红细胞。细菌性痢疾时红细胞多散在分布且形态正常,数量少于白细胞。阿米巴痢疾时红细胞多成堆出现并有残碎现象,数量多于白细胞。

3. 巨噬细胞　为一种吞噬较大异物的单核细胞,含有吞噬颗粒及细胞碎屑。正常粪便无巨噬细胞,粪便中出现巨噬细胞见于细菌痢疾、出血性肠炎、溃疡性结肠炎。

4. 肠黏膜上皮细胞　正常粪便中很少见到,结肠炎、假膜性肠炎时可见增多。

5. 肿瘤细胞　取乙状结肠癌、直肠癌患者的血性粪便及时涂片染色,可能发现成堆的癌细胞。

**(二)食物残渣**

正常粪便中的食物残渣是已消化的无定形细小颗粒,仅可偶见淀粉颗粒和脂肪小滴等。腹泻者的粪便中易见到淀粉颗粒,慢性胰腺炎、胰腺功能不全时增多。在急、慢性胰腺炎及胰头癌或因肠蠕动亢进、腹泻、消化不良综合征等,脂滴增多。在胃蛋白酶缺乏时粪便中较多出现结缔组织。肠蠕动亢进,腹泻时,肌肉纤维、自主细胞及自主纤维增多。

**(三)寄生虫和寄生虫卵**

肠道寄生虫病时,从粪便中能见到的相应病原体,主要包括阿米巴(如溶组织内阿米巴)、鞭毛虫(蓝氏贾第鞭毛虫、肠滴虫等)、孢子虫(隐孢子虫)和纤毛虫(结肠小袋纤毛虫)几类单细胞寄生虫;蠕虫包括吸虫(如血吸虫等)、绦虫(猪肉绦虫)、线虫(似蚓蛔线虫)等成虫虫体或虫卵。

**(四)结晶**

粪便中还可见多种少量结晶,如磷酸盐结晶、草酸钙结晶和碳酸钙结晶,一般无临床意义。但如果出现夏科-莱登结晶、血红素结晶,则是提示消化道出血,夏科-莱登结晶见于阿米巴痢疾、过敏性肠炎,血红素结晶见于肠道出血,阻塞性黄疸引起脂肪酸吸收不良时,可见脂肪酸结晶。

## 四、化学检查

粪便的化学检查有酸碱度反应、隐血试验、胆色素和脂肪测定等。其中隐血试验最具有重要的临床价值。

**(一)粪便隐血试验**

隐血是指消化道少量出血(<5 mL),红细胞被消化破坏,粪便外观无异常改变,肉眼和显微镜均不能证实的出血。检查粪便隐血的试验称为粪便隐血试验(fecal occult blood test, FOBT)。血红蛋白中的含铁血红素有催化过氧化物分解的作用，能催化试剂中的过氧化氢，分解、释放新生态氧，使色原物质氧化而显色。显色的深浅与血红蛋白的含量呈正相关。

**【参考值】**

阴性。

**【临床意义】**

隐血试验主要用于消化道出血、消化道肿瘤的筛检和鉴别。急性胃黏膜病变、肠结核、克罗恩病、溃疡性结肠炎、钩虫病及流行性出血热等，FOBT 常为阳性。消化性溃疡，阳性诊断率为 40% ~70%，呈间歇性阳性；消化道恶性肿瘤，如胃癌、结肠癌，阳性率可达 95%，呈持续性阳性，因此可作为消化道良、恶性出血的一种鉴别。

**（二）脂肪测定**

粪便脂肪包括结合脂肪酸、游离脂肪酸和中性脂肪。

**【参考值】**

成人粪便总脂量：(2 ~5) g/24 h。

**【临床意义】**

粪便脂肪检查可作为了解消化道的消化功能和吸收功能的参考指标。粪便脂肪主要来自食物，少部分来自消化道分泌、细胞脱落和细菌代谢。当脂肪消化吸收功能减退时，粪便总脂肪量大量增加，若 24 h 粪便总脂肪量超过 6 g，称脂肪泻，可见于胰腺疾病、肝胆疾病、小肠病变等。

## 五、细菌学检查

健康人粪便中可见较多正常菌群，极少见真菌。正常菌群的菌量和菌谱处于相对稳定状态，保持着细菌与宿主间的生态平衡。但在某些病理情况下，如长期应用抗生素或免疫抑制剂，其菌量和菌谱发生改变而造成菌群失调，即粪便中革兰氏阳性球菌与革兰氏阴性杆菌比例>1∶10，正常菌群减少甚至消失，而葡萄球菌或真菌等明显增多，临床上称为肠道菌群失调症。粪便中正常菌群以大肠埃希菌、厌氧杆菌、肠球菌等为主，约占 80%，产气杆菌、变形杆菌、铜绿假单胞菌等为过路菌，不超过 10%。粪便中的真菌可见普通酵母菌、假丝酵母菌。在某些病理情况下，粪便中还可能存在某些病毒，如胃肠道炎时，粪便中可见轮状病毒、腺病毒。

肠道致病菌检测主要通过粪便直接涂片镜检和细菌培养。怀疑为假膜性肠炎时，粪便涂片革兰氏染色镜检可见革兰氏阴性杆菌减少或消失，而葡萄球菌、念珠菌或艰难梭状芽孢杆菌增多。疑为霍乱、副霍乱，取粪便于生理盐水中做悬滴试验，可见鱼群穿梭样运动活泼的弧菌。某些腹泻患者稀汁样粪便涂片可见人体酵母菌，酷似白细胞或原虫包囊，二者鉴别可用蒸馏水代替生理盐水做粪便涂片，此时人体酵母菌迅速破坏消失，而白细胞或原虫包囊则不能被破坏。疑为肠结核或小儿肺结核不能自行咳痰者，可行粪便抗酸染色涂片查找分枝杆菌。若能进行粪便培养（普通培养、厌氧培养或结核培养）则更有助于确诊及菌种鉴定。

## 六、临床应用

1. 肠道感染性疾病　粪便检测是诊断急、慢性腹泻必需的实验室检测项目，如肠炎、细菌性痢疾、阿米巴痢疾、霍乱、假膜性肠炎、肠伤寒等，除一般性状观察外，粪便涂片及培养检查有确立诊断及鉴别诊断的价值。

2. 肠道寄生虫病　如蛔虫病、钩虫病、鞭虫病、蛲虫病、姜片虫病、绦虫病、血吸虫病等，可根据粪便涂片找到相应虫卵而确定诊断。

3. 消化吸收功能过筛试验　慢性腹泻患者常规的粪便镜检，若有较多淀粉颗粒、脂滴或肌肉纤维等，常提示为慢性胰腺炎等胰腺外分泌功能不全，可进一步应用放射性核素技术，做脂肪消化吸收试验、蛋白质消化吸收试验或糖类消化吸收试验。

4. 消化道肿瘤过筛试验　粪便隐血持续阳性常提示胃肠道的恶性肿瘤，间歇阳性，提示其他原因的消化道出血。可进一步做内镜检查或胃肠 X 射线钡餐（剂）摄片。粪便涂片找到癌细胞可确诊为结肠、直肠癌。

5. 黄疸的鉴别诊断　胆汁淤积性黄疸，粪便为白陶土色，粪胆原定性试验阴性，定量检测所得值低于参考值低限；溶血性黄疸，粪便深黄色，粪胆原定性试验阳性，定量检测所得值超出参考值上限。

# 第三节　痰液检查

痰液是气管、支气管或肺泡的分泌物。正常情况下，支气管黏膜的腺体和杯状细胞分泌少量黏液，使呼吸道黏膜保持湿润。在病理情况下，痰液中可出现纤维蛋白、肿瘤细胞及血细胞等渗出物。因此，通过痰液检测可协助呼吸系统炎症、结核、肿瘤、寄生虫的诊断，对支气管哮喘、支气管扩张、慢性支气管炎等疾病的诊断、疗效观察和预后判断也有一定价值。

## 一、标本采集

1. 自然咳痰法（常用和主要的方法）

（1）留痰前应先漱口数次，然后用力咳出气管深部或肺部的痰液。

（2）24 h 痰量测定和分层检查时，应嘱患者将痰吐在干燥洁净无色广口瓶内，加少许防腐剂（苯酚）防腐。

（3）痰液细胞学检测时，每次咳痰 5～6 口，定量为 5 mL 左右，或收集上午 9～10 时的新鲜痰液送检。

2. 雾化蒸汽吸入法　适用于自然咳痰法采集标本不理想时。对无痰或痰少患者，可给予化痰药物，患者易于接受，应用超声雾化吸入法，使痰液稀释，易于咳出。

3. 负压吸引法　适用于昏迷患者。患者可于清理口腔后，用负压吸引法吸取痰液，又称为一次性吸痰管法。

4. 棉拭刮取法　适用于婴幼儿。幼儿痰液收集困难时，可用消毒棉拭刺激喉部引起咳嗽反射，用棉拭刮取标本。

笔记栏

5. 经支气管镜采集法　若采用纤维支气管镜检查，可直接从病灶处采集标本，质量最佳。操作复杂、有一定痛苦，较少使用。

## 二、一般性状检查

### （一）量

1. 操作步骤及方法评价　以 24 h 内为准，将痰液直接收集到刻度量筒中，直接读取数值。此法结果可靠，但使用不方便。另可采用移液管吸取痰液，将其移入刻度量筒中检测其量。此法可造成痰液标本丢失，使结果偏低。

2. 临床意义　正常人无痰或仅咳少量泡沫或黏液样痰，呼吸系统疾病患者一般有咳嗽、咳痰的症状。急性呼吸系统感染较慢性炎症者痰液量多；细菌感染较病毒感染者痰液量多。痰液量增多常见于慢性支气管炎、支气管扩张、肺脓肿、肺结核、肺水肿和肺空洞性病变等。在疾病过程中如痰量逐渐减少，表示病情好转；如有支气管阻塞使痰液不能排出时，可见痰液量减少，反而表明病情加重。痰量突然增加并呈脓性见于肺脓肿或脓胸破入支气管腔。

### （二）颜色

正常情况下肉眼观察为无色或灰白色，病理情况痰色发生改变以及临床意义见表 13-2。

**表 13-2　痰液颜色改变的常见原因及临床意义**

| 颜色 | 常见原因 | 临床意义 |
|---|---|---|
| 黄色、黄绿色 | 脓细胞增多 | 肺炎、慢性支气管炎、支气管扩张、肺脓肿、肺结核 |
| 红色、棕红色 | 出血 | 肺结核、肺癌、支气管扩张 |
| 铁锈色 | 血红蛋白变性 | 急性肺水肿、肺炎球菌性肺炎、肺梗死 |
| 砖红色 | | 克雷伯菌肺炎 |
| 粉红色泡沫样 | 肺淤血、肺水肿 | 左心功能不全 |
| 烂桃样灰黄色 | 肺组织坏死 | 肺吸虫病 |
| 棕褐色 | 红细胞破坏 | 阿米巴肺脓肿、肺吸虫病 |
| 灰色、灰黑色 | 吸入粉尘、烟雾 | 矿工、锅炉工、长期吸烟者 |
| 无色（大量） | 支气管黏液溢出 | 肺泡细胞癌 |

### （三）性状

不同疾病产生的痰液可有不同的性状，甚至出现异物，性状改变有助于临床诊断。痰液性状改变及临床意义见表 13-3。

笔记栏

表 13-3 痰液性状改变及临床意义

| 性状 | 特点 | 临床意义 |
|---|---|---|
| 黏液性 | 黏稠、无色透明或灰色 | 急性支气管炎、支气管哮喘、早期肺炎；白色黏痰、牵拉成丝见于白假丝酵母菌感染 |
| 浆液性 | 稀薄、泡沫 | 肺水肿、肺淤血；稀薄浆液性痰液内含粉皮样物见于棘球蚴病 |
| 脓性 | 脓性、混浊、黄绿色或绿色、有臭味 | 支气管扩张、肺脓肿、脓胸向肺内破溃、活动性肺结核等 |
| 黏液脓性 | 黏液、脓细胞、淡黄白色 | 慢性气管炎发作期、支气管扩张、肺结核等 |
| 浆液脓性 | 痰液静置后分 4 层，上层为泡沫和黏液，中层为浆液，下层为脓细胞，底层为坏死组织 | 肺脓肿、肺组织坏死、支气管扩张 |
| 血性 | 痰液中带鲜红血丝、血性泡沫样痰、黑色血痰 | 肺结核、支气管扩张、肺水肿、肺癌、肺梗死、出血性疾病等 |

### (四) 气味

正常痰液无特殊气味，血性痰可带有血腥气味，见于各种原因所致的呼吸道出血、肺癌、肺结核等；恶臭见于肺脓肿、支气管扩张合并厌氧菌感染等，晚期肺癌时痰液有特殊臭味；大蒜臭味见于砷中毒、有机磷中毒。

## 三、显微镜检查

### (一) 直接涂片

取可疑部分痰液直接涂片或加少许生理盐水混合后制成涂片，加盖玻片轻压，镜下观察有形成分的种类、数量及形态变化。

1. 白细胞　正常痰内可见少量白细胞。中性粒细胞（或脓细胞）增多，见于呼吸道化脓性炎症或有混合感染；嗜酸性粒细胞增多，见于支气管哮喘、过敏性支气管炎、肺吸虫病等；淋巴细胞增多，见于肺结核患者。

2. 红细胞　脓性痰中可见少量红细胞，呼吸道疾病及出血性疾病，痰中可见多量红细胞。疑有出血而痰中无红细胞时，可用隐血试验证实。

3. 上皮细胞　正常情况下痰中可有少量来自口腔的鳞状上皮或来自呼吸道的柱状上皮细胞或肺上皮细胞。增多见于呼吸系统炎症。

4. 肺泡巨噬细胞　吞噬炭粒者称为炭末细胞，见于炭末沉着症及吸入大量烟尘者。吞噬含铁血黄素者称含铁血黄素细胞，又称心力衰竭细胞，见于心力衰竭引起的肺淤血、肺梗死及肺出血患者。

5. 硫黄样颗粒　肉眼可见黄色小颗粒，将该颗粒放在载玻片上压平，镜下检查中心部位可见菌丝放射状排列呈菊花形，称之为放线菌，见于放线菌病患者。

6. 寄生虫及虫卵　找到肺吸虫卵可诊断为肺吸虫病，找到溶组织阿米巴滋养体，可诊断为阿米巴肺脓肿或阿米巴肝脓肿穿破入肺。偶可见钩虫蚴、蛔虫蚴及肺包囊虫病的棘球蚴等。

（二）染色涂片

1. 脱落细胞检测　①标本采集要求：痰液必须是从肺部咳出，并保证新鲜，不得混入唾液、鼻咽分泌物等；为防止细胞自溶，应在 1 h 内固定好标本。②染色：选取有病理意义的痰液标本经涂片、固定后可用巴氏（papanicolaou）染色、苏木精－伊红（hematoxylin-eosin，H-E）染色法进行染色，该染色方法主要是对 Wright 染色检查发现的巨大或成堆的疑似肿瘤细胞进行确认。

正常痰涂片以鳞状上皮细胞为主，若痰液确系肺部咳出，则多见纤毛柱状细胞和尘细胞。支气管炎、支气管扩张、肺结核等急、慢性呼吸道炎症，均可引起上皮细胞发生一定程度的形态改变，有时需要与癌细胞鉴别。原发性肺癌的细胞学分类，主要是根据原发肿瘤的组织来源及分化程度，分为鳞状细胞癌、腺癌、未分化癌、混合性癌（腺鳞癌）及其他类型癌。肺癌患者痰中可带有脱落的癌细胞，如取材适当，检查方法正确，阳性率较高，对肺癌有较大诊断价值。

2. 细菌学检测　①涂片检查：主要有革兰氏染色或抗酸染色两种方法。革兰氏染色可用来检测细菌和真菌。抗酸染色用于检测结核杆菌感染。荧光染色用于检测真菌和支原体等。②细菌培养：根据所患疾病有目的地进行细菌、真菌和支原体的培养。痰细菌培养争取在应用抗生素之前进行。

## 四、临床应用

1. 肺部感染性疾病的病原学诊断　咳出黄色或黄绿色脓痰，提示为呼吸道化脓性感染，痰有恶臭提示为厌氧菌感染；可用革兰氏染色法制作痰液涂片，从而大致识别为何种细菌感染；如能严格取材进行细菌培养，则可鉴定菌种；通过药敏试验，指导临床用药。

2. 开放性肺结核的诊断　肺部不典型病变影像学诊断有困难时，抗酸染色制作痰液涂片可起到辅助作用，若发现分枝杆菌，则可诊断为开放性肺结核，不仅指导治疗，而且有助于控制传染源，减少结核病的传播。若用集菌法进行结核杆菌培养，除能了解结核杆菌有无生长繁殖能力，还可做药敏试验和菌型鉴定。

3. 肺癌的诊断　肺癌的早期诊断可依据早期临床症状、胸部 X 射线检查、痰液涂片检查及纤维支气管镜等方面配合进行。纤维支气管镜可直接吸取支气管分泌物做细胞学检查或将冲洗液沉淀涂片检查。痰脱落细胞检查阳性是确诊肺癌的组织学依据。正确采集标本，肺癌的痰液细胞学阳性检出率为 60% ~70%，此方法因简单，无痛苦，所以被患者接受，是当前诊断肺癌的主要方法之一。

4. 肺部寄生虫病的诊断　如肺吸虫、卡氏肺孢子虫病等诊断。

# 第四节　脑脊液检查

脑脊液（cerebrospinal fluid，CSF）主要是由脑室脉络丛通过主动分泌和超滤作用以及脑室的室管膜和蛛网膜下隙产生，循环流动于脑室、蛛网膜下隙和脊髓中央管中

笔记栏

的一种无色透明的液体。正常脑脊液容量成人为90～150 mL，新生儿为10～60 mL。

脑脊液主要功能包括：保护大脑和脊髓免受外界震荡损伤；调节颅内压力变化；供给大脑、脊髓营养物质并运走代谢产物；参与神经内分泌的调节，维持正常pH值等。

生理状态下，血液和脑脊液之间的血脑屏障对某些物质的通透性具有选择性，并维持中枢神经系统内环境的相对稳定。中枢神经系统任何部位发生感染、炎症、肿瘤、外伤、水肿、出血、缺血和阻塞等都可以引起脑脊液性状和成分的改变，如脑脊液的颜色、浊度、细胞数量和化学成分发生变化及颅内压的增减。因此通过脑脊液的检查对神经系统疾病的诊断、疗效观察和预后判断均有重要意义。

## 一、标本采集

脑脊液标本一般通过腰椎穿刺术获得，特殊情况下可采用小脑延髓池或脑室穿刺术。穿刺成功后先做压力测定，正常成人卧位时脑脊液压力为80～180 $mmH_2O$ 或40～50滴/min，随呼吸波动在10 $mmH_2O$ 之内，儿童压力为40～100 $mmH_2O$。若压力超过200 $mmH_2O$，放出脑脊液量不应该超过2 mL，若压力低于正常低限可做动力试验，以了解蛛网膜下隙有无阻塞。然后撤去测压管，将脑脊液分别收集于3支无菌试管内，每管1～2 mL，第1管用于化学和免疫学检测，第2管用于微生物检查，第3管用于常规检查，如怀疑为恶性肿瘤，另留一管做脱落细胞学检查。标本收集后应立即送检，以免放置过久细胞破坏、葡萄糖分解、细菌溶解等影响检查结果。

## 二、一般性状检查

### （一）颜色

正常脑脊液为无色或淡黄色透明液体。病理状态下脑脊液颜色可能发生变化，不同颜色常反映一定的疾病。但是脑脊液颜色正常不能排除神经系统疾病。脑脊液可有如下颜色改变。

1. 红色　常因出血引起，主要见于穿刺损伤、蛛网膜下腔或脑室出血。前者在留取3管标本时，第1管为血性，以后2管颜色逐渐变浅，离心后红细胞全部沉至管底，上清液则无色透明。如为蛛网膜下腔或脑室出血，3管均呈血性，离心后上清液为淡红色或黄色。

2. 黄色　又称黄变症，常见于陈旧性出血、黄疸、淤滞和梗阻、黄色素、黑色素、脂色素、胡萝卜素增高，见于蛛网膜下腔出血，进入脑脊液中的红细胞溶解、血红蛋白破坏，释放氧合血红蛋白而呈现黄变；血清中胆红素超过256 μmol/L或脑脊液中胆红素超过8.6 μmol/L时，可使脑脊液黄染；椎管阻塞（如髓外肿瘤）、多神经炎和脑膜炎时，由于脑脊液中蛋白质含量升高（>1.5 g/L）而呈黄变症。

3. 乳白色　多因白细胞增多所致，常见于脑膜炎球菌、肺炎链球菌、甲型链球菌等化脓菌引起的化脓性脑膜炎。

4. 微绿色　见于铜绿假单胞菌、肺炎链球菌、甲型链球菌引起的脑膜炎等。

5. 褐色或黑色　见于脑膜黑色素瘤等。

### （二）透明度

正常脑脊液清晰透明。病毒性脑膜炎、流行性乙型脑膜炎、中枢神经系统梅毒等可由于脑脊液中细胞数仅轻度增加，脑脊液仍清晰透明或微浊；结核性脑膜炎时细胞数中度增加，呈毛玻璃样混浊；化脓性脑膜炎时，脑脊液中细胞数极度增加，呈乳白色混浊。

**（三）凝固物**

正常脑脊液不含有纤维蛋白原，放置24 h后不会形成薄膜及凝块。当有炎症渗出时，因纤维蛋白原及细胞数增加，可使脑脊液形成薄膜及凝块。急性化脓性脑膜炎时，脑脊液静置1～2 h即可出现凝块或沉淀物；结核性脑膜炎的脑脊液静置12～24 h后，可见液面有纤细的薄膜形成，取此膜涂片检查结核杆菌阳性率极高。蛛网膜下隙阻塞时，由于阻塞远端脑脊液蛋白质含量常高达15 g/L，使脑脊液呈黄色胶样凝固。脑脊液同时存在胶样凝固、黄变症和蛋白质-细胞分离（蛋白质明显增高，细胞正常或轻度增高）称为Froin-Nonne综合征，这是蛛网膜下隙梗阻的脑脊液特点。

**（四）压力**

脑脊液压力正常参考范围，成人80～180 mm$H_2O$；儿童40～100 mm$H_2O$；婴儿30～80 mm$H_2O$。脑脊液压力增高见于化脓性脑膜炎、结核性脑膜炎等颅内各种炎症性病变；脑肿瘤、脑出血、脑积水等颅内非炎症性病变；高血压、动脉硬化等颅外因素；还有其他如咳嗽、哭泣低渗溶液的静脉注射等。脑脊液压力降低主要见于脑脊液循环受阻、脑脊液流失过多、脑脊液分泌减少等因素。

## 三、化学检查

**（一）蛋白定性检查**

常用的方法有Pandy试验（潘迪试验）、硫酸铵试验、（包括Ross-Jone试验和Nonne-Apelt试验）和Lee-Vinson试验。

**【原理】**

脑脊液中蛋白质与饱和苯酚结合，形成不溶性蛋白盐而下沉，产生白色混浊或沉淀，混浊的程度与球蛋白含量相关，此法比较敏感，当总蛋白量超过0.25 g/L，可呈弱阳性反应。

**【参考值】**

阴性或弱阳性。

**【临床意义】**

Pandy试验过于敏感，部分健康人可出现弱阳性结果，应特别注意。

**（二）蛋白定量检测**

主要方法有磺基水杨酸-硫酸钠比浊法、双缩脲法、染料结合法和免疫学法。临床多采用磺基水杨酸-硫酸钠比浊法。

**【原理】**

生物碱试剂磺基水杨酸能沉淀蛋白质，对白蛋白的沉淀能力比球蛋白强，加适量硫酸钠后，沉淀白、球蛋白的能力趋于一致，与标准蛋白浊度对比进行定量测定。

笔记栏

【参考值】

腰椎穿刺:0.20 ~0.45 g/L。

小脑延髓池穿刺:0.10 ~0.25 g/L。

脑室穿刺:0.05 ~0.15 g/L。

【临床意义】

脑脊液蛋白含量增高,是血脑脊液屏障被破坏的标志,脑脊液蛋白质含量增高常见于以下情况:

1. 脑神经系统病变使血脑屏障通透性增加　常见原因有脑膜炎(化脓性脑膜炎时显著增加,结核性脑膜炎时中度增加,病毒性脑膜炎时轻度增加)、出血(蛛网膜下腔出血和脑出血等)、内分泌或代谢性疾病(糖尿病性神经病变,甲状腺及甲状旁腺功能减退,尿毒症及脱水等)、药物中毒(乙醇、酚噻嗪、苯妥英钠中毒等)。

2. 脑脊液循环障碍　如脑部肿瘤或椎管内梗阻(脊髓肿瘤、蛛网膜下隙粘连等)。

3. 鞘内免疫球蛋白合成增加伴血脑屏障通透性增加　如 Guillain-Barre 综合征、胶原血管疾病、慢性炎症性脱髓鞘性多发性神经根病等。

### (三)葡萄糖测定

【原理】

脑脊液中葡萄糖来自血糖,其含量约为血糖的 60%,它受血糖浓度、血脑屏障通透性及脑脊液中糖酵解速度的影响。较理想的脑脊液中糖检测应在禁食 4 h 后做腰穿检查。检测方法多采用葡萄糖氧化酶法和己糖激酶法。

【参考值】

腰椎穿刺:2.5 ~4.4 mmol/L。

脑室穿刺:3.0 ~4.4 mmol/L。

小脑延髓池穿刺:2.8 ~4.2 mmol/L。

【临床意义】

脑脊液中葡萄糖含量降低主要由于病原菌或破坏的细胞释出葡萄糖分解酶使糖无氧酵解增加或是中枢神经系统代谢紊乱,使血糖向脑脊液转送障碍,导致脑脊液中糖降低。主要见于:

1. 化脓性脑膜炎　脑脊液中糖含量可显著减少或缺如,但其敏感性约为 55%,因此,糖含量正常亦不能排除细菌性脑膜炎。

2. 结核性脑膜炎　糖减少不如化脓性显著。

3. 其他　累及脑膜的肿瘤(如脑膜白血病)、结节病、梅毒性脑膜炎、风湿性脑膜炎、症状性低血糖等都可有不同程度的糖减少。脑脊液中葡萄糖含量增高主要见于病毒性神经系统感染、脑出血、下丘脑损害、糖尿病等。

### (四)氯化物测定

【原理】

由于正常脑脊液中的蛋白质含量较少,为了维持脑脊液和血液渗透的平衡,脑脊液中氯化物的含量较血浆高 20% 左右。病理情况下脑脊液中氯化物含量可发生变化，检测方法有硝酸汞滴定法、电量分析法、硫氰酸汞比色法、离子选择性电极法等。临床常用电极法。

**【参考值】**

成人：120～130 mmol/L（腰池）。儿童：111～123 mmol/L。

**【临床意义】**

结核性脑膜炎时脑脊液中氯化物明显减少，可降至102 mmol/L以下；化脓性脑膜炎时减少不如结核性脑膜炎明显，多为102～116 mmol/L；非中枢系统疾病如大量呕吐、腹泻、脱水等造成血氯降低时，脑脊液中氯化物亦可减少。其他中枢系统疾病则多属正常。脑脊液中氯化物含量增高主要见于慢性肾功能不全、肾炎、尿毒症、呼吸性碱中毒等。

**（五）酶学测定**

正常脑脊液中含有多种酶，如天冬氨酸氨基转移酶、肌酸激酶、乳酸脱氢酶、丙氨酸氨基转移酶、腺苷脱氨酶、溶菌酶等。在炎症、肿瘤、脑血管障碍疾病时，由于脑组织破坏，脑细胞内酶的溢出或血脑屏障通透性增加使血清酶向脑脊液中移行；或肿瘤细胞内酶释放等均可使脑脊液中酶活性增高。

**【原理】**

除溶菌酶外多用酶速率法，溶菌酶多数采用比浊法进行测定。

1.乳酸脱氢酶（LDH）及其同工酶测定　LDH有5种同工酶形成，即LDH1～LDH5。

参考值：成人3～40 U/L。

临床意义：①细菌性脑膜炎：脑脊液中的LDH活性多增高，同工酶以LDH4～LDH5为主，有利于与病毒性脑膜炎的鉴别。②颅脑外伤：因新鲜外伤的红细胞完整，脑脊液中LDH活性正常；脑血管疾病LDH活性多明显增高。③脑肿瘤、脱髓鞘病的进展期脑脊液中LDH活性增高，缓解期下降。

2.天冬氨酸氨基转移酶（AST）测定

参考值：5～20 U/L。

临床意义：脑脊液中AST活性增高见于脑血管病变、中枢神经系统感染、脑肿瘤、脱髓鞘病、颅脑外伤等。

3.肌酸激酶（CK）测定　CK有3种同工酶，在脑脊液中同工酶全部是CK-BB。

参考值：（0.94±0.26）U/L（比色法）。

临床意义：CK-BB增高主要见于化脓性脑膜炎，其次为结核性脑膜炎、脑血管疾病及肿瘤。病毒性脑膜炎CK-BB正常或轻度增高。

4.其他　溶菌酶（LZM）在结核性脑膜炎时，脑脊液中LZM活性多显著增高，可达正常30倍。腺苷脱氨酶（ADA）脑脊液中参考值范围为0～8 U/L，结核性脑膜炎则明显增高，常用于该病的诊断和鉴别诊断。

## 四、显微镜检查

细胞计数：正常脑脊液中无红细胞，仅有少量白细胞，当穿刺损伤引起血性脑脊液

笔记栏

时，白细胞计数须经校正后才有价值，也可以以红细胞与白细胞之比为700：1的关系粗略估计白细胞数。

**【参考值】**

成人(0～8)×$10^6$/L；儿童(0～15)×$10^6$/L；新生儿(0～30)×$10^6$/L。

**【临床意义】**

脑脊液中细胞增多见于以下情况：

1. 中枢神经系统感染性疾病

(1)化脓性脑膜炎细胞数显著增加，白细胞总数常在(1 000～20 000)×$10^6$/L之间，分类以中性粒细胞为主。

(2)结核性脑膜炎细胞中度增加，但多不超过500×$10^6$/L，早期以中性粒细胞为主，后期以淋巴细胞为主，中性粒细胞、淋巴细胞及浆细胞同时存在是本病的特征。

(3)病毒性脑炎、脑膜炎，细胞数仅轻度增加，一般不超过1 000×$10^6$/L，以淋巴细胞为主。

(4)新型隐球菌性脑膜炎，细胞数中度增加，以淋巴细胞为主。

2. 中枢神经系统肿瘤性疾病　细胞数可正常或稍高，以淋巴细胞为主，脑脊液中找到白血病细胞，可诊断为脑膜白血病。

3. 脑寄生虫病　脑脊液中细胞数可升高，以嗜酸性粒细胞为主，脑脊液离心沉淀镜检可发现血吸虫卵、阿米巴原虫、弓形虫、旋毛虫的幼虫等。

4. 脑室和蛛网膜下腔出血　为均匀血性脑脊液，除红细胞明显增加外，还可见各种白细胞，但仍以中性粒细胞为主，出血时间超过2～3 d可发现含有红细胞或含铁血黄素的吞噬细胞。

## 五、细菌学检查

细菌学检查可用直接涂片法或离心沉淀后取沉淀物制成薄涂片。疑为化脓性脑膜炎，做革兰氏染色后镜检；如疑为结核性脑膜炎，将脑脊液静置24 h取所形成的薄膜，涂片抗酸染色镜检，油镜下寻找抗酸杆菌；如疑为新型隐球菌脑膜炎，则在涂片上加印度墨汁染色，可见未染色的荚膜，若呈假阳性，可采用苯胺墨染色法。

**【参考值】**

阴性。

**【临床意义】**

1. 细菌检查　排除污染因素，检出细菌均视为有病原菌感染。

2. 寄生虫检查　检出寄生虫虫卵和虫体即可诊断为寄生虫病。

## 六、免疫学检查

### (一)免疫球蛋白检测

免疫球蛋白是具有抗体活性的一类球蛋白，可分为IgG、A、M、D和E 5类，正常脑脊液中一般情况下只能测定到的是IgG、IgA、IgM。

笔记栏

【参考值】

IgG：0.01～0.04 g/L。

IgA：0～0.006 g/L。

IgM：0.000 11～0.000 22 g/L。

IgE：极少量。

【临床意义】

1. IgG 增加　见于多发性硬化、亚急性硬化性全脑炎、结核性脑膜炎和梅毒性脑膜炎等。

2. IgA 增加　见于各种脑膜炎及脑血管疾病。

3. IgM　正常脑脊液中无 IgM，若出现 IgM，提示中枢神经系统近期有感染（如急性化脓性脑膜炎、急性病毒性脑膜炎）、脑肿瘤及多发性硬化症。

**（二）结核性脑膜炎的抗体检测**

通常应用 ELISA 法检测结核性脑膜炎患者血清及脑脊液中抗结核杆菌抗原的特异性 IgG 抗体，若脑脊液中抗体水平高于自身血清，有助于结核性脑膜炎的诊断。用聚合酶链反应（PCR）可检出脑脊液中微量结核杆菌，是目前最敏感的方法，但易出现假阳性。

**（三）乙型脑炎病毒抗原检测**

用荧光素标记的特异性抗体，检测细胞内乙脑病毒抗原，可用于乙脑的早期诊断，但阳性率不高。

**（四）用单克隆技术检测脑脊液中的癌细胞**

当常规细胞学检查脑脊液中癌细胞形态难以肯定或出现假阴性结果时，采用单克隆抗体技术检测脑脊液中癌细胞，不仅有助于癌性脑病的早期诊断，还可鉴定癌性细胞的组织来源。

## 七、脑脊液蛋白电泳测定

【原理】

利用各种蛋白质在电场作用下迁移速率不同的原理进行测定。常用乙酸纤维膜电泳法、琼脂糖凝胶电泳法。

【参考值】

前清蛋白：0.02～0.07（2%～7%）。

清蛋白：0.56～0.76（56%～76%）。

$\alpha_1$球蛋白：0.02～0.07（2%～7%）。

$\alpha_2$球蛋白：0.04～0.012（4%～12%）。

β 球蛋白：0.08～0.18（8%～18%）。

γ 球蛋白：0.03～0.12（3%～12%）。

【临床意义】

1. 前清蛋白增加　见于脑积水、脑萎缩及中枢神经系统变性疾病。

笔记栏

2. 清蛋白增加　见于脑血管病变、椎管阻塞及脑肿瘤等。

3. α1 和 α2 球蛋白增加　见于急性化脓性脑膜炎、结核性脑膜炎急性期、脊髓灰质炎等。

4. β 球蛋白增加　见于动脉硬化、脑血栓等脂肪代谢障碍性疾病，若同时伴有 α1 球蛋白明显减少或消失，多见于中枢神经系统退行性病变，如小脑萎缩或脊髓变性等。

5. γ 球蛋白增加　见于脱髓鞘病，尤其是多发性硬化症。寡克隆蛋白带大多见于多发性硬化症、亚急性硬化性全脑炎、病毒性脑炎等。

## 八、髓鞘碱性蛋白测定

**【原理】**

髓鞘碱性蛋白（myelin basic protein，MBP）是组成中枢神经系统髓鞘的主要蛋白，约占髓鞘蛋白质总量的 30%。MBP 是反映中枢神经系统有无实质性损害，特别是髓鞘脱失的诊断指标。

**【参考值】**

0～4 μg/L。

**【临床意义】**

在外伤和神经系统疾病时，由于神经组织细胞破坏，血脑屏障通透性改变导致脑脊液 MBP 增加。各种神经系统疾病患者中多发性硬化症（MS）的急性恶化期脑脊液 MBP 最高，在慢性进展期中等水平增高，且高于缓解期。检测脑脊液 MBP 对急性期 MS 的灵敏度为 100%，对慢性活动期 MS 的灵敏度为 84.6%，对非活动性 MS 的灵敏度极低。复发型 MS 患者急性活动期脑脊液 MBP 与临床评分和病灶体积高度相关，脑脊液 MBP 含量在治疗前明显增高及治疗后显著下降的患者，对激素等药物的短程疗效较好。故脑脊液 MBP 检测对判断 MS 的病程、病情严重程度、预后和指导治疗很有意义。此外，重度新生儿缺氧缺血性脑病患儿脑脊液 MBP 水平明显增高，而中度和轻度组无明显改变。脑积水患者脑脊液 MBP 也显著增高，且与脑积水的程度呈正相关。

## 九、tau 蛋白测定

**【参考值】**

诊断阿尔茨海默病的临界值为 375 ng/L。临床应用时需考虑其他因素，如痴呆、急慢性脑损伤、脑膜病变等导致脑膜炎 tau 蛋白水平增高。

**【临床意义】**

tau 蛋白是最符合标准的阿尔茨海默病的生物学标志物，从早期到晚期阿尔茨海默病患者，脑脊液 tau 蛋白水平均增高。

## 十、临床应用

1. 中枢神经系统感染性疾病的诊断与鉴别诊断　当患者出现发热、头痛、呕吐，甚至出现意识障碍等，体格检查出现脑膜刺激征、眼底检查发现视神经盘水肿，外周血检查白细胞升高时，临床上拟诊为脑膜炎或脑炎。如脑脊液压力显著升高，外观混浊，蛋白增加，糖及氯化物降低，细胞计数明显增加，通常 $>1\,000\times10^6/L$，脑脊液沉淀物涂片，革兰氏染色镜检发现球菌，则可作为化脓性脑膜炎诊断。若脑脊液沉淀物涂片，加印度墨汁染色，发现不染色的荚膜，则可诊断为隐球菌性脑膜炎。

2. 脑血管疾病的诊断与鉴别诊断　头痛、偏瘫或昏迷患者，若腰椎穿刺获得均匀血色脑脊液，提示为出血性脑病（脑出血或蛛网膜下腔出血），若脑脊液为无色透明提示为缺血性脑病。

3. 协助脑部肿瘤的诊断　若白血病患者的脑脊液中找到原始或幼稚白细胞，则可确诊为脑膜白血病。脑脊液涂片或用免疫学方法查到肿瘤细胞，则有利于脑部肿瘤的诊断，此外脑肿瘤患者脑脊液中蛋白增加，而细胞数正常，即所谓细胞蛋白分离现象。

4. 中枢神经系统疾病的治疗及疗效观察　如隐球菌性脑膜炎可通过腰椎穿刺注射两性霉素 B，脑膜白血病可以鞘内注射化疗药物等。并通过脑脊液检查观察疗效。

## 第五节　浆膜腔积液检查

人体的胸腔、腹腔、心包腔统称为浆膜腔，正常时，腔内含有少量液体，主要起润滑作用，某些疾病可导致腔内液体增多，称为浆膜腔积液。区分积液的性质对疾病的诊断和治疗有重要意义。

### 一、浆膜腔积液分类和发生机制

正常人浆膜腔内少量液体来自壁浆膜毛细血管内的血浆滤出，并通过脏浆膜的淋巴管和小静脉的回吸收，当液体的产生和回吸收不平衡时，引起积液。根据浆膜腔积液的产生原因及性质不同，将其分为漏出液和渗出液两大类。

**（一）漏出液**

血管内的水分伴同营养物质，通过毛细血管而滤出，这种在组织间隙或体腔内积聚的非炎症性组织液称为滤出液或漏出液。其形成的主要原因有以下几点。

1. 血浆胶体渗透压下降　当血浆白蛋白浓度明显降低时，如肾病伴有蛋白大量丢失、重度营养不良、晚期肝硬化、重度贫血等，一般血浆白蛋白低于 25 g/L，就有出现浆膜腔积液的可能。

2. 毛细血管静脉压升高　如静脉回流受阻、静脉栓塞、肿瘤压迫、充血性心动功能不全和晚期肝硬化等。

3. 淋巴液回流受阻　如淋巴管被血丝虫阻塞或者淋巴管被肿瘤压迫等，这些胸、腹腔积液有可能是乳糜样积液。

4. 水、钠潴留　可引起细胞外液增多，常见于晚期肝硬化、充血性心力衰竭和肾病等。

**（二）渗出液**

渗出液一般是由局部组织发炎引起的炎性积液。渗出液是炎症病灶内血管中的

笔记栏

液体成分和细胞成分通过血管壁渗出进入组织或体内腔的炎性积液。

炎症时由于病原微生物的毒素、组织缺氧以及炎症介质作用使血管内皮细胞受损，导致血管通透性增加，以致血液中大分子物质如清蛋白、球蛋白、纤维蛋白原等及各种细胞成分都能渗出血管壁。

当血管严重受损，红细胞也外溢，因此炎性渗出液中含有红细胞也是炎症反应的象征。渗出液形成主要原因有：

1. 感染性　如化脓性细菌、分枝杆菌、病毒或支原体等。

2. 非感染性　化学性刺激（血液、胰液、胃液）、恶性肿瘤、风湿性疾病等。渗出液常表现为单一浆膜腔积液，甚至是一侧胸膜腔积液，如结核性胸膜炎。

## 二、检查项目

### （一）一般性状检查

1. 颜色　用黄色、淡黄色、深黄色表示。红色、淡红色、暗红色多为血性，可能为结核菌感染、肿瘤出血性疾病、内脏损伤及穿刺损伤所致。脓样黄色多为化脓性感染，由于大量细胞和细菌存在所致。乳白色如胸导管淋巴管阻塞所致称真性乳糜液，当积液中含大量脂肪变性细胞时也呈乳糜样，叫假性乳糜液，可用脂蛋白电泳、乙醚试验及镜检等区分。绿色可能是铜绿假单胞菌感染所致。

2. 透明度　用清晰、微混、混浊报告。漏出液为清晰透明液体。渗出液常因含大量细胞、细菌而呈现不同程度混浊。乳糜液因含大量脂肪也呈混浊外观。

3. 比重　漏出液比重多在1.018以下，渗出液因含有多量蛋白及细胞，比重多高于1.018。

4. 凝固性　漏出液中纤维蛋白原含量少，一般不易凝固。渗出液因含有纤维蛋白原等凝血因子、细菌和组织裂解产物，往往自行凝固或有凝块出现。

### （二）化学检查

1. 黏蛋白定性试验（Rivalta试验）　浆膜上皮细胞受炎症刺激分泌黏蛋白量增加，黏蛋白是一种酸性糖蛋白，其等电点pH值为3～5，因此可在稀醋酸溶液中析出，产生白色沉淀。漏出液黏蛋白含量很少，多为阴性反应，渗出液中因含有大量黏蛋白，多呈阳性反应。

2. 蛋白定量试验　总蛋白是鉴别渗出液和漏出液最有用的试验。漏出液蛋白总量常小于25 g/L；积液总蛋白/血清总蛋白比值<0.5，而渗出液的蛋白总量常在30 g/L以上；积液总蛋白/血清总蛋白比值≥0.5；蛋白质如为25～30 g/L，则难以判明其性质。

3. 葡萄糖测定　漏出液中葡萄糖含量与血清测葡萄糖相似。渗出液中葡萄糖含量与血糖相近或者稍低些。渗出液中葡萄糖因受细菌或者炎症细胞的酵解作用，积液中葡萄糖含量降低（<2.22 mmol/L），化脓性感染<1.1 mmol/L，结核性<3.0 mmol/L，肿瘤性积液一般不低于3.3 mmol/L。

4. 脂类测定　包括胆固醇、甘油酯、脂蛋白电泳测定。主要用于真性与假性乳糜积液的鉴别。真性乳糜积液胆固醇低于血清胆固醇、三酰甘油高于血清三酰甘油、脂蛋白电泳有明显乳糜微粒区带。胆固醇性胸膜炎的胸腔积液中主要为胆固醇结晶，胆

笔记栏

固醇含量可高达 26 mmol/L(1 000 mg/L),积液胆固醇>2.86 mmol/L,则肿瘤的可能性比较大。

5. 乳酸测定　浆膜腔积液中乳酸含量测定有助于渗出液与漏出液的鉴别诊断,当乳酸含量>10 mmol/L 时,高度提示为细菌感染,尤其在应用抗生素治疗后的胸水,一般细菌检查又为阴性时更有价值。风湿性、心功能不全及恶性肿瘤引起的积液中乳酸含量可见轻度增高。

6. 乳酸脱氢酶(LDH)　LDH 测定有助于漏出液与渗出液的鉴别诊断,化脓性胸膜炎 LDH 活性显著升高,可达正常血清的 30 倍;癌性积液中度增高,结核性积液略高于正常。

**(三)显微镜检查**

1. 细胞计数　计数方法:直接计数法、稀释计数法。

临床意义:漏出液白细胞数常 $<100\times10^6$/L,渗出液白细胞数常 $>500\times10^6$/L。但这是一个人为划定的界限,在鉴别漏出液与渗出液时,必须结合多项指标分析。

2. 细胞分类　积液离心、取沉淀制成涂片、瑞氏染色、油镜分类。

在抽取积液后立即离心沉淀,用沉淀物涂片做瑞氏染色,如需查找肿瘤细胞应同时做巴氏或 H-E 染色检查,漏出液中细胞主要为淋巴细胞和间皮细胞。渗出液中各种细胞增加的意义如下。①中性分叶核粒细胞增多:常见于化脓性积液及早期浆膜结核;②淋巴细胞增多:多见于慢性炎症如结核性、梅毒性、肿瘤性;③嗜酸性粒细胞增多:见于变态反应、寄生虫病、多次穿刺刺激等所致的渗出液;④红细胞增多:多见于恶性肿瘤、结核或穿刺出血;⑤其他细胞:狼疮细胞偶见于 SLE 患者的浆膜液中,癌细胞常见于大量且形态不规则、胞体大小不等、核偏大并可见核仁及胞质染色较深的细胞,应高度重视。

3. 脱落细胞检测　在浆膜腔积液中检出恶性肿瘤细胞是诊断原发性或继发性癌肿的重要依据。

4. 寄生虫检测　乳糜液离心沉淀后检查有无微丝蚴,在阿米巴病的积液中可以找到阿米巴滋养体。

**(四)细菌学检查**

若肯定或疑为渗出液,则应经无菌操作离心沉淀,取沉淀物涂片做革兰氏染色或抗酸染色镜检,查找病原菌,必要时可进行细菌培养。培养出细菌后做药敏试验以供临床用药参考。

## 三、漏出液与渗出液鉴别诊断

区别积液性质对某些疾病的诊断和治疗均有重要意义,两者鉴别要点见表 13-4。

**表 13-4　漏出液与渗出液鉴别**

| 项目 | 漏出液 | 渗出液 |
|---|---|---|
| 病因 | 非炎症性 | 炎症性、外伤、肿瘤或理化刺激 |
| 颜色 | 淡黄色,浆液性 | 黄色、红色、乳白色 |

笔记栏

续表 13-4

| 项目 | 漏出液 | 渗出液 |
| --- | --- | --- |
| 透明度 | 透明或微混 | 多混浊 |
| 比重 | <1.018 | >1.018 |
| 凝固 | 不自凝 | 能自凝 |
| Rivalta 试验 | 阴性 | 阳性 |
| 蛋白定量/(g/L) | <25 | >30 |
| 积液蛋白/血清蛋白 | <0.5 | >0.5 |
| 葡萄糖/(mmol/L) | 接近血糖 | 常低于血糖水平 |
| 乳酸脱氢酶/IU | <200 | >200 |
| 积液 LDH/血清 LDH | <0.6 | >0.6 |
| 细胞计数($\times10^6$/L) | <100 | >500 |
| 有核细胞分类 | 淋巴细胞为主<br>可见间皮细胞 | 炎症以中性粒细胞为主,慢性炎症或恶性积液以淋巴细胞为主 |
| 细菌 | 阴性 | 可找到病原菌 |

传统检测中,积液的比重和蛋白量测定被认为是最有价值的分类标准,但近年研究表明,应用积液/血清总蛋白的比值,积液/血清 LDH 的比值和乳酸脱氢酶(LDH)3 项检测,可做出 100% 正确的积液分类。在解释实验室结果时应结合临床考虑,若为渗出液,要区别是炎症性还是肿瘤性,此时应进行细胞学和细菌学检测。

### 四、临床应用

1. 鉴别漏出液与渗出液　根据漏出液和渗出液的实验室检测进行鉴别,推断出可能的病因。根据有无细菌、寄生虫和肿瘤细胞,或通过酶活性测定及肿瘤标志物检查,进行渗出液的病因学判定。

2. 用于治疗　通过穿刺抽液可以减轻因浆膜腔大量积液引起的临床症状,结核性心包积液或胸腔积液,穿刺抽液配合化疗可加速积液吸收,减少心包和胸膜增厚。此外,通过浆膜腔内药物注射可对某些浆膜疾病进行治疗。

## 第六节　生殖系统体液检查

### 一、阴道分泌物检查

阴道分泌物是女性生殖系统分泌的液体,主要是由阴道黏膜、宫颈腺体、前庭大腺和子宫内膜的分泌物混合而成,俗称白带。阴道分泌物中含有细菌、白细胞、宫颈及阴道黏膜的脱落细胞等,其检测主要用于雌激素水平的判断和女性生殖系统炎症、肿瘤的诊断及性传播疾病的检查。

### (一)标本采集

采集阴道分泌物标本前24 h应无性交、盆浴、阴道检查、阴道灌洗和局部用药等。月经期间不宜进行阴道分泌物检查。标本采集容器和器材应清洁干燥,不含任何化学药品或润滑剂。根据不同的检查目的可自不同部位取材。一般采用生理盐水浸湿的棉拭子,自阴道深部或后穹窿、宫颈管口等处采集,然后制备成生理盐水分泌物涂片,也可以制备成薄涂片以95%乙醇固定后,经Papanicolaou染色、Giemsa染色或Gram染色,以检查阴道清洁度、肿瘤细胞和病原微生物等。

### (二)一般性状检查

1. 外观　正常阴道分泌物为白色稀糊状,无气味,量多少不等,其性状与雌激素水平高低和生殖器官充血程度有关。临近排卵期阴道分泌物量增多,清澈透明、稀薄似鸡蛋清;排卵期2~3 d后,分泌物量减少、混浊黏稠,行经前又增多;妊娠期,量较多。绝经期后,阴道分泌物减少,因雌激素减少,生殖器官腺体减少所致。病理情况下,阴道分泌物可出现颜色、性状以及量的变化。

2. 酸碱度　在生理情况下,由于阴道的解剖学、组织学和生物化学等特点,足以防御外界病原生物的侵袭。青春期后,由于雌激素的作用,阴道杆菌将上皮细胞释放的糖原转化为乳酸,使阴道分泌物呈酸性,且在此环境中只有阴道杆菌得以生存。因此,健康女性的阴道具有自净作用,并产生自然的防御功能。

参考值:pH值为4.0~4.5。

临床意义:阴道分泌物pH值增高见于以下几点。①阴道炎:由于病原生物消耗糖原,阴道杆菌酵解糖原减少,导致pH值增高;②幼女和绝经期女性:由于缺乏雌激素,阴道上皮变薄,且上皮细胞不含糖原,以及阴道内无阴道杆菌而使pH值增高。

### (三)阴道清洁度

采用阴道分泌物生理盐水直接涂片后,显微镜下观察阴道清洁度。阴道清洁度是根据阴道分泌物中白细胞(脓细胞)、上皮细胞、阴道杆菌和球菌的数量多少来划分的,是阴道炎症和育龄期女性卵巢性激素分泌功能的判断指标。

参考值:Ⅰ、Ⅱ度。

临床意义:排卵前期,雌激素逐渐升高,阴道上皮增生,糖原增多,乳酸杆菌繁殖,杂菌消失,阴道趋于清洁。当卵巢功能低下,雌激素水平降低时,阴道上皮细胞增生较差,阴道分泌物中的阴道杆菌减少,易感染杂菌,导致阴道不清洁。故阴道清洁度的最佳判定时间应为排卵期。Ⅲ级:提示炎症,如阴道炎、宫颈炎。Ⅳ级:多见于严重阴道炎,如滴虫阴道炎、淋菌性阴道炎等。

### (四)病原生物学检查

阴道分泌物中常见的病原体及临床意义,见表13-5。

表 13-5　阴道分泌物中常见的病原体及临床意义

| 种类 | 病原体 | 临床意义 |
|---|---|---|
| 细菌 | 加德纳菌、淋病奈瑟菌、克雷伯杆菌、葡萄球菌、链球菌、大肠杆菌、枯草杆菌 | 细菌性阴道炎 |
| 真菌 | 假丝酵母菌、纤毛菌 | 真菌性阴道炎 |
| 病毒 | 单纯疱疹病毒、人巨细胞病毒、人乳头瘤病毒 | 性传播性疾病 |
| 寄生虫 | 阴道毛滴虫、溶组织阿米巴 | 滴虫阴道炎等 |

### (五)宫颈(阴道)脱落细胞学检查

子宫颈癌是妇科常见的恶性肿瘤,发病率居女性恶性肿瘤第二位,仅次于乳腺癌,是威胁妇女健康的主要疾病之一。

1. 脱落细胞　绝大多数来自于子宫颈及阴道上皮细胞。阴道分泌物涂片常用H-E和 Papanicolaou 染色检查。临床上主要用于:①诊断恶性肿瘤和判断预后;②了解卵巢的功能。

2. 鳞状上皮细胞异常

(1)非典型鳞状细胞:非典型鳞状细胞,意义不明确,非典型鳞状细胞不除外高级别鳞状上皮内病变。

(2)鳞状上皮内病变:低级别鳞状上皮内病变,高级别鳞状上皮内病变。

(3)鳞状细胞癌。

3. 腺上皮细胞异常　包括非典型腺细胞、腺癌。

4. 来源于子宫外的其他肿瘤　液基薄层制片脱落细胞学检查改变了原有的取材方法,去除血、黏液及大量炎性遮盖物。提高了样本的收集率并使细胞均匀、单层分布在玻片上,面积小,省时省力,异常细胞容易被发现,提高阳性率和诊断的准确率,重复性好。

人乳头瘤病毒(human papilloma virus,HPV)感染是宫颈癌和癌前病变的主要致病因素。及早发现和治疗癌前病变,是防止宫颈癌发生的关键。有资料显示超过92%的宫颈癌能通过2年一次的宫颈脱落细胞学筛查可以得到有效预防。

## 二、精液检查

精液是男性生殖系统的分泌物,由精子和精浆组成。睾丸曲细精管内的生精细胞在促性腺激素的作用下,经精原细胞、初级精母细胞、次级精母细胞及精子细胞的分化演变,最后发育为成熟的精子。70%的精子储存于附睾内,2%储存于输精管内,其余精子储存于输精管的壶腹部。精浆是精子生存的介质和能量来源,对精子的存活和生理运动功能有重要作用。

### (一)标本采集

1. 采集方法　精液标本采集方法有手淫法、电按摩法、安全套法和性交中断法。

笔记栏

2. 操作步骤　手淫法：①采集，由患者手淫排精，将一次排出的全部精液收入干净的容器内，精液若用于细菌培养需无菌操作；②标记，容器加盖，表明采集日期和时间；③保温、送检，立即于 20 ~ 40 ℃条件下保温，并在 1 h 内送检。

3. 质量控制　①检查前应向患者解释精液标本采集和送检方法、禁欲时间 2 ~ 5 d、排尿等的说明。标本采集前应至少禁欲 48 h，但不超过 7 d。需连续 2 ~ 3 次检查的，2 次之间一般应间隔 1 ~ 2 周，但不超过 3 周。若怀疑精子生成能力低下时，需禁欲 7 d。②标本采集室最好在实验室附近，室温控制在 20 ~ 37 ℃。采集后需在 1 h 送检，冬季标本应于 20 ~ 40 ℃保温送检。③标本容器应洁净干燥，必须注明患者姓名和识别号，采集日期和时间，并记录禁欲时间，不能用安全套作为容器，以免影响精子活力。

**（二）一般性状检查**

1. 量　1 次射精量与射精频度有关，一定量的精液是精子活动的间质，并可中和阴道的酸性分泌物，保持精子的活动力，以利精子顺利通过宫颈口而致孕。

参考值：2 ~ 6 mL/次射精。

临床意义：①精液减少，5 ~ 7 d 未射精而精液量少于 1.5 mL 者，称为精液减少。精液减少不利于精子通过阴道进入子宫和输卵管，即使精子计数和精子活动力均正常，也难致孕，但不能肯定为男性不育症的原因。②无精液症，禁欲 3 d 后精液量少于 0.5 mL 或减少到数滴甚至排不出时，称为无精液症。常见于生殖系统结核、淋病和非特异性炎症等。③精液过多，1 次射精的精液量超过 6 mL，称为精液过多。精液过多可导致精子数量相对减少，也影响生育。常由于垂体促性腺激素分泌功能亢进，雄激素水平增高所致，也可见于长时间禁欲者。

2. 颜色和透明度　射精后立即用肉眼观察精液的颜色和透明度。

参考值：灰白色或乳白色，不透明。久未射精者可呈淡黄色，液化后为半透明样。

临床意义：①血性精液，凡是精液呈鲜红色、淡红色、暗红色或酱油色，并含有大量红细胞者，称为血性精液。常见于前列腺和精囊的非特异性炎症，生殖系统结核、肿瘤、结石，也可见于生殖系统损伤等。②脓性精液，呈黄色或棕色，常见于精囊炎或前列腺炎。

3. 黏稠度和液化时间　刚射出的精液具有高度的黏稠性，呈胶胨样。由于纤溶酶的作用，精液离体后自行液化。精液由胶胨状态转变为流动状态所需要的时间称为精液液化时间。

参考值：①刚射出的精液具有高度黏稠性；②液化时间<30 min。

临床意义：精液的黏稠性和液化过程极其复杂，前列腺、精囊的分泌物均可影响其液化，但液化也与室温高低有关。①精液黏稠度减低，刚射出的精液黏稠度低，似米汤，可能为先天性精囊缺如、精囊液流出受阻所致，也可见于生殖系统炎症所致的精子数量减少或无精子症；②液化时间延长或不液化，常见于前列腺炎。精液液化时间延长或不液化，可抑制精子的活动力而影响生育。

4. 气味　正常精液具有栗花或石楠花的特殊气味，这种气味来自前列腺分泌的精氨酸被氧化所致。

5. 酸碱度　正常精液呈弱碱性，可中和阴道的酸性分泌物，以维持精子的活动力。

参考值：pH 值 7.2 ~ 8.0。

笔记栏

临床意义:①精液 pH 值大于 8.0,常见于急性前列腺炎、精囊腺、尿道球腺和附睾的炎症;②精液 pH 值小于 7.0,常见于输精管阻塞、先天性精囊缺如、慢性附睾炎等。

**(三)显微镜检查**

精液液化后,先于显微镜下观察有无精子。若无精子,将精液离心后再检查,若仍无精子,则称为无精子症;若仅见少量精子,称为精子缺乏。无精子症和精子缺乏是男性不育的主要原因。常见于睾丸结核、淋病、先天性睾丸下降不全、先天性输精管发育不全、先天性睾丸附睾分离、睾丸炎后遗症等,也可见于输精管结扎术 6 周后。若精液中有精子则可以继续进行显微镜检查。

1. 精子活动率和活动力

(1)精子活动率　精子活动率是检测活动精子占精子总数的百分率。观察 100 个精子,计数活动精子的数量,计算出精子活动率。如果不活动精子大于 50%,应进行伊红体外活体染色检查,以鉴别其死活。

(2)精子活动力　精子活动力是精子向前运动的能力,即活动精子的质量。主要包括精子运动的速度和方向。

参考值:①射精 30～60 min 内精子活动率为 80%～90%,至少>60%;②H-E 染色精子活动率>58%;③射精 60 min 内(a+b)级>50%,a 级≥25%。

临床意义:精子活动率和精子活动力与受精有密切关系。活动力低下的精子难以抵达输卵管与卵子结合而完成受精过程,且精子活动率减低常伴有活动力低下。精子活动率<40%,且以 c 级活动力为主,则为男性不育症的主要原因之一。

2. 精子计数　计数单位体积精液内的精子数量。采用碳酸氢钠破坏精液的黏稠性,甲醛固定精子,定量稀释后,计数精子数量。

参考值:①精子计数$(60\sim150)\times10^9/L$;② 1 次射精精子总数$(4\sim6)\times10^8$。

临床意义:正常人的精子数量存在着明显的个体差异,即使同一个体在不同的时间内,其精子数量也有较大的变化。致孕的最低限为精子计数 $20\times10^9/L$,1 次射精精子总数 $1\times10^8$。连续 3 次精子计数的结果均低于 $20\times10^9/L$ 称为少精子症,常见于以下几种。①精索静脉曲张;②先天性或后天性睾丸疾病,如睾丸畸形、萎缩、结核、炎症、肿瘤等;③理化因素损伤,如抗癌药、重金属、乙醇、放射线等损伤;④输精管、精囊缺陷;⑤长期食用棉酚等;⑥内分泌疾病,如垂体、甲状腺、性腺功能亢进或减退,肾上腺病变等。

3. 精子形态　正常精子由头部、体部和尾部组成,长 50～60 μm,外形似蝌蚪。凡是精子头部、体部和尾部任何部位出现变化,都认为是异常精子。最常见是头部异常,如大头、小头、锥形头、梨形头、不定形头、空泡样头、双头等;体部异常有分支、双体、体部肿胀或消失等;尾部异常有双尾、短尾、尾部弯曲、尾部消失等(图 13-1)。

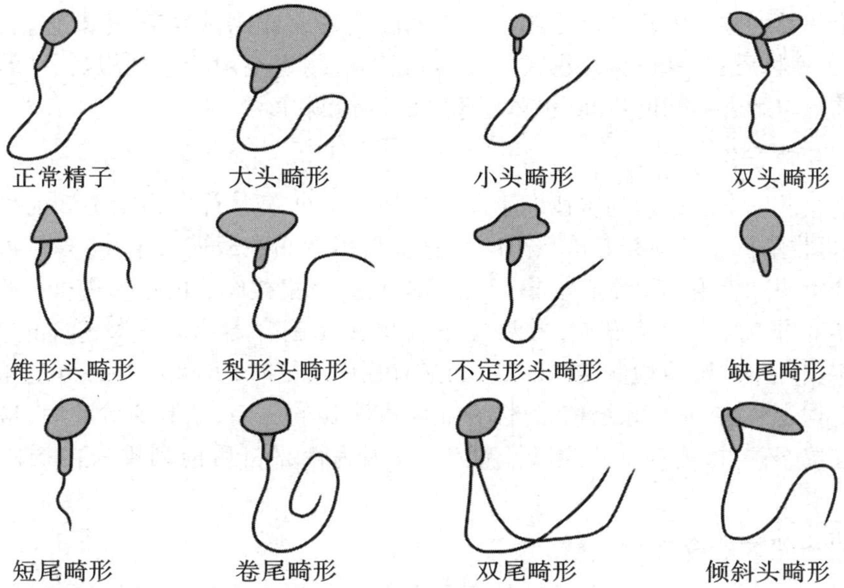


**图 13-1　正常及异常形态精子**

参考值:异常精子<20%。

临床意义:精液中异常形态精子>20%为异常,如果正常形态精子<30%,称为畸形精子症。异常形态精子增多常见于以下几种。①精索静脉曲张;②睾丸、附睾功能异常;③生殖系统感染;④应用某些化学药物,如卤素、乙二醇、重金属、雌激素等;⑤放射线损伤等。

4. 细胞　精液中的细胞主要有生殖细胞和血细胞、上皮细胞。

(1)未成熟生殖细胞　即生精细胞。正常人未成熟生殖细胞小于1%。当睾丸曲细精管受到某些药物或其他因素影响或损害时,精液中可出现较多的未成熟生殖细胞。

(2)其他细胞　精液中可见到少量的白细胞和上皮细胞,偶见红细胞。当白细胞>5个/HP时为异常,常见于前列腺炎、精囊炎和附睾炎等。当精液中白细胞大于$1\times 10^9/L$,称为脓精症或白细胞精子症,白细胞通过直接吞噬作用或释放和分泌细胞因子、蛋白酶以及自由基等破坏精子,引起精子的活动率和活动力降低,导致男性不育。红细胞增多常见于睾丸肿瘤、前列腺癌等,此时精液中还可出现肿瘤细胞。

**(四)病原生物学检查**

男性生殖系统任何部位的感染均可从精液中检测到病原生物,如细菌、病毒、支原体和原虫等。精液中常见的病原生物有葡萄球菌、链球菌、淋病奈瑟菌、类白喉杆菌、解脲支原体等。男性不育症患者精液中细菌总检出率达33%,精液中细菌毒素将严重影响精子的生成和精子的活动力,导致男性不育。

## 三、前列腺液检查

前列腺液是由前列腺分泌的淡乳白色液体,是精液的重要组成成分,占精液的

笔记栏

15% ~30%。通过前列腺按摩所获得的前列腺液混有精囊液,此为静态液;由射精排入精液中的前列腺液为刺激性分泌物。前列腺液的成分比较复杂,主要包括酶类、无机离子、免疫物质和一些有形成分等。前列腺液检测主要用于前列腺炎、结石、结核、肿瘤和前列腺肥大的辅助诊断,也可用于性病的检测等。

### (一)标本采集

前列腺液标本通过前列腺按摩术获得。按摩前列腺时首先将第1滴前列腺液弃去,然后再收集标本。前列腺液量少时可直接将标本滴在载玻片上,量多时可将标本收集于洁净的试管内。按摩后收集不到标本,可以采集按摩后的尿液进行检测。采集细菌培养标本时,应无菌操作,并将标本收集在无菌容器内。采集标本时应注意:①1次采集标本失败或检测结果阴性,而又有临床指征时,可间隔3~5 d后重新采集标本或复查;②疑有前列腺结核、急性炎症而有明显的压痛、脓肿或肿瘤时,应慎重进行前列腺按摩;③检测前3 d应禁止性生活,因为性兴奋后前列腺液内的白细胞常增加。

### (二)一般性状检查

1.量　正常成人经1次前列腺按摩可采集的前列腺液为数滴至1 mL,前列腺炎时前列腺液减少或缺如。

2.颜色和透明度　前列腺按摩时常将精囊液挤出,使正常前列腺液中含有一定量的精囊液,故前列腺液呈淡乳白色、半透明的稀薄液体。①黄色脓性或混浊黏稠的前列腺液见于前列腺炎;②血性前列腺液见于精囊炎、前列腺炎、前列腺结核、结石和肿瘤等,也可为按摩前列腺用力过重所致。

3.酸碱度　正常前列腺液呈弱酸性,pH值为6.3~6.5,50岁以上者pH值稍高。pH值增高见于前列腺液中混有较多精囊液时。

### (三)显微镜检查

在滴有前列腺液的载玻片上直接检查,也可采用Wright染色、Papanicolaou染色和H-E染色后再进行检查。

染色涂片:当直接显微镜检查发现异常细胞时,可进行染色涂片检查,以诊断前列腺癌和与前列腺炎鉴别,但细胞学检查阴性不能排除前列腺癌。肿瘤细胞一般体积较大、核质比例高、胞核大而畸形、核仁大而明显,胞质量少而呈明显的嗜碱性;肿瘤细胞常分化不一、细胞边界不清,可成群出现。

### (四)病原生物学检查

前列腺液涂片进行Gram染色、抗酸染色,以检查病原生物。直接涂片染色检查的阳性率低,必要时可做细菌培养。前列腺、精囊腺感染时,Gram染色可检查出大量致病菌,以葡萄球菌最常见,其次是链球菌、革兰氏阴性杆菌和淋病奈瑟菌。抗酸染色有助于慢性前列腺炎和前列腺结核的鉴别诊断,但已确诊为前列腺结核时,则不宜进行前列腺按摩,以免引起感染扩散。

(新乡医学院三全学院　胡　森)

笔记栏

## 问题分析与能力提升

患者，女，28 岁。近 3 d 发热、恶心、食欲缺乏、腰痛。查体示：T 38 ℃，右肾区叩痛阳性。实验室检查示：血 WBC $1.3\times10^9$/L，N 91%，尿 RBC++，WBC++，PRO+。

请问：该患者最可能的病因是什么？

## 同步练习题(选择题)

1. 多尿是指 24 h 尿量大于 （　　）

A. 1 000 mL　　B. 1 500 mL
C. 2 000 mL　　D. 2 500 mL
E. 3 000 mL

2. 霍乱患者常出现 （　　）

A. 脓血便　　B. 鲜血便
C. 黏血便　　D. 米泔样便
E. 干结便

3. 铁锈色痰常见于哪些疾病 （　　）

A. 慢性支气管炎　　B. 大叶性肺炎
C. 肺结核　　D. 肺胀肿
E. 支气管扩张

4. 新鲜脑脊液混浊最常见的原因是 （　　）

A. 含大量细菌　　B. 含大量细胞
C. 含大量真菌　　D. 含大量蛋白质
E. 含大量凝血因子

5. 不符合渗出液的是 （　　）

A. 比重高于 1.018　　B. 呈现不同颜色或混浊
C. 自凝　　D. Rivalta 试验阴性
E. 细胞数常 $>500\times10^6$/L

6. 豆腐渣样阴道分泌物主要见于 （　　）

A. 滴虫阴道炎　　B. 念珠菌性阴道炎
C. 子宫黏膜下肌瘤　　D. 老年性阴道炎
E. 阴道异物

# 第十四章 常用肾功能实验室检测

## 第一节　肾小球功能检测

肾小球的功能主要是滤过，评估滤过功能最重要的参数是肾小球滤过率(glomerular filtration rate，GFR)。正常成人每分钟流经肾的血液量为 1 200～1 400 mL，其中血浆量为 600～800 mL/min，有 20%的血浆经肾小球滤过后，产生的滤过液(原尿)为 120～160 mL/min，此即单位时间内(min)经肾小球滤出的血浆液体量，称为肾小球滤过率。为测定 GFR，临床上设计了各种物质的肾血浆清除率(Cx)试验。

肾血浆清除率表示肾在单位时间内将某物质(x)从一定量血浆中全部清除并由尿液排出时被处理的血浆量，它是衡量肾清除血浆中物质，生成尿液能力的标准。根据单位时间内某物质从血浆中清除的量等于单位时间内该物质从尿液中排出的量，公式表示：

$$Cx=(Ux \times Vx)/Px$$

$Cx$ 表示某物质的清除率(mL/min)，$Ux$ 为尿中某物质的浓度(mmol/L)，$Vx$ 为每分钟尿量(mL/min)，$Px$ 为血浆中某物质的浓度(mmol/L)。

肾清除试验是反映肾泌尿功能利用清除率最直接、最敏感的试验。应用不同物质进行肾清除试验，可分别测定 GFR、肾血流量、肾小管对各种物质的重吸收和分泌作用。

血浆中所含某一物质小部分经肾小球滤过，不被肾小管重吸收，而且血中剩余部分全部由肾小管分泌，使这一物质通过肾后几乎全部被排出，那么它的清除率既代表肾血浆流量，又可反映肾小管的分泌功能，如对氨基马尿酸、碘锐特、酚磺酞等。另一些物质能全部经肾小球滤过，肾小管对其不吸收、不排泌，则其清除率可反映肾小球的滤过率，如菊粉、肌酐等，可作为 GFR 测定的理想试剂，能完全反映 GFR，临床上作为反映肾小球滤过功能的“金标准”。某物质经肾小球滤过后，完全被肾小管重吸收，其清除率等于 0，例如葡萄糖，接近阈值时可反映肾小管重吸收功能，也可作为肾小管最大吸收率的测定。

笔记栏

### (一)血清肌酐测定

【原理】

血中的肌酐(creatinine,Cr),由外源性和内生性两类组成。机体每20 g肌肉每天代谢产生1 mg肌酐,产生速率为1 mg/min,在控制外源性肌酸摄入、未剧烈运动情况下,每天Cr的生成量相当恒定。血中Cr主要由肾小球滤过排出体外,仅少量由近端小管排泌,不被肾小管重吸收,其血浆浓度取决于肾排泄能力,一定程度上可反映肾小球滤过功能。在外源性肌酐摄入量稳定的情况下,血中的浓度取决于肾小球滤过能力。当肾实质损害,GFR降低到临界点后(GFR下降至正常人的1/3时),血Cr浓度就会明显上升,故测定血肌酐浓度可作为GFR受损的指标。

【参考值】

全血Cr为88.4~176.8 μmol/L;血清或血浆Cr,男性53~106 μmol/L,女性44~97 μmol/L。

【临床意义】

1. 血Cr增高见于各种肾病、急慢性肾衰竭、重度充血性心力衰竭、心肌炎、肌肉损伤巨人症、肢端肥大症等。肾功能不全的代偿期肌酐可不增高或轻度增高;肾衰竭失代偿期肌酐中度增高(可达445 μmol/L);尿毒症时肌酐可达1.8 mmol/L,为诊断尿毒症的指标之一。

2. 血Cr降低见于进行性肌肉萎缩、白血病、贫血、功能障碍以及妊娠等。尿肌酐排泄量增高也可导致血肌酐降低,如甲减等。

3. 鉴别肾前性和肾实质性少尿:①器质性肾衰竭血Cr常超过200 μmol/L;②肾前性少尿,如心衰、脱水、肝肾综合征、肾病综合征等所致的有效血容量下降,使肾血流量减少,血肌酐浓度上升多不超过200 μmol/L。

4. BUN/Cr(单位为mg/dL)的意义:①器质性肾衰竭,BUN与Cr同时增高,因此BUN/Cr≤10∶1;②肾前性少尿,肾外因素所致的氮质血症,BUN可较快上升,但血Cr不相应上升,此时BUN/Cr常>10∶1。

5. 老年人、肌肉消瘦者肌酐可能偏低,在控制外源性肌酐来源,无剧烈运动等条件下,血肌酐浓度主要取决于GFR,故测定血肌酐浓度,可反映肾的功能状态。因此一旦血Cr上升,就要警惕。肾功能减退,应进一步做内生肌酐清除率(endogenous creatinine clearance rate,Ccr)检测。

6. 当血肌酐明显升高时,肾小管肌酐排泌增加,致Ccr超过真正的GFR。此时可用西咪替丁抑制肾小管对肌酐分泌。

在肾脏疾病初期,血清肌酐通常不升高,只有在肾脏病变较为严重时才会升高。在正常肾脏血流量的条件下,血清肌酐如升高至176~353 μmol/L,提示中度至严重的肾损害。血肌酐测定对晚期肾脏疾病的临床意义比较大。在反映肾小球滤过率下降方面,血肌酐比血尿素的灵敏度低,但血肌酐受饮食、运动、激素、蛋白质代谢等因素的影响比较少,所以诊断特异性比血尿素高。

### (二)内生肌酐清除率测定

【原理】

肌酐是肌酸的代谢产物,在成人体内含Cr约100 g,其中98%存在于肌肉内,每天

笔记栏

约更新2%，肌酸在磷酸激酶作用下，形成带有高能键的磷酸肌酸，为肌肉收缩时的能量来源和储备形式，磷酸肌酸释放出能量再经脱水而变为肌酐，由肾排出，人体血液中肌酐的生成可有内、外源性两种，如在严格控制饮食条件和肌肉活动相对稳定的情况下，同一机体每天内生肌酐生成量与尿液排出量相等，而且相对恒定。肌酐大部分从肾小球滤过，不被肾小管重吸收，仅少量由近端小管排泌。故肾单位时间内把若干毫升血液中的内生肌酐全部清除出去，称为内生肌酐清除率。

1. 标准 24 h 留尿计算法

（1）患者连续 3 d 进低蛋白饮食（$<40$ g/d），并禁食肉类（无肌酐饮食），避免剧烈运动。

（2）于第 4 天晨 8 时将尿液排净，然后收集记录 24 h 尿量（次日晨 8 点尿必须留下），并加入甲苯 4～5 mL 防腐。取血 2～3 mL（抗凝或不抗凝均可），与 24 h 尿同时送检。

（3）测定尿及血中肌酐浓度。

（4）应用下列公式计算 Ccr：

内生肌酐清除率（L/24 h）= 尿液肌酐（μmol/L）/血清肌酐（μmol/L）×24 h 尿量（L）

由于个体的大小、高低胖瘦、年龄等均存在较大差异，每分钟排尿能力也有差异，为排除这种个体差异可进行体表面积的校正，因肾大小与体表面积成正比，以下公式可参考应用：

矫正清除率 = 实际清除率×标准体表面积（1.73 $m^2$）/受试者的体表面积

2. 4 h 留尿改良法　因留 24 h 尿不方便，易导致留不准（少）且高温时需冷藏，影响肌酐检测，因此常引起误差（偏低）。在严格控制条件下，24 h 内血浆和尿液肌酐含量较恒定，为临床应用方便，故可用 4 h 尿及空腹一次性取血进行肌酐测定，先计算每分钟尿量（mL/min），再按公式计算清除率。

**【参考值】**

成年男性 85～125 mL/min；成年女性 75～115 mL/min。

**【临床意义】**

1. Ccr 能早期反映肾小球滤过功能　Ccr$<$80 mL/min 时，提示肾功能有轻度损伤；Ccr 为 51～80 mL/min 时为肾功能不全代偿期；Ccr 为 20～50 mL/min 为肾功能不全失代偿期；Ccr$<$20 mL/min 为肾衰竭期；Ccr$<$10 mL/min 为尿毒症期（终末肾衰竭）。

2. 判断肾移植是否成功　如果移植肾存活，Ccr 会逐步回升，否则提示失败。一旦上升后又下降，提示发生排斥反应。

3. GFR 比测定血液中尿素或肌酐含量更为灵敏　由于肾有强大的储备功能，当 GFR 下降到正常值的 50% 以下时，血浆中尿素及肌酐浓度才出现升高。也就是说，当血、尿肌酐浓度明显高于正常值时，肾功能已严重衰竭。

**（三）血尿素氮测定**

**【原理】**

血尿素氮（blood urea nitrogen，BUN）是蛋白质代谢的终末产物，体内氨基酸脱氨基分解成 α-酮基和 $NH_3$，$NH_3$ 在肝内和 $CO_2$ 生成尿素，因此尿素的生成量取决于蛋白质的代谢速度、食物中蛋白质的摄入量及肾的排泄能力。尿素可自由通过肾小球滤过膜滤入原尿，大约50%可被肾小管重吸收。在食物摄入及体内分解代谢比较稳定的情况下，其血浓度取决于肾排泄能力。因此，BUN浓度在一定程度上可反映肾小球滤过功能。

【参考值】

成人3.2～7.1 mmol/L；婴儿、儿童1.8～6.5 mmol/L。

【临床意义】

血中尿素氮增高见于以下情况：

1. 器质性肾功能损害

(1)各种原发性肾小球肾炎、肾盂肾炎、间质性肾炎、肾肿瘤、多囊肾等所致的慢性肾衰竭。

(2)急性肾衰竭肾功能轻度受损时，BUN可无变化，但GFR下降至50%以下，BUN才能升高，因此血BUN测定不能作为早期肾功能指标。但对慢性肾衰竭，尤其是尿毒症BUN增高的程度一般与病情严重性一致：肾功能不全的代偿期尿素轻度增高(>7.0 mmol/L)；肾衰竭失代偿期尿素中度增高(17.9～21.4 mmol/L)；尿毒症时尿素>21.4 mmol/L，为尿毒症的诊断指标之一。

2. 肾前性少尿　如严重脱水、大量腹水、心脏循环功能衰竭、肝肾综合征等导致的血容量不足、肾血流量减少灌注不足致少尿，还可见于剧烈呕吐、幽门梗阻、肠梗阻、长期腹泻、充血性心力衰竭、重度烧伤、休克、消化道大出血、脱水、严重感染、糖尿病酮症酸中毒、肾上腺皮质功能减退、肝肾综合征等。

3. 肾性　尿素是体内蛋白质分解代谢的终产物之一，主要通过肾经尿排出体外。急性肾小球肾炎、肾病晚期、肾衰竭、慢性肾盂肾炎、中毒性肾炎、肾结核、肾血管硬化症、先天性多囊肾和肾肿瘤等引起的肾功能障碍，尿素排出受阻，血中尿素浓度增高。临床上尿素测定常作为肾功能状况的辅助诊断指标之一。

4. 肾后性　前列腺肿大、尿路结石、尿路狭窄、膀胱肿瘤致使尿道受压都可能使尿路阻塞，引起血液中尿素浓度增加。

血液中尿素减少较为少见，常表示严重的肝病，如肝炎合并广泛性肝坏死，偶见于急性肝萎缩、中毒性肝炎、类脂质肾病等。

**(四)肾小球滤过率测定**

【原理】

$^{99}$mTc-二乙三胺五醋酸($^{99}$mTc-DTPA)几乎完全经肾小球滤过而清除，其最大清除率即为肾小球滤过率(GFR)。用SPECT测定弹丸式静脉注射后两肾放射性计数率的降低，按公式自动计算GFR，并可显示左右分侧肾GFR，敏感性高，可与菊粉清除率媲美。

【参考值】

总GFR (100±20)mL/min。

【临床意义】

1. GFR影响因素　与年龄、性别、体重有关，因此须注意这些因素。30岁后每10年GFR就下降10 mL/(min·1.73 $m^2$)，男性比女性GFR高约10 mL/min，妊娠时

笔记栏

GFR 明显增加，第 3 个月增加 50%，产后降至正常。

2. GFR 降低　常见于急慢性肾衰竭、肾小球功能不全、肾动脉硬化、肾盂肾炎（晚期）、糖尿病（晚期）和高血压（晚期）、甲状腺功能减退、肾上腺皮质功能不全、糖皮质激素缺乏。

3. GFR 升高　见于肢端肥大症、巨人症和糖尿病肾病早期。

**（五）血 β2-微球蛋白测定**

**【原理】**

β2-微球蛋白（β2-MG）是体内有核细胞，特别是淋巴细胞和肿瘤细胞产生的一种小分子球蛋白；与同种白细胞抗原（HLA）亚单位是同一物质；与免疫球蛋白稳定区的结构相似。其分子量为 11.8 kD，由 99 个氨基酸组成的单链多肽。β2-MG 可以从肾小球自由滤过，约 99.9% 被近端肾小管上皮细胞重吸收并分解破坏；正常情况下 β2-MG 由尿排出的量极低，近曲小管重吸收功能轻微损伤即可引起尿中 β2-MG 显著升高。

**【参考值】**

成人血清 1.28 ~1.95 mg/L。尿液 0.03 ~0.14 mg/L。

**【临床意义】**

尿液 β2-MG 测定主要用于监测近端肾小管的功能，是反映近端肾小管受损非常灵敏和特异的指标。血清 β2-MG 可反映肾小球滤过功能。GFR 及肾血流量降低时，血清 β2-MG 升高与 GFR 呈直线负相关，并且较血肌酐浓度增高更早、更显著。

1. 肾功能是影响血清 β2-MG 浓度的最主要因素。在急性肝炎、慢性肾炎及慢性肾功能不全等疾病时，因肾小球滤过率及肾血流量降低，血清 β2-MG 浓度升高，所以测定其能较好地了解肾小球滤过功能，并且较血清肌酐浓度增高更早、更显著。

2. 恶性肿瘤，尤其是淋巴细胞增生性肿瘤、如多发性骨髓瘤，慢性淋巴细胞白血病时，由于 B 淋巴细胞大量增生，细胞脱落的 β2-MG 增多引起血清 β2-MG 浓度明显增多，因而血清 β2-MG 是 B 淋巴细胞增生性疾病的主要标志物。肝癌、肺癌及胃癌患者血清 β2-MG 浓度也可明显增高。

3. 病毒感染性疾病，如人巨细胞病毒、EB 病毒、乙肝病毒或丙肝病毒及 HIV 感染时，血清 β2-MG 可增高。

4. 自身免疫性疾病使血清 β2-MG 多呈高值，尤其是系统性红斑狼疮 SLE 活动期。

# 第二节　肾小管功能检测

## 一、近端肾小管功能检测

### (一)尿 β2-微球蛋白测定

**【原理】**

β2-MG 是人类白细胞抗原 I 类抗原的轻链,除成熟红细胞和胎盘滋养层细胞外的所有细胞,其他细胞均含 β2-MG,特别是淋巴细胞和肿瘤细胞膜上组织相容性抗原的轻链蛋白组分,分子量仅为 11 800,β2-MG 可以从肾小球自由滤过,约 99.9% 被近端肾小管上皮细胞重吸收并分解破坏,故而正常情况下 β2-MG 由尿排出的量极低,且电泳时出现于 β2 区带而得名。随 HLA 的更新代谢降解释放入体液,正常人 β2-MG 生成量较恒定,为 150～200 mg/d。

**【参考值】**

成人尿低于 0.3 mg/L,或以尿肌酐校正<0.2 mg/g 肌酐。

**【临床意义】**

1. 根据 β2-MG 的肾排泄过程,尿 β2-MG 增多较敏感地反映近端肾小管重吸收功能受损,如肾小管-间质性疾病、药物或毒物所致早期肾小管损伤,以及肾移植后急性排斥反应早期。肾移植后均使用可抑制 β2-MG 生成的免疫抑制剂,若仍出现尿 β2-MG 增多,表明排斥反应未能有效控制。

2. β2-MG 清除率(Cβ2-MG)是鉴别轻度肾小管损伤的良好指标。肾小管损伤时,其重吸收率只要减少 10%,尿中 β2-MG 排泄量就要增加 30 倍左右,因而 Cβ2-MG 呈高值;无肾小管损伤时,Cβ2-MG 多在参考区间内,Cβ2-MG /CALB 比值对于鉴别肾小管或肾小球损伤最有用。肾小管损伤时,Cβ2-MG /CALB 明显上升;肾小球损伤时,Cβ2-MG /CALB 明显降低。

3. 血清 β2-MG 可反映肾小球滤过功能。GFR 及肾血流量降低时,血清 β2-MG 升高与 GFR 呈直线负相关,并且较血肌酐浓度增高更早、更显著。

4. 系统性红斑狼疮活动期,造血系统恶性肿瘤,如慢性淋巴细胞性白血病,β2-MG 生成明显增多,血、尿 β2-MG 均增高。

5. 由于肾小管重吸收 β2-MG 的阈值为 5 mg/L,超过阈值时,出现非重吸收功能受损的大量尿 β2-MG 排泄。因此应同时检测血 β2-MG,只有血 β2-MG <5 mg/L 时,尿 β2-MG 升高才反映肾小管损伤。

### (二)尿 α1-微球蛋白测定

**【原理】**

α1-微球蛋白为肝细胞和淋巴细胞产生的一种糖蛋白,分子量仅为 26 000～33 000。血浆中 α1-MG 有游离型及与免疫球蛋白、白蛋白结合型。结合型不能通过肾小球滤膜,游离 α1-MG 可自由透过肾小球,但原尿中 α1-MG 约 99% 被近曲小管上

笔记栏

皮细胞以胞饮方式重吸收并分解，故仅微量从尿中排泄。

【参考值】

成人尿 α1-MG <15 mg/24 h 尿，或<10 mg/g 肌酐；血清游离 α1-MG 为 10 ~ 30 mg/L。

【临床意义】

1. 尿 α1-MG 升高见于各种原因所致的肾小管功能损伤；且肾小管对 α1-MG 重吸收障碍先于 β2-MG，因此尿 α1-MG 比 β2-MG 更能反映肾早期病变，是肾近端小管损伤的标志性蛋白。

2. 血 α1-MG 增高可由于肾小管过滤下降所致，如肾小球肾炎、间质性肾炎等，血 α1-MG、β2-MG 与血肌酐呈明显正相关。

3. 血 α1-MG 降低见于肝炎、肝硬化等肝实质性疾病。

综上所述，在评估各种原因所致的肾小球和近端肾小管功能特别是早期损伤时，β2-MG 和 α1-MG 均是较理想的指标，尤以 α1-MG 为佳，有取代 β2-MG 的趋势。

### （三）视黄醇结合蛋白测定

【原理】

视黄醇结合蛋白（retinol-binding protein，RBP）是视黄醇（维生素 A）转运蛋白，由肝细胞合成分泌至血液中的一种低分子量蛋白，分子量约为 22 000。RBP 广泛存在于人体血液、尿液及体液中，游离的 RBP 由肾小球滤过，但在近曲小管几乎全部被重吸收，并被分解成氨基酸供体内合成利用，正常人尿中 RBP 排量极少。当肾小管重吸收功能障碍时，尿中的 RBP 浓度升高，血清 RBP 浓度下降。因此尿中 RBP 测定是诊断早期肾功能损伤和疗效判定的灵敏指标。

【参考值】

血清 RBP 约为 45 mg/L，尿液约为（0. 11±0. 07）mg/L，男性高于女性，成人高于儿童。

【临床意义】

当肾小管重吸收功能障碍时，尿中的 RBP 浓度升高，血清 RBP 浓度下降。因此尿中 RBP 测定是诊断早期肾功能损伤和疗效判定的灵敏指标。

尿 RBP 排量与小管间质损害程度明显相关，可作为检测病程、指导治疗和判断预后的一项灵敏的生物化学指标，尿液 RBP 升高可见于早期近端肾小管损伤，血清 RBP 升高常见于肾小球滤过功能减退、肾功能衰竭。另外，RBP 可特异地反映机体的营养状态，血清 RBP 水平是一项诊断早期营养不良的灵敏指标。

## 二、远端肾小管功能检测

### （一）昼夜尿比重试验

【原理】

正常尿生成过程中，远端肾小管对原尿有稀释功能，而集合管则具有浓缩功能。检测尿比重可间接了解肾的稀释-浓缩功能。生理情况下，夜间水摄入及生成减少，肾小球滤过量较白昼低，而稀释-浓缩功能仍同样进行，故夜尿较昼尿量少而比重高。

【参考值】

成人尿量 1 000 ~2 000 mL/24 h，其中夜尿量<750 mL，昼尿量（晨 8 时至晚 8 时的 6 次尿量之和）和夜尿量比值一般为（3 ~4）：1；夜尿或昼尿中至少 1 次尿比重>1.018，昼尿中最高与最低尿比重差值>0.009。

【临床意义】

用于诊断各种疾病对远端肾小管稀释-浓缩功能的影响。

1. 浓缩功能早期受损　夜尿>750 mL 或昼夜尿量比值降低，而尿比重值及变化率仍正常，为浓缩功能受损的早期改变，可见于间质性肾炎、慢性肾小球肾炎、高血压肾病和痛风性肾病早期主要损害肾小管时。

2. 吸收-浓缩功能严重受损　若同时伴有夜尿增多及尿比重无一次>1.018 或昼尿比重差值<0.009，提示上述疾病致稀释-浓缩功能严重受损。

3. 稀释-浓缩功能丧失　若每次尿比重均固定在 1.010 ~1.012 的低值，称为等渗尿（与血浆比），表明肾只有滤过功能，而稀释-浓缩功能完全丧失。

4. 肾小球病变　尿量少而比重增高、固定在 1.018 左右（差值<0.009），多见于急性肾小球肾炎及其他影响减少 GFR 的情况，因此时原尿生成减少而稀释-浓缩功能相对正常所致。

5. 尿崩症　尿量明显增多（>4 L/24 h）而尿比重均低于 1.006，为尿崩症的典型表现。

无论用尿比重计还是折射仪检测，均仍可受尿中其他成分干扰。如尿中蛋白、糖、造影剂等晶体性、胶体性物质，可使尿比重计法结果偏高；尿中糖、蛋白及温度可影响折射仪法测定尿比重。上述试验结果解释时，还应考虑气温影响。夏季高温时大量出汗，可致尿量减少而比重升高，反之寒冷气候可产生相反的影响。

### （二）3 h 尿比重试验

【原理】

3 h 尿比重试验是在保持日常饮食和活动状况下，晨 8 时排空膀胱后每 3 h 收集 1 次尿，至次晨 8 时止共 8 次，计量每次尿量和比重。应以尿比重计或比重折射仪测定比重，因前已述及干化学试条法测尿比重粗糙且影响因素多，不能用于稀释-浓缩功能试验。

【参考值】

成人 24 h 尿量 1 000 ~2 000 mL，昼尿量（晨 8 时至晚 8 时 4 次尿量和）多于夜尿量，比值为（3 ~4）：1。至少 1 次尿比重>1.020（多为夜尿），1 次低于 1.003。

【临床意义】

3 h 尿比重试验及昼夜尿比重试验均用于诊断各种疾病对远端肾小管稀释-浓缩功能的影响，以昼夜尿比重试验多用。

笔记栏

### (三)尿渗量(尿渗透压)测定

【原理】

渗量[单位为 mOsm/(kg · $H_2O$)]即渗摩尔数量,代表溶液中一种或多种溶质的总数量,而与微粒的种类及性质无关。因此只要溶液的渗量相同,不论其成分如何,都具有相同的渗透压。尿渗量系指尿内具有渗透活动的全部溶质的微粒总数量(含分子和离子),尿比重和尿渗量都能反映尿中溶质的含量,但尿比重易受溶质微粒大小和分子量大小的影响,如蛋白质、葡萄糖等均可使尿比重增高;而尿渗量受溶质的离子数量的影响,如尿中 NaCl 离子化后成为 $Na^+$及 $Cl^-$,而 $CaCl_2$ 离子化后则成为 1 个钙离子和 2 个氯离子,共 3 个离子,故 NaCl 的渗量比 $CaCl_2$ 小。不能离子化的物质如蛋白质、葡萄糖等对尿渗量影响小,故测定尿渗量更能切合实际,真正反映肾浓缩和稀释功能。

目前检验尿液及血浆渗量一般采用冰点渗透压计进行。任何物质溶于溶剂后与原来的纯溶剂相比,均有冰点下降、沸点上升、蒸汽压降低以及渗透压增高等改变,其改变的过程取决于溶质微粒的数量。根据拉乌尔冰点下降原理,任何溶液,如果单位体积中所溶解的颗粒(分子和离子)的总数目相同,引起溶液冰点下降的数值也相同。因此,冰点下降法常用于溶液渗量的测定。1 渗量的溶质可使 1 kg 水的冰点下降 1.86 ℃,冰点下降的程度与溶质渗量呈比例。

渗量[mOsm/(kg · $H_2O$)]=测得溶液冰点下降度(℃)/1.86

1.86 为水的摩尔冰点下降常数。

方法:①禁饮尿渗量测定,用于尿量基本正常的患者。令晚饭后禁饮 8 h,清晨一次送尿检测;同时静脉取血后分离血清,必要时离心沉淀 2 次再分离血清或肝素抗凝血分离血浆做检测。②少尿时的一次性尿渗量检测,若在少尿(<400 mL/24 h)情况下。目需取临时一次尿样检测就有意义。

【参考值】

禁饮后尿渗量为 600 ~1 000 mOsm/(kg · $H_2O$),平均 800 mOsm/(kg · $H_2O$);血浆 275 ~305 mOsm/(kg · $H_2O$),平均 300 mOsm/(kg · $H_2O$)。尿/血浆渗量比值为(3 ~4.5) : 1。

【临床意义】

1. 判断肾浓缩功能　禁饮尿渗量在 300 mOsm/(kg · $H_2O$)左右时,即与正常血浆渗量相等,称为等渗尿;若<300 mOsm/(kg · $H_2O$),称低渗尿;正常人禁水 8 h 后尿渗量<600 mOsm/(kg · $H_2O$),再加尿/血浆渗量比值等于或小于 1,均表明肾浓缩功能障碍。见于慢性肾盂肾炎、多囊肾、尿酸性肾病等慢性间质性病变,也可见于慢性肾炎后期,以及急、慢性肾衰竭累及肾小管和间质。尿比重增高可见于脱水、糖尿病、急性肾炎等;尿比重降低可见于尿崩症、慢性肾炎等。

2. 一次性尿渗量检测用于鉴别肾前性、肾性少尿。肾前性少尿时,肾小管浓缩功能完好,故尿渗量较高,常大于 450 mOsm/(kg · $H_2O$)。肾小管坏死致肾性少尿时,尿渗量降低,常<350 mOsm/(kg · $H_2O$)。

3. 尿渗量测定作为肾浓缩与稀释功能检验指标,优于尿比重测定。尿渗量下降反映肾小管浓缩功能减退；尿、血渗量比值可以直接反映尿中溶质浓缩的倍数，肾小管重吸收谁的能力越强，比值越大；比值变小往往是肾功能紊乱的指征。

## 第三节　血尿酸检测

**【原理】**

尿酸（uric acid，uA）为体内核酸中嘌呤代谢的终末产物，肝是尿酸的主要生成场所，除小部分尿酸可在肝进一步分解或随胆汁排泄外，剩余的均从肾排泄。血浆中尿酸能被肾小管滤过，原尿中的尿酸 98% ～100% 被近端肾小管重吸收，同时一部分又被远端肾小管分泌，最后从终尿中排出的尿酸占滤过量的 6% ～12%。因此，血尿酸浓度受肾小球滤过功能、肾小管重吸收功能及分泌功能的影响。

测定尿酸的方法有磷钨酸法、尿酸酶法、高压液相色谱法，干化学方法也是应用尿酸酶的方法。目前最常用的方法是尿酸酶–过氧化物酶反应体系。

**【参考值】**

成人尿酸酶–过氧化物酶法血清（浆）男性：150 ～416 μmol/L；女性：89 ～357 μmol/L。

**【临床意义】**

若能严格禁食含嘌呤丰富食物 3 d，排除外源性尿酸干扰再采血，血尿酸水平改变较有意义。

1. 增高　血清尿酸测定目的主要在于发现高尿酸血症，后者的主要危害是引起痛风。痛风患者血清中尿酸增高，但有时亦会呈现正常尿酸值。核酸代谢增高时，如白血病、多发性骨髓瘤、真性红细胞增多症等血清尿酸值亦常见增高。肾功能减退时，常伴有血清尿酸增高，见于急性或慢性肾小球肾炎、肾结核、肾盂积水等。三氯甲烷中毒、四氯化碳中毒及铅中毒、妊娠反应及食用富含核酸的食物等，均可引起血中尿酸含量增高。

2. 减低　见于各种原因导致肾小管重吸收尿酸功能损害、尿中大量丢失，以及肝功能严重损害导致尿酸生成减少。如范可尼综合征、急性重型肝炎、肝豆状核变性等。此外，恶性贫血、慢性镉中毒、使用磺胺及大剂量糖皮质激素、参与尿酸生成的黄嘌呤氧化酶、嘌呤核苷酸化酶先天性缺陷等，亦可致血尿酸降低。

## 第四节　肾小管性酸中毒的检测

肾小管性酸中毒（renal tubular acidosis，RTA）是指各种原因引起肾小管分泌 $H^+$（或）和重吸收 $HCO_3^-$ 功能障碍产生的一种慢性代谢性酸中毒。多有家族史。主要表现为：①高氯性、正常阴离子间隙（anion gap，AG）性代谢性酸中毒。②电解质紊乱。③骨病。④尿路症状。根据酸中毒的部位可分为 4 种临床类型：Ⅰ型，是由于远端肾小管泌 $H^+$障碍引起的远端肾小管性酸中毒。Ⅱ型，是由于近端肾小管 $HCO_3^-$ 重吸收

笔记栏

障碍引起的近端肾小管性酸中毒，多为遗传性因素。Ⅲ型，兼有Ⅰ型和Ⅱ型 RTA 特点的混合型肾小管酸中毒。Ⅳ型，是由于远端小管排泌 $H^+$、$K^+$减弱引起的既有代谢性酸中毒又有高血钾表现的高钾性远端肾小管性酸中毒。

### （一）氯化铵负荷（酸负荷）试验

【原理】

近端小管、远端小管和集合管均参与尿液的酸化过程，但由于分泌 $H^+$方式不同，其尿液酸化的能力有很大差异。肾近端小管内尿液 $H^+$浓度仅浓缩 3～4 倍，而在肾远端小管，特别是集合管，尿液可浓缩至 900 倍，故肾远端小管可根据机体需要改变 $H^+$分泌量，通过给患者服用一定量的酸性药物氯化铵（$NH_4Cl$），人为地使机体产生急性代谢性酸中毒，增加远端肾小管排泌 $H^+$的量，如远端肾小管泌 $H^+$、产生 $NH_3$和重吸收 $HCO_3^-$ 障碍，酸性物质不能排出，尿液酸化受损。通过观察尿 pH 值的变化，即可判断有无远端肾小管酸化功能障碍。

【参考值】

成人短或长程法的 5 次尿液至少有 1 次 pH 值<5.5。

【临床意义】

尿 pH 值>5.5 者提示远端肾小管酸化功能减弱，为Ⅰ型肾小管酸中毒。酸负荷试验只适用于不典型或不完全的肾小管性酸中毒，即无全身性酸中毒表现的患者，对于已有明显代谢性酸中毒者，不宜做此试验以免加重患者的酸中毒；对于肝功能不全者，宜改做氯化钙试验。

### （二）碳酸氢离子重吸收排泄试验（碱负荷试验）

【原理】

正常人经过肾小球滤出的碳酸氢根（$HCO_3^-$）85%～90% 由近端肾小管重吸收入血，另外的 10%～20% 由远端肾小管重吸收入血。正常 24 h 从肾小球滤过约 300 g（即 1/1 000），因此 $HCO_3^-$ 几乎已 100% 被重吸收。所以人体血液中有足够的 $NaHCO_3$（储备碱）起缓冲作用，从而保证血浆 pH 值的恒定。

给患者服用一定量的碱性药物碳酸氢盐，使尿液酸化，以增加肾小管重吸收 $HCO_3^-$ 的负担。当近端肾小管受损时，其重吸收 $HCO_3^-$ 的功能减退，$HCO_3^-$ 肾阈值低，从而引起许多的 $NaHCO_3$ 自尿液排出。由于经常有较多的 $HCO_3^-$ 自尿中排出，血液中 $NaHCO_3$ 不足而致酸中毒，而尿却因排出较多的 $NaHCO_3$ 等而呈现偏碱性，也使血液 pH 值与尿液 pH 值呈分离现象。同时检测患者血液及尿液的 pH 值按下式计算出尿 $HCO_3^-$ 部分排泄率，通过观察 $HCO_3^-$ 的排泄分数，有助于近端小管酸中毒的诊断。

$HCO_3^-$ 的排泄分数＝［（尿 $HCO_3^-$/血 $HCO_3^-$）/（尿肌酐/血肌酐）］×100%

【参考值】

正常成人尿液中几乎无 $HCO_3^-$，其排泄分数≤1%。

【临床意义】

Ⅱ型肾小管酸中毒>15%；Ⅱ型肾小管酸中毒<5%；两者的鉴别诊断试验见表14-1。

表 14-1　Ⅰ、Ⅱ型肾小管性酸中毒的鉴定

| 指标 | Ⅰ型 | Ⅱ型 |
|---|---|---|
| 血浆 pH 值 | 下降 | 下降 |
| 血浆 $CO_2CP$ | 下降 | 下降 |
| 尿 pH 值 | >6.0,晨尿可>7.0 | <6.0,晨尿可<5.5 |
| 尿糖及尿氨基酸定性 | 均为(-) | 均为(+) |
| $NH_4Cl$ 负荷试验 | 各份尿 pH 值>5.5 | 尿 pH 值<6.0 |
| 尿 $HCO_3^-$ 部分排泄率 | <5% | >15% |

## 第五节　肾功能检测项目的选择和应用

肾脏疾病是临床常见病、多发病,种类较多,病因、病机也各有不同。因此只有充分了解肾脏疾病和肾功能检测指标的特性,才能合理应用各种临床实验室检测指标,发挥其在肾脏疾病诊断、疗效评估等方面的作用。

肾有强大的贮备能力,早期肾病变往往没有或极少有症状和体征,故早期诊断很大程度上要依赖于实验室检测。但是,肾功能检测除极少数项目外,多数情况下,缺乏特异性。因此,选择和应用肾功能检测的原则是:①首先应明确进行肾功能检查的目的,是为了疾病的早期诊断、预后估计、病情观察,还是为了确定治疗方案。②应了解各种诊断方案的设计原理和用途,以及这些方法的敏感性、特异性和诊断价值;了解同类方法各自在筛查、协助诊断及确诊等方面的实际应用。③按照所需检查的肾脏病变部位,选择与之相应的功能试验,在检测方法应用上,应由简到精、由易到难;同时结合患者病情、文化特点、经济情况和接受程度等合理选择有效、经济的诊断项目。④欲分别了解左、右肾的功能时,需插入导尿管分别收集左、右肾尿液。⑤在评价检查结果时,必须结合患者的病情和其他临床资料,综合分析,做出客观结论。

1. 常规检查或健康体检:可选用尿自动分析仪试条所包括项目的尿液一般检查,如尿量、尿比重、尿蛋白定性等。对于怀疑或已确诊的泌尿系统疾病者,若未将尿沉渣镜检列入常规时,应进行尿沉渣检查,以避免漏诊,并准确了解病变程度。

2. 已确诊患有糖尿病、高血压、系统性红斑狼疮等可导致肾病变的全身性疾病者,为尽早发现肾损害,宜选择和应用较敏感的尿微量清蛋白、α1-MG 及 β2-MG 等。

3. 为了解肾脏病变的严重程度及肾功能状况,应分别选择和应用肾小球功能试验、肾小管功能试验或球-管功能组合试验。

(1)主要累及肾小球,亦可能累及近端肾小管的肾小球肾炎、肾病综合征等,可在 Ccr、血肌酐、尿素和尿 α1-MG、β2-MG 等肾小球滤过功能和近端肾小管功能检测项目中选择。必须注意,在反映肾小球滤过功能上,血肌酐、尿酸、尿素只在晚期肾脏疾病或肾有较严重损害时才有意义。

笔记栏

(2)为了解肾盂肾炎、间质性肾炎、全身性疾病和药物(毒物)所致肾小管病变时,可考虑选用α1-MG、β2-MG及肾小管的稀释-浓缩功能试验。监测肾移植后排斥反应,应动态观察上述指标的变化。

(3)急性肾功能衰竭时,应动态监测尿渗量和有关肾小球滤过功能试验;慢性肾功能衰竭时,除尿常规检查外,可考虑选用肾小球和肾小管功能的组合试验。

(胡　森)

## 问题分析与能力提升

患者,女,16岁。发热、腹部肿痛半月余,少尿2 d来院就诊。查体示:T 37.8 ℃,消瘦,腹膨隆,移动性浊音阳性,BUN/Cr大于10∶1。

请问:该患者少尿最可能的原因是什么?

## 同步练习题(选择题)

1. 氯化铵负荷试验主要用于诊断　(　　)

A. 近端肾小管酸中毒　B. 高钾性酸中毒

C. 远端肾小管酸中毒　D. 混合性酸中毒

E. 以上都不是

2. 尿渗量测定是检测　(　　)

A. 肾小球滤过功能　B. 近端肾小管排泌功能

C. 远端肾小管浓缩稀释功能　D. 远端肾小管排泌功能

E. 近端肾单位最大吸收功能

3. 某患者当血浆肌酐和尿素氨开始开高时,内生肌酐清除率至少降至　(　　)

A. 20%　B. 10%

C. 30%　D. 50%

E. 70%

4. 下列除哪项外只有血清尿素氨增高而血清肌酐可正常　(　　)

A. 上消化道出血　B. 大面积烧伤

C. 甲状腺功能亢进　D. 慢性肾功能衰竭代偿期

E. 高蛋白饮食

5. 等渗尿是指尿渗量为　(　　)

A. 100 mOsm/(kg · $H_2O$)　B. 300 mOsm/(kg · $H_2O$)

C. 500 mOsm/(kg · $H_2O$)　D. 700 mOsm/(kg · $H_2O$)

E. 1 000 mOsm/(kg · $H_2O$)

6. 内生肌酐清除率的正常值为　(　　)

A. 50~70 mL/min　B. 60~90 mL/min

C. 80~120 mL/min　D. 120~150 mL/min

E. 150~170 mL/min

笔记栏

7. 各种肾炎中肾功能损害最早见于下列哪项检查 ( )

A. 酚排泄试验
B. 尿比重降低
C. 血肌酐升高
D. 内生肌酐清除率
E. 自由水清除率

8. 正常人24 h夜尿量不应超过 ( )

A. 450 mL
B. 550 mL
C. 650 mL
D. 750 mL
E. 850 mL

9. 正常人昼尿量与夜尿量之比为 ( )

A. (2～3)∶1
B. (3～4)∶1
C. (4～5)∶1
D. (5～6)∶1
E. (6～7)∶1

10. 正常人禁水8 h后尿渗量<600 mOsm/(kg·$H_2O$),表明 ( )

A. 肾小球滤过功能受损
B. 肾浓缩功能障碍
C. 肾脏内分泌功能受损
D. 肾小管酸中毒
E. 肾失代偿期

# 第十五章 肝病常用实验室检测

肝是人体最大的消化腺，有许多重要功能，被称为“物质代谢中枢”。肝最基本的功能包括：①物质代谢，参与糖、脂肪、蛋白质、核酸、维生素、激素、胆红素和微量元素的代谢；②排泄功能，排泄胆红素、胆汁；③解毒功能，通过氧化、还原、水解和结合对有害物质进行解毒；④合成凝血因子和纤溶因子。临床实验室只能检查肝的部分功能。

当肝发生病变时可损伤肝的物质代谢、排泄和解毒等功能，从而导致血液中蛋白质、胆红素和酶的含量发生改变，实验室检测这些指标的改变可以协助肝脏疾病的诊断、鉴别诊断、疗效观察和预后估计；了解有无黄疸、黄疸程度和类型；判断药物对肝的影响和损害；了解全身性疾病对肝的影响；评估患者对大手术的耐受能力等。但是应注意肝有很强大的代偿功能，加上一些肝外因素影响，使实验室检查结果与实际肝功能损害程度不一致，需要结合临床资料进行综合评价。

## 第一节 肝功能检测

为了解肝功能状态，实验室设计了蛋白质代谢功能检测、胆红素代谢功能检测、胆汁酸代谢功能检测和血清酶检测方法，临床上统称为肝功能试验（liver function test, LFTs）。

### 一、标本采集

采集空腹（禁食 8 h）静脉血 5～10 mL 送检。标本采集时应注意：①盛放血液标本的试管应干燥洁净，防止溶血；②检查前 1 d 晚餐避免饮酒，宜清淡饮食，晚上 9 时后至采血前不再进食；③检查当天早晨不做剧烈运动；④尽量避免采血前 4 h 使用对肝功能有影响的药物（如异烟肼、利福平、氯丙嗪等）。

### 二、蛋白质代谢功能检测

血浆蛋白包括白蛋白、球蛋白、糖蛋白、脂蛋白、多种凝血因子、抗凝因子、纤溶因子及各种转运蛋白等。血清总蛋白（serum total pyotein, STP）的 90% 以上和全部的血清白蛋白（albumin, A）是由肝合成，当肝实质严重受损时，肝细胞合成的总蛋白和白

笔记栏

蛋白减少。球蛋白(globulin,G)包括免疫球蛋白、补体、多种糖蛋白、金属结合蛋白、多种脂蛋白及酶类。免疫球蛋白由B淋巴细胞和浆细胞产生。球蛋白与机体免疫功能及血浆黏度密切相关。γ球蛋白由肝的库普弗细胞和肝外的单核巨噬细胞产生。肝或肝外的慢性炎症刺激可使血清γ球蛋白含量增加。检测血清总蛋白、白蛋白和球蛋白可以了解肝有无慢性损害及损害程度。

**(一)总蛋白、白蛋白、球蛋白和A/G检测**

测定血清总蛋白和白蛋白的量,总蛋白减去白蛋白量即为球蛋白含量,根据白蛋白与球蛋白的量,可计算出白蛋白与球蛋白的比值(A/G)。

**【参考值】**

STP:60~80 g/L。

A:40~55 g/L。

G:20~30 g/L。

A/G:(1.5~2.5):1。

**【临床意义】**

1. 急性肝损害或局灶性肝损伤　由于白蛋白半衰期较长(20 d),故STP、A、G、A/G多为正常。

2. 慢性肝损害　常见于慢性中度以上持续性肝炎、肝硬化、肝癌等。白蛋白减少,球蛋白增多,严重肝功能损害时出现A/G比值倒置。白蛋白含量与有功能的肝细胞数量成正比,白蛋白持续下降,提示肝细胞坏死进行性加重,预后不良;治疗后白蛋白上升,提示肝细胞再生,治疗有效。STP<60 g/L或A<25 g/L,称为低蛋白血症,临床上患者常出现水肿、腹水。

3. 肝外疾病　①白蛋白减少:可见于蛋白质丢失过多,如肾病综合征;消耗过多,见于肿瘤、甲亢等;营养不良,摄入蛋白质不足或吸收障碍。②球蛋白增高:球蛋白增高可见于多发性骨髓瘤、淋巴瘤、系统性红斑狼疮、风湿热、结核病等。

**(二)血清蛋白电泳检测**

在碱性(pH值为8.6)介质中,血清蛋白皆带负电荷。因各种蛋白质的等电点不同,在同一pH值条件下,各自的负电荷量不同,加之彼此的分子量差异,故在电场内向阳极泳动速度各异,遂可分出白蛋白、α1球蛋白、α2球蛋白、β球蛋白、γ球蛋白几个区带。

**【参考值】**

A:62%~71%。

α1球蛋白:3%~4%。

α2球蛋白:6%~10%。

β球蛋白:7%~11%。

γ球蛋白:9%~18%(醋酸纤维素膜法)。

**【临床意义】**

1. 肝脏疾病　急性及轻症肝炎时电泳结果多无异常,慢性肝炎、肝硬化、肝细胞肝癌(常合并肝硬化),白蛋白减少、α1、α2、β球蛋白也有减少倾向,γ球蛋白增加,在慢性活动性肝炎和失代偿的肝炎后肝硬化增加尤为显著。

2. M 蛋白血症　如多发性骨髓瘤、原发性巨球蛋白血症等，白蛋白轻度降低，单克隆 γ 球蛋白明显升高，亦有 β 球蛋白升高，偶有 α 球蛋白升高。大部分患者在 β 与 γ 区带之间可见结构均一、基底窄峰高尖的 M 蛋白。

3. 肾病综合征、糖尿病肾病患者　由于血脂增高，可致 α2 及 β 球蛋白（是脂蛋白的主要成分）增高，白蛋白及 γ 球蛋白降低。

4. 其他　结缔组织病伴有多克隆 γ 球蛋白增高，先天性低丙种球蛋白血症 γ 球蛋白降低，蛋白丢失性肠病表现为清蛋白及 γ 球蛋白降低，α2 球蛋白则增高。

#### （三）血清前清蛋白检测

前清蛋白（prealbumin，PAB），由肝细胞合成，在电泳分离时，常显示在白蛋白的前方，其半衰期很短，仅约 2 d，因此它反映肝细胞损害比白蛋白具有更高的敏感性。

**【参考值】**

成人 280～360 mg/L。

**【临床意义】**

1. 降低　见于肝炎、肝硬化、肝癌和胆汁淤积性黄疸，尤其对早期肝炎、急性重型肝炎有特殊诊断价值。

2. 增高　见于霍奇金淋巴瘤。

## 三、胆红素和胆汁酸代谢功能检测

#### （一）血清胆红素检测

血清总胆红素（serum total bilirubin，STB）由非结合胆红素（unconjugated bilirubin，UCB）和结合胆红素（conjugated bilirubin，CB）组成。血清总胆红素水平高低与红细胞溶解、肝功能和胆道排泄功能有关。溶血性黄疸、肝细胞性黄疸和胆汁淤积性黄疸血清总胆红素均可增高，引起皮肤黏膜黄染。

**【参考值】**

STB：3.4～17.1 μmol/L。

CB：0～6.8 μmol/L。

UCB：1.7～10.2 μmol/L。

**【临床意义】**

1. 判断黄疸程度　STB 在 17.1～34.2 μmol/L 为隐性黄疸；34.2～171 μmol/L 为轻度黄疸；171～342 μmol/L 为中度黄疸；>342 μmol/L 为重度黄疸。

2. 判断黄疸类型　①溶血性黄疸：STB 和 UCB 升高，CB/STB < 0.2，STB <85.5 μmol/L；②肝细胞性黄疸：STB、CB 和 UCB 均升高，CB/STB 0.2～0.5，STB 在 17.1～171 μmol/L；③胆汁淤积性黄疸：STB 和 CB 升高，CB/STB > 0.5，STB >171 μmol/L。

**(二)尿胆红素检测**

**【参考值】**

正常为阴性反应。

**【临床意义】**

尿胆红素阳性反应,表示血中结合胆红素增高,见于胆汁淤积性黄疸和肝细胞性黄疸;溶血性黄疸为阴性反应。

**(三)尿胆原检测**

**【参考值】**

正常为阴性或弱阳性反应。

**【临床意义】**

1. 尿胆原增多　见于溶血性黄疸、肝细胞性黄疸。
2. 尿胆原减少或缺失　见于胆汁淤积性黄疸。

**(四)胆汁酸代谢功能检测**

肝以胆固醇为原料合成的胆汁酸,称为初级胆汁酸,包括胆酸及鹅脱氧胆酸。初级胆汁酸随胆汁进入肠道后经细菌作用转变为脱氧胆酸及石胆酸,称为次级胆汁酸。初级胆汁酸和次级胆汁酸合称总胆汁酸(total bile acid,TBA),各种胆汁酸平均有95%被小肠重吸收,经门静脉入肝。在肝细胞内游离胆汁酸转变为结合胆汁酸再随着胆汁进入肠道,形成"胆汁酸的肠肝循环"。胆汁酸的合成、分泌、转化及重吸收与肝、胆、肠有密切关系。胆汁酸测定对肝胆系统疾病诊断的特异性和灵敏度高于其他指标。

**【参考值】**

TBA:0~10 μmol/L。

**【临床意义】**

TBA增高见于:①肝脏疾病,急性肝炎、慢性肝炎、肝硬化、肝癌;②胆道梗阻,胆石症和胆道肿瘤;③门体分流,肠道中次级胆汁酸直接进入体循环;④进餐后一过性增高为生理现象。

## 四、血清酶检测

肝是人体含酶最丰富的器官,有数百种之多,而常用于临床诊断的不过十余种。有些酶存在于肝细胞内,当肝损伤时这些酶释放入血,使血清中这些酶含量增加。有些酶与肝纤维组织增生有关,当肝纤维化时血清中这些酶活性升高。因此,血清酶的测定对肝脏疾病诊断、鉴别诊断、疗效判定和预后评估都有很大意义。

**(一)血清氨基转移酶检测**

用于肝功能检查的氨基转移酶主要是丙氨酸氨基转移酶(alanince aminotransferase,ALT)和天冬氨酸氨基转移酶(aspartate aminotransferase,AST),ALT主要存在于肝、骨骼肌、肾脏中,AST主要存在于心肌、肝细胞、骨骼肌中,正常时血清

笔记栏

含量很低。当肝细胞受损时,肝细胞膜通透性增加,胞浆内的 ALT 和 AST 释放入血。因此血清转氨酶活性是反映肝细胞受损的灵敏指标。ALT 较 AST 更敏感,对肝病的早期诊断很有价值。

【参考值】

连续监测法（37 ℃）。

ALT:5 ~40 U/L。

AST:8 ~40 U/L。

ALT/AST≤1.15。

【临床意义】

1. 急性病毒性肝炎　ALT 与 AST 均显著增高,可达正常上限的 20 ~50 倍,以 ALT 增高更明显,ALT/AST>1,是诊断急性病毒性肝炎的重要依据。在肝炎病毒感染后 1 ~2 周,转氨酶达到高峰,随病情好转转氨酶会逐渐下降。如转氨酶活性不能降至正常或反复波动,提示病变仍在进行或呈慢性倾向。

2. 重症肝炎或亚急性肝炎　病程初期 ALT 升高明显,如在症状恶化时酶活性反而下降,黄疸进行性加深,称为“胆酶分离”现象,提示肝细胞严重坏死,预后不良。

3. 慢性病毒性肝炎　ALT 与 AST 轻度升高, AST 升高较 ALT 显著,即 ALT/AST<1,提示慢性肝炎进入活动期可能。

4. 肝硬化　转氨酶活性取决于肝细胞进行性坏死程度。肝硬化代偿期 ALT 正常,活动期转氨酶轻中度升高,ALT/AST<1。

5. 肝癌、酒精性肝病、脂肪肝、药物性肝病　转氨酶轻度升高或正常,ALT/AST<1。

6. 急性心肌梗死　AST 明显升高,ALT/AST<1。

### (二) 血清碱性磷酸酶检测

血清中的碱性磷酸酶(alkaline phosphatase,ALP)主要来自肝、毛细胆管和骨骼,经胆汁排入小肠,当胆道阻塞,毛细胆管内压力增高,可大量合成 ALP。

【参考值】

连续监测法:成人 40 ~150 U/L。

【临床意义】

1. 肝胆系统疾病　各种肝内外胆管阻塞性疾病,ALP 明显增高,且与血清升高相平行。如胰头癌、胆道结石、肝内胆汁淤积等。

2. 黄疸的鉴别　①肝细胞性黄疸胆红素中度增高,ALP 正常或稍高,转氨酶很高;②胆汁淤积性黄疸胆红素和 ALP 明显增高,转氨酶仅轻度增高;③肝内局限性阻塞(肝癌、肝脓肿)ALP 明显增高,转氨酶无明显增高,胆红素多正常。

3. 骨骼疾病　纤维性骨炎、佝偻病、成骨细胞瘤等 ALP 增高。

### (三) 血清 γ-谷氨酰转移酶检测

血清中 γ-谷氨酰转移酶(γ-glutamyl transpeptidase,γ-GT)主要来自肝胆系统,当肝内合成亢进或胆汁排出受阻时,血清中 γ-GT 增高。因此常用作肝癌和胆汁淤积的诊断。

【参考值】

0～3 U/L(速率法,37 ℃)。

【临床意义】

1. 原发性和继发性肝癌　当γ-GT>350 U/L时应考虑肝癌,阳性率达90%。

2. 阻塞性黄疸　γ-GT明显增高,但不能鉴别是肝内或肝外阻塞。

3. 急慢性肝炎、肝硬化　急性肝炎时,γ-GT呈中等度增高,恢复期可下降;慢性肝炎、肝硬化的非活动期,酶活性正常;如γ-GT持续增高,提示病变活动或病情恶化。

**(四)血清单胺氧化酶检测**

单胺氧化酶(monoamine oxidase,MAO)来源于肝、肾、胰、心脏,大部分存在于肝细胞的线粒体内,能促进结缔组织的形成,血清MAO活性与体内结缔组织增生成正比。

【参考值】

0～3 U(速率法,37 ℃)。

【临床意义】

1. 肝硬化　80%以上患者增高,且增高程度与组织纤维化程度成正比。

2. 慢性肝炎　轻度慢性肝炎MAO大多正常;中、重度慢性肝炎有半数患者血中MAO增高,表明有肝细胞坏死和纤维化形成。

3. 急性肝炎　MAO大多正常。

4. 肝外疾病　慢性心力衰竭、糖尿病、甲亢等也可使MAO增高。

## 第二节　肝病实验室检测项目的选择与应用

由于肝功能复杂,肝脏疾病种类繁多,加上肝外因素的影响,目前尚缺乏一种能够完整和特异性地反映肝功能的检查方法,因此临床医生有必要充分了解肝病各项实验室常用检测项目的特点,根据患者的临床症状和体征,运用科学的临床思维去优化组合检查项目,必要时可选择肝影像学检查、肝炎病毒标志物、肝癌标志物(甲胎蛋白)等检测技术,对肝功能做出全面正确的评价。①健康体检时,可选择ALT、ALP、肝炎病毒标志物。必要时查血清蛋白电泳及A/G比值测定。②怀疑为无黄疸肝炎时,急性者可查ALT、前白蛋白、胆汁酸、尿胆原及肝炎病毒标志物。慢性者可查AST、ALT、ALP、γ-GT、STP、A/G比值及血清蛋白电泳。③对黄疸患者的诊断与鉴别诊断时,应查TB、CB、UCB、尿胆原与尿胆红素、ALP、γ-GT、胆汁酸。④怀疑为原发性肝癌时,应查ALT、AST、γ-GT、ALP、甲胎蛋白。⑤怀疑肝纤维化或肝硬化时,应查MAO、ALT、AST、TB、A/G及蛋白电泳。⑥疗效判断及病情随访,急性肝炎可随访ALT、AST、前白蛋白、TB、CB、UCB、尿胆原及尿胆红素。慢性肝炎可随访ALT、AST、MAO、TB、CB、STP、A/G比值及蛋白电泳等。原发性肝癌应随访甲胎蛋白、γ-GT、ALP。

(南阳医学高等专科学校　艾　娟)

笔记栏

## 问题分析与能力提升

患者，男，29岁，干部。因“发热、乏力、食欲减退伴右上腹隐痛1周”入院。查体：T 38.5 ℃，P 90次/min，R 24次/min，BP 112/70 mmHg。一般情况尚好，皮肤、巩膜黄染。心肺检查无明显异常。腹软，肝肋下2.5 cm，质韧，触痛(+)，余未见异常。肝功能检查结果：STP 70 g/L，A 50 g/L，G 20 g/L，ALT 410 U/L，AST 180 U/L，ALP 210 U/L，CB 78 μmol/L，UCB 26 μmol/L。AFP 20 μg/L（参考范围<25 μg/L）。尿常规结果：尿胆红素(+)，尿胆原(+)。

请问：①该患者有哪些异常体征？②实验室检查结果有哪些异常？③应进一步做哪些检查？④初步诊断是什么？

## 同步练习题（选择题）

1. 急性肝损伤时以下列哪项升高为主 （  ）

A. ALT　　B. γ-GT

C. ALP　　D. MAO

E. LDH

2. 提示溶血性黄疸的是 （  ）

A. STB、CB、UCB升高　　B. STB、CB升高

C. STB、UCB升高　　D. 尿胆红素升高

E. 尿胆原减少

# 第十六章
# 临床常用血液生物化学检测

临床生物化学检查是实验诊断的重要组成部分,其检查的主要内容包括测定血清电解质、蛋白质、糖、脂肪、酶、激素等,为健康体检、疾病诊断、病情观察、预后判断和指导治疗提供依据。近年来,生物化学检测项目不断拓展,检测技术不断改进,检测项目组合不断完善,提高了检测速度和结果的准确性。

## 第一节　血糖及代谢产物的检测

血糖是指血液中所含的葡萄糖。食物中的糖类被消化后主要以葡萄糖的形式在小肠吸收,经门静脉入肝,肝是调节糖代谢的主要器官。正常情况下,体内糖的分解与合成保持动态平衡,故血糖浓度相对稳定。体内的降糖激素有胰岛素,升糖激素有胰高血糖素、生长素、肾上腺皮质激素、甲状腺素。检测血糖对于判断糖代谢的情况,诊断与糖代谢紊乱相关的疾病有重要价值,是糖尿病诊疗及病情监测的常规项目。

### (一)空腹葡萄糖检测

空腹血糖(fasting blood glucose,FBG)检测至少需要空腹 8 h 后抽取静脉血。主要用于糖尿病筛查、糖尿病治疗病情监测以及低血糖的检测。同时也可评价肝脏疾病、胰腺炎、肢端肥大症、垂体病变的糖类代谢情况。

**【参考值】**

葡萄糖氧化酶法:3.9 ~6.1 mmol/L。

**【临床意义】**

1. FBG 增高　FBG(葡萄糖氧化酶法)6.2 ~ 6.9 mmol/L称为空腹血糖过高或空腹血糖受损(impaired fasting glucose,IFG),FBG>7.0 mmol/L 称为高血糖症。根据 FBG 水平将高血糖症分为 3 度:轻度增高 7.0 ~ 8.4 mmol/L,中度增高 8.4 ~ 10.1 mmol/L,重度增高超过 10.1 mmol/L。当血糖超过肾阈值(9 mmol/L)时即可出现糖尿。FBG 增高见于以下情况。①糖尿病:包括 1 型和 2 型糖尿病。②内分泌疾病:如甲状腺功能亢进、巨人症、肢端肥大症、皮质醇增多症、嗜铬细胞瘤、胰高血糖素病等。③应激性高血糖:如颅脑损伤、脑出血、心肌梗死等。④其他因素:如脱水、妊娠呕吐、麻醉、缺氧、窒息、口服避孕药等。⑤生理性因素:如高糖饮食过多、精神紧张、剧

笔记栏

烈运动等。

2. 降低　FBG<3.9 mmol/L 称为血糖降低；FBG<2.8 mmol/L 称为低血糖症。FBG 降低主要见于以下几点。①胰岛素过多：胰岛素用量过多、胰岛 B 细胞瘤、口服降糖药过量、胰腺腺瘤等。②缺乏抗胰岛素激素：见于肾上腺皮质激素、生长素减少。③肝糖原储存缺乏性疾病：见于重型肝炎、肝硬化、肝肿瘤等。④其他：急性酒精中毒、饥饿、长期营养不良等。

**（二）口服葡萄糖耐量试验**

口服葡萄糖耐量试验（oral glucose tolerance test，OGTT）目前采用 WHO 推荐的 75 g葡萄糖标准 OGTT。正常人服用葡萄糖后，血糖略有升高，且可在 2 h 内降至空腹水平，此现象称为耐糖现象。当糖代谢紊乱时，服葡萄糖后血糖急剧升高，2～3 h 不能恢复至服糖前水平称为糖耐量异常。临床上对糖尿病症状不明显或 FBG 升高不明显的患者，用 OGTT 来明确诊断。

**【参考值】**

FBG≤6.1 mmol/L，口服 75 g 葡萄糖后血糖上升，1 h 血糖峰值<11.1 mmol/L；2 h 血糖<7.8 mmol/L，3 h 可恢复至空腹血糖水平，血糖各检测时间点的尿糖试验均为阴性。

**【临床意义】**

1. 糖耐量正常标准　FBG≤6.1 mmol/L，OGTT 2 h 血糖<7.8 mmol/L。

2. 糖尿病诊断标准　具备以下条件之一即可诊断为糖尿病：①具有糖尿病症状，FBG≥7.0 mmol/L；②OGTT 2 h 血糖≥11.1 mmol/L；③具有糖尿病症状，随机血糖≥11.1 mmol/L，且伴尿糖阳性。临床症状不典型者，需要另一天重复检测确诊，但一般不主张做第 3 次 OGTT。

3. 糖耐量减低　FBG<7.0 mmol/L，OGTT 2 h 血糖在 7.8～11.1 mmol/L 之间。见于甲亢、垂体功能亢进、皮质醇增多症、胰腺炎、胰腺癌、严重肝病等。

4. 糖耐量增高　FBG 正常，服糖后血糖无明显上升，耐量曲线平坦。多见于甲状腺功能减退、肾上腺皮质功能减退、垂体功能减退。

**（三）糖化血红蛋白检测**

糖化血红蛋白（glycosylated，GHb）是在红细胞生存期间，血红蛋白 A（HbA）与葡萄糖缓慢、连续的非酶促反应的产物，其生成量与血糖浓度成正比。由于糖化过程非常缓慢，一旦生成不再解离，且不受血糖暂时性升高的影响，因此 GHb 在血糖和尿糖波动较大时有特殊诊断价值。并且由于红细胞的寿命为 120 d，GHb 的代谢周期与红细胞的寿命基本一致，故 GHb 水平可以反映近 2～3 个月的平均血糖水平。糖尿病控制良好者 2～3 个月检查 1 次，控制欠佳者 1 个月检查 1 次。GHb 又分为 HbA1a、HbA1b、HbA1c，其中 HbA1c 的含量占 60%～80%，因此，HbA1c 临床最常检测的部分。

**【参考值】**

HbA1c：4%～6%，HbA1 5%～8%。

**【临床意义】**

1. 评价糖尿病控制程度　HbA1c 增高提示近 2～3 个月来糖尿病控制不良，

笔记栏

HbA1c 愈高,血糖水平愈高,病情愈重。故 HbA1c 可作为糖尿病长期控制的良好观察指标。

2. 筛检糖尿病　HbA1c<8%,可排除糖尿病;HbA1c>9%,预测糖尿病的准确性为 78%,灵敏度为 68%,特异性为 94%;HbA1c>10%,预测糖尿病的准确性为 89%,灵敏度为 48%,特异性为 99%。

3. 预测血管并发症　由于 HbA1c 与氧的亲和力强,可导致组织缺氧,故长期 HbA1c增高,可引起组织缺氧而发生血管并发症。HbA1c>10%,提示并发症严重,预后较差。

**(四)血清胰岛素检测及胰岛素释放试验**

胰岛素是胰岛 B 细胞分泌的具有促进合成代谢、降低血糖浓度的多肽类激素。糖尿病时,由于胰岛 B 细胞功能障碍或胰岛素抵抗,而出现血糖增高和胰岛素水平降低。在进行 OGTT 的同时,分别于空腹和口服葡萄糖后 30 min、1 h、2 h、3 h 检测血清胰岛素浓度的变化,称为胰岛素释放试验,借以了解胰岛 B 细胞基础功能状态和储备功能状态,间接了解血糖控制情况。

**【参考值】**

1. 空腹胰岛素　10~20 mU/L。

2. 释放试验　口服葡萄糖后胰岛素高峰在 30 min~1 h,峰值为空腹胰岛素的 5~10 倍。2 h 胰岛素<30 mU/L,3 h 后达到空腹水平。

**【临床意义】**

血清胰岛素检测和胰岛素释放试验主要用于糖尿病的分型诊断。1 型糖尿病空腹胰岛素明显降低,口服葡萄糖后释放曲线低平;2 型糖尿病空腹胰岛素可正常、稍高或减低,口服葡萄糖后胰岛素呈延迟释放反应。

**(五)血清 C-肽检测**

胰岛首先分泌无活性的胰岛素原,在蛋白水解酶的作用下分裂成有活性的胰岛素和等分子的无活性的肽类物称 C-肽。1 分子的胰岛素原分解为 1 分子胰岛素和 1 分子 C-肽。C-肽与外源性胰岛素无抗原交叉,且其生成量不受外源性胰岛素的影响,检测 C-肽也不受胰岛素抗体的干扰。因此,检测空腹 C-肽水平、C-肽释放试验可更好地评价胰岛 B 细胞的分泌功能和储备功能。

**【参考值】**

1. 空腹 C-肽　0.3~1.3 nmol/L。

2. C-肽释放试验　口服葡萄糖后 30 min~1 h 出现高峰,其峰值为空腹 C-肽的 5~6 倍。

**【临床意义】**

C-肽检测常用于糖尿病的分型诊断,且 C-肽可以真实地反映实际胰岛素水平,故也可以指导胰岛素用量的调整。

1. C-肽水平增高　见于胰岛 B 细胞瘤(空腹 C-肽增高、C-肽释放试验呈高水平曲线)、肝硬化(空腹 C-肽增高,C-肽/胰岛素比值降低)。

2. C-肽水平减低　①空腹血清 C-肽降低:见于 1 型糖尿病。②C-肽释放试验:

笔记栏

口服葡萄糖后 1 h 血清 C-肽水平降低，提示胰岛 B 细胞储备功能不足，释放曲线低平提示 1 型糖尿病，释放延迟或呈较低水平见于 2 型糖尿病。③C-肽水平不升高，而胰岛素增高，常提示胰岛素用量过大等。

## 第二节　血脂检测

### 一、血清脂质检测

血清脂质简称血脂，包括游离胆固醇、胆固醇酯、三酰甘油、磷脂和游离脂肪酸等。脂质不溶水，必须和载脂蛋白结合成脂蛋白才能在血液中存在、转运和代谢。血脂含量受饮食影响明显，故检测血脂时需空腹 12～14 h 后采血送检。

#### （一）总胆固醇检测

总胆固醇（total cholesterol，TC）包括游离胆固醇和胆固醇酯，其中 70% 是胆固醇酯，30% 是游离胆固醇。胆固醇是脂质的重要组成部分，人体含胆固醇约 140 g，分布于全身各种组织中。血液中的胆固醇 10%～20% 来源于食物，其余由肝和肾上腺等组织自身合成，胆固醇主要经胆汁随粪便排出体外。胆固醇是构成细胞膜的主要成分之一，也是合成胆汁酸、肾上腺皮质激素、维生素 D、性激素等的重要原料。正常人血胆固醇随年龄的增长而增加。TC 的检测用于诊断高脂血症、早期识别动脉粥样硬化的危险性、指导降脂药物的使用。

**【参考值】**

1. 理想水平　3.36～5.18 mmol/L。
2. 合适水平　<5.20 mmol/L。
3. 边缘水平　5.23～5.69 mmol/L。
4. 升高　>5.72 mmol/L。

**【临床意义】**

1. TC 增高　见于高脂血症、冠状动脉粥样硬化症、重症糖尿病、肾病综合征、胆总管阻塞、甲状腺功能减退、长期高脂饮食、精神紧张、血液浓缩、妊娠期妇女、长期用某些药物（糖皮质激素、口服避孕药、β 受体阻滞剂）等。
2. TC 降低　见于严重肝病（肝硬化、急性重型肝炎等）、严重贫血（缺铁性贫血、溶血性贫血、再生障碍性贫血等）、营养不良和甲状腺功能亢进症等。

#### （二）三酰甘油检测

三酰甘油（triglyceride，TG）是甘油和三个脂肪酸所形成的酯，由肝、脂肪组织、小肠合成，主要存在于 β-脂蛋白和乳糜微粒中。正常人空腹时三酰甘油占总脂的 1/4，可为细胞提供能量和储存能量。三酰甘油也是动脉粥样硬化的重要因素之一，对冠心病有较大的诊断意义，心肌梗死时三酰甘油增加明显。TG 的检测用于诊断高脂血症，早期识别动脉粥样硬化的危险性，指导降脂药物的使用。

**【参考值】**

0.56～1.70 mmol/L。

**【临床意义】**

1. TG 增高　见于原发性高脂血症、动脉粥样硬化症、冠心病、肥胖症、糖尿病、阻塞性黄疸、脂肪肝、肾病综合征、高脂饮食、妊娠、酗酒等。

2. TG 降低　见于甲状腺功能减退、重症肝病、肠吸收不良等。

## 二、血清脂蛋白检测

脂蛋白是血脂在血液中存在、转运及代谢的形式。由于其含有的蛋白质和脂质成分不同，其性质也不相同。超高速离心法根据密度不同将脂蛋白分为乳糜微粒（chylomicron, CM）、极低密度脂蛋白（very low density lipoprotein, VLDL）、低密度脂蛋白（low density lipoprotein, LDL）、高密度脂蛋白（high density lipoprotein, HDL）。CM 和 VLDL 主要运转三酰甘油，HDL 和 LDL 主要运转胆固醇。

### （一）高密度脂蛋白检测

高密度脂蛋白（HDL）主要由肝和小肠合成，它的主要功能是运输肝以外的胆固醇至肝处理，可将泡沫细胞中的胆固醇带出来运给肝进行分解代谢，所以 HDL 具有防止动脉粥样硬化的作用，对冠状动脉有保护作用。

**【参考值】**

1. 理想水平：1.03 ~ 2.07 mmol/L。

合适水平：>1.04 mmol/L。

降低：≤0.91 mmol/L。

2. 电泳法：30% ~ 40%。

**【临床意义】**

1. HDL 增高　HDL 水平与动脉管腔狭窄程度及冠心病发病率呈负相关。绝经前妇女 HDL 水平较高，其冠心病的发病率较绝经后低。HDL 增高还见于慢性肝炎、原发性胆汁性肝硬化等。

2. HDL 降低　常见于动脉粥样硬化、糖尿病、肾病综合征、肥胖、吸烟和使用某些药物（雄激素、噻嗪类利尿剂、普萘洛尔）等。

### （二）低密度脂蛋白检测

低密度脂蛋白（LDL）是血清中携带胆固醇的主要颗粒，LDL 向组织和细胞运送胆固醇，运转过程中 LDL 可透过血管内皮进入血管壁，直接促使动脉粥样硬化的发生。临床将 LDL 作为动脉粥样硬化的风险指标之一。①理想水平：2.07 ~ 3.12 mmol/L。②合适水平：< 3.40 mmol/L。③边缘升高：3.40 ~ 4.09 mmol/L。④增高：≥4.10 mmol/L。

## 三、血清载脂蛋白检测

脂蛋白中的蛋白部分称为载脂蛋白（apolipoprotein, Apo）。肝是合成各种 Apo 的主要场所。Apo 一般分为 Apo A、Apo B、Apo C、Apo E 和 Apo(a)，每类中又分有若干亚型。Apo 在脂蛋白代谢中具有重要的生理功能，可构成脂蛋白并稳定其结构，激活或抑制脂蛋白代谢的有关酶活性，参与脂蛋白与细胞表面受体结合及其代谢过程。

笔记栏

### (一)载脂蛋白A检测

载脂蛋白A(ApoA)是HDL的主要结构蛋白,可将组织内多余的胆固醇酯转运至肝处理,因此具有清除组织中的脂质和抗动脉粥样硬化的作用。ApoA又分ApoAⅠ和ApoAⅡ,其中ApoAⅠ的意义最明确,且其在组织中的浓度最高,因此,ApoAⅠ为临床常用的检测指标。

【参考值】

男性:(1.42±0.17)g/L。

女性:(1.45±0.14)g/L。

【临床意义】

1. ApoAⅠ增高　ApoAⅠ水平与冠心病发病率呈负相关,是诊断冠心病的一种较灵敏指标。与HDL一样可以预测和评价冠心病危险性,但ApoAⅠ较HDL更精确,更能反映脂蛋白状态。

2. ApoAⅠ减低　常见于:①家族性ApoAⅠ缺乏症、家族性低HDL血症等;②急性心肌梗死、糖尿病、慢性肝病、肾病综合征和脑血管病等。

### (二)载脂蛋白B检测

载脂蛋白B(ApoB)是LDL的主要结构蛋白,90%以上的ApoB存在于LDL中。ApoB具有调节LDL受体作用。ApoB主要作用成分是ApoB-100,故ApoB-100是临床ApoB的主要检测指标。

【参考值】

男性:(1.01±0.21)g/L。

女性:(1.07±0.23)g/L。

【临床意义】

1. ApoB增高　①用于评价冠心病的危险性和降脂治疗效果等,与动脉粥样硬化、冠心病的发生率呈正相关,且其诊断灵敏度优于LDL和TC;②糖尿病、甲状腺功能减退症、肾病综合征和肾功能衰竭等ApoB也增高。

2. ApoB减低　见于低β-脂蛋白血症、ApoB缺乏症、恶性肿瘤、甲状腺功能亢进症、营养不良等。

### (三)ApoAⅠ/ApoB比值

由于病理情况下的胆固醇含量可发生变化,因而HDL和LDL不能代替ApoAⅠ和ApoB。因此,ApoAⅠ/ApoB比值可作为判断动脉粥样硬化的灵敏指标。

【参考值】

1~2。

【临床意义】

动脉粥样硬化、冠心病、糖尿病、高脂血症、肥胖症等ApoAⅠ/ApoB降低。ApoAⅠ/ApoB<1对诊断冠心病的危险性较血清TC、TG、HDL、LDL更有价值,其灵敏度为87%,特异性为80%。

# 第三节　血清电解质检测

血清电解质在维持酸碱平衡、渗透压平衡、水平衡、神经和肌肉组织的正常应激性以及酶的催化作用等方面起着重要作用。临床实验室主要检测血钾、血钠、血钙、血氯和血磷。

## 一、血钾检测

人体内的钾绝大部分通过食物摄入，由肠道吸收入血，吸收入血的钾90%由肾排出。钾离子98%存在于细胞内，细胞内外的钾离子不断进行交换，维持平衡。血钾对调节血浆渗透压，水、电解质和酸碱平衡，维持神经肌肉应激性，维持心肌细胞兴奋性都有重要意义。

**【参考值】**

3.5～5.5 mmol/L。

**【临床意义】**

1. 血钾增高　血钾>5.5 mmol/L称为高钾血症。常见原因有以下几点。①摄入过多：补钾过快、过多或输入大量的库存血液。②排出减少：肾衰竭的少尿期及无尿期、肾上腺皮质功能减退、长期大量使用保钾利尿剂等。③细胞内钾大量释出：严重溶血、大面积烧伤、肌肉损伤、挤压综合征、中毒、化疗、休克时以及呼吸障碍引起缺氧和酸中毒时，大量的钾离子从细胞内释出。

2. 血钾降低　血钾<3.5 mmol/L称为低钾血症。常见原因有以下几点。①摄入不足：营养不良、长期无钾饮食、大量无钾输液、胃肠道功能紊乱等。②丢失过多：频繁呕吐、胃肠引流、长期腹泻、长期使用排钾利尿剂、肾上腺皮质功能亢进等。③分布异常：应用大剂量胰岛素、低钾周期性瘫痪、碱中毒时细胞外液的钾向细胞内转移等。

## 二、血钠检测

人体内的钠主要来自食物中的钠盐，经肠道吸收入血。钠离子是细胞外液中含量最多的阳离子，血清钠多以氯化钠的形式存在，对维持机体渗透压和酸碱平衡、保持细胞外液容量、维持肌肉和神经应激性具有重要作用。钠离子约95%经肾排出体外。

**【参考值】**

135～145 mmol/L。

**【临床意义】**

1. 血钠增高　血钠>145 mmol/L，并伴有血液渗透压过高者称为高钠血症，临床较少见。主要发生于以下几点。①摄入过多：如摄入食盐过多、应用高渗盐水过多等。②单纯性脱水：如大汗、利尿剂、高热、排尿过多等。③重吸收增加：肾上腺皮质激素的长期应用使肾小管对钠的重吸收增加等。

2. 血钠减低　血钠<135 mmol/L称为低钠血症，主要见于以下几点。①摄入不

笔记栏

足:见于长期低盐饮食、营养不良、饥饿、不当输液等。②胃肠道失钠失水:呕吐、腹泻、持续吸引使消化液过多丧失等。③肾失钠失水:见于肾小管病变使钠重吸收障碍;反复使用利尿剂使钠大量丢失;肾上腺功能不全(如醛固酮减少),钠重吸收减少;糖尿病酮症酸中毒,高渗葡萄糖在肾小管中渗透性利尿,造成大量钠从尿排出等。④局部失钠失水:见于大面积烧伤使血浆大量外渗;大量腹水引流、大量出汗只补水不补钠等。⑤细胞代谢障碍:细胞内钾释放出细胞外,细胞外的钠进入细胞内。

## 三、血钙检测

食物中的钙主要在小肠上段吸收。钙大部分通过粪便排出,小部分通过尿液排出体外。人体内99%以磷酸钙或碳酸钙的形式存在于骨骼,血液中的钙含量仅占人体钙含量的1%。血液总钙包括蛋白结合钙、复合钙(与阴离子结合的钙)和离子钙。钙的吸收受维生素D及甲状旁腺激素的影响。钙离子的生理功能主要有:①降低神经肌肉的兴奋性,血清钙增高则兴奋性减弱;②维持心肌的兴奋性及其传导性;③参与肌肉收缩及神经传导;④参与凝血过程,是凝血过程的必需物质;⑤激活酯酶及三磷酸腺苷(ATP)。

**【参考值】**

总钙:2.25~2.58 mmol/L。

离子钙:1.10~1.34 mmol/L。

**【临床意义】**

1. 血钙增高　血钙>2.58 mmol/L称为高钙血症。见于以下几点。①摄入过多:静脉输入或饮食摄入钙过多。②甲状旁腺功能亢进:可促进骨盐溶解入血,同时促进肾小管对钙的重吸收。③服用过量的维生素D或肠道、肾小管吸收钙增加。④骨病:多发性骨髓瘤、转移性骨癌、变形性骨炎、骨折等可使骨溶解增加。⑤肿瘤:肺癌、肾癌分泌前列腺素$E_2$、急性白血病、多发性骨髓瘤分泌破骨细胞刺激因子,均可使血钙升高。

2. 血钙减低　血钙<2.25 mmol/L称为低钙血症,见于以下几点。①摄入不足、吸收不良或需求增加:营养不良、长期低钙饮食可使钙摄入不足;维生素D缺乏、慢性腹泻、甲状旁腺功能减退、阻塞性黄疸等使钙吸收不良;妊娠后期和哺乳期妇女对钙需求量增加,低钙可引起手足搐搦症。②肾脏疾病:急慢性肾衰竭、肾性佝偻病、肾小管性酸中毒、肾病综合征等。③坏死性胰腺炎:血钙与游离脂肪酸结合形成皂化物,同时可继发高降钙素血症使血钙浓度降低。

## 四、血氯检测

氯是血浆内的主要阴离子。血氯的变化常与血钠的变化平行。氯具有调节机体酸碱平衡、渗透压及水和电解质平衡、参与胃酸生成的作用。

**【参考值】**

90~105 mmol/L。

**【临床意义】**

1. 血氯增高　血氯>105 mmol/L称高氯血症。见于食入或静脉补充大量的

笔记栏

NaCl、脱水、肾上腺皮质功能亢进、呼吸性碱中毒、血浆蛋白质减少时血氯增加，以补充血浆阴离子等。

2. 血氯降低　血氯<95 mmol/L 称低氯血症。见于摄入不足、丢失过多、摄入的水过多、肾上腺皮质功能减退及呼吸性酸中毒时血中的 $HCO_3^-$ 增高使氯的重吸收减少等。

### 五、血磷检测

人体中70%～80%的磷以磷酸钙的形式沉积于骨骼中，只有少部分存在于体液中。血液中的磷有无机磷和有机磷两种形式。血磷水平受年龄和季节影响，新生儿与儿童的生长激素水平较高，故血清磷水平较高。另外，夏季紫外线的影响，血清磷的含量也较冬季为高。血磷与血钙有一定的浓度关系，即正常人的钙、磷浓度乘积为36～40。磷的生理功能主要有参与糖、脂质及氨基酸的代谢，参与骨骼及牙齿的组成，构成能量转运物质。临床所检测的磷为无机磷。

**【参考值】**

0.97～1.61 mmol/L。

**【临床意义】**

1. 血磷增高　原发性或继发性甲状旁腺功能减退症、肾功能不全等所致的磷酸盐排出障碍、摄入过多的维生素D、多发性骨髓瘤、骨折愈合期等。

2. 血磷降低　摄入不足或吸收障碍、维生素D缺乏、甲状旁腺功能亢进症、佝偻病等。

## 第四节　血清铁及其代谢产物检测

铁是人体必需的微量元素，它参与氧的转运，在生物氧化过程中起重要作用。成人体内铁总量为3～4 g，其中60%～70%存在于血红蛋白，20%～30%以铁蛋白或含铁血黄素的形式储存于肝、脾和骨髓。血清中的铁有1/3与转铁蛋白结合，进行铁的转运。

### 一、血清铁检测

血清铁指的是血清中与转铁蛋白结合的铁，它受血清中铁的含量以及转铁蛋白含量的影响。血清铁属于铁运转池中的一部分，总处于铁交换的动态平衡中，故不能真正代表体内储存铁量。

**【参考值】**

男性：11～30 μmol/L。

女性：9～27 μmol/L。

儿童：9.0～22.0 μmol/L。

**【临床意义】**

1. 增高　①利用障碍：如再生障碍性贫血、铅中毒等。②释放增多：溶血性贫血、

笔记栏

急性肝炎等。③摄入过多:铁剂治疗过量时。④铁蛋白增多:白血病、反复输血等。

2. 减低　①摄入不足:长期缺铁饮食、肠道吸收不良。②机体需铁量增加:如生长发育期的婴幼儿、青少年、生育期、妊娠期及哺乳期的妇女等。③慢性失血:月经过多、消化性溃疡、恶性肿瘤、慢性炎症等。④缺铁性贫血:血清铁降低是缺铁性贫血的早期诊断指标之一。

## 二、血清转铁蛋白检测

转铁蛋白是血浆一种能与 $Fe^{3+}$ 结合的球蛋白,它在肝合成,主要作用是转运铁。

【参考值】

28.6 ~51.9 μmol/L(2.5 ~4.3 g/L)。

【临床意义】

1. 增高　常见于缺铁性贫血。

2. 降低　常见于再生障碍性贫血、营养不良、重度烧伤、急性肝炎、慢性肝损伤、遗传性转铁蛋白缺乏症等。

## 三、血清总铁结合力检测

正常情况下,血清中只有 1/3 的转铁蛋白与铁结合为血清铁,2/3 未能与铁结合,称为末饱和铁结合力。每升血清中的转铁蛋白所能结合的最大铁量称为总铁结合力。是血清铁与末饱和铁结合力之和,实质上是测定转铁蛋白的量。

【参考值】

男性:50 ~77 μmol/L。

女性:54 ~77 μmol/L。

【临床意义】

1. 增高　见于缺铁性贫血、急性肝炎、亚急性重型肝炎等。

2. 降低　见于肝硬化、慢性肝损伤、肾病综合征、消化性溃疡等。

## 四、血清转铁蛋白饱和度检测

血清转铁蛋白饱和度是指血清铁占总铁结合力的百分率,可以反映达到饱和铁结合力的转铁蛋白所结合的铁量。

【参考值】

33% ~55%。

【临床意义】

1. 增高　见于再生障碍性贫血、铁粒幼贫血、血色病(转铁蛋白饱和度>70% 为诊断的可靠指标)。

2. 降低　常见于缺铁性贫血。

### 五、血清铁蛋白检测

铁蛋白是去铁蛋白和铁核心 $Fe^{3+}$ 形成的复合物，它是铁的储存形式，其含量变化可作为判断是否缺铁或铁负荷过量的指标。

**【参考值】**

男性：15～200 μg/L。

女性：12～150 μg/L。

**【临床意义】**

1. 增高　见于炎症、肿瘤、白血病、甲状腺功能亢进症等使铁蛋白合成增加及溶血性贫血、再生障碍性贫血、肝坏死等。

2. 降低　见于缺铁性贫血、大量失血、长期腹泻、营养不良等。

## 第五节　心肌酶和心肌蛋白检测

心肌细胞受损时生化指标变化较多，但是对临床诊断最有意义的生化指标应具有高度的心肌特异性、检测方法简便快速，并且在心肌损伤后增高迅速，持续时间较长。目前应用价值已被临床证实的有心肌酶检测和心肌蛋白检测。

### 一、心肌酶检测

心肌细胞内含有多种酶，当心肌损伤时，心肌酶可释放入血，使血清心肌酶活性增高。

#### （一）肌酸激酶检测

肌酸激酶（creatine kinase，CK）主要存在于骨骼肌、心肌，其次存在于脑组织、平滑肌等细胞中。正常人血清中肌酸激酶含量甚微，当上述组织受到损伤时，肌酸激酶可进入血液，其含量可明显增高。

**【参考值】**

速率法：男性 50～310 U/L，女性 40～200 U/L。

**【临床意义】**

1. 增高　①急性心肌梗死（AMI）：肌酸激酶是 AMI 早期诊断较敏感的指标之一。AMI 发病后 3～8 h 开始升高，10～36 h 达峰值，3～4 d 恢复正常。在 AMI 的病程中，若 CK 再次升高，提示心肌再次发生梗死。②病毒性心肌炎：病毒性心肌炎时 CK 活性也明显升高。③其他：横纹肌溶解、多发性肌炎、肌内注射某些药物、心脏疾病的检查和治疗（心导管、电复律等）均可引起 CK 活性升高。

2. 降低　长期卧床、甲状腺功能亢进症、激素治疗等 CK 减低。

#### （二）肌酸激酶同工酶检测

肌酸激酶的同工酶分为 CK-MM、CK-BB 和 CK-MB 3 种。CK-MM 主要存在于

笔记栏

骨骼肌和心肌中；CK-BB 主要存在于脑、前列腺、肺和肠中；CK-MB 主要存在于心肌中。正常人血清中以 CK-MM 为主，CK-MB 含量较少，CK-BB 含量极微。分析 CK 的同工酶，有利于对血清 CK 增高进行鉴别诊断。

【参考值】

CK-MM：94% ~96% 。CK-MB：<5% 。CK-BB 极少或无。

【临床意义】

1. CK-MB 增高　①AMI：CK-MB 对 AMI 早期诊断的灵敏度高于 CK，特异性为 92% ~100%；CK-MB 在 AMI 发病后 3 ~8 h 开始升高，9 ~30 h 达高峰，48 ~72 h 恢复正常；CK-MB 持续维持在高水平，意味着心肌坏死持续性进行；若 CK-MB 恢复正常后再次升高，提示原梗死部位面积增大或出现新的梗死。②其他的心肌损伤：心绞痛、心包炎、慢性心房颤动、安装心脏起搏器、冠状动脉造影、心脏手术等也可使 CK-MB 升高。③肌病和肌萎缩：肌营养不良、挤压综合征、多发性肌炎时，CK-MB 水平也可增高，但 CK-MB/CK 常<6% 。

2. CK-BB 增高　①神经系统疾病：脑梗死、脑出血、脑外伤、脑膜炎。②恶性肿瘤：如肺、胆囊、肠、前列腺等部位的肿瘤可使 CK-BB 含量增高。

3. CK-MM 增高　与 CK 总活性增高临床意义相似。

### （三）乳酸脱氢酶检测

乳酸脱氢酶（lactic acid dehydrogenase，LDH）是一种糖酵解酶，大量存在于心肌、骨骼肌、肾，少量存在于肝、胰、脾、肺、肿瘤等组织，红细胞内乳酸脱氢酶含量极为丰富。当上述组织损伤时乳酸脱氢酶可进入血液，使血中的乳酸脱氢酶水平升高。

【参考值】

连续监测法：104 ~245 U/L；速率法：95 ~200 U/L。

【临床意义】

LDH 增高见于以下几点。①AMI：LDH 在 AMI 发病 8 ~10 h 开始增高，24 ~72 h 达高峰，持续 6 ~10 d，若 LDH 升高后恢复迟缓或病程中第 2 次升高，提示心肌梗死的范围扩大或心肌再次发生梗死。②肝脏疾病：肝炎、肝癌时 LDH 显著升高。③其他疾病：白血病、贫血、淋巴瘤、胰腺炎、骨骼肌损伤、肌营养不良、肺梗死等。

### （四）乳酸脱氢酶同工酶检测

由于 LDH 存在于许多组织中，其特异性较差，故临床上多进一步检测 LDH 的同工酶，来判断病变位置。LDH 根据亚基组合不同形成 5 种同工酶，即 $LDH_1$、$LDH_2$、$LDH_3$、$LDH_4$ 和 $LDH_5$。LDH 同工酶分布存在着明显的组织特异性，不同组织 LDH 同工酶的分布不同。$LDH_1$ 和 $LDH_2$ 主要存在于心肌；$LDH_3$ 主要存在于肺、胰、脾、甲状腺、肾上腺和淋巴结；$LDH_4$ 和 $LDH_5$ 主要存在于骨骼肌和肝中。

【参考值】

$LDH_1$：(32.70±4.60)%；$LDH_2$：(45.10±3.53)%；$LDH_3$：(18.50±2.96)%；$LDH_4$：(2.90±0.89)%；$LDH_5$：(0.85±0.55)%；$LDH_1/LDH_2$：<0.7。

【临床意义】

1. AMI　AMI 发作后 48 h 有 80% 患者 $LDH_1$、$LDH_2$ 均明显升高，且 $LDH_1$ 较 $LDH_2$

升高更明显，$LDH_1/LDH_2>1.0$。

2. 肝胆疾病　病毒性肝炎、肝硬化、原发性肝癌时 $LDH_5$ 增高，$LDH_5$ 的增高是肝细胞坏死的敏感指标，且 $LDH_5>LDH_4$。但胆管梗阻时如未累及肝细胞则 $LDH_4>LDH_5$。

3. 恶性肿瘤　肿瘤细胞坏死可引起血清 LDH 增高，肿瘤增长速度与 LDH 增高程度有相关性。肿瘤扩散到肝时往往有 $LDH_4$ 和 $LDH_5$ 的增高，多数白血病患者 $LDH_3$ 和 $LDH_4$ 明显增高。

4. 恶性贫血　LDH 可以极度增高，$LDH_1>LDH_2$。

## 二、心肌蛋白检测

### （一）心肌肌钙蛋白检测

心肌肌钙蛋白（cardiac troponin，cTn）是心肌肌肉收缩的调节蛋白。cTn 由 3 种亚基组成：心肌肌钙蛋白 T（cTnT）、心肌肌钙蛋白 I（cTnI）和心肌肌钙蛋白 C（cTnC）。目前，用于 AMI 诊断的是 cTnT 和 cTnI。6% ~8% 的 cTnT 分布于心肌细胞胞质中，为游离的胞质蛋白；92% ~95% cTnT 结合于细肌丝中，为结合的结构蛋白。3% 的 cTnI 分布于心肌细胞胞质中，97% 的 cTnI 与心肌结构蛋白结合。当心肌细胞因缺血缺氧等因素遭破坏时，游离型 cTnI、cTnT 可首先迅速从细胞中释放入血，随后结合于心肌结构蛋白中的结合型 cTnI、cTnT 逐渐分解，缓慢释放入循环血中，从而解释了以心肌细胞受损为表现的疾病（如 AMI），cTnI 和 cTnT 在循环血中较早出现并能持续较长时间的原因。cTn 对心肌损伤的诊断特异性优于 CK-MB 和 LD，且持续时间也较 CK-MB 长。

**【参考值】**

cTnT：0.02 ~0.13 μg/L；cTnT>0.5 μg/L 可以诊断 AMI。

**【临床意义】**

1. 诊断 AMI　①cTnT：是诊断 AMI 的确定性标志物。AMI 发病后 3 ~6 h 开始升高，10 ~24 h 达高峰，10 ~ 15 d 恢复正常。其峰值达参考值的 30 ~40 倍。灵敏度 50% ~59%，特异性 74% ~96%。②cTnI：对诊断 AMI 与 cTnT 无显著差异，但比 cTnT 灵敏度低、持续时间短、特异性高。AMI 发病后 3 ~6 h 开始升高，10 ~20 h 达高峰，5 ~7 d 恢复正常。灵敏度 6% ~44%，特异性 93% ~99%。

2. 判断微小心肌损伤　不稳定型心绞痛发生的心肌微小损伤只有 cTnT 检测才能确诊。

3. 其他　①评价 AMI 溶栓治疗效果；②预测血液透析患者心血管事件；③诊断心肌挫伤、甲减患者心肌损伤、药物性心肌损伤等。

### （二）肌红蛋白检测

肌红蛋白（myoglobin，Mb）是一种氧结合血红素蛋白，主要分布于心肌和骨骼肌组织。对诊断 AMI 和骨骼肌损害有一定价值。

**【参考值】**

定性：阴性。

定量：ELISA 法 50 ~85 μg/L，RIA 法 6 ~85 μg/L，>75 μg/L 为临界值。

笔记栏

【临床意义】

1. 诊断 AMI　Mb 分子量小，在急性心肌损伤时，Mb 最先被释放入血液中，发病 30 min ~2 h 即可升高，5 ~ 12 h 达到峰值，18 ~ 30 h 后恢复正常。Mb 可作为 AMI 早期诊断指标，但其特异性低，临床上需结合其他心肌标志物联合检测。

2. 其他　急性肌肉损伤、肌病、休克和肾衰，均可见 Mb 升高。

## 第六节　其他血清酶学检测

### 一、血清酸性磷酸酶检测

酸性磷酸酶(acid phosphatase，ACP)是在酸性条件下能催化磷酸基转移的酶。男性的 ACP 主要来自前列腺；女性的 ACP 主要来自红细胞、血小板及肝。ACP 主要用于诊断前列腺癌，但由于其性质不稳定，检测困难，目前已经被前列腺特异性抗原(PSA)取代。

【参考值】

0.9 ~1.9 U/L。

【临床意义】

ACP 增高见于以下疾病。①前列腺疾病：前列腺肥大症、前列腺癌、前列腺炎。②骨病：原发性骨肿瘤、骨肉瘤、恶性肿瘤骨转移、骨质疏松症、多发性骨髓瘤、代谢性骨病等。③肝病：肝癌、肝硬化、肝炎。④血液病：血小板减少症、霍奇金病、白血病、溶血等。

### 二、血清淀粉酶检测

淀粉酶(amylase，AMS)为水解酶，主要水解淀粉、糊精和糖原。来自胰腺的是淀粉酶同工酶 P(P 型)，来自腮腺的是淀粉酶同工酶 S(S 型)，它们均通过肾排泄。

【参考值】

Somogyi 法：600 ~1 200 U/L。

【临床意义】

血 AMS 于急性胰腺炎发病后 6 ~12 h 开始升高，12 ~72 h 达峰值，持续 3 ~5 d 恢复正常。慢性胰腺炎急性发作、胰腺囊肿、胰腺癌、胰管阻塞等也有 AMS 的升高。腮腺炎、消化性溃疡穿孔、上腹部手术、机械性肠梗阻 AMS 也可升高。

### 三、血清脂肪酶检测

脂肪酶(lipase，LPS)是水解长链脂肪酸三酰甘油的酶。脂肪酶的主要来源是胰腺，胰腺疾病时，脂肪酶可大量释放入血液，使血清脂肪酶水平升高。

【参考值】

比色法：<79 U/L。

笔记栏

滴度法:<1 500 U/L。

【临床意义】

LPS 增高见于:①急性胰腺炎发病后 4 ~ 8 h 开始升高,24 h 达峰值,可持续 10 ~ 15 d;LPS 的特异性较 AMS 为高,与 AMS 同时测定可使急性胰腺炎诊断的敏感性达 95%。②胰腺癌、慢性胰腺炎、腹膜炎、肠梗阻、十二指肠溃疡、空腹脏器穿孔、胆总管结石、胆总管癌等也可造成 LPS 的增高。

### 四、血清胆碱酯酶检测

胆碱酯酶(choline esterase,ChE)主要作用是水解乙酰胆碱。ChE 分两类:一类称真性胆碱酯酶或特异性胆碱酯酶,又称全血胆碱酯酶或乙酰胆碱酯酶(acetycholinesterase,AChE),存在于红细胞、交感神经节、神经灰质和运动终板中;另一类称假性胆碱酯酶(pseudocholinesterase,PChE)或非特异性胆碱酯酶,又称血清胆碱酯酶或酰基胆碱酰水解酶,存在于肝、腺体、血清中。检测 ChE 用于有机磷农药中毒和肝脏疾病的诊断。

【参考值】

AChE:80 000 ~ 120 000 U/L。

PChE:30 000 ~ 80 000 U/L。

【临床意义】

1. ChE 降低　①有机磷农药中毒:有机磷农药中毒时两种胆碱酯酶都降低,ChE 活性低于参考值 50% ~70% 为轻度中毒,30% ~50% 为中度中毒,小于 30% 为重度中毒。②肝实质损害:肝炎、肝硬化、阿米巴肝脓肿、血吸虫性肝病、肝性脑病、肝癌等疾病造成肝实质损伤时 ChE 合成降低,随着肝功能的改善逐渐恢复正常。

2. ChE 升高　主要见于肾脏疾病、脂肪肝、甲状腺功能亢进及多种神经系统疾病(如精神分裂症、老年性痴呆、进行性系统性硬化症等)。

## 第七节　内分泌激素检测

### 一、甲状腺激素检测

甲状腺分泌的甲状腺激素主要有四碘甲腺原氨酸或称甲状腺素(tetraiodothyronine,$T_4$)和三碘甲状腺原氨酸(triiodothyronine, $T_3$)两种,$T_4$脱碘后生成$T_3$。血清中$T_4$的浓度为$T_3$的 10 倍,但是$T_3$的生物活性却是$T_4$的 3 ~4 倍,故$T_4$转化为$T_3$能更有效地发挥其生理功能。血液中$T_3$、$T_4$的存在形式有两种:一种是与甲状腺结合球蛋白(thyroxine binding globulin,TBG)结合的结合型$T_3$、$T_4$,另一种是游离型(free thyroxine, $FT_3$、$FT_4$)。游离型与结合型之和为总$T_3$($TT_3$)、总$T_4$($TT_4$)。结合型$T_3$、$T_4$不能进入外周组织细胞,只有转变为$FT_3$、$FT_4$后才能进入组织细胞发挥生理作用,故测定游离型的更有价值。甲状腺激素的主要生理功能是促进物质代谢和机体生长

笔记栏

发育。

**(一)甲状腺素和游离甲状腺素检测**

$TT_4$、$FT_4$是判断甲状腺功能状态最基本的体外筛检指标。$TT_4$常受TBG含量的影响，$FT_4$不受TBG的影响，直接测定$FT_4$对了解甲状腺功能状态更有意义。

**【参考值】**

$TT_4$:65~155 nmol/L。

$FT_4$:10.3~25.7 pmol/L。

**【临床意义】**

1. $TT_4$、$FT_4$增高　主要见于甲状腺功能亢进症、先天性甲状腺素结合球蛋白增多症、原发性胆汁性肝硬化、甲状腺激素不敏感综合征等。

2. $TT_4$、$FT_4$降低　主要见于甲状腺功能减退症、缺碘性甲状腺肿、慢性淋巴细胞性甲状腺炎等。

**(二)三碘甲腺原氨酸和游离三碘甲腺原氨酸检测**

$TT_3$、$FT_3$是诊断甲亢最灵敏的指标，甲亢时$TT_3$可高出正常人4倍，而$TT_4$仅为正常人的2.5倍。某些患者$TT_4$增高前往往已有$TT_3$增高，可作为甲亢复发的先兆。

**【参考值】**

$TT_3$:1.6~3.0 nmol/L。

$FT_3$:6.0~11.4 pmol/L。

**【临床意义】**

1. $TT_3$、$FT_3$增高　主要见于甲亢患者，并且是诊断$T_3$型甲亢的特异性指标，$TT_3$、$FT_3$增高而$TT_4$、$FT_4$不增高是$T_3$型甲亢的特点。

2. $TT_3$、$FT_3$降低　见于甲状腺功能减退症。

**(三)反三碘甲腺原氨酸检测**

反三碘甲腺原氨酸(reversetriiodothyronine，$rT_3$)是$T_4$在外周组织脱碘而生成。生理情况下，其含量极少，活性仅为$T_4$的10%，也是反映甲状腺功能的一个指标。

**【参考值】**

0.2~0.8 nmol/L。

**【临床意义】**

1. $rT_3$增高　诊断甲亢的符合率为100%。当甲状腺功能减退症应用甲状腺激素替代治疗时，$rT_3$、$T_3$正常说明用药量合适；若$rT_3$、$T_3$增高，而$T_4$正常或偏高，提示用药量过大。

2. $rT_3$降低　对轻型或亚临床型甲状腺功能减退症诊断的准确性优于$T_3$、$T_4$。

**(四)甲状腺结合球蛋白检测**

**【参考值】**

15~34 mg/L。

【临床意义】

1. 增高　见于甲状腺功能减退症、肝硬化、甲状腺癌等。

2. 降低　常见于甲亢、遗传性 TBG 减少症、肢端肥大症、肾病综合征、恶性肿瘤、严重感染等。

## 二、甲状旁腺激素检测

甲状旁腺激素(parathormone,PTH)是甲状旁腺主细胞分泌的肽类激素,其生理作用是拮抗降钙素、动员骨钙释放、加快磷酸盐的排泄和维生素 D 的活化等。

【参考值】

1 ~ 10 pmol/L。

【临床意义】

1. 增高　是诊断甲状旁腺功能亢进症的主要依据。

2. 降低　常见于甲状腺或甲状旁腺手术后、特发性甲状旁腺功能减退症。

## 三、肾上腺皮质激素检测

### (一) 尿液 17-羟皮质类固醇检测

尿 17-羟皮质类固醇(17-hydroxycorticosteroid,17-OHCS)是肾上腺糖皮质激素及其代谢产物,临床上测定 24 h 尿中 17-OHCS 水平可反映肾上腺皮质功能。

【参考值】

男性:13.8 ~ 41.4 μmol/24 h。

女性:11.0 ~ 27.6 μmol/24 h。

【临床意义】

1. 增高　常见于库欣综合征、原发性肾上腺皮质肿瘤、甲状腺功能亢进症、肥胖症、腺垂体功能亢进等。

2. 降低　常见于艾迪生病、腺垂体功能减退症、甲状腺功能减退症、肝硬化等。

### (二) 尿液 17-酮皮质类固醇检测

17-酮皮质类固醇(17-ketosteroids,17-KS)是雄激素代谢产物的总称。女性、儿童尿中 17-KS 主要来自肾上腺皮质,而男性 17-KS 约 2/3 来自肾上腺皮质,1/3 来自睾丸。

【参考值】

男性:34.7 ~ 69.4 μmol/24 h。

女性:17.5 ~ 52.5 μmol/24 h。

【临床意义】

1. 增高　多见于肾上腺皮质功能亢进症、睾丸癌、腺垂体功能亢进等。

2. 降低　多见于肾上腺皮质功能减退症、腺垂体功能减退、睾丸功能低下、肝硬化、糖尿病等。

笔记栏

### （三）血清皮质醇和尿液游离皮质醇检测

皮质醇由肾上腺皮质束状带及网状带细胞分泌进入血液后大部分与蛋白结合，游离状态的极少。血循环中5% ~10%的游离皮质醇从尿中排出。由于皮质醇的分泌有昼夜节律性变化，一般检测上午8时和午夜2时的血清皮质醇浓度表示其峰浓度和谷浓度。24 h尿液游离皮质醇（24 h urine free cortisol，24 hUFC）不受昼夜节律性影响，更能反映肾上腺皮质分泌功能。临床上常以血清皮质醇和24 hUFC作为筛检肾上腺皮质功能异常的首选指标。

**【参考值】**

1. 血清皮质醇　上午8时，140 ~ 630 nmol/L；午夜2时，55 ~ 165 nmol/L；昼夜皮质醇浓度比值>2。

2. UFC　30 ~ 276 nmol/24 h。

**【临床意义】**

血清皮质醇和24 hUFC增高且失去了昼夜变化规律常见于肾上腺皮质功能亢进症、双侧肾上腺皮质增生或肿瘤、异源ACTH综合征等。肾上腺皮质功能减退症、腺垂体功能减退等可使血清皮质醇和24 hUFC降低，但其存在节律性变化。

### （四）尿液醛固酮检测

醛固酮（aldosterone，ALD）是肾上腺皮质球状带细胞所分泌的一种盐皮质激素，具有保钠排钾、调节水和电解质平衡的作用。

**【参考值】**

普通饮食：9.4 ~ 35.2 nmol/24 h。

**【临床意义】**

ALD增高常见于原发性和继发性醛固酮增多症。ALD降低见于肾上腺皮质功能减退症、垂体功能减退、高钠饮食等。

## 四、肾上腺髓质激素检测

### （一）尿液儿茶酚胺检测

儿茶酚胺（catecholamine，CA）是肾上腺素、去甲肾上腺素和多巴胺的总称。血液中的CA主要来源于交感神经和肾上腺髓质，测定24 h尿液CA含量不仅可以反映肾上腺髓质功能，也可以判断交感神经的兴奋性。

**【参考值】**

71.0 ~ 229.5 nmol/24 h。

**【临床意义】**

CA增高主要见于嗜铬细胞瘤、交感神经母细胞瘤、心肌梗死、高血压、甲亢、肾上腺髓质增生等。CA减低见于艾迪生病。

### （二）尿液香草扁桃酸检测

香草扁桃酸（vanillylmandelic acid，VMA）是儿茶酚胺的代谢产物，其性质较CA

稳定。

【参考值】

5～45 μmol/24 h。

【临床意义】

VMA 增高主要见于嗜铬细胞瘤的发作期、神经母细胞瘤和交感神经细胞瘤等。

## 五、性腺激素检测

### （一）血浆睾酮检测

【参考值】

男性：青春期（后期）为 100～200 ng/L；成人为 300～1 000 ng/L。

女性：青春期（后期）为 100～200 ng/L；成人为 200～800 ng/L；绝经后为 80～350 ng/L。

【临床意义】

睾酮增高主要见于睾丸间质细胞瘤、男性性早熟、先天性肾上腺皮质增生症、肾上腺皮质功能亢进症、女性肥胖症、中晚期妊娠及应用雄激素等。睾酮降低主要见于原发性小睾丸症、睾丸不发育症等。也可见于睾丸炎症、肿瘤、外伤、放射性损伤等。

### （二）血浆雌二醇检测

【参考值】

男性：青春前为 7.3～36.7 pmol/L；成人为 50～200 pmol/L。

女性：青春前为 7.3～28.7 pmol/L；卵泡期为 94～433 pmol/L；黄体期为 499～1 580 pmol/L；排卵期为 704～2 200 pmol/L；绝经期为 40～100 pmol/L。

【临床意义】

雌二醇增高常见于女性性早熟、男性女性化、卵巢肿瘤以及性腺母细胞瘤、垂体瘤等，也可见于肝硬化、妊娠期。雌二醇降低常见于各种原因所致的原发性性腺功能减退，如卵巢发育不全，也可见于下丘脑和垂体病变所致的继发性性腺功能减退等。

### （三）血浆孕酮检测

【参考值】

①卵泡早期：(0.7±0.1) μg /L；②卵泡晚期：(0.4±0.1) μg /L；③黄体早期：(11.6±1.5) μg /L；④黄体晚期：(5.7±1.1) μg /L；⑤排卵期(1.6±0.2) μg /L。

【临床意义】

孕酮增高主要见于葡萄胎、妊娠高血压综合征、多胎妊娠、先天性肾上腺皮质增生等。孕酮减低常见于黄体功能不全、原发性或继发性闭经、无排卵型子宫功能性出血等。

笔记栏

## 六、垂体激素检测

### (一)促甲状腺激素检测

促甲状腺激素(thyroid stimulating hormone,TSH)生理作用是刺激甲状腺细胞的发育,促使其合成与分泌甲状腺素。

**【参考值】**

2~10 mU/L。

**【临床意义】**

TSH 增高常见于原发性甲减、异源 TSH 分泌综合征、腺垂体功能亢进、甲状腺炎等。TSH 降低常见于甲亢、继发性甲减(TRH 分泌不足)、腺垂体功能减退、皮质醇增多症、肢端肥大症等。

### (二)促肾上腺皮质激素检测

促肾上腺皮质激素(adrenocorticotropic hormone,ACTH)生理作用是刺激肾上腺皮质增生,促使其合成和分泌肾上腺皮质激素。

**【参考值】**

上午 8 时:25~100 ng/L。

下午 6 时:10~80 ng/L。

**【临床意义】**

ACTH 增高常见于原发性肾上腺皮质功能减退症、先天性肾上腺皮质增生、异源 ACTH 综合征、异源 CRH 肿瘤等。ACTH 降低常见于腺垂体功能减退症、原发性肾上腺皮质功能亢进症、医源性皮质醇增多症等。

### (三)生长激素检测

生长激素(growth hormone,GH)的生理作用是促进神经组织以外的所有其他组织生长;促进蛋白质合成;促进脂肪分解;对胰岛素有拮抗作用;抑制葡萄糖利用而使血糖升高。

**【参考值】**

儿童<20 μg/L,男性<2 μg/L,女性<10 μg/L。

**【临床意义】**

GH 增高最常见于垂体肿瘤所致的巨人症和肢端肥大症。GH 降低主要见于垂体性侏儒症和遗传性 GH 缺乏症。

### (四)抗利尿激素检测

抗利尿激素(antidiuretic hormone,ADH)其主要作用是提高远曲小管和集合管对水的通透性,促进水的吸收,是尿液浓缩和稀释的关键性调节激素。

**【参考值】**

1.4~5.6 pmol/L。

笔记栏

【临床意义】

ADH 增高常见于腺垂体功能减退症、肾性尿崩症、脱水等。ADH 减低见于中枢性尿崩症、妊娠期尿崩症、肾病综合征等。

(艾　娟)

### 问题分析与能力提升

患者,男,56 岁,工人。因“乏力、多食、多尿、多饮 2 年,恶心呕吐、极度口渴、尿量明显增多 3 d”入院。查体:T 36.7 ℃,P 108 次/min,R 26 次/min,BP 80/50 mmHg。一般状况较差,消瘦,皮肤黏膜干燥,声音嘶哑,呼吸深快,腱反射迟钝。急查电解质:$Na^+$ 132 mmol/L;$K^+$ 6.5 mmol/L;$Cl^-$ 89 mmol/L。尿酮体(++)。血糖 63.0 mmol/L,TC 5.35 mmol/L,TG 3.60 mmol/L,HDL 1.74 mmol/L,LDL 5.15 mmol/L。

请问:①该患者有哪些异常体征?②实验室检查结果有哪些异常?③应进一步做哪些检查?④初步诊断是什么?

### 同步练习题(选择题)

1. 引起血钾降低的原因是 (　　)
   A. 严重呕吐　　B. 大面积烧伤
   C. 血管内溶血　　D. 代谢性酸中毒
   E. 慢性肾功能衰竭
2. 观察糖尿病是否被长期控制应选择 (　　)
   A. HbA1c 测定　　B. C-肽测定
   C. FBG　　D. OGTT
   E. 胰岛素测定
3. 急性心肌梗死最早出现的标志物是 (　　)
   A. CK　　B. CK-MB
   C. LDH　　D. Mb
   E. cTnT
4. 血清三酰甘油增高不见于 (　　)
   A. 冠心病　　B. 阻塞性黄疸
   C. 甲状腺功能降低　　D. 肾病综合征
   E. 糖尿病

# 第十七章 临床常用免疫学检测

## 第一节　免疫球蛋白的分类与检测

免疫球蛋白(immunoglobulin,Ig)是由浆细胞合成分泌的一组具有抗体活性的球蛋白,存在于机体的血液、体液、外分泌液和部分细胞的膜上。Ig 有着极为重要的生理功能,血清及体液 Ig 含量可因疾病而发生变化。Ig 的异常变化可反映机体的体液免疫功能状态,与临床表现相结合,有助于感染性疾病、免疫增生性疾病和免疫缺陷疾病等的鉴别诊断、疾病监控和预后。

免疫球蛋白因其功能和理化性质不同分为 IgG、IgA、IgM、IgD 和 IgE 五大类。Ig 的检测都是利用特异性的抗原-抗体反应进行的。血清中的 IgG、IgM、IgA 的含量较高,可采用单向免疫扩散法、免疫透射比浊法、免疫散射比浊法进行测定。IgD、IgE 的含量较低,常用 ELISA、放射免疫(RIA)、荧光偏振技术、化学发光法进行测定。

抗体是机体免疫细胞被抗原激活后,B 细胞分化成熟为浆细胞后所合成、分泌的一类能与相应抗原特异性结合的具有免疫功能的球蛋白。抗体是生物学功能上的概念,而免疫球蛋白是化学结构上的概念。所有抗体的化学基础都是免疫球蛋白,但免疫球蛋白并不都具有抗体活性。

**(一)IgA 的检测**

免疫球蛋白 A(immunoglobulin A,IgA)从结构来看,IgA 有单体、双体、三体及多聚体之分。免疫球蛋白 A(immunoglobulin A,IgA)分为血清型 IgA 与分泌型 IgA(sIgA)两种。血清型 IgA 存在于血清中,其含量占总 IgA 的 85% 左右;血清型 IgA 虽有 IgG 和 IgM 的某些功能,但在血清中并不显示重要的免疫功能;后者主要存在于分泌液中,如唾液、泪液、母乳、鼻腔分泌液、支气管分泌液及胃肠道分泌液。sIgA 由呼吸道、消化道、泌尿生殖道的淋巴样组织合成,sIgA 浓度变化与这些部位的局部感染、炎症或肿瘤等病变密切相关,分泌型 IgA 是机体黏膜局部抗感染免疫的主要抗体,故又称黏膜局部抗体。IgA 不能通过胎盘。新生儿血清中无 IgA 抗体,但可从母乳中获得分泌型 IgA。新生儿出生 4~6 个月后,血中可出现 IgA,以后逐渐升高,到青少年期达到高峰。

【参考值】

成人血清 IgA 为0.7~3.5 g/L;sIgA 唾液平均为0.3 g/L,泪液为30~80 g/L,初乳平均为5.06 g/L,粪便平均为1.3 g/L。

【临床意义】

1.生理性变化　儿童的 IgA 水平比成人低,且随年龄的增加而增加,到16岁前达到成人水平。

2.病理性变化

(1)IgA 增高　见于 IgA 型 MM、SLE、类风湿关节炎、肝硬化、湿疹和肾脏疾病等;在中毒性肝损伤时,IgA 浓度与炎症程度相关。

(2)IgA 降低　见于反复呼吸道感染、非 IgA 型 MM、重链病、轻链病、原发性和继发性免疫缺陷病、自身免疫性疾病和代谢性疾病(如甲状腺功能亢进、肌营养不良)等。

**(二)IgG 的检测**

IgG 是免疫球蛋白 G(immunoglobulin G,IgG)的缩写,是血清主要的抗体成分,约占血清 Ig 的75%。其中40%~50%分布于血清中,其余分布在组织中。IgG 是唯一可以通过胎盘的免疫球蛋白。IgG 的功能作用主要在机体免疫中起保护作用,大多数抗菌、抗病毒;应对麻疹、甲型肝炎等,能有效地预防相应的感染性疾病。IgG 为人体含量最多和最主要的 Ig,占总免疫球蛋白的70%~80%,属再次免疫应答抗体,即机体再次感染的重要抗体。它对病毒、细菌和寄生虫等都有抗体活性,也是唯一能够通过胎盘的 Ig,通过天然被动免疫使新生儿获得免疫抗体。

IgG 主要由脾、淋巴结中的浆细胞合成和分泌,以单体形式存在。在个体发育过程中机体合成 IgG 的年龄要晚于 IgM,在出生后的第3个月开始合成,3~5岁接近成年人的水平。40岁后逐渐下降。

【参考值】

IgG:7.0~16.6 g/L。

【临床意义】

1.生理性变化　胎儿出生前可从母体获得 IgG,在孕期22~28周间,胎儿血 IgG 浓度与母体血 IgG 浓度相等,出生后母体 IgG 逐渐减少,到第3~4个月胎儿血 IgG 降至最低,随后胎儿逐渐开始合成 IgG,血清 IgG 逐渐增加,到16岁前达到成人水平。

2.病理性变化

(1)IgG 增高　是再次免疫应答的标志。常见于各种慢性感染、慢性肝病、胶原血管病、淋巴瘤以及自身免疫性疾病如系统性红斑狼疮(system lupus erythematosus,SLE)、类风湿关节炎等;单纯性 IgG 增高主要见于免疫增殖性疾病,如 IgG 型分泌型多发性骨髓瘤(multiple myeloma,MM)等。

(2)IgG 降低　见于各种先天性和获得性体液免疫缺陷病、联合免疫缺陷病、重链病、轻链病、肾病综合征、病毒感染及服用免疫抑制剂的患者。还可见于代谢性疾病,如甲状腺功能亢进和肌营养不良。

**(三)IgM 检测**

免疫球蛋白 M(immunoglobulin M,IgM)是初次免疫应答反应中的免疫球蛋白,不

笔记栏

论是在个体发育中还是当机体受到抗原刺激后，IgM 都是最早出现的抗体。IgM 是分子量最大的免疫球蛋白，占血清总免疫球蛋白的 5%～10%。IgM 具有强的凝集抗原的能力。天然同族凝聚素（抗 A、抗 B）、冷凝集素及伤寒沙门菌的抗体均属此类。

**【参考值】**

成人血清 IgM：0.5～2.6 g/L。

**【临床意义】**

1. 生理性变化　从孕 20 周起，胎儿自身可合成大量 IgM，胎儿和新生儿 IgM 浓度是成人水平的 10%，随年龄的增加而增高，8～16 岁前达到成人水平。

2. 病理性变化

（1）IgM 增高　见于初期病毒性肝炎、肝硬化、类风湿关节炎、SLE 等。由于 IgM 是初次免疫应答中的免疫球蛋白，因此单纯 IgM 增加常提示为病原体引起的原发性感染。宫内感染可能引起 IgM 浓度急剧升高，若脐血中 IgM>0.2 g/L 时，表示有宫内感染。此外，在原发性巨球蛋白血症时，IgM 呈单克隆性明显增高。

（2）IgM 降低　见于 IgG 型重链病、IgA 型 MM、先天性免疫缺陷症、免疫抑制疗法后、淋巴系统肿瘤、肾病综合征及代谢性疾病（如甲状腺功能亢进、肌营养不良）等。

**（四）IgE 检测**

免疫球蛋白 E（immunoglobulin E，IgE）为血清中最少的一种 Ig，约占血清总免疫球蛋白的 0.002%；它是一种亲细胞性抗体，是介导Ⅰ型变态反应的抗体，与变态反应、寄生虫感染及皮肤过敏等有关，因此检测血清总 IgE 和特异性 IgE 对Ⅰ型变态反应的诊断和变应原的确定有重要价值，下面主要介绍血清总 IgE 的检测，特异性 IgE 的检测见本章第七节其他免疫检测。

**【参考值】**

成人血清 IgE：0.1～0.9 mg/L（ELISA 法）。

**【临床意义】**

1. 生理性变化　婴儿脐血 IgE 水平很低，出生后随年龄增长而逐渐升高，12 岁时达到成人水平。

2. 病理性变化

（1）IgE 增高　见于 IgE 型 MM、重链病、肝病、结节病、类风湿关节炎、特异性皮炎、变应性哮喘、过敏性鼻炎、间质性肺炎、荨麻疹、嗜酸性粒细胞增多症、疱疹样皮炎、寄生虫感染、支气管肺曲菌病等疾病。

（2）IgE 降低　见于先天性或获得性丙种球蛋白缺乏症、恶性肿瘤、长期用免疫抑制剂和共济失调性毛细血管扩张症等。

**（五）血清 M 蛋白检测**

M 蛋白（M protein）或称单克隆免疫球蛋白，是一种单克隆 B 细胞增殖产生的具有相同结构和电泳迁移率的免疫球蛋白分子及其分子片段。

**【参考值】**

蛋白电泳法、免疫比浊法或免疫电泳法：正常人为阴性。

笔记栏

【临床意义】

检测到 M 蛋白,提示单克隆免疫球蛋白增殖病,见于以下疾病:①多发性骨髓瘤:以 IgG 型最常见,其次为 IgA 型,IgD 型和 IgE 型罕见,也有 IgM 型的报道。②巨球蛋白血症:又名 Waldenstrom 症,该病血液中存在大量单克隆 IgM。③重链病:出现免疫球蛋白重链(γ、α 和 μ 重链)。④轻链病:出现单克隆游离轻链。⑤半分子病:系由一条重链和一条轻链组成的单克隆免疫球蛋白片段。⑥恶性淋巴瘤:血液中可出现 M 蛋白。⑦良性 M 蛋白血症:常指血清或尿中不明原因长期或一过性地出现单一免疫球蛋白,长期观察又未发生骨髓瘤或巨球蛋白血症等恶性 M 蛋白血症的患者。

## 第二节　血液补体检测

补体(complement,C)是存在于人和脊椎动物血清及组织液中的一组具有酶原活性的糖蛋白,它由传统途径的 9 种成分 C1(C1q、C1r、C1s)~C9,旁路途径的 3 种成分及其衍生物、B、D、P、H、I 等因子组成。补体系统参与机体的抗感染及免疫调节,也可介导病理性反应,是体内重要的免疫效应系统和放大系统。补体成分或调控蛋白的遗传缺陷可导致自身免疫性疾病、复发性感染和血管神经性水肿。补体系统功能下降及补体成分的减少对某些疾病的诊断与疗效观察有极其重要的意义。

血清补体测定指测定血清中各补体成分及总补体含量的实验,是测定机体免疫功能的一种方法。补体是广泛分布于血浆中具有酶活性的一组不耐热的球蛋白,约占球蛋白的 10%,具有溶解靶细胞、促进吞噬、参与炎症反应等功能,同时补体还在免疫调节、清除免疫复合物、稳定机体内环境、参与变态反应及自身免疫性疾病起关键性作用。总补体活性和单个补体成分含量的变化,对某些疾病的诊断和疗效观察具有重要意义。

评估补体系统的常规检测包括 CH50 和 C3、C4、B 因子、C1-INH 等。

### (一)总补体溶血活性检测

总补体溶血活性(total hemolytic complement activity,CH50)实验检测的是补体经典途径的溶血活性,主要反映经典途径补体的综合水平。补体最主要的活性是溶细胞作用,溶血素(抗体)致敏的绵羊红细胞(抗原-抗体复合物)可激活待测血清中的补体 C1,进而引起补体活化的连锁反应,从而导致致敏绵羊红细胞上形成多分子的聚合物,膜表面的结构与功能受到影响,最终导致绵羊红细胞溶解。溶血程度与补体量呈正相关,一般以 50% 溶血作为检测终点(CH50)。

【参考值】

试管法:50~100 kU/L。

【临床意义】

主要反映补体经典途径(C1~C9)的综合水平。①CH50 增高:见于急性炎症、组织损伤和某些恶性肿瘤。②CH50 降低:见于各种免疫复合物性疾病(如肾小球肾炎)、自身免疫性疾病活动期(如系统性红斑狼疮、类风湿关节炎、强直性脊柱炎)、感染性心内膜炎、病毒性肝炎、慢性肝病、肝硬化、重症营养不良和遗传性补体成分缺乏症等。

笔记栏

（二）补体 C3 检测

补体 C3（complement 3，C3）是一种由肝合成的 β2-球蛋白，由 α 和 β 两条多肽链组成。C3 在补体系统各成分中含量最多，是经典途径和旁路途径的关键物质，C3 在补体经典激活途径与旁路激活途径中均发挥重要作用。它也是一种急性时相反应蛋白。常用检测方法如下。

1. 单向免疫扩散法　将含有抗补体抗体的琼脂铺在玻璃板上，然后打孔，加抗原（补体）。在合适的温度、湿度环境中，经过一定时间扩散，抗原与混匀在琼脂中的抗体在比例合适处可形成清晰的沉淀环。沉淀环直径大小与抗原的浓度在一定范围内成正比。用标准抗原制成标准曲线，可查出被测抗原的含量。

2. 火箭免疫电泳法　当抗原与凝胶中抗体在电场作用下移动，逐渐形成梯度浓度，在抗原抗体比例适当时形成不溶性免疫复合物沉淀线而沉淀，随着抗原量的减少，沉淀带越来越窄，形成火箭峰样沉淀带，峰形高低与抗原量成正比。以峰高为纵坐标，浓度为横坐标（对数坐标）绘制标准曲线，可求出待检样品内抗原浓度。

【参考值】

成人血清 C3：0.8～1.5 g/L。

【临床意义】

1. 生理性变化　胎儿出生后随着年龄的增长，其血清 C3 水平逐渐增加，到 12 岁左右达成人水平。

2. 病理性变化

（1）增高　常见于一些急性时相反应，如急性炎症、传染病早期、肿瘤、排异反应、急性组织损伤。

（2）降低　见于系统性红斑狼疮和类风湿关节炎活动期、大多数肾小球肾炎（如链球菌感染后肾小球炎、狼疮性肾炎、基底膜增殖性肾小球肾炎）、慢性活动性肝炎、慢性肝病、肝硬化、肝坏死、先天性补体缺乏（如遗传性 C3 缺乏症）等。它们或是由于消耗或丢失过多或是由于合成能力降低造成。

（三）补体 C4 检测

补体 C4（complement 4，C4）是一种多功能 β1-球蛋白。在补体经典途径活化中，C4 被 C1s 水解为 C4a、C4b，它们在补体活化、促进吞噬、防止免疫复合物沉着和中和病毒等方面发挥作用。抗原在含有一定量的单一抗体琼脂中进行电泳，在电场力的作用下，两者比例合适时形成沉淀峰类似火箭而得名。沉淀峰的高度与抗原浓度成正比，与抗体浓度成反比，因此可以作为抗原定量试验。主要反映补体的经典激活途径。

【参考值】

成人血清 C4：0.20～0.60 g/L。

【临床意义】

1. 生理性变化　胎儿出生后随着年龄的增长，其血清 C4 水平逐渐增加，到 12 岁左右达成人水平。

2. 病理性变化

（1）增高　见于各种传染病、急性炎症（如急性风湿热、结节性动脉周围炎、皮肌

笔记栏

炎、关节炎）和组织损伤等。

（2）降低　见于自身免疫性肝炎、狼疮性肾炎、SLE、1 型糖尿病、胰腺癌、多发性硬化症、类风湿关节炎、IgA 性肾病、遗传性 IgA 缺乏症。在 SLE，C4 的降低常早于其他补体成分，且缓解时较其他成分回升迟。

**（四）补体旁路 B 因子检测**

补体旁路 B 因子（factor B，BF）是一种不耐热的 β-球蛋白，50 ℃30 min 即可失活。它可被 D 因子裂解为 Ba、Bb 两个片段，Bb 与 C3b 结合构成旁路途径的 C3 转化酶。B 因子是补体旁路活化途径中的一个重要成分，又称 C3 激活剂前体。

**【参考值】**

0.10~0.40 g/L（单向免疫扩散法）。

**【临床意义】**

同补体旁路途径溶血活性检测。增高见于某些自身免疫性疾病、肾病综合征、慢性肾炎、恶性肿瘤；降低见于肝病、急性肾小球肾炎、自身免疫性溶血性贫血。

## 第三节　细胞免疫功能检测

人体的淋巴细胞分为 T、B 和 NK 等细胞群，它们又分别有若干亚群，各有其特异的表面标志和功能。临床上各种免疫疾病均可出现不同群淋巴细胞数量和功能的变化，对它们进行检测可用以判断细胞免疫功能。细胞免疫检查：参与免疫应答或与免疫应答有关的细胞检查。包括淋巴细胞、单核细胞、巨噬细胞、粒细胞、肥大细胞、辅佐细胞，以及它们的前体细胞等。主要有淋巴细胞转换试验、FBC 玫瑰花试验、T 细胞亚群、淋巴细胞毒试验和自然杀伤细胞活性测定。

### 一、T 细胞亚群的检测

T 细胞由一群功能不同的异质性淋巴细胞组成，由于它在胸腺内分化成熟故称为 T 细胞。成熟 T 细胞由胸腺迁出，移居于外周淋巴器官淋巴结的副皮质区和脾白髓小动脉的周围。具有不同功能的成熟的 T 细胞属小淋巴细胞，在形态学上不能区分，但可依据其细胞膜表面分子的不同加以鉴定。

在 T 细胞发育的不同阶段以及成熟 T 细胞在静止期和活动期，其细胞膜表面分子表达的种类和数量均不相同。这些分子为抗原性不同的糖蛋白，它们与 T 细胞对抗原的识别、细胞的活化、信息的传递、细胞的增殖和分化以及 T 细胞的功能相关。它们也与 T 细胞在周围淋巴组织中的定位相关。由于这些分子在 T 细胞表面相当稳定，故可视为 T 细胞的表面标志，可以用以分离、鉴定不同功能的 T 细胞。这些分子的单克隆抗体对临床相关疾病的诊断和治疗也具有重要应用价值。

不适宜人群：一般都无特殊要求。经期的女性患者不宜检查阴道分泌物的标本检查。检查前禁忌：血液标本一般是早晨空腹的血标本；尿液标本和血液标本一样要注意饮食、运动和药物量等因素的影响；粪便标本则是在试验前 3 d 禁食肉类及含动物血食物并禁服铁剂、维生素 C 等；脑脊液标本、胸腹水标本则是要及时送检；前列腺液

笔记栏

标本要按摩前列腺后采集;精液标本采集前要禁欲 3~7 d;阴道分泌物标本在采集前要禁止房事、盆浴、阴道检查、阴道灌洗和局部上药等。检查时要求:血液标本的静脉血抽血时要注意溶血现象;尿液标本要求无菌操作;粪便标本是要保温送检;脑脊液标本要及时送检和检查时要注意安全;胸腹水标本和脑脊液标本一样;前列腺液标本要及时送检和注意防止标本蒸干;精液标本要保温并及时送检;阴道分泌物标本要注意所有的器械是清洁的。

### (一)T 淋巴细胞花结形成试验

T 细胞表面有特异性绵羊红细胞(E)受体和 T 细胞抗原识别受体(TCR),其中 E 受体曾广泛被用作鉴定和计数 T 细胞的标志。T 细胞表面的 E 受体,可与绵羊红细胞结合形成花结样细胞,称为红细胞玫瑰花结形成试验或 E 玫瑰花结形成试验(erythrocytero-sette formation test,ERFT)。显微镜下计数花结形成细胞占淋巴细胞的比例,以每个淋巴细胞黏附 3 个或 3 个以上绵羊红细胞者为花结形成细胞。

细胞花结形成试验因其操作简便易行,曾被广泛使用,但影响因素较多,操作稍有不同,所得结果差异很大,因此逐渐被检测 CD 抗原方法所取代。

**【参考值】**

ERFT:(64.4±6.7)%。

**【临床意义】**

①降低:见于免疫缺陷性疾病,如恶性肿瘤、免疫性疾病、某些病毒感染、大面积烧伤、多发性神经炎、淋巴增殖性疾病。②升高:见于甲状腺功能亢进症、甲状腺炎、重症肌无力、慢性活动性肝炎、SLE 活动期及器官移植排斥反应等。

### (二)T 细胞分化抗原测定

T 细胞膜表面有多种特异性抗原。WHO(1986 年)统称其为白细胞分化抗原(CD)。应用这些细胞的单克隆抗体与 T 细胞表面抗原结合后,再与荧光标记二抗(兔或羊抗鼠 IgG)反应,在荧光显微镜下或流式细胞仪中计数 CD 阳性细胞的百分率。

**【参考值】**

免疫荧光法(IFA):$CD3^+$为(63.1±10.8)%;$CD3^+CD4^+$(Th)为(42.8±9.5)%;$CD3^+CD8^+$(Ts)为(19.6±5.9)%;$CD4^+CD8^+$(Th/Ts)为[(2.2±0.7)%]/1。流式细胞术:$CD3^+$为 61%~85%;$CD3^+CD4^+$(Th)为 28%~58%;$CD3^+CD8^+$(Ts)为 19%~48%;$CD4^+CD8^+$(Th/Ts)为(0.9~2.0)/1。

**【临床意义】**

①$CD3^+$降低:见于自身免疫性疾病,如 SLE、类风湿关节炎等。②$CD3^+/CD4^+$降低:见于恶性肿瘤、遗传性免疫缺陷症、艾滋病、应用免疫抑制剂者。③$CD3^+/CD8^+$降低:见于自身免疫性疾病或变态反应性疾病。④$CD4^+/CD8^+$增高:见于自身免疫性疾病、病毒性感染、变态反应等;$CD4^+/CD8^+$降低:见于艾滋病(常<0.5),恶性肿瘤进行期和复发时。⑤监测器官移植排斥反应时 $CD4^+/CD8^+$增高预示可能发生排斥反应。⑥$CD3^+$、$CD4^+$、$CD8^+$较高且有 $CD1^+$、$CD2^+$、$CD5^+$、$CD7^+$。增高则可能为 T 细胞型急性淋巴细胞白血病。

**(三)T 细胞转化试验**

体外培养时,T 淋巴细胞被植物血凝素(PHA)或刀豆蛋白 A(ConA)刺激,代谢活跃,增加蛋白质、RNA 和 DNA 的合成,从而转化为母细胞,部分细胞发生有丝分裂。用显微镜计数淋巴细胞及转化的母细胞数,求出转化的百分率;也可以用于 $^{3}$H-TdR 掺入法及液体闪烁仪测定淋巴细胞的脉冲数/min(cpm)值,从而反映 T 细胞的免疫功能。

**【参考值】**

形态学法:转化率为(60.1±7.6)%。$^{3}$H-TdR 掺入法:刺激指数(SI)= 测定组 cpm 均值/对照组 cpm 均值。正常 SI<2。

**【临床意义】**

同 T 淋巴细胞花结形成试验。但 Down 综合征时明显增高。本试验主要用于体外检测 T 细胞的生物学功能,反映机体的细胞免疫水平;也用以估计疾病的疗效和预后。

## 二、B 细胞分化抗原检测

B 细胞是在鸟类法氏囊或其同功器官(骨髓)内发育成熟的细胞,因此称为法氏囊或骨髓依赖的淋巴细胞,简称 B 细胞。B 细胞受抗原刺激后可分化为产生抗体的浆细胞,B 细胞是体内唯一能产生抗体(免疫球蛋白分子)的细胞。

应用 CD19、CD20 和 CD22 等单克隆抗体,分别与 B 细胞表面抗原结合。通过免疫荧光法、免疫酶标法或流式细胞技术进行检测,分别求出 CD19、CD20、CD22 等细胞阳性百分率和 B 淋巴细胞数。

**【参考值】**

流式细胞术:CD19$^{+}$(11.74±3.37)%。

**【临床意义】**

①升高:见于急性淋巴细胞白血病(B 细胞型,且有 SmIg、HLA-D 表达)、慢性淋巴细胞白血病和 Burkitt 淋巴瘤等。②降低:见于丙种球蛋白血症、使用化疗或免疫抑制剂后。

## 三、自然杀伤细胞免疫检测

自然杀伤细胞(natural killer cell,NK cell)是一种异质性、多功能的细胞群,NK 细胞介导天然免疫应答,它不依赖抗体和补体,既能直接杀伤靶细胞,具有抗肿瘤、抗感染和免疫调节作用,也参与移植排斥反应和自身免疫性疾病的发生。尤其是在抗肿瘤的免疫监视作用中处于第一道防线。

**(一)自然杀伤细胞活性测定**

目前多采用检测 NK 细胞活性来研究不同疾病状态下 NK 细胞的杀伤功能。检测 NK 细胞活性的方法多种多样,方法的简繁有很大差异,但敏感性和特异性亦异,从简单的活细胞计数直至最先进的流式细胞仪分析,一般可根据实验要求和具体条件

笔记栏

选用。

【参考值】

$^{51}Cr$ 释放法：自然释放率<10%～15%；自然杀伤率为47.6%～76.8%；$^{51}Cr$ 利用率为6.5%～47.8%。酶释放法：细胞毒指数为27.5%～52.5%。流式细胞术法为(13.8±5.9)%。

【临床意义】

NK细胞活性可作为判断机体抗肿瘤和抗病毒感染的指标之一。在血液系统肿瘤、实体瘤、免疫缺陷病、艾滋病和某些病毒感染患者，NK细胞活性降低；宿主抗移植物反应者，NK细胞活性升高。

（二）抗体依赖性细胞介导的细胞毒作用测定

抗体依赖性细胞介导的细胞毒(antibody deperldent eell-mediated cytotoxicity, ADCC)特异性由抗体决定。这类细胞表面有抗体Fc受体，当与相应的抗体结合后，抗体被激活，ADCC细胞得以与抗体的Fc受体结合，引起靶细胞的杀伤与破坏。

【参考值】

$^{51}Cr$ 释放法：$^{51}Cr$ 释放率<10%为阴性，10%～20%为可疑阳性，≥20%为阳性；溶血空斑法<5.6%为阴性。

【临床意义】

①增高：见于自身免疫性疾病，如自身免疫性血小板减少症、自身免疫性溶血性贫血、免疫性粒细胞缺乏症、甲状腺功能亢进、移植排斥反应等。②降低：见于恶性肿瘤、免疫缺陷病、慢性肝炎、肾功能衰竭等。

## 四、细胞因子的检测方法

细胞因子(cytokine, CK)是一类由免疫细胞(淋巴细胞、单核巨噬细胞等)和相关细胞(成纤维细胞、内皮细胞等)产生的调节细胞功能的高活性、多功能、低分子蛋白质，属于分泌性蛋白质，不包括免疫球蛋白、补体和一般生理性细胞产物。细胞因子通过调节免疫功能参与机体抵抗疾病的反应，属于免疫调节物。正常情况下，细胞因子表达和分泌受机体严格的调控。在病理状态下，细胞因子会出现异常性表达，表现为细胞因子及其受体的缺陷，检测细胞因子及其相应受体可了解免疫活性细胞及其他细胞的免疫功能。

细胞因子检测是判断机体免疫功能的一个重要指标，因而具有重要的科学研究价值，同时还可能在临床上有诸多实用价值，如协助某些疾病的诊断、病程观察、疗效判断及细胞因子治疗监测等。但细胞因子的测定往往不能单独用于诊断某种疾病，更多是作为间接评价患者免疫状态的指标，并需连续动态观察，且与临床表现及其他检测项目综合分析，尤其要与其受体结合起来考虑。

目前，常见细胞因子有白细胞介素(IL-2、IL-4、IL-6、IL-8)、肿瘤坏死因子、干扰素、集落刺激因子、红细胞生成素等，但是由于细胞因子在体内的含量甚微，给细胞因子的检测带来困难。

### （一）肿瘤坏死因子测定

1975 年 E. A. Carswell 等人发现接种卡介苗的小鼠注射细菌脂多糖后，血清中出现一种能使多种肿瘤发生出血性坏死的物质，将其命名为肿瘤坏死因子（tumor necrosis factor，TNF）。20 世纪 80 年代人们发现其在消耗症中起了重要作用，又称恶液质素。TNF 主要由活化的巨噬细胞、NK 细胞及 T 淋巴细胞产生。1985 年 Shalaby 把巨噬细胞产生的 TNF 命名为 TNF-α，把 T 淋巴细胞产生的淋巴毒素（lymphotoxin，LT）命名为 TNF-β。虽然 TNF-α 与 TNF-β 仅有约 30% 的同源性，但它们却拥有共同的受体。TNF-α 的生物学活性占 TNF 总活性的 70%～95%，因此目前常说的 TNF 多指 TNF-α。1984 年 *TNF* 基因的克隆开辟了临床试验的时代，是第一个用于肿瘤生物疗法的细胞因子，但因其缺少靶向性且有严重的副作用，目前仅用于局部治疗。TNF 分为 TNF-α 和 TNF-β 两型，前者来源于单核细胞、吞噬细胞，后者来源于 T 淋巴细胞。两型的结构虽然不同，但生物活性类似。两型都有引起肿瘤组织出血、坏死和杀伤作用，都可引起抗感染的炎症反应效应，以及对免疫细胞的调节、诱生作用。

**【参考值】**

(4.3±2.8)μg/L（ELISA 法）。

**【临床意义】**

TNF 有炎症介质作用，能阻止内毒素休克、DIC 的发生；有抗感染效应，抑制病毒复制和杀伤病毒感染细胞；有抗肿瘤作用，杀伤和破坏肿瘤细胞。血中 TNF 水平增高特别对某些感染性疾病（如脑膜炎球菌感染）的病情观察有价值。

### （二）白细胞介素-2 活性及其受体测定

白细胞介素-2（IL-2）是白细胞介素中的一种。主要由活化 T 细胞产生，是具有多向性作用的细胞因子（主要促进淋巴细胞生长、增殖、分化）。它对机体的免疫应答和抗病毒感染等有重要作用。IL-2 是免疫系统中的一类细胞生长因子，能调控免疫系统中白细胞的细胞活性，促进 Th0 和 CTL 的增殖，也参与抗体反应、造血和肿瘤监视。

1976 年 Morgan 等发现小鼠脾细胞培养上清中含有一种刺激胸腺细胞生长的因子，由于这种因子能促进和维持 T 细胞长期培养，称为 T 细胞生长因子（tcell growth factor，TCGF），1979 年统一命名为白细胞介素-2。

人 IL-2 含有 133 氨基酸残基，分子量为 15.5 kDa。天然 IL-2 在 N 端含有糖基，但糖基对 IL-2 的生物学活性无明显影响，等电点在 6.6～8.2。IL-2 分子含有 3 个半胱氨酸，分别位于第 58、105 和 125 位氨基酸，其中 58 位与 105 位半胱氨酸之间所形成的链内二硫键对于保持 IL-2 生物学活性起重要作用。在 IL-2 基因产物的提纯和复性过程中，如二硫键配错或分子间形成二硫键都会降低 IL-2 的活性。现已有应用点突变，将第 125 号位半胱氨酸突变为亮氨酸或丝氨基，使只能形成一种二硫键，保证了在 IL-2 复性过程的活性。还有报道用蛋白工程技术生产新型 rIL-2，将 IL-2 分子第 125 位半胱氨酸改为丙氨酸，改构后 IL-2 的活性比天然 IL-2 明显增加。人 IL-2 基因定位于第 4 号染色体，长约 5 kB，由 4 个外显子和 3 个内含子组成。人和小鼠 IL-2 基因 DNA 序列有 63% 同源性。

【参考值】

IL-2：$^{3}$H-TdR 掺入法为 5~15 kU/L。

【临床意义】

①IL-2：随年龄的增长，有降低趋势。增高见于自身免疫性疾病（SLE、类风湿关节炎等）、再生障碍性贫血、多发性骨髓瘤、排斥反应等。降低见于免疫缺陷病（艾滋病、联合免疫缺陷病等）、恶性肿瘤、1 型糖尿病、某些病毒感染等。②IL-2R：对急性排斥反应和免疫性疾病有诊断意义，可作为病情观察和药效监测的一项指标。

（三）干扰素测定

干扰素（interfeiron，IFN）是宿主细胞受病毒感染后产生的一种非特异性防御因子，具有抗病毒、抗肿瘤、免疫调节、控制细胞增殖的作用。干扰素是一类糖蛋白，它具有高度的种属特异性，故动物的干扰素对人无效，干扰素具有抗病毒、抑制细胞增殖、调节免疫及抗肿瘤作用。

【参考值】

1~4 kU/L（ELISA 法）。

【临床意义】

①增高：见于 SLE、非活动性类风湿性关节炎、恶性肿瘤早期、急性病毒感染、再生障碍性贫血等。②降低：见于乙肝及携带者、哮喘、活动性类风湿关节炎等。

## 第四节　体液肿瘤标志物检测

肿瘤标志物（tumor marker，TM）是由肿瘤细胞本身合成、释放或是机体对肿瘤细胞反应而产生或升高的一类物质。肿瘤标志物存在于血液、细胞、组织或体液中，反映肿瘤的存在和生长，通过化学、免疫学以及基因组学等方法测定肿瘤标志物，对肿瘤的诊断、疗效和复发的监测、预后的判断具有一定的价值。肿瘤标志物主要包括蛋白质类、糖类和酶类肿瘤标志物。

### 一、胚胎抗原类肿瘤标志物检测

（一）癌胚抗原检测

癌胚抗原（carcinoembryonic antigen，CEA）是 1965 年由 Gold 和 Freedman 首先从结肠癌和胚胎组织中提取的一种肿瘤相关抗原，是一种具有人类胚胎抗原特性的酸性糖蛋白，存在于内胚层细胞分化而来的癌症细胞表面，是细胞膜的结构蛋白。CEA 是一种富含多糖的蛋白复合物。早期胎儿的胃肠道及某些组织均有合成 CEA 的能力，但妊娠 6 个月以后含量逐渐降低，出生后含量极低。CEA 在细胞质中形成，通过细胞膜分泌到细胞外，然后进入周围体液。因此，可从血清、脑脊液、乳汁、胃液、胸腹水及尿液、粪便等多种体液和排泄物中检出。

以往把 CEA 作为早期诊断结肠癌和直肠癌的特异性标志物，经大量的临床实践，发现不仅胃肠道的恶性肿瘤 CEA 值可以升高，在乳腺癌、肺癌及其他恶性肿瘤的血清中也有升高。因此，癌胚抗原是一种广谱肿瘤标志物，虽然不能作为诊断某种恶性肿瘤的特异性指标，但在恶性肿瘤的鉴别诊断、病情监测、疗效评价等方面仍有重要临床价值。CEA 是一种广谱性肿瘤标志物，可在多种肿瘤中表达，脏器特异性低，在临床上主要用于辅助恶性肿瘤的诊断、判断预后、监测疗效和肿瘤复发等。

**【参考值】**

RIA、CLIA、ELISA：血清<5 μg/L。

**【临床意义】**

1. CEA 升高，主要见于胰腺癌、结肠癌、直肠癌、乳腺癌、胃癌、肺癌等患者。

2. 动态观察，一般病情好转时，CEA 浓度下降，病情加重时可升高。

3. 结肠炎、胰腺炎、肝脏疾病、肺气肿及支气管哮喘等也常见 CEA 轻度升高。

4. 96%~97% 非吸烟健康人血清 CEA 浓度<2.5 μg/L，大量吸烟者中有 20%~40% 的人 CEA>2.5 μg/L，少数人>5.0 μg/L。

**（二）甲胎蛋白检测**

甲胎蛋白（alpha-fetoprotein，AFP）是在胎儿早期由肝和卵黄囊合成的一种血清糖蛋白，出生后，AFP 的合成很快受到抑制。AFP 是一种糖蛋白，它属于白蛋白家族，在胎儿血液循环中具有较高的浓度，出生后则下降，至生后 2~3 个月甲胎蛋白基本被白蛋白替代，血液中较难检出，故在成人血清中含量极低。甲胎蛋白具有很多重要的生理功能，包括运输、作为生长调节因子的双向调节、免疫抑制、T 淋巴细胞诱导凋亡功能等。甲胎蛋白与肝癌及多种肿瘤的发生发展密切相关，在多种肿瘤中均可表现出较高浓度，可作为多种肿瘤的阳性检测指标。目前临床上主要作为原发性肝癌的血清标志物，用于原发性肝癌的诊断及疗效监测。当肝细胞或生殖腺胚胎组织发生恶性病变时，有关基因重新被激活，使原来已丧失合成 AFP 能力的细胞又重新开始合成，以致血中 AFP 含量明显升高。因此血中 AFP 浓度检测对诊断肝细胞癌及滋养细胞恶性肿瘤有重要的临床价值。

**【参考值】**

RIA、CLIA、ELISA：血清<25 μg/L。

**【临床意义】**

①原发性肝细胞癌患者血清 AFP 增高，阳性率为 67.8%~74.4%。约 50% 的患者 AFP>300 μg/L，但约有 18% 的原发性肝癌患者 AFP 不升高。②生殖腺胚胎肿瘤（睾丸癌、卵巢癌、畸胎瘤等）、胃癌或胰腺癌时，血中 AFP 含量也可升高。③病毒性肝炎、肝硬化时 AFP 有不同程度的升高，通常 AFP<300 μg/L。④妊娠 3~4 个月，孕妇 AFP 开始升高，7~8 个月达高峰，但多低于 400 μg/L，分娩后 3 周恢复正常。胎儿神经管畸形、双胎、先兆流产等均会使孕妇血液和羊水中 AFP 升高。

## 二、特殊蛋白类肿瘤标志物检测

### (一)组织多肽抗原检测

组织多肽抗原(tissue peptide antigen,TPA)是存在于胎盘和大部分肿瘤组织细胞膜和细胞质中的一种单链多肽,在恶性肿瘤患者血清中的检出率高达70%以上,但它的增高与肿瘤发生部位和组织类型无相关性。然而在观察疗效上则有较高的敏感性。血液内TPA水平与细胞分裂增殖程度密切相关,恶性肿瘤细胞分裂、增殖越活跃,血清中TPA水平越高,临床上常用于迅速增殖的恶性肿瘤的辅助诊断,特别是已知肿瘤的疗效监测。

**【参考值】**

血清<130 U/L(ELISA法)。

**【临床意义】**

①恶性肿瘤患者血清TPA水平可显著升高。②经治疗好转后,TPA水平降低;若TPA再次升高,提示肿瘤复发。③TPA和CEA同时检测可有利于恶性与非恶性乳腺肿瘤的鉴别诊断。④急性肝炎、胰腺炎、肺炎、妊娠后3个月均可见TPA升高。

### (二)前列腺特异性抗原检测

前列腺特异性抗原(prostate specific antigen,PSA)是一种由前列腺分泌的单链糖蛋白,它存在于前列腺管道的上皮细胞中,在前列腺癌时可见PSA血清水平明显升高。PSA属激肽酶家族蛋白,存在于前列腺组织和精液中,正常人血清中含量极微。前列腺特异性抗原在血清中主要以3种形式存在:①游离前列腺特异性抗原(f-PSA),占总前列腺特异性抗原(t-PSA)的10%~30%;②前列腺特异性抗原与α1-抗糜蛋白酶结合形成的复合物(PSA-ACT);③前列腺特异性抗原与α2-巨球蛋白酶结合形成的复合物(PSA-α2 M)。后两者又称复合前列腺特异性抗原(cPSA)。前列腺特异性抗原的主要生理功能是可防止精液凝固,具有极高的组织器官特异性,是目前诊断前列腺癌的首选标志物。血清总PSA(t-PSA)中有80%以结合形式存在,称复合PSA(c-PSA);20%以游离形式存在,称游离PSA(f-PSA)。t-PSA及f-PSA升高,而f-PSA/t-PSA比值降低,提示前列腺癌。

**【参考值】**

RIA、CLIA、ELISA:血清t-PSA<4.0 μg/L,f-PSA<0.8/L,f-PSA/t-PSA比值>0.25。

**【临床意义】**

①前列腺癌时60%~90%患者血清t-PSA水平明显升高;当行外科切除术后,90%患者血清t-PSA水平明显降低。②若前列腺癌切除术后t-PSA浓度无明显降低或再次升高,提示肿瘤转移或复发。③前列腺增生、前列腺炎等良性疾患,约有14%的患者血清t-PSA轻度升高(一般4.0~10.0 μg/L),此时应注意鉴别。④当t-PSA处于4.0~10.0 μg/L时,f-PSA/t-PSA比值对诊断更有价值,若f-PSA/t-PSA比值<0.1提示前列腺癌。⑤肛门指诊、前列腺按摩、膀胱镜等检查及前列腺手术会引起前列腺组织释放PSA而引起血清浓度升高,建议在上述检查前或检查后数日、手术后数

周进行 PSA 检查。

**（三）鳞状细胞癌抗原检测**

鳞状癌细胞抗原（squamous cell carcinoma antigen，SCCA）是肿瘤相关抗原 TA-4 的亚型，是一种糖蛋白。鳞状上皮细胞癌抗原是肿瘤相关抗原 TA-4 的亚型，是一种糖蛋白。SCC 存在于子宫、子宫颈、肺、头颈等鳞状上皮细胞癌的细胞质中，特别在非角化癌的细胞中，含量更丰富。

**【参考值】**

RIA、CLIA：血清<1.5 μg/L。

**【临床意义】**

①血清中 SCCA 水平升高，可见于 25%～75% 的肺鳞状细胞癌、30% Ⅰ期食管癌、89% 的Ⅲ期食管癌，83% 的宫颈癌。血清 SCCA 浓度与宫颈鳞癌分期、肿瘤体积、治疗后肿瘤残余、肿瘤复发和病情进展、肿瘤患者生存率有关，美国国家临床生化学会（Na-tional Academy of Clinical Biochemistry，NACB）推荐 SCCA 用于宫颈鳞癌患者的预后评估、监测疗效和肿瘤复发。临床上也常用于监测肺鳞状细胞癌、食管癌等的治疗效果、复发、转移或评价预后。②部分良性疾患如银屑病、天疱疮、特应性皮炎等皮肤疾病、肾功能不全、良性肝病、乳腺良性疾病、上呼吸道感染性疾病等也可引起 SCCA 浓度升高。③SCCA 不受性别、年龄、吸烟的影响，但因它在皮肤表面的中层细胞内高浓度存在，因而采血技术中可引起假阳性。此外，汗液、唾液或其他体液污染亦会引起假阳性。

## 三、糖蛋白抗原类肿瘤标志物检测

广义的糖蛋白包括了两大类蛋白，人们把糖类少于 4% 的糖蛋白称为狭义糖蛋白，把含糖类超过 4% 的糖蛋白称为黏蛋白。糖蛋白所结合的糖类是一类含氮的多糖（黏多糖），比较常见的是唾液酸和岩藻糖。一般的细胞膜表面都有丰富的糖蛋白，当正常细胞转化为恶性细胞时，细胞表面的糖蛋白发生变异，形成了一种和正常细胞不同的特殊抗原，可以用单克隆计数检测这些抗原，结果诞生了糖蛋白类抗原。这是和酶、激素不同的新一代的肿瘤标志，其诞生促进了肿瘤学的发展和临床应用。糖蛋白类抗原可以粗分为两类：CA125、CA15-3、CA549（“CA”意味癌症，后面的数字代表了制造该抗原的肿瘤细胞系编号）是哺乳动物上皮细胞分泌的大分子量黏蛋白；而 CA19-9、CA50、CA72-4 是唾液酸岩藻糖的衍生物，肠胃消化道肿瘤、胰腺癌的标志物。

**（一）CA125 检测**

癌抗原 125（cancer antigen 125，CA125）为一种糖蛋白性肿瘤相关抗原，存在于上皮性卵巢癌组织及患者的血清中，在胎儿体腔上皮分泌物及羊水中以及成人的输卵管、子宫和宫颈内膜也可发现 CA125。

**【参考值】**

RIA、CLIA、ELISA：血清<3.5 万 U/L。

笔记栏

【临床意义】

①CA125存在于卵巢癌组织细胞和浆液性腺癌组织中，不存在于黏液型卵巢癌中。卵巢上皮癌患者的CA125浓度可明显升高，早期诊断和复发诊断的敏感性可达50%～90%，故对诊断卵巢癌有较大临床价值，尤其对观察治疗效果和判断复发较为灵敏。②盆腔肿瘤的鉴别。CA125可用于鉴别卵巢包块，特别适用于绝经后妇女。③宫颈癌、乳腺癌、胰腺癌、胆道癌、肝癌、胃癌、结肠癌、肺癌等也有一定的阳性反应。④3%～6%的良性卵巢瘤、子宫肌瘤患者血清CA125有时也会明显升高，但多数不超过10万U/L。⑤肝硬化失代偿期血清CA125明显升高。⑥生理状态下，如早孕期（3个月）CA125也可升高。

**（二）CA724检测**

癌抗原724（cancer antigen 724，CA724）是一种肿瘤相关糖蛋白，它是胃肠道和卵巢肿瘤的标志物。

【参考值】

CLIA、RIA、EuSA：血清<6.7 μg/L。

【临床意义】

①增高，见于67%的卵巢癌、47%的大肠癌、45%的胃癌、40%的乳腺癌、42%的胰腺癌。②CA724与CA125联合检测，可提高卵巢癌的检出率。③CA724与CEA联合检测，可以提高诊断胃癌的敏感性和特异性。但是，正常人和良性胃肠道疾病的阳性率分别为3.5%和6.7%。

**（三）CA50检测**

癌抗原50（cancer antigen 50，CA50）是一种肿瘤糖类相关抗原，主要由唾液酸糖脂和唾液酸糖蛋白组成。它对肿瘤的诊断无器官特异性。

【参考值】

免疫放射度量分析（IRMA）、CLIA：血清<2.0万U/L。

【临床意义】

①增高，见于87%的胰腺癌，80%的胆囊（道）癌，73%的原发性肝癌，50%的卵巢癌，20%的结肠癌、乳腺癌、子宫癌等。②动态观察其水平变化对癌肿瘤疗效及预后判断、复发监测颇具价值。③对鉴别良性和恶性胸、腹水有价值。④在慢性肝病、胰腺炎、胆管病时，CA50也升高。

**（四）CA19-9测定**

糖链抗原19-9（carbohydrate antigen 19-9，CA19-9）是一种糖蛋白，属于唾液酸化Lewis血型抗原。正常人唾液腺、前列腺、胰腺、乳腺、胃、胆管、胆囊、支气管的上皮细胞存在微量CA19-9。

【参考值】

RIA、CLIA、EuSA：血清CA19-9<3.7万μg/L。

【临床意义】

胰腺癌、肝胆和胃肠道疾病时血中CA19-9的水平可明显升高。

①目前认为,CA19-9 是胰腺癌的首选肿瘤标志物,胰腺癌早期,当特异性为95%时,敏感性可达80%~90%,若与CEA同时测定,敏感性还可进一步提高。②有5%~10%的人不表达Lewis类抗原,因此部分胰腺癌患者CA19-9的血清浓度不升高。③诊断胆囊癌和胆管癌的阳性率为85%左右,胃癌、结肠癌为40%,直肠癌为30%~50%;但无早期诊断价值,对早期患者的敏感度仅为30%。④连续检测对病情进展、手术疗效、预后估计及复发诊断有重要价值。⑤急性胰腺炎、胆汁淤积型胆管炎、胆石症、急性肝炎、肝硬化等,血清CA19-9也可出现不同程度的升高。⑥若结合CEA检测,对胃癌诊断符合率可达85%。

**(五)CA242 检测**

癌抗原242(cancer antigerl 242,CA242)是一种唾液酸糖类,与CA50来自相同的大分子,但结构各异,它能识别CA50和CA19-9的抗原决定簇。

**【参考值】**

血清<20 kU/L(ELISA)。

**【临床意义】**

增高见于68%~79%的胰腺癌、55%~85%的结肠癌、44%的胃癌,也见于5%~33%的非恶性肿瘤。此外,卵巢癌、子宫癌和肺癌的阳性率较CA50高。

**(六)CA153 测定**

癌抗原153(cancer antigen 153,CA153)是抗原决定簇、糖和多肽组成的糖蛋白。

**【参考值】**

血清<2.5 万 U/L(RIA、CLIA、ELISA)。

**【临床意义】**

①乳腺癌时,30%~50%的患者可见CA153明显升高,但在早期乳腺癌时,它的阳性率仅为20%~30%,因此它不能用于筛查与早期诊断,主要用于乳腺癌患者的治疗监测和预后判断。乳腺癌患者血清CA153浓度比原来水平升高预示病情进展、肿瘤复发、转移,其浓度升高比临床症状出现或影像学检查的发现时间早。②血清CA153浓度升高还可见于子宫肿瘤、转移性卵巢癌、肝癌、胰腺癌、结肠癌、肺癌、支气管肺癌。③乳腺、肝、肺等的良性疾病时,CA153血清水平也可见不同程度的增高。

## 四、酶类肿瘤标志物检测

酶类肿瘤标志物的检测包括前列腺酸性磷酸酶(prostatic acid phosptlatase,PAP)、神经元特异性烯醇化酶(neuron-specific enolase,NSE)、异常凝血酶原(abnormal prothrombin,APT)、α-L-岩藻糖苷酶(α-L-fucosidase,AFU)等的检测。PAP对前列腺癌的疗效观察、有无复发、转移及预后判断有重要意义。NSE是神经母细胞瘤和小细胞肺癌的标志物。APT和AFU在肝细胞肝癌中水平明显升高。

酶免疫分析:①酶联免疫荧光测量法(ELIFA)同时兼具酶联免疫吸附试验(ELISA)和荧光免疫分析(FIA)两种方法的优点,其灵敏度较传统的ELISA明显提高,最小检出值达10~15 mol/L。②增强发光酶免疫分析法(ELEIA)是20世纪80年代后期发展起来的新型免疫分析技术,其特点是:酶促增强发光信号,且发光信号保持

笔记栏

稳定，该方法的最小检出值达 10~20 mol/L。

（一）前列腺酸性磷酸酶检测

前列腺酸性磷酸酶（PAP）是一种前列腺外分泌物中能水解磷酸酯的糖蛋白。

【参考值】

RIA、CLIA 法：≤2.0 μg/L。

【临床意义】

①前列腺癌时，血清 PAP 浓度明显升高，其升高程度与癌瘤发展基本呈平行关系。当病情好转时，PAP 浓度降低，而其水平升高常提示癌症有复发、转移及预后不良。②前列腺肥大、前列腺炎等，也可见血清 PAP 水平升高。

（二）神经元特异性烯醇化酶检测

神经元特异性烯醇化酶（NSE）是在糖酵解途径中催化甘油分解的酶，它由 3 个亚基（α、β、γ）组成，并形成 5 种同工酶（αα、ββ、γγ、αγ、βγ）。γ 亚基的同工酶存在于神经元和神经内分泌组织，它与神经内分泌起源的肿瘤有关。NSE 是参与糖酵解途径的烯醇化酶中的一种，存在于神经组织和神经内分泌组织中。NSE 在脑组织细胞的活性最高，外周神经和神经分泌组织的活性水平居中，最低值见于非神经组织、血清和脊髓液。它被发现在与神经内分泌组织起源有关的肿瘤中，特别是小细胞肺癌（SCLC）中有过量的 NSE 表达，导致血清中 NSE 明显升高。

【参考值】

RIA、ELISA 法：血清<15 μg/L。

【临床意义】

①小细胞肺癌的 NSE 水平显著高于肺鳞癌、腺癌、大细胞癌的 NSE 水平，因此它对小细胞肺癌的诊断、鉴别诊断有较高价值，并可用于监测放疗、化疗的效果。②NSE 是神经母细胞瘤的标志物，其灵敏度可达 90% 以上。发病时，NSE 水平明显升高，有效治疗后降低，复发后又升高。③正常红细胞中存在 NSE，标本溶血影响结果。

（三）α-L-岩藻糖苷酶测定

α-L-岩藻糖苷酶（AFU）是一种溶酶体酸性水解酶，广泛存在于人体组织细胞，参与糖蛋白、糖脂和寡糖的代谢。在原发性肝癌患者血清中增高，是原发性肝癌的标志物之一。

【参考值】

ELISA 法和分光光度连续检测法为 234~414 μmol/L。

【临床意义】

①81.2% 的原发性肝癌患者血清 AFU 水平增高，与 AFP 联合检测可提高原发性肝癌诊断阳性率达 93.1%。②动态观察对判断肝癌疗效、预后、复发有重要意义。③血清 AFU 在转移性肝癌、肺癌、乳腺癌、卵巢癌、子宫癌也可增高；在肝硬化、慢性肝炎、消化道出血等也有轻度增高。

## 五、肿瘤标志物的选用

同一种肿瘤可含多种标志物，而一种标志物可出现在多种肿瘤中。选择特异标志物或最佳组合有利于提高肿瘤诊断的阳性率（表17-1）。动态检测有利于良性和恶性肿瘤的鉴别，也有利于复发、转移和预后判断。

**表17-1　肿瘤标志物的选择**

| 标志物<br>肿瘤 | AFP | CEA | PSA | PAP | NSE | hcG | CA19-9 | CA50 | CA125 | CA15-3 | CA72-4 | CA242 | TPA | SCC | AFU |
|---|---|---|---|---|---|---|---|---|---|---|---|---|---|---|---|
| 原发性肝癌 | 1 | | | | | | | | | | | | | | 1 |
| 干细胞肿瘤 | 1 | | | | | 1 | | | | | | | | | |
| 结肠癌 | | 1 | | | | | 2 | | | | | 3 | | | |
| 前列腺癌 | | | 1 | 1 | | | | | | | | | | | |
| 小细胞肺癌 | | | | | 1 | | | | | | | | | | |
| 非小细胞肺癌 | | 2 | | | | | | | | | | | | 3 | |
| 绒毛膜上皮细胞癌 | | | | | | 1 | | | | | | | | | |
| 胰腺癌 | | 3 | | | | | 1 | 2 | | | | 2 | | | |
| 胆管癌 | | | | | | | 1 | 2 | | | | | | | |
| 卵巢癌 | | | | | | | | | 1 | | 2 | | | | |
| 乳腺癌 | | 2 | | | | | | | | 1 | | | | | |
| 胃癌 | | 2 | | | | | 3 | | | | 1 | | | | |
| 膀胱癌 | | | | | | | | | | | | | 2 | | |
| 宫颈癌 | | 3 | | | | | | | | | | | | 2 | |
| 耳鼻喉肿瘤 | | 3 | | | | | | | | | | | | 2 | |
| 食管癌 | | 3 | | | | | | | | | | | | 3 | |

# 第五节　自身抗体检测

当某些原因削弱或破坏机体的自身免疫耐受时，该机体的免疫系统就会对自身组织或成分产生免疫应答，这种机体免疫系统对自身组织或成分产生的免疫应答称为自身免疫反应。由于自身免疫反应而产生的疾病称为自身免疫性疾病（autoimmune disease，AID）。按自身抗原分布的范围可分为器官特异性和非器官特异性。诊断自身免疫性疾病的重要方法是做自身抗体的检测。

自身抗体是自身免疫性疾病患者中针对自身组织器官、细胞及细胞内成分的抗体，是自身免疫性疾病的重要标志。常见的自身抗体主要有抗核抗体、类风湿因子、抗中性粒细胞胞质抗体等。每种自身免疫性疾病都伴有特征性的自身抗体，高效价自身抗体是自身免疫性疾病的特点之一，也是临床确诊自身免疫性疾病的重要依据。许多自身免疫性疾病可产生多种自身抗体，而同一种自身抗体可涉及多种自身免疫性疾病。

## 一、类风湿因子检测

类风湿因子(rheumatoid factor,RF)是一种抗人或动物IgG分子Fc片段抗原决定簇的抗体，是以变性IgG为靶抗原的自身抗体。RF最初由Rose等(1984年)在类风湿关节炎(RA)患者血清中发现。RA患者体内有产生RF的B细胞克隆，在变性IgG或EB病毒的直接作用下可大量合成RF。RF主要为IgM类自身抗体，但也有IgG类、IgA类、IgD类和IgE类。检测RF的方法很多，常用的有胶乳凝集试验和ELISA法，胶乳法主要测定的是IgM类RF;ELISA法则可用于测定不同Ig类别的RF，而且还可实现定量检测，较有实用价值。

**【检测方法】**

乳胶凝集法、浊度分析法、ELISA法。

**【临床意义】**

类风湿性疾病时，RF的阳性率可高达70%~90%，类风湿关节炎的阳性率为70%。IgG型与患者的滑膜炎、血管炎和关节外症状有关，IgM型与IgA型的效价与病情、骨质破坏有关。其他自身免疫性疾病，如多发性肌炎、硬皮病、干燥综合征、SLE、自身免疫性溶血、慢性活动性肝炎等也见RF阳性。某些感染性疾病，如传染性单核细胞增多症、结核病、感染性心内膜炎等也多呈现阳性反应。故本试验的特异性不高，应予鉴别诊断。

检测RF对类风湿关节炎的诊断、分型和疗效观察有重要意义。RF在类风湿关节炎患者中的检出率很高，RF阳性支持早期RA的倾向性诊断，如对年轻女性应进行RA和风湿热间的鉴别;而对非活动期RA的诊断，需参考病史。在RA患者，RF的滴度与患者的临床表现呈正相关，即随症状加重而效价升高。但RF并不是RA独有的特异性抗体。在系统性红斑狼疮(SLE)患者有50%RF阳性，在其他结缔组织病如干燥综合征(SS)、硬皮病、慢性活动性肝炎及老年人中均可有不同程度的阳性率。

## 二、抗核抗体检测

### (一)抗核抗体检测

广义的抗核抗体(antinuclear antibody,ANA)的靶抗原不再局限于细胞核内，而是扩展到整个细胞成分，包括细胞核和细胞质。经典的ANA是指针对真核细胞核成分的自身抗体的总称。ANA的类型主要是IgG，也有IgM、IgA。这种抗体无器官和种族的特异性。ANA又称抗核酸抗原抗体，是一组对细胞核内的DNA、RNA、蛋白质或这些物质的分子复合物产生的自身抗体。按其核内各个分子的性能不同可将各ANA区分开来，如:①抗DNA抗体;②抗组蛋白抗体;③抗非组蛋白抗体;④抗核仁抗体等。每一大类又因不同抗原特性而再分为许多种类。因此ANA在广义上是一组各有不同临床意义的自身抗体，更确切的名称应为抗核抗体谱。ANA主要存在于IgG，也见于IgM、IgA，甚至IgD及IgE中。抗核抗体能识别各种细胞核组分，可特征性地出现于许

笔记栏

多自身免疫性疾病中，尤其是风湿性疾病，可判断疾病的活动性及预后，观察治疗反应，指导临床治疗。

检测方法为间接免疫荧光法(indirect immunofluorescence，IIF)。以 Hep-2 细胞和鼠肝作抗原，固定于载玻片上，与受检者血清反应。血清中抗体与抗原结合，再加入 FITC 标记的抗人免疫球蛋白，在荧光显微镜下可观察到 ANA 的荧光强度和荧光模型。

抗核抗体的荧光模型主要包括：①核均质型，与抗 ds-DNA、抗组蛋白和核小体抗体有关。②核膜型，主要有抗核孔复合物和抗板层素两种抗体。③颗粒型，与抗 U1-RNP、抗 Sm、抗 SS-A、抗 SS-B 等抗体有关。④核点型，少核点型即 p80 盘曲蛋白抗体；多核点型即 Sp100 抗体。⑤着丝点型，与抗着丝点抗体有关。⑥核仁型，与针对核糖体、U3-RNP、RNA 聚合酶的抗体、抗 Scl-70 抗体、PM-Scl 抗体、抗原纤维蛋白抗体有关。

细胞周期相关蛋白与增殖细胞核抗原有关，胞质抗体与抗线粒体抗体、抗高尔基体抗体、抗溶酶体抗体、抗肌动蛋白抗体、抗 Jo-1 抗体等有关。

### (二)抗可提取性核抗原抗体谱检测

抗可提取性核抗原(extractable nuclear antigens，ENA)由多种分子量不同的多肽构成，即双链 DNA、Sm、核糖体、Scl-70、Jo-1、SSB、SSA 和 RNP 等。利用免疫印迹试验可以对这些抗原的自身(抗 ENA)抗体进行检测，用来反映某些自身免疫病的状况。

**【检测方法】**

常用免疫双扩散法和免疫印迹法进行检测。不同的抗 ENA 抗体在各种弥漫性结缔组织病中的阳性率有明显差异，有些自身抗体属某些疾病的标记性抗体或特异性抗体，对自身免疫性疾病的诊断与鉴别诊断有极为重要的意义。

**【参考值】**

阴性。

**【临床意义】**

抗可提取性核抗原抗体的检测是诊断自身免疫性结缔组织疾病重要的血清学依据。抗 Sm 抗体为系统性红斑狼疮的标志性抗体，抗 U1-RNP 抗体在混合性结缔组织病中高滴度阳性，抗 SSA、SSB 抗体多出现在系统性红斑狼疮和干燥综合征患者中，抗 rRNP 抗体与狼疮脑病相关。①抗 SSA 抗体主要见于原发性干燥综合征。此外，抗 SSA 抗体常与亚急性皮肤性红斑狼疮、抗核抗体阴性狼疮、新生儿狼疮等相关。②抗 SSB 抗体较抗 SSA 抗体诊断干燥综合征更特异，是干燥综合征血清特异性抗体。原发性干燥综合征阳性率达 40% 左右。其他自身免疫性疾病中如有抗 SSB 抗体，常伴有继发性干燥综合征。③抗 Scl-70 抗体主要见于硬皮病，重症弥漫性全身性硬皮病中抗 Scl-70 抗体阳性率高达 75%。④抗 Jo-1 抗体对多发性肌炎/皮肌炎的诊断具有较强的特异性。⑤抗 RNP 抗体临床上应用较多的是 U1-RNP 抗体，混合型结缔组织病的抗 RNP 阳性率>95%。抗体滴度与疾病活动相关。抗 RNP 抗体在系统性红斑狼疮中的阳性率为 40% 左右，但几乎总伴有抗 Sm 抗体。⑥抗 Sm 抗体很少单独出现，它常与 U1-RNP 相伴，为系统性红斑狼疮的标记抗体，但阳性率不高。

笔记栏

### （三）抗 DNA 抗体检测

抗 DNA 抗体（anti DNA antibody）分为抗双链 DNA（double stranded DNA，dsDNA）抗体、抗单链 DNA（single stranded DNA，ssDNA）抗体和抗 ZDNA 抗体。抗 dsDNA 抗体的靶抗原是细胞核中 DNA 的双螺旋结构，它的检测有临床重要性。可分为单链（变性）和双链（天然）DNA 抗体。

（1）抗单链 DNA（ssDNA）抗体　在多种疾病中及正常人血清中存在，无特异性，临床价值不大。

（2）抗双链 DNA（dsDNA 抗体）　对诊断 SLE 有较高的特异性，且与 SLE 的活动相平行，并可作为治疗的估价。随着疾病活动的控制，抗 dsDNA 抗体滴度可以下降或消失。抗 dsDNA 抗体与 DNA 结合成为免疫复合物在肾小球基底膜沉积，或抗 dsDNA 抗体直接作用于肾小球抗原造成 SLE 患者的肾损害。抗 dsDNA 抗体阳性的患者较阴性患者发生肾炎的危险性高 12 倍。测定抗 dsDNA 抗体的方法很多，其中放射免疫法（Farr）敏感，用此法检测其结合率>20% 为阳性，短膜虫或马疫锥虫为底物的间接免疫荧光法（IF-CT 或 IF-TE）更特异，此法 31 ∶ 5 可判阳性。低滴度的抗 DNA 抗体也可在多种疾病甚至正常人中出现。检测抗 dsDNA 抗体最特异和最敏感的方法是用马疫锥虫或绿蝇短膜虫作为抗原基质进行间接免疫荧光测定。

【检测方法】

放免法、间接免疫荧光法、斑点免疫金渗滤法、免疫印记法和酶联免疫法。

【结果判定】

短膜虫动基体均质性着色，核浆成弱均质性着色为阳性。

【临床意义】

1. 抗 dsDNA 抗体阳性　见于活动期 SLE，阳性率为 70% ~ 90%。本试验特异性较高，但敏感性较低。目前认为，能结合补体的抗 dsDNA 抗体，在 SLE 特别是并发狼疮性肾炎患者的发病机制中起重要作用。其他风湿病中抗 dsDNA 也可阳性。

2. 抗 ssDNA 抗体阳性　见于 SLE（阳性率 70% ~ 95%），尤其是合并有狼疮性肾炎。还可见于一些重叠结缔组织病、药物诱导的狼疮和慢性活动型肝炎等，但不具特异性。

### （四）抗胞质抗体检测

1. 抗线粒体抗体（anti-mitochondrial antibodies，AMA）测定　抗线粒体抗体是一种针对细胞质中线粒体内膜和外膜蛋白成分的自身抗体，无器官和种属特异性，该抗体主要是 IgG。常用大白鼠胃或肾髓质和 Hep-2 细胞作抗原基质进行免疫荧光法测定。AMA 已发现 9 种亚型（M1 ~ M9）。

结果判定：Hep-2 细胞胞质内泥沙样颗粒型着染。肾近曲、远曲小管细胞的特点是颗粒聚集成团。M3、M6 在近曲小管荧光强。肝细胞胞质内均匀着染，胃壁细胞质着染。

临床意义：许多肝脏疾病时可检出 AMA。其阳性率在原发性胆汁性肝硬化（PBC）无症状者为 90.5%，有症状者为 92.5%；慢性活动性肝炎可高达 90% 以上；但是，胆总管阻塞和肝外胆管阻塞为阴性。AMA 可作为原发性胆汁性肝硬化和肝外胆管阻塞性肝硬化症的鉴别诊断。此外,慢性活动性肝炎和门脉性肝硬化阳性率为25%。药物引起的自身免疫病为M3和M6。

2.抗肌动蛋白抗体检测　该抗体有几种不同的抗原包括肌动蛋白、非肌球蛋白的重链、原肌球蛋白。当肌动蛋白抗体单独存在时,有时可在胞质中观察到无数束状纤维结构,有时延伸到细胞核。

结果判定:Hep-2细胞胞质内有密集纤维状着染,但不形成网状。胃、平滑肌高度着染。肾小球基质细胞着染,肾小管上皮细胞基底部及肾小管的刷状缘着染。肝多角形着染,抗原肌球蛋白或抗α-肌动蛋白抗体、肝细胞胞质内的纤维呈片状着染。

临床意义:抗肌动蛋白抗体见于各种慢性肝脏疾病、肝硬化、原发性胆汁性肝硬化、Ⅰ型自身免疫性肝炎,也见于重症肌无力、克罗恩病、长期血液透析。Ⅰ型自身免疫性肝炎60%~90%有IgG型抗肌动球蛋白抗体,且效价高。

3.抗Jo-1抗体检测　靶抗原是组氨酰-tRNA合成酶。其生理功能是催化tRNA接上组氨酸。Jo-1抗体主要是IgG1型抗体。

**【结果判定】**

Hep-2细胞胞质有斑点状荧光颗粒,细胞核的核浆也显示明显的斑点状颗粒。分裂期细胞在染色质周围呈散在的细颗粒。

临床意义:Jo-1抗体对肌炎伴间质性肺纤维化有高度特异性,抗体的效价与疾病的活动性相关。多发性肌炎、Jo-1抗体阳性及HLA-DR/-DRw52标志称为“Jo-1综合征”。

## 三、抗组织细胞抗体检测

### (一)抗肾小球基底膜抗体检测

肾小球基底膜有内、外透明层及中间致密层构成的网状结构,它是由Ⅳ型胶原、层粘连蛋白、纤维粘连蛋白和蛋白多糖组成。肺泡基底膜与肾小球基底膜化学成分相似,且两者具有交叉抗原性。

**【结果判定】**

抗GBM抗体阳性时,有3种荧光图形:在所有肾小球基底膜处显示非常尖锐、线状或花瓣状着染;颗粒状着染;斑点状着染。

**【临床意义】**

抗肾小球基底膜抗体是抗基底膜抗体型肾小球肾炎特异性抗体,包括Good-Pastue综合征、急进型肾小球肾炎及免疫复合物型肾小球肾炎。抗肾小球基底膜抗体还见于药物诱导的间质性肾炎,但它在发病中的作用不明。抗肾小球基底膜抗体阳性的患者约有50%病变局限于肾,另外50%有肾和肺部病变,仅有肺部病变者非常少见。

### (二)抗胃壁细胞抗体检测

抗胃壁细胞抗体(anti-parietal cell antibody,PCA)是器官及细胞特异性自身抗体,其靶抗原是分子量为94 000的ATP酶、胃壁细胞的质子泵和主细胞内分子量41 000的胃蛋白酶原。此抗体还可直接与促胃液素受体结合。

笔记栏

【结果判定】

小鼠胃壁细胞胞质内呈细小颗粒状着染。

【临床意义】

恶性贫血患者90%为PCA阳性。慢性萎缩性胃炎患者为100% PCA阳性。PCA的阳性率与胃黏膜病变的进展程度相关，但抗体效价与病变进展程度不相关，也不与治疗效果平行。PCA也见于许多胃黏膜萎缩、某些缺铁性贫血、十二指肠溃疡、甲状腺疾病、原发性艾迪生病和青少年型糖尿病患者等。大约1/3的甲状腺炎患者有抗胃壁细胞抗体。

**（三）抗甲状腺抗体检测**

甲状腺功能亢进、慢性甲状腺炎、甲状腺功能低下具有自身免疫病的特征，常可测出甲状腺抗体。抗甲状腺球蛋白抗体和抗甲状腺微粒体抗体在临床实验中应用最广，诊断价值也较高。

1. 抗甲状腺球蛋白抗体　甲状腺球蛋白（thyroglobulin，TG）是由甲状腺滤泡细胞合成的一种糖蛋白，抗甲状腺球蛋白主要是IgG。

结果判定：人或灵长类动物的甲状腺冷冻切片甲状腺腺泡内呈细小波浪状着染。

临床意义：90%～95%桥本甲状腺炎、52%～58%甲状腺功能亢进和35%甲状腺癌的患者可出现抗TG阳性。重症肌无力、肝病、风湿性血管病、糖尿病也可出现阳性。此外，有些正常人，特别是妇女，抗TG阳性率随年龄而增加，40岁以上妇女检出率可达18%。

2. 抗甲状腺微粒体抗体　是针对甲状腺微粒体的一种抗体。

参考值：人或灵长类动物的甲状腺冷冻切片甲状腺腺泡上皮细胞胞质斑点状着染，核阴性。

临床意义（抗TM阳性检出率）：桥本甲状腺炎为50%～100%；甲状腺功能减低症为88.9%；甲状腺肿瘤为13.1%；单纯性甲状腺肿为8.6%；亚急性甲状腺炎为17.2%～25%；SLE为15.4%～44.7%；其他风湿病为30%。正常人也有8.4%的阳性率。抗TG与抗TM同时检测，可以提高检出的阳性率。

**（四）抗平滑肌抗体测定**

抗平滑肌抗体（anti smooth muscle antibody，ASMA）主要为IgG类，也有IgM类。无器官和种属特异性，一般认为不结合补体。ASMA自身靶抗原为三组细胞骨架蛋白包括微纤维（G型肌动蛋白和F型肌动蛋白）、中级纤维（波形蛋白和Desmin）和微管。

【结果判定】

鼠胃平滑肌呈均质型着染，肾小血管阳性。

【临床意义】

抗平滑肌抗体主要见于自身免疫性肝炎、原发性胆汁性肝硬化、急性病毒性肝炎。其中F型肌动蛋白与自身免疫性肝炎、自身免疫性胆汁性肝硬化相关，G型肌动蛋白与酒精性肝硬化相关。波形蛋白与病毒感染、系统性自身免疫病、类风湿关节炎等相关；Desin可能与心肌炎相关。在药物引起的肝损伤、肝硬化、肝癌中，ASMA的检出率、效价均低，无诊断价值。

笔记栏

**（五）抗心肌抗体检测**

抗心肌抗体的自身抗原包括线粒体内膜上的腺苷酸转移蛋白、心肌肌质蛋白、原肌球蛋白（可能与A组链球菌M蛋白交叉反应）和热休克蛋白。常用间接免疫荧光法检测。

**【结果判定】**

心肌细胞内与肌纤维方向垂直的横向带状着染。

**【临床意义】**

心肌炎、心肌衰竭、风湿热、重症肌无力、心疾病和心脏手术后患者均可检测到抗心肌抗体。此外，0.4%的正常人和某些风湿性心脏病患者也可见此抗体。

**（六）肝相关自身抗体检测**

1. 抗肝、肾微粒体抗体检测　抗肝、肾微粒体抗体（liver-kidney microsomal antibody，LKM）可同时与肝和肾微粒体起反应，主要识别肝微粒体分子量为50 000的蛋白质（细胞色素P450、CYP2D6）相应的抗原主要位于肝细胞的粗、滑面内质网的细胞质侧及肾近曲小管。LKM（保持一致）存在以下多种亚型：LKM-1靶抗原是CYP2D6；LKM-2靶抗原是细胞色素P450同工酶；LKM-3靶抗原是UDP葡萄糖醛基转移酶。

结果判定：

（1）LKM-1　肝细胞呈强着染，但近门脉区肝细胞阳性者少；肾近曲小管远端1/3段的上皮细胞胞质着染，但较弱。

（2）LKM-2　肝门脉区的肝细胞阳性率高；肾近曲小管近端1/3段的上皮细胞阳性多。

（3）LKM-3　肝、肾阴性，灵长类动物睾丸细胞胞质阳性。

临床意义：LKM-1见于自身免疫性肝炎（主要是妇女、儿童）、慢性丙型肝炎。LKM-2仅见于应用药物替尼酸治疗的患者。LKM-3与丁型肝炎相关。

2. 抗可溶性肝抗原抗体检测　抗可溶性肝抗原抗体（anti-soluble liver antigen，SLA）相应的靶抗原是一种存在于肝细胞质内的蛋白质——细胞角蛋白。这种抗原既没有种属特异性，也没有器官特异性。

结果判定：猴肝组织上肝细胞呈明显荧光着染，呈细颗粒到均质溶解状，大鼠肾组织为阴性。

临床意义：SLA对Ⅲ型自身免疫性肝炎的诊断和鉴别诊断具有重要价值，大约25%的自身免疫性肝炎该抗体阳性。可用于指导临床治疗。

## 四、其他抗体检测

**（一）抗中性粒细胞胞质抗体检测**

血管炎系指以血管壁（主要是动脉）炎症和坏死为基本病理所引起的一组疾病。现知抗中性粒细胞胞质抗体（antineutrophil cytoplasmic antibodies，ANCA）是血管炎患者的自身抗体，是诊断血管炎的一种特异性指标。采用间接免疫荧光法检测，ANCA主要有两型：胞质型（cytoplasmic，cANCA）和核周型（perinuclear，pANCA）。cANCA针对的主要靶抗原是蛋白酶3（proteinase3，PR3），它是中性粒细胞嗜天青颗粒的主要成

笔记栏

分。pANCA 针对的主要靶抗原是髓过氧化物酶(myeloperoxidase,MPO),它是中性粒细胞嗜天青颗粒的另一主要成分。

【结果判定】

cANCA:中性粒细胞胞质内有荧光颗粒,细胞核阴性。pANCA:中性粒细胞核周出现荧光着染,细胞核阴性。

【临床意义】

cANCA 主要见于韦格纳肉芽肿(Wegner's granulomatosis,WG)。活动性 WG 患者在病变尚未影响呼吸系统时 cANCA 敏感度是 65%,当患者已出现呼吸系统、肾损伤时其敏感度达 90% 以上。其他 cANCA 阳性的疾病还有坏死性血管炎、微小多动脉炎、结节性多发性动脉炎等。

快速进行性血管炎性肾炎、多动脉炎、变应性肉芽肿性血管炎综合征、自身免疫性肝炎中 pANCA 的阳性率达 70% ~ 80%。pANCA 主要与多发性微动脉炎相关。pANCA 还见于风湿性和胶原性血管炎、肾小球肾炎、溃疡性结肠炎、原发性胆汁性肝硬化等。

(二)抗心磷脂抗体检测

抗心磷脂抗体(anti cardiolipin antibody,ACA)是一组针对各种带负电荷磷脂的自身抗体。抗磷脂抗体与内皮细胞或血小板膜上的磷脂结合,破坏细胞的功能,造成血液的高凝状态;与红细胞结合,在补体的参与下,造成溶血性贫血。ACA 是抗磷脂抗体中的一种,特异性较强,能干扰磷脂依赖的凝血过程,与各种疾病关系的研究较多。与自身免疫性疾病和抗磷脂综合征(APS)的关系较为密切。

【参考值】

ELISA 法检测阴性,P/N≥2.1 为阳性。

【临床意义】

ACA 在 SLE 患者中阳性检出率高,达 70% ~ 80%,SLE 患者中枢神经系统血栓形成与阳性 ACA 显著相关。血清及脑脊液中 ACA 的检测有助于神经精神性狼疮患者的临床诊断。高水平的 ACA 是急性脑血管病的预后不良的信号。ACLA 在 RA 患者的阳性率可达 33% ~ 49%,是了解疾病进展的实验室指标。约 70% 未经治疗的 ACA 阳性患者可发生自发性流产和宫内死胎,尤其是 IgM 型 ACA 可作为自发性流产的前瞻性指标。ACA 阳性者血小板减少发生率均明显高于阴性者,以 IgG 型抗体多见,并与血小板减少程度有关。

(三)抗乙酰胆碱受体抗体检测

抗乙酰胆碱受体抗体测定是针对运动肌细胞上乙酰胆碱受体的一种自身抗体。它可结合到运动肌细胞的乙酰胆碱受体上,破坏运动板,使神经-肌肉间的信号传递发生障碍,致运动无力。

【临床意义】

①抗乙酰胆碱受体抗体对诊断重症肌无力有意义,敏感性和特异性高,大约 90% 的患者阳性,其他眼肌障碍患者全部阴性。②可作为重症肌无力疗效观察的指标。③肌萎缩侧索硬化症患者用蛇毒治疗后可出现假阳性。

# 第六节　感染免疫检测

## 一、细菌感染免疫检测

人感染病原体后经过一段时间产生的特异性抗体一般可持续数月或更长时间，因而检测抗体不仅可用于现症诊断，还是疾病追溯性调查的一种方法。

### （一）血清抗链球菌溶血素"O"试验

溶血素"O"是A群溶血性链球菌产生的具有溶血活性的代谢产物，相应抗体称抗链球菌溶血素"O"（anti-streptolysin"O"，ASO）。

**【参考值】**

乳胶凝集法（LAT）阴性。

**【临床意义】**

阳性表示患者近期内有A群溶血性链球菌感染，常见于活动性风湿热、风湿性关节炎、风湿性心肌炎、急性肾小球肾炎、急性上呼吸道感染、皮肤和软组织的感染等。

### （二）伤寒和副伤寒沙门菌免疫检测

伤寒沙门菌感染后，菌体"O"抗原和鞭毛"H"抗原可刺激人体产生相应抗体；副伤寒杆菌分甲、乙和丙三型，各自的菌体抗原和鞭毛抗原也可产生相应的抗体。

1. 肥达反应（Widal reaction，WR）　WR是利用伤寒和副伤寒沙门菌菌液为抗原，检测患者血清中有无相应抗体的一种凝集试验。

参考值：直接凝集法，伤寒H<1∶160；O<1∶80；副伤寒甲、乙和丙<1∶80。

临床意义：单份血清抗体效价O>1∶80及H>1∶160者有诊断意义；若动态观察，持续超过参考值或较原效价升高4倍以上更有价值。①O、H均升高：提示伤寒可能性大，多数患者在病程第2周出现阳性。②O不高、H升高，可能是预防接种或是非特异性回忆反应。③O升高、H不高，则可能是感染早期或与伤寒沙门菌抗原有交叉反应的其他沙门菌感染。

2. 伤寒和副伤寒沙门菌抗体IgM检测

参考值：阴性或滴度<1∶20（ELISA法）。

临床意义：IgM抗体于发病后1周即出现升高，有早期诊断价值。

3. 伤寒和副伤寒沙门菌可溶性抗原测定

参考值：阴性（乳胶凝集法）。

临床意义：对确诊伤寒沙门菌感染有重要意义。

### （三）流行性脑脊髓膜炎免疫学检测

流行性脑脊髓膜炎是由脑膜炎奈瑟菌所致。通过对患者CSF、急性期血清和尿中脑膜炎双球菌群特异抗原和抗体的测定，可以辅助流脑的临床诊断。

**【参考值】**

抗体测定：间接血凝试验和ELISA法阴性；抗原测定：对流免疫电泳法、乳胶凝集

笔记栏

试验、RIA 和 ELISA 阴性。

【临床意义】

脑膜炎奈瑟菌抗原的测定可用于流行性脑脊髓膜炎的确诊。感染 1 周后,抗体逐渐增高,2 个月后逐渐下降;接受疫苗接种者高抗体效价可持续 1 年以上。

**(四)布氏杆菌病凝集试验**

1. 布氏杆菌凝集试验

参考值:间接血凝法阴性或滴度<1 ∶ 25。

临床意义:凝集效价明显升高或动态上升有助于布氏杆菌病的诊断。

2. 抗人球蛋白试验(Coombs 试验)

参考值:抗体效价<1 ∶ 160。

临床意义:双份血清检测后次效价超过前次 4 倍以上有诊断价值。

**(五)结核分枝杆菌抗体和 DNA 检测**

感染结核分枝杆菌后,体内可产生特异性抗体。将结核分枝杆菌抗原包被在固相载体上,与待测血清反应,血清中相应的抗体可结合于其上,再以胶体金(或酶)标记,显示反应,可检出血清中结核分枝杆菌抗体。

【参考值】

胶体金或 ElISA 法检测抗体阴性;PCR 法检测 DNA 阴性。

【临床意义】

抗体阳性表示有结核分枝杆菌感染;DNA 检测特异性更强,灵敏度更高。

**(六)幽门螺杆菌抗体检测**

斑点反应板上的固相胃幽门螺杆菌混合抗原与血清中的幽门螺杆菌抗体形成复合物,胶体金标记抗人 IgG 抗体再与复合物结合,形成肉眼可见的红色圆斑点。

【参考值】

金标免疫斑点法为阴性。

【临床意义】

阳性见于胃、十二指肠幽门螺杆菌感染,如胃炎、胃溃疡和十二指肠溃疡等。

## 二、病毒感染免疫检测

**(一)TORCH 试验**

为妇产科产前的常规检查项目。TORCH 包括弓形虫,风疹病毒,巨细胞病毒,单纯疱疹病毒Ⅰ型和Ⅱ型的病原抗体检测。

1. 风疹病毒抗体检测　风疹病毒属披膜病毒科风疹病毒属,若在早孕时发生胎儿先天性风疹感染,新生儿致畸致残率可达 80%。主要损害五官神经系统和智力,有流行性,因此为早孕后必查项目。风疹病毒检测主要查抗体,ELISA 法:用灭活风疹病毒抗原包被的载体可与被检样品中的特异性抗体结合,用酶标记的抗人免疫球蛋白与底物检测相应抗体。风疹病毒的实验室检测是通过抽取静脉血检测体内抗风疹病毒的 IgG 和 IgM 抗体。一般感染后首先出现 IgM 抗体,持续 1~3 个月,2 周后可出现 IgG

笔记栏

抗体。只有在持续性特殊感染时,偶有使用分离培养或分子生物学检查抗原。

参考值:IgM、IgG 抗体均为阴性。

临床意义:如果被检者2种抗体均无,应视为易感者,可注射疫苗保护。有 IgM 抗体出现均应做妇产科咨询后决定是否治疗性流产或继续妊娠。仅有 IgG 抗体应注意观察其滴度变化,如果滴度低且无变化为既往感染,若测定患者急性期和恢复期双份血清,抗体滴度明显升高4倍或以上,则具有诊断近期风疹感染的意义。对于结果的判读原则:

(1)风疹病毒的 IgG 和 IgM 抗体均为阳性,或者是 IgG 抗体滴度≥1∶512,表明有风疹病毒近期感染。

(2)风疹病毒的 IgG 和 IgM 抗体均为阴性,表明没有受过风疹病毒感染。

(3)风疹病毒的 IgG 抗体滴度<1∶512,IgM 抗体为阴性,说明有过既往感染史。

(4)此外,再次感染风疹病毒,由于只出现短暂的 IgM 抗体或出现的水平很低,所以不易查出。因此风疹病毒 IgG 抗体滴度在双份血清中有4倍以上升高,那么无论 IgM 抗体是否为阳性,都是风疹病毒近期感染的指标。

2. 单纯疱疹病毒(HSV)抗体检测　单纯疱疹病毒Ⅰ型和Ⅱ型均有一定致畸性。先天感染后影响新生儿神经系统发育,孕早期感染影响胎儿发育,但危害略低于风疹病毒,故也作为早孕临床筛查项目。HSV 有两个血清型,即 HSV-1 和 HSV-2,两型病毒核苷酸序列有50%同源性,两型间有共同抗原,也有特异性抗原,可用型特异性单克隆抗体做 ELISA,DNA 限制性酶切图谱分析及 DNA 杂交试验等方法区分型别。抗原检测可使用分子生物学方法,并区分Ⅰ型和Ⅱ型,但应用不广泛。常用抗体检测的方法有补体结合试验、中和试验、免疫荧光及酶联免疫吸附试验等,临床多用于急性感染诊断和器官移植患者的检测,以及流行病学调查。如用于急性感染诊断,应采取急性期和恢复期双份血清,同时检测血清中的 IgG 和 IgM。抗体检测可分别进行Ⅰ型和Ⅱ型的 IgM 和 IgG 抗体检测,IgM 型为近期感染,IgG 型多为既往感染。

3. 抗巨细胞病毒(CMV)抗体检测　巨细胞病毒属疱疹类病毒,其先天感染的致畸性仅次于风疹病毒,主要也是造成神经系统及智力的障碍。抗巨细胞病毒抗体主要用于诊断巨细胞病毒的急性感染,一般在感染后1周,血清中出现 CMV-IgM,并可持续半年。实验室可用 EIA 法测抗 CMV-IgM 以了解近期感染,抗 CMV-IgG 可以用作流行病学调查。而 CMV 本身除细胞培养外可使用 PCR 方法检测。近年,对早期抗体用 EIA 检测方法也可获得 CMV 早期感染的确证。

4. 弓形虫检测　弓形虫属原虫,因其有致畸性,故往往与以上病毒联合检测。先天性弓形虫感染可引起神经系统,特别是生后远期智力障碍,因此临床极为重视。抗原检测可用血、骨髓、脑脊液或尿液等离心后直接涂片,瑞-吉染色,可见虫体,证明其存在。检测血清中弓形虫 IgM(Toxo-IgM)抗体可作为一种临床筛查弓形虫感染非常有用和必要的方法。当孕妇感染弓形虫病原体后,抗体即可产生特异性 IgM 抗体。由于 IgM 抗体常出现在感染的早期,IgM 抗体检出即表示孕妇有近期感染。但单纯以此一项指标而确认弓形虫感染还不完善,还需要结合其他实验室检查以明确诊断。抗体则可测特异性 IgM 及 IgG 抗体。IgM 抗体提示现症感染,IgG 一般提示既往感染。

笔记栏

(二)汉坦病毒抗体 IgM 检测

肾综合征出血热(HFRS)的病原体是汉坦病毒(Hanta virus,HTV)。汉坦病毒属包括十余种不同的病毒,其中部分可引起人类疾病,如导致流行性出血热、汉坦病毒肺综合征等。

【参考值】

阴性(ELISA 法、免疫荧光法、酶联免疫吸附试验)。

【临床意义】

汉坦病毒感染后 2~3 d,血清中可检出 IgM 抗体,7~10 d 达到高峰,可作为早期诊断的指标;IgG 抗体在感染后 2 周出现。感染 HTV 2~4 d 后即可在血清中检出 IgM,7~10 d 达高峰。

(三)流行性乙型脑炎病毒抗体 IgM 检测

流行性乙型脑炎是我国夏、秋季流行的主要传染病之一。流行性乙型脑炎病毒简称乙脑病毒。流行性乙型脑炎的病原体呈球状,核酸为单链 RNA,外层有包膜,包膜表面有血凝素。低温条件下,能自下而上较长时间在动物、鸡胚及组织培养细胞中增殖。幼猪是乙脑病毒的主要传染源和中间宿主,蚊子是乙脑病毒的传播媒介。当人被带病毒的蚊子叮咬后,乙脑病毒进入人体,在血管内皮细胞、淋巴结、肝、脾等吞噬细胞内增殖,并经血液循环到达脑部而引起炎症。

乙脑病毒感染发病早期即产生特异性 IgM,病后 2~3 周达到高峰,故单份血清可做出早期诊断。可使用:① IgM 捕捉 ELISA 法;②2 ME-NI 法,血凝抑制抗体存在于 IgM 及 IgG 中,将早期单份血清分成两份,一份用 2-巯基乙醇(2 ME)处理,以破坏 IgM,另一份不处理,然后同时做 HI 试验,若处理血清抗体滴度比未处理的下降≥4 倍,则为 IgM 阳性;③微量间接免疫荧光法,用荧光素标记的抗 u 链血清,检测已与细胞抗原片结合的 IgM,根据特异性荧光颗粒,判断血清标本中的 IgM 存在。

【参考值】

ELISA 和微量间接免疫荧光法阴性。

【临床意义】

当恢复期血清抗体滴度比急性期≥4 倍时,有辅助诊断意义,可用于临床回顾性诊断。

(四)柯萨奇病毒抗体和 RNA 检测

柯萨奇病毒(coxsackie virus,Cox)属小 RNA 病毒科肠道病毒属,基因组为单链 RNA。根据该病毒对小白鼠的致病性不同分为 A、B 两组,A 组含 23 个血清型,B 组含 6 个血清型。

【参考值】

IgM 和 IgG 均阴性(间接血凝试验、IFA 法或 ELISA 法检测);RNA 阴性(PCR 法)。

【临床意义】

柯萨奇病毒抗体阳性还可见于由柯萨奇病毒感染引起的无菌性脑炎、小儿肺炎、

笔记栏

小儿腹泻、肌无力、病毒性心肌炎及孕妇早期流产等。IgM 抗体阳性提示现症感染；RNA 阳性的诊断意义更大。

**（五）轮状病毒抗体和 RNA 检测**

轮状病毒（rotavirus，HRV）属胃肠病毒科，基因由 11 个片段组成的双链 RNA，是引起人病毒性胃肠炎最常见的病原体。普通轮状病毒主要侵犯婴幼儿，成人腹泻轮状病毒则可引起青壮年胃肠炎的暴发流行。人体感染轮状病毒后，体内可产生特异性 IgM 和 IgG 抗体。HRV 分为 A～G 7 个组，A 组 HRV 感染主要引起婴幼儿腹泻，B 组 HRV 感染引起成人腹泻。HRV 感染后机体可产生特异性 IgM 和 IgG 抗体。IgM 阳性提示炎症感染，IgG 阳性提示既往感染。轮状病毒抗体测定，可用于诊断轮状病毒感染的疾病。

**【参考值】**

RNA 阴性（PCR 法），抗原阴性（胶乳凝集试验或 ELISA 法），IgM 和 IgG 阴性（金标免疫斑点法或 ELISA 法）。

**【临床意义】**

轮状病毒抗体测定，主要用于诊断轮状病毒感染的疾病。临床婴幼儿无黏液和脓血的非细菌性腹泻约有一半是由 HRV 引起，HRV-IgM 抗体阳性提示现症感染。成人抗 HRV-IgG 抗体阳性，90% 以上为既往感染，双份血清抗体滴度有 4 倍或以上增高，则有诊断意义。

主要感染 2～6 岁的婴幼儿，可引起急性腹泻；慢性感染少见，主要发生于免疫缺陷儿童和骨髓移植后免疫抑制的患者；成人感染轮状病毒时，症状较轻。

此外，HRV 感染除检查抗体外，应结合 HRV-RNA 和抗原检查，诊断才更为可靠。PCR 检测轮状病毒 RNA 具特异性。

**（六）嗜异性凝集试验及吸收试验**

传染性单核细胞增多症由 EB 病毒感染所致。嗜异性凝集试验及吸收试验主要用于传染性单核细胞增多症的辅助诊断。

**【参考值】**

阴性或凝集效价≤1∶7（红细胞凝集法）。

**【临床意义】**

EB 病毒感染后 2 周抗体效价达高峰，常>1∶56；以后下降，3 个月后消失；若第 1 次检测效价增高不明显，而追踪检查时效价上升 4 倍以上，更有诊断价值。

**（七）严重急性呼吸综合征病毒抗体及 RNA 检测**

严重急性呼吸综合征（severe acute respiratory syndrome，SARS）是由 SARS 冠状病毒（SARS coronovirus，SARS-CoV）引起的 21 世纪的新传染病。SARS-CoV 是具有包膜的单链正义 RNA 病毒，是导致 SARS（俗称非典型肺炎）的病原体。

**【参考值】**

ELISA 和 IFA 法检测抗体阴性；RT-PCR 检测 RNA 阴性。

**【临床意义】**

抗体阳性结果表明曾感染过 SARS-CoV，由阴性到阳性的血清转化，或者急性期

笔记栏

到恢复期抗体效价增高 4 倍以上，表明有近期感染；PCR 阳性可表示标本中有 SARS-CoV 的遗传物质（RNA）。

## 三、寄生虫感染免疫检测

### （一）日本血吸虫抗体检测

日本血吸虫侵入人体后，人体对血吸虫发生特异性免疫反应，于病程中体内出现 IgM、IgE 和 IgG 抗体。这有利于临床诊断和流行病学调查。

**【参考值】**

环卵沉淀法（circunoval precipitin test，COPT）：阴性。ELISA 和胶乳凝集法：IgE 为 0～150 IU/L（ELISA）。IgG、IgM 阴性（ELISA 法、LAT 法、环卵沉淀法、胶乳凝集法）。

循环抗原：阴性（单克隆抗体-夹心 ELISA、反向间接血凝、单克隆抗体-斑点 ELISA 等）。

**【临床意义】**

IgE、IgM 阳性提示病程处于早期，是早期诊断的指标。IgG 阳性提示疾病已是恢复期，曾有过血吸虫感染，可持续数年。

### （二）囊虫抗体检测

囊虫病是一种人和猪共患的寄生虫病。囊虫侵入人体后，可在血清和脑脊液中出现特异性 IgG 抗体，其特异性和敏感性较高。检测囊虫抗体有助于诊断。

**【参考值】**

ELISA 法：血清低于 1∶64 为阴性；脑脊液低于 1∶8 为阴性。间接血凝法：血清低于 1∶128 为阴性；脑脊液低于 1∶8 为阴性。

**【临床意义】**

IgG 阳性见于囊虫病，可用作流行病学调查。

### （三）疟原虫抗体和抗原检测

疟原虫分为间日疟、三日疟、恶性疟和卵形疟。疟原虫通过按蚊传至人体后，使人体发生疟疾，人体也产生相应的特异性抗体。检测疟原虫抗体和抗原对诊断疟疾有帮助。

**【参考值】**

IFA 和 ELISA 法测定抗体阴性；免疫印迹法测定抗原阴性。

**【临床意义】**

抗体阳性提示近期有疟原虫感染。但是疟原虫抗体检测阴性不足以否定疟疾，应做抗原检测或涂片法找疟原虫。

## 四、性传播疾病免疫检测

### (一)衣原体抗体检测

衣原体包括沙眼衣原体、鹦鹉热衣原体和肺炎衣原体 3 种,其中沙眼衣原体(chlamydia trachomatis,CT)是引起性传播疾病常见的病原体之一。衣原体是一种既不同于细菌也不同于病毒的一种微生物,属于原核生物,即细胞内没有形成核膜的细胞核。衣原体是唯一的具有两阶段繁殖周期的严格的细胞内寄生的原核生物。分为代谢不活跃的细胞外期和增殖性细胞内期两阶段。依其抗原性质、形态和所含糖原的不同分为沙眼衣原体、鹦鹉热衣原体、肺炎衣原体、兽类衣原体(对人类无致病性)。衣原体的致病机制是抑制被感染细胞代谢,溶解破坏细胞并导致溶解酶释放,代谢产物的细胞毒作用,引起变态反应和自身免疫。衣原体感染可引起子宫感染、早产、流产、尿道感染、肺炎、支气管炎、胃肠炎、脑脊髓炎、结膜炎和关节炎等多种疾病。

**【参考值】**

IFA 法 IgM 效价≤1∶32,IgG 效价≤1∶512(IFA)。

**【临床意义】**

IgM 阳性提示近期有 CT 感染,有利于早期诊断。IgG 在发病后 6~8 周出现,持续时间较长;提示曾有过 CT 感染。

### (二)支原体检测

对人致病的主要有肺炎支原体、解脲支原体、人型支原体和生殖道支原体。

**【参考值】**

补体结合试验:效价<1∶64;间接血凝试验:阴性。

**【临床意义】**

单份血清效价>(1∶64)~(1∶128)者或双份血清有 4 倍以上增长者,有诊断意义。间接血凝试验的敏感性高于补体结合试验,感染发病后 7 d 出现阳性。

### (三)梅毒抗体检测

梅毒是由苍白螺旋体感染引起的一种性传播性疾病。梅毒螺旋体侵入人体后,在血清中除可出现特异性抗体外,还可出现非特异性抗体(反应素)。梅毒螺旋体感染人体后出现两种抗体:一种是特异性抗体(TPHA),为 IgM。当有补体存在和厌氧条件下,对活螺旋体的动力有抑制作用,并可将螺旋体杀死或溶解,对机体的再感染有保护作用。另一类是非特异性抗体(快速血浆反应素 RPR),为 IgA 与 IgM 的混合物,可与正常生物组织中的类脂抗原发生非特异性结合,对人体无保护作用。

梅毒抗体的实验检测有将梅毒的病原体菌体和将菌体成分作为抗原的实验方法,尤其梅毒螺旋体抗原是在大肠杆菌中发现的,被认为是梅毒主要抗原,检测梅毒抗体的方法主要有 EIA 法、粒子凝集法、血球凝集法等,此外,还有用于快速检查的金标法。

**【参考值】**

检测非特异性抗体的定性试验:快速血浆反应素试验(RPR)阴性;不加热血清反

笔记栏

应素试验(USR)阴性;性病研究实验室试验(VDRL)阴性;检测梅毒螺旋体的特异性抗体的确诊试验:梅毒螺旋体血凝试验(TPHA)和荧光螺旋体抗体吸收试验(FTA-ABS)均阴性。

【临床意义】

梅毒的诊断依赖病史、症状、体征,暗视野显微镜检查和血清学检查。机体若无梅毒抗原刺激,一般不会产生梅毒螺旋体特异性抗体,而如产生抗体,则可能在体内存在很长时间甚至终生携带。不管是特异性抗体检测还是非特异性抗体检测,都会不同程度地受到试剂、操作环境、设备等多种因素的影响,世界卫生组织推荐用 RPR 等方法进行过筛试验,出现阳性者再用 TPHA 等方法进行确认试验。

梅毒螺旋体特异性抗体一旦产生,终生是阳性的。另一种试验是梅毒螺旋体非特异性抗体检测,这种抗体敏感性非常高,感染 4 周以上就能检查出来。95% 的梅毒患者都会呈阳性反应;但某些自身免疫性疾病(如 SLE、硬皮病)及孕妇等也会出现假阳性反应,但一般较弱。RPR 可以按照病情感染的严重程度,滴度也会发生变化。

一般说的滴度的检查是指梅毒非特异性抗体(包括快速血浆反应素试验)的滴度,它是判断梅毒愈后的标准,阴性就说明已愈。梅毒螺旋体特异性抗体是诊断的确诊试验,部分患者治愈后仍可终生阳性。这两个试验结果要结合来看。

第一种情况:快速血浆反应素试验阳性,梅毒螺旋体特异抗体 1∶40 以上,为正在感染梅毒。

第二种情况:快速血浆反应素试验阴性,梅毒螺旋体特异抗体 1∶40 以上,为既往感染梅毒。即便治好了,终生携带抗体。故 RPR 试验一般用于梅毒的诊断筛选,阳性时应做梅毒螺旋体特异性试验加以确诊。梅毒螺旋体反应素试验敏感性高;定性试验阳性的情况下,必须进行确诊试验,若阳性可确诊梅毒。

#### (四)淋球菌血清学测定及 DNA 检测

【参考值】

协同凝集试验阴性;PCR 定量试验阴性。

【临床意义】

协同凝集试验特异性强、敏感性高且操作简便;PCR 可做确诊试验。

#### (五)人类免疫缺陷病毒抗体及 RNA 测定

人类免疫缺陷病毒(human immunodeficiency virus,HIV)是艾滋病(AIDS)的病原体。它是一种逆转录病毒,其基因为单链 RNA,可分为 HIV-1 型和 HIV-2 型。当机体感染 HIV 数周到半年后,绝大多数患者体内可出现抗-HIV 抗体。

【参考值】

筛选试验:ELISA 法和快速蛋白印迹法均为阴性。确诊试验:蛋白印迹试验和 RT-PCR 法 RNA 均阴性。

【临床意义】

筛选试验灵敏度高,但特异性不高,故有假阳性;所以筛选试验阳性时应用确诊试验证实。确诊试验阳性,特别是 RT-PCR 法检测 HIV-RNA 阳性,对肯定诊断和早期诊断颇有价值。

# 第七节　其他免疫检测

### (一)循环免疫复合物检验

体内游离抗原与相应的抗体形成抗原-抗体复合物，即免疫复合物(immunocomplex，IC)。IC可分为3种：①血循环中的免疫复合物(circulating immunocomplex，CIC)为分子量小的复合物(<19 s)。②沉淀于组织中的IC为分子量中等的复合物(19 s)。③被单核吞噬细胞清除的IC为分子量大的复合物(>19 s)。通常检测的IC为CIC。检测的技术可分为抗原特异性方法和非抗原特异性方法。大多数情况下，免疫复合物中的抗原性质不太清楚或非常复杂，所以抗原特异性方法并不常用。

**【原理】**

抗原非特异性方法。

1. 聚乙二醇(PEG)沉淀实验　用3%~4%浓度的PEG可以选择性地将大分子免疫复合物沉淀下来。将PEG溶液与待检血清混合，置4 ℃冰箱过夜后离心，，沉淀物经PEG溶液充分洗涤，重新溶于0.01 mol/L的NaOH中，在波长280 nm下测量溶液的吸光度。

2. 抗补体实验　将一定量的补体(多为混合豚鼠血清)与灭活的待检血清混合温育，反应后加入致敏绵羊红细胞。如出现溶血表示血清中没有CIC存在；不溶血说明标本中有CIC存在。

3. C 1q结合实验(固相法)　先将C 1q吸附于固相载体表面，加入待检血清使CIC与C 1q结合，在加入同位素标记的或酶标记的抗人IgG或SPA，最后检测其放射活性或酶活性。凡结合值大于正常人均值+2 sD为阳性或A值≥0.12为阳性，<0.12为阴性。

**【参考值】**

聚乙二醇(PEG)沉淀实验：低于对照值+2SD或A值≤0.12；抗补体实验：阴性；C1q结合实验：阴性。

**【临床意义】**

增高见于自身免疫病、感染、肿瘤、移植、变态反应等。判定免疫复合物为发病机制的证据有3个：①病变局部有IC沉积。②CIC水平显著升高。③明确IC中的抗原性质。第3条证据有时很难查到，但至少要具备前2条。单独CIC的测定不足为据。临床通常与免疫组化法一起检测，意义就大很多。

目前已经明确系统性红斑狼疮、类风湿关节炎、部分肾小球肾炎、血管炎等疾病为免疫复合物病，CIC检测对这些疾病是一种辅助诊断指标，对判断疾病活动和治疗效果也有一定意义。

### (二)冷球蛋白检测

冷球蛋白(cryoglobulin，CG)是指温度低于30 ℃时易自发沉淀，加温后又可溶解的免疫球蛋白。不包括冷纤维蛋白原、C反应蛋白与清蛋白的复合物以及肝素沉淀蛋

笔记栏

白等一类具有类似特征的血清蛋白质。当血中含有冷球蛋白时即称为冷球蛋白血症。

【原理】

将受检血清分装于两支试管，分别置于 4 ℃冰箱和 37 ℃孵箱，直立 72 h。若 4 ℃冰箱管出现沉淀而 37 ℃孵箱管无沉淀，则为阳性。然后，将沉淀用冷磷酸盐缓冲液洗涤，用紫外分光光度计测定吸光度值(A)即可定量。

【参考值】

阴性或低于 80 mg/L。

【临床意义】

冷球蛋白分为 3 型：Ⅰ型为单克隆型，约占总数的 25%，主要是 IgM 类，偶有 IgG，罕有 IgA 或本周蛋白。多伴发于多发性骨髓瘤、淋巴瘤、原发性巨球蛋白血症、慢性淋巴细胞性白血病，实际上是一种特殊类型的 M 蛋白血症。Ⅱ型为混合单克隆型，约占总数的 25%，其冷球蛋白是具有自身 IgG 活性的单克隆免疫球蛋白，主要是 IgM 类，偶有 IgG 或 IgA。这些冷球蛋白常与自身 IgG Fc 段上的抗原决定簇相结合，呈现 IgG-IgM 等复合物状态。多伴发于类风湿关节炎、干燥综合征、血管炎、淋巴增殖性疾病、特发性冷球蛋白血症。Ⅲ型为多克隆型，约占总数的 50%，其冷球蛋白为多克隆、多类型的免疫球蛋白混合物，如 IgM-IgG 或者 IgM-IgG-IgA 等。多伴发于类风湿性关节炎、干燥综合征、传染性单核细胞综合征、巨细胞病毒感染、急性病毒性肝炎、慢性活动性肝炎、链球菌感染性肾炎、原发性胆汁性肝硬化、感染性心内膜炎等。

**(三)C 反应蛋白检测**

C 反应蛋白(C reactive protein，CRP)是一种由肝合成的，能与肺炎双球菌细胞壁 C 多糖起反应的急性时相反应蛋白。CRP 不仅能结合多种细菌、真菌及原虫等体内的多糖物质，在钙离子存在下，还可以结合卵磷脂和核酸等，有激活补体、促进吞噬和调节免疫的作用。广泛存在于血清和其他体液中。

【原理】

抗原抗体结合形成复合物，在一定介质条件下产生浊度，当光通过时发生散射，根据散射强度判定待测物质含量。

【参考值】

<2.87 mg/L(速率散射比浊法)。

【临床意义】

CRP 是急性时相反应极灵敏的指标。

1. CRP 升高　见于化脓性感染、组织坏死(心肌梗死、严重创伤、大手术、烧伤等)、恶性肿瘤、结缔组织病、器官移植急性排斥等。

2. 鉴别细菌性或非细菌性感染　前者 CPR 升高，后者不升高。

3. 鉴别风湿热活动期和稳定期　前者升高，后者不升高。

4. 鉴别器质性和功能性疾病　前者升高，后者不升高。但是，孕妇含量较高。

(河南医学高等专科学校　刘　迪)

笔记栏

## 问题分析与能力提升

患者，女，52岁。乏力、多尿伴体重减轻2年。2年前开始无明显诱因出现全身乏力、排尿增多（2 000～3 000 mL/24 h）。无明显心悸、多汗。发病以来，食欲佳，睡眠可，体重减轻5 kg。既往无服用特殊药物史。

查体：T 36.8 ℃，P 76 次/min，R16 次/分，BP 135/85 mmHg，身高160 cm，体重70 kg。神志清，营养中等，浅表淋巴结未触及。甲状腺不大，未闻及血管杂音。心肺检查未见异常。腹平软，无压痛、反跳痛，肝脾肋下未触及，肠鸣音4次/min，双下肢无水肿。

实验室检查：空腹血糖9.1 mmol/L，餐后2 h血糖13.8 mmol/L。

请问：①实验室检查结果有哪些异常？②应进一步做哪些检查？③初步诊断是什么？

## 同步练习题（选择题）

1. SPA能特异性与下述哪种Ig的Fc段结合　（　　）

A. IgG　B. IgA
C. IgM　D. IgD
E. IgE

2. 在人类血清的Ig中，κ链和λ链之比为　（　　）

A. 1∶1　B. 1∶2
C. 1∶3　D. 2∶1
E. 3∶1

3. 56 ℃ 30 min可使下列哪种Ig丧失生物学活性　（　　）

A. IgG　B. IgA
C. IgM　D. IgE
E. IgD

4. 胎血中出现抗风疹病毒的何种Ig，则表示子宫内感染　（　　）

A. IgG　B. IgA
C. IgM　D. IgD
E. IgE

5. 补体系统的激活必须有下列哪种成分参与　（　　）

A. C2　B. B因子
C. C1q　D. C3
E. C4

6. 补体不具备的作用是　（　　）

A. 中和作用　B. 促进中和及溶解病毒
C. 调理作用　D. 溶菌作用

笔记栏

E. 参与变态反应

7. 补体含量增高见于下列哪种疾病 （　　）

A. 肿瘤 B. 系统性红斑狼疮

C. 血清病 D. 肾小球肾炎

E. 肝坏死

8. 关于免疫细胞错误的叙述是 （　　）

A. B 淋巴细胞分化为浆细胞 B. NK 细胞引起 ADCC 效应

C. 单核吞噬细胞具有抗原递呈功能 D. NK 细胞具有产生抗体的作用

E. B 细胞是体内唯一能产生抗体的细胞

# 第十八章
# 临床常见病原体检测

## 第一节　临床标本的采集、实验室评价和检测

### (一)标本采集和运送

正确的标本采集、储存和运送是直接关系检验结果的基本要素。任一环节处理不当,都可能引入误差和错误,影响最后的检测结果。采集送检标本前,必须考虑选择标本的种类和采集部位并要反映有效病程。如果不选择有效部位,再好的方法采集的标本,没有有效病原体也没多大临床价值。所有标本的采集和运送应在无菌操作、防止污染的原则下认真进行。标本采集后应尽快送实验室分析,标本管道传递系统可加快标本传递速度和避免标本的错误传递。若标本不能及时转运到实验室或欲将标本送到上级部门或检测中心进行分析时,应采取适宜的方式进行储存后运送。要视所有标本为传染品,对具有高度危险性的标本,如 HBV 感染患者标本、HIV 感染患者标本等,要有明显标识;急症或危重患者标本要特别注明。严禁标本直接用口吸取、接触皮肤或污染器皿的外部和实验台。标本用后均要做消毒处理,盛标本的器皿要消毒处理或高压灭菌、焚烧。

1. 血液　正常人的血液是无菌的,疑为菌血症、败血症和脓毒血症患者,一般在发热初期和高峰期采集,而已用过抗菌药物治疗者,则在下次用药前采集。采样以无菌法由肘中静脉穿刺,成人每次 10~20 mL,婴儿和儿童 1~5 mL。最好能在床边接种,否则置盛有抗凝剂聚茴香脑磺酸钠(SPS)的无菌瓶中送检。随着自动化血培养仪器的推广,注意在检验申请单上注明抗生素使用情况,以选择合适类型的培养瓶。若 24 h 内采血标本 3 次,并在不同部位采集,可提高血培养阳性检出率。

2. 粪便　取含脓、血或黏液的粪便置于清洁容器中送检,排便困难者或婴儿可用直肠拭子采集,标本拭子置于有保存液的试管内送检。根据细菌种类不同选用合适的运送培养液以提高阳性检出率,如副溶血弧菌引起腹泻的粪便应置于碱性蛋白胨水或卡-布(Cary-Blair)运送培养液中。一次粪便培养阴性不能就此完全排除胃肠道病原菌的存在,对于传染性腹泻患者需 3 次送检粪便进行细菌培养。在病原体明确诊断后,为避免该患者成为带菌者,应在不同时间间隔期间至少有 3 次连续培养阴性才能出院。

笔记栏

3. 尿液　外尿道寄居有正常菌群，故采集尿液时更应注意无菌操作。女性采样时用肥皂水或碘伏清洗外阴，再收集中段尿标本10~20 mL于灭菌容器内，男性清洗阴茎头后留取中段尿标本。对于厌氧菌的培养，采用膀胱穿刺法收集、无菌厌氧小瓶运送。排尿困难者可导尿，一般插入导尿管后将尿弃掉15 mL后再留取培养标本，但应避免多次导尿所致尿路感染。

4. 呼吸道标本　鼻咽拭子、痰及通过气管收集的标本均可作为呼吸道标本。鼻咽拭子和鼻咽灌洗液可供鼻病毒、呼吸道合胞病毒、肺炎衣原体、溶血性链球菌等的病原学诊断。痰标本应在医护人员指导下留取，符合要求的痰标本应在低倍镜视野中≤10个鳞状上皮细胞，以及≥25个白细胞。上呼吸道标本存在正常菌群，在病原学诊断时需加以注意。

5. 脑脊液与其他无菌体液　引起脑膜炎的病原体脑膜炎奈瑟菌、肺炎链球菌、流感嗜血杆菌等抵抗力弱，不耐冷、容易死亡，故采集的脑脊液应立即保温送检或床边接种。胸水、腹水和心包液等因标本含菌量少宜采集较大量标本送检，标本接种于血培养瓶内，或经溶解、离心处理或过滤浓缩后再接种培养。对感染患者腹膜透析液标本，因其含菌量非常低，至少需采集50 mL。

6. 生殖道标本　根据不同疾病的特征及检验项目采集不同标本，如性传播疾病常取尿道口分泌物、外阴糜烂面病灶边缘分泌物、阴道宫颈口分泌物和前列腺液等。对生殖道疱疹常穿刺抽取疱疹液，盆腔脓肿患者则于直肠子宫陷凹处穿刺取脓。除淋病奈瑟菌保温送检外，所有标本收集后于4 ℃保存直至培养，如超过24 h，标本应冻存-70 ℃。

7. 眼、耳部标本　用拭子采样，亦可在局部麻醉后取角膜刮屑。外耳道疖和中耳道炎患者用拭子采样，鼓膜穿刺亦可用于新生儿和老年人。

8. 创伤、组织和脓肿标本　对损伤范围较大的创伤，应从不同部位采集多份标本，采集部位应首先清除污物，以碘酒、酒精消毒皮肤，防止表面污染菌混入标本影响检测结果。如果标本较小应加无菌等渗盐水以防干燥。开放性脓肿的采集，用无菌棉拭子采取脓液及病灶深部分泌物。封闭性脓肿，则以无菌干燥注射器穿刺抽取。疑为厌氧菌感染者，取脓液后立即排净注射器内空气，针头插入无菌橡皮塞送检，否则标本接触空气导致厌氧菌死亡而降低临床分离率。

9. 血清　用于检测患者特异性抗体效价以辅助诊断感染性疾病。采集血液置无菌试管中，自然凝固血块收缩后吸取血清，56 ℃加热30 min以灭活补体成分。灭活血清保存于-20 ℃。

#### （二）实验室质量评估标准

标本送至病原体实验室后，工作人员应对标本信息、采集方式、采集部位、运送方式等各方面进行质量评估，决定是否接收标本进行下一步检测或建议重新采集以确保检测结果的准确性。质量不合格标本得出的结果会给医生提供错误的信息，导致误诊和治疗不当。因此，实验室必须遵循一套严格的标本接收和拒收准则。

1. 标本必须注明姓名、年龄、性别、采集日期、临床诊断、检验项目等基本信息，并有病程及治疗情况的说明。无标签的标本，不接收。

2. 仔细核对标本采集日期和送检日期。延误的标本，一般情况下不接收。通常用于细菌学检验的标本的存放不要超过24 h。而病毒检测的标本可于4 ℃存放2~3 d。

联系临床对于非侵害性方式获取的标本(如尿、痰、咽拭子等标本)要求重新采集送检。对于侵害性操作获取的标本(穿刺液、体液或组织)需与采集此标本的医生商量之后,方可接收检测,并要在报告上注明情况,将其记录存档。

3. 检查送检容器是否完整,有无破损或渗漏等情况,若有则不予接收。告知送检者并要求重新送检。

4. 标本储存、运送方式不当,不予接收。特别应注意厌氧培养标本的送检方式及某些对环境温度敏感的病原体的送检方式,联系送检者,告知实验要求,说明其不同之处。要求其再送检符合实验要求的标本。

5. 明显被污染的标本不予接收。

6. 标本量明显不足的标本,不予接收。标本量不够会导致假阴性结果。如标本不易取得,量少的标本要在采集后的15~30 min内送检。

7. 同一天申请做同一试验的重复送检标本(血培养除外),不予接收。与送检者联系并说明标本重复不予处理。在报告单上予以注明。

8. 对于烈性传染病标本的采集和运送应严格执行相关规定,要有完善的防护措施,按规定包裹及冷藏,附有详细的采样及送检记录,由专人护送。

取材特别困难、储存运送条件简陋等,即使标本质量不符合要求也必须要做检测。

**(三)检测方法**

病原体试验检查方法主要有以下几类。

1. 直接显微镜检查　病原体的直接显微镜检测是病原体检验中极为重要的基本方法之一,包括不染色标本直接镜检法和染色标本检查法。不染色标本直接镜检法,主要用于检查生活状态下细菌的动力及运动状况,常用的方法有压滴法和悬滴法,在不染色状态下借助暗视野显微镜或相差显微镜观察病原菌的生长、运动方式、螺旋体的形态和运动。染色法标本直接镜检法是将标本直接涂片、干燥、固定后染色,或经离心浓缩集菌涂片染色,置光学显微镜下观察细菌的形态、染色性或观察宿主细胞内包涵体的特征。

无菌体液的直接镜检对病原体诊断具有一定意义,对正常菌群寄居腔道的分泌物涂片镜检可提示进一步检查的步骤、采集的方法和确定分离鉴定病原体所需培养基。由于临床标本中常含有一定浓度的抗菌物质,以致分离培养可为阴性,此时的镜检所见往往可能在诊断上起重要作用。

荧光显微镜检查用于标本经荧光染色后直接检出某些病原微生物如结核分枝杆菌、麻风分枝杆菌和白喉棒状杆菌等,如结合标记免疫技术(荧光抗体)可检查相应的抗原,用形态学和免疫学相结合的方法可特异性地检测某些病原微生物的存在。电镜检查虽不常规应用于临床,但对某些病毒感染却有确诊的价值,如婴幼儿急性胃肠炎腹泻粪便电镜下查见车轮状的双层衣壳病毒颗粒即可诊断为轮状病毒引起的胃肠炎。

2. 病原体特异性抗原检查　用已知抗体检测患者血清及其他体液中的待测抗原,借助免疫荧光技术、酶联免疫技术、化学发光技术、胶乳凝集试验、对流免疫电泳等技术检测标本中未知的病原体抗原,其诊断价值常以标本不同而各异。标本中如果存在多种正常寄居微生物,可因交叉抗原的存在而不能肯定诊断。使用特异性好、效价高的单克隆抗体只能检测在活细胞内增殖的病毒或立克次体、衣原体,在设有严格的对照和排除试验时,阳性结果可做出准确的诊断。检测细菌不同的抗原构造,还可分析

笔记栏

细菌的菌群和血清型，如沙门菌属、志贺菌属和霍乱弧菌等。从临床标本中直接检测病原体抗原，简便快速，有较高的敏感性，适用于多种感染性疾病的早期快速诊断。在使用抗生素治疗前，显微镜检查和培养结果均为阴性时，采用这类试验对诊断有较大的帮助。

蛋白质芯片是近年来随着蛋白质组学的发展而出现的蛋白质及多肽分析的新技术。此类芯片是按特定排列方式在很小的表面积上集成多种蛋白质活性分子（配基），利用微量生理或生物采样技术，同时检测相应的抗体、抗原及蛋白质。该技术具有平行化、微型化和高通量等特点。利用蛋白质芯片技术可以同时对多种病原体特异性抗原进行检测，目前用于检测 SARS 患者血清的蛋白质芯片已研制成功。

3. 病原体核酸检查　目前临床常用的核酸检测技术主要有聚合酶链反应（polymerase chain reaction，PCR）和核酸探针杂交技术。PCR 技术是一种体外基因扩增技术，是利用 DNA 聚合酶介导一系列循环反应，对来自基因组 DNA 的信号进行放大，然后将扩增的 DNA 片段进行特异性鉴定，从而检出目的基因。利用这一技术，可在短时间内对标本中微生物的每一个基因扩增至几百万倍，检出极其微量的微生物 DNA，具有很高的敏感性和特异性。PCR 技术对结核和麻风分枝杆菌、乙型肝炎病毒、丙型和戊型肝炎病毒、HIV、巨细胞病毒、轮状病毒等的临床检测表明，其方法简便、敏感性好、特异性也强。核酸探针杂交技术可检测临床标本中的许多细菌和病毒，但其敏感性尚不够满意。如果 PCR 技术与核酸探针杂交技术结合起来，可使检测的敏感性大为提高，特异性亦可大大增强。

近年来发展起来的实时荧光定量 PCR 技术是通过始点定量和荧光检测系统实时监测累积荧光强度而实现核酸定量的一种技术，具有全封闭单管扩增、灵敏度高、特异性强、线性关系好、操作简单、无扩增后处理步骤等优点，目前已经应用于临床多种病原体的快速检测。

基因芯片技术是近年来发展快速的前沿技术，其原理是将大量核酸片段（寡核苷酸、PNA、cDNA、基因组 DNA）以预先设计的方式固定在载玻片、尼龙膜和纤维素膜等载体上组成密集分子阵列，与荧光素或其他方式标记的样品进行杂交，通过检测杂交信号的强弱进而判断样品中靶分子的有无和数量。该技术具有高通量、自动化程度高、快速、样品用量少、灵敏度高、特异性强、污染少等特点。病原微生物的 16 S rDNA 及 23 S rDNA 序列近几年被作为一个较理想的基因分类靶序列，其在进化压力下保持了高度的保守性，同时又具有一定的变异性，基因芯片技术通常利用病原微生物的这一分子生物学特性，实现多样本多病原微生物的同时检测。

病原体核酸检测不仅适用于目前尚不能分离培养或很难分离培养的微生物，而且适用于检测核酸变异的病原微生物。变异是病原微生物适应环境和维持生存的一种重要方式。不同物种变异速率不一，病毒是变异率比较高的微生物。病毒变异不仅对病毒感染性疾病的治疗、预后构成不利，同时还影响病毒感染的正确诊断。基因芯片技术和探针标记技术成为解决这一问题的可能途径。它们不仅能对病毒进行基因分型，还能检测病毒可能的耐药基因区域，预测其发生耐药的可能性和耐药程度。随着分子生物学技术的不断发展，检测试剂盒的标准化和商品化，操作更简便易行，基因芯片技术和探针标记技术无疑将会成为感染性疾病快速诊断的重要手段之一。

笔记栏

4. 病原体的分离培养和鉴定

(1)细菌感染性疾病病原体的分离培养　分离培养是微生物学检验中确诊的关键步骤。根据临床症状、体征和镜下检查特征做出病原学初步诊断，选用最合适的培养方法，主要是选择适当的培养基、接种前的标本处理和确定孵育条件，然后根据菌落性状和细菌的形态、染色性，检测细菌生化反应结果和血清学实验、动物接种实验(白喉杆菌)，对分离菌做出鉴定，也可借助于微量鉴定系统快速简便鉴定分离菌。在鉴定细菌的同时，需做抗生素药敏试验。

(2)不能人工培养的病原体感染性疾病　将标本接种易感动物、鸡胚或行细胞培养。接种动物后，可根据动物感染范围、动物发病情况及潜伏期，初步推测为某种病原体。接种于鸡胚的病毒，根据不同接种途径的敏感性及所形成的特殊病灶，有助于初步鉴定。细胞培养的病毒，可依据细胞病变的特点或红细胞吸附、干扰现象、血凝性质等缩小病毒的鉴定范围，最后用血清学方法做最后鉴定。

5. 血清学检测　用已知病原体的抗原检测患者血清中相应抗体以诊断感染性疾病。人体感染病原体后经过一定时间产生特异性抗体。这种抗体在体内可维持数月或更长时间，因而检测抗体不仅可用于现症诊断，而且还是疾病追溯性调查的一种方法。血清学诊断对于某些病原体不能培养或难以培养的疾病，可以提供诊断的依据，但是，抗体检出最早也需在感染4~5 d以后，一般在病程2周后效价才逐渐增高，因而它不适于疾病的早期诊断。在做血清学诊断时，一般要在病程早期和晚期分别采血清标本2~3份检查，如抗体效价在病程中呈4倍以上增长者有现症诊断价值。若每次抗体效价无变化，则可能是因为隐性感染或回忆反应所致，而不能做现症感染的诊断。单份血清一般诊断意义不大，除非检测IgM。患者血清内IgM的检测有重要意义，不仅可做早期诊断，而且可区分原发性感染和复发性感染，前者急性期血清检出IgM，而后者为IgG。常用的血清学检测方法有凝集试验、沉淀试验、补体结合试验、间接免疫荧光技术、放射免疫测定、酶联免疫吸附试验等。血清学诊断试验的价值常用敏感性、特异性和预测值来评价。临床医生必须合理选择试验项目达到确诊某一疾病、排除某一疾病或监测疾病治疗的效果(表18-1)。

**表18-1　病原体检测方法、判断和速度**

| 方法 | 鉴定类型 | 速度 |
|---|---|---|
| 直接镜检 | 初步诊断 | 5~10 min |
| 免疫荧光(直接法) | 快速诊断 | 1~2 h |
| 胶乳凝集 | 快速诊断 | 15~30 min |
| 对流免疫电泳 | 快速诊断 | 2 h |
| 核酸探针 | 快速诊断、鉴定 | 1~3 d |
| PCR | 快速诊断 | 数小时 |
| 微量鉴定系统 | 鉴定 | 3~6 h |
| 常规培养鉴定 | 确定诊断 | 数天或以上 |

笔记栏

# 第二节　病原体耐药性测定

抗菌药物是目前临床使用最为广泛的药物，它的发现、研制和临床应用是现代医学史上的重要里程碑，使绝大多数微生物感染，尤其是细菌感染成为可治性疾病。但抗微生物药物的广泛使用所造成的“抗生素压力”也使原来占优势的敏感菌株被抑制和杀灭，原来是少数劣势的固有耐药菌株或诱导出的获得耐药菌株则繁衍成抗菌药物主要使用环境（如医院、诊所内）的优势菌株，使临床医学在感染控制上面临严重的挑战。了解耐药发生机制和耐药性监测，熟悉常见耐药菌株的耐药特点，是临床医学生的一个重要任务。

## 一、耐药性及其发生机制

### （一）耐药病原体

目前临床感染的病原微生物以革兰氏阴性菌居多（约占 6 成），主要是铜绿假单胞菌、大肠埃希菌、克雷伯菌和肠杆菌属细菌等，主要耐药类型有以 β-内酰胺酶介导的耐 β-内酰胺类抗生素的革兰氏阴性杆菌；质粒介导的产超广谱 β-内酰胺酶（extra-spectrum beta lactamase，ESBL）的肺炎克雷伯菌、大肠埃希菌等；染色体编码产生 Ⅰ 类 β-内酰胺酶的阴沟肠杆菌和产气肠杆菌等；另外多重耐药的铜绿假单胞菌、嗜麦芽窄食单胞菌和不动杆菌属细菌等都已成为临床上感染性疾病治疗的棘手问题。革兰氏阳性菌引起的感染约占 3 成，以葡萄球菌（金黄色葡萄球菌和血浆凝固酶阴性的葡萄球菌）和肠球菌为主，重要的耐药菌株有耐甲氧西林葡萄球菌（methecillin resistant staphyloccus，MRS）、耐青霉素肺炎链球菌（penicillin resistant streptococcus pneumonia，PRSP）、耐万古霉素肠球菌（vacomycin resistant enterococcus，VRE）和高耐氨基糖苷类抗生素的肠球菌等。不仅细菌可产生耐药，病毒也出现了耐药病毒株，导致抗病毒治疗逃逸现象发生。如 HBV 发生突变，对核苷类似物药物（如拉米夫定和华美可维等）产生耐药。

### （二）耐药机制

对某种抗菌药物敏感的细菌变成对该药物耐受的变异称为耐药性变异。细菌的耐药性变异已成为当今医学的重要问题。细菌耐药性的获得可以通过细菌染色体耐药基因的突变、耐药质粒的转移和转座子的插入，使细菌产生一些酶类（灭活酶或钝化酶）和多肽类物质，通过下述几种机制导致细菌耐药。

1. 细菌水平和垂直传播耐药基因的整合子系统　整合子是捕获外源基因并使之转变为功能性基因的表达单位，通过转座子和接合质粒在细菌中传播的遗传物质。整合子的基本结构由 1 个编码整合酶的 *IntI* 基因、2 个基因重组位点 *attI* 和 *attc*、启动子和耐药基因盒组成。目前已确定有 60 多个耐药基因盒，常见的有以下几种。①*aad* 基因盒：编码氨基糖苷类的耐药性。②*dfr* 基因盒：编码甲氧磺胺嘧啶类的耐药。③编码 β-内酰胺酶和超广谱 β-内酰胺酶。④其他基因盒：*cat* 基因编码对氯霉素的耐药，*aac* 基因编码对氨基糖苷类的耐药，*aar* 基因编码对利福平的耐药，*ere* 基因编码对红

笔记栏

霉素的耐药。

2. 产生灭活抗生素的水解酶和钝化酶等　常见的有以下几种。①ESBLs：由质粒介导的、能赋予细菌对多种β-内酰胺类抗生素耐药，它主要由革兰氏阴性杆菌产生。②AmpC β-内酰胺酶：是革兰氏阴性杆菌产生的不被克拉维酸抑制的丝氨酸头孢菌素酶组成的一个酶家族，几乎对所有的β-内酰胺类药物耐药。③碳青霉烯酶：碳青霉烯酶主要水解碳青霉烯类抗生素，表现为对碳青霉烯类抗生素高度耐药。按 Ambler 分子分类为 A、B、D 3 类酶，A 类酶见于一些肠杆菌科细菌，D 类酶仅见于不动杆菌；B 类酶为金属酶，见于铜绿假单胞菌、不动杆菌、肠杆菌科细菌。④氨基糖苷类钝化酶：是细菌对氨基糖苷类抗生素获得性耐药的主要机制，通过质粒介导能使氨基糖苷类抗生素失活。

3. 细菌抗生素作用靶位的改变　靶位结构的改变，是引起细菌耐药的一个重要因素。如 MRS 是由于染色体上 *mecA* 基因编码产生低亲和力的青霉素结合蛋白（PBP2a），以至青霉素不能抑制细菌细胞壁的合成；VRE 的耐药是由于细菌染色体的改变，编码产生的酶导致与万古霉素作用的靶位改变；大肠埃希菌 DNA 拓扑异构酶Ⅱ的 *gryA* 基因突变，可造成对喹诺酮类中所有药物交叉耐药等。

4. 细菌膜外排泵出系统　细菌依靠主动外排泵出机制来减少细菌内药物浓度，如铜绿假单胞菌有 3 套外排泵出系统，即 MexAB-oprM、MexCD-oprJ、MexEF-oprN。

5. 细菌生物膜的形成　细菌生物膜（biofilm，BF）是指附着于有生命或无生命物体表面被细菌胞外大分子包裹的有组织的细菌群体。与浮游菌相比，生物膜中细菌对抗生素的耐药性可提高 10~1 000 倍，其耐药性主要取决于其多细胞结构：①生物膜中的胞外多糖起屏障作用，限制抗生素分子向细菌运输；②生物膜中微环境的不同可影响抗生素的活性；③诱导细菌产生特异性表型；④多菌种的协同作用。具有生物膜的细菌多见于铜绿假单胞菌、金黄色葡萄球菌、肠球菌、变异链球菌。

细菌的多种耐药机制可协同作用，导致多耐药菌株的出现。

## 二、项目检查、结果和临床应用

常用的检查细菌是否对药物耐药的方法有定性测定的纸片扩散法、定量测定的稀释法和 E 试验法。对某些特定耐药菌株的检测除药物敏感试验外还要附加特殊的酶检测试验、基因检测等方法。

### （一）药敏试验

1. K-B 纸片琼脂扩散法（Kirby-Bauer disc agar diffusion method）　世界卫生组织推荐的标准纸片扩散法，是由 Kirby 和 Bauer 建立的。将含有定量抗菌药物的纸片贴在接种有测试菌的 M-H 琼脂平板上置 35 ℃孵育 16~18 h。用游标卡尺量取纸片周围透明抑菌圈的直径，参照 CLSI 标准判读结果，按敏感（susceptible，S）、中度敏感（intermediate，I）、耐药（resistant，R）报告。S：测试菌能被测定药物常规剂量给药后在体内达到的血药浓度所抑制或杀灭。I：测试菌能被测定药物大剂量给药后在体内达到的血药浓度所抑制，或在测定药物浓集部位的体液（如尿）中被抑制。R：测试菌不能被在体内感染部位可能达到的抗菌药物浓度所抑制。

2. 稀释法　稀释法所测得的某些抗菌药物抑制检测菌肉眼可见生长的最低浓度

笔记栏

称为最小抑菌浓度(minimal inhibitory concentration,MIC),有肉汤稀释法和琼脂稀释法两类,前者为临床实验室常用的一种定量试验。先以水解酪蛋白液体培养基将抗生素做不同浓度稀释,再种入待检菌,置35 ℃孵育24 h后,以不出现肉眼可见细菌生长的最低药物浓度为该菌的MIC,参照CLSI标准判读,结果按敏感和耐药报告。

3. 浓度梯度纸条扩散法　又称E试验,是结合稀释法和扩散法原理和特点而设计的一种操作简便(如同扩散法)、精确测定MIC(如同稀释法)的一种方法。在涂布有待测试菌的平板上放置1条内含干化、稳定、浓度由高到低呈指数梯度分布的商品化抗菌药物塑料试条。35 ℃孵育16~18 h后抑菌圈和试条横向相交处的读数刻度即是待测菌的MIC,参照CLSI标准判断耐药或敏感。由于药物塑料试条价格较贵,目前尚未在临床广泛使用。

4. 耐药筛选试验　是以单一药物、单一浓度检测细菌的耐药性,临床常用于对耐甲氧西林葡萄球菌、耐万古霉素肠球菌,对庆大霉素或链霉素高水平耐药的肠球菌。

5. 折点敏感试验　折点敏感试验是仅用特定抗生素浓度(敏感、中介或耐药折点MIC)而不使用测定MIC时所用系列抗生素浓度测试细菌对药物的敏感性。当选择区分中介和耐药折点值药物浓度时,若两种抗药物浓度培养基均生长,可判断为耐药;如在两种药物浓度均不生长则为敏感;仅在较低药物浓度培养基中生长提示为中介。

**(二)耐药菌检测试验**

1. 耐甲氧西林葡萄球菌(MRS)的筛选测定　包括耐甲氧西林金黄色葡萄球菌(MRSA)和耐甲氧西林凝固酶阴性葡萄球菌(MRSCoN),是目前导致医院感染的重要病原菌。此类葡萄球菌具有多重耐药性,即对全部β-内酰胺类抗菌药物,包括青霉素族和头孢菌素族以及临床常用的其他多种抗菌药物均耐药。因此,此类葡萄球菌的早期检出和确定具有重要临床意义。检出方法可用添加有4% NaCl和6 μg苯唑西林/mL培养基的M-H琼脂进行筛选测定。测试菌的准备和接种方法同纸片扩散法药敏试验,用1 μL接种环接种或棉拭点种,接种菌量为$10^4$ CFU/点。35 ℃孵育24 h,有菌落生长者即为MRS。同时以标准菌株金葡菌ATCC29213、金葡菌ATCC38591以及已知为阳性的MRS菌株作质控菌株。

2. 氨基糖苷类抗生素高耐药肠球菌的筛选测定　对多种抗菌药物包括氨基糖苷类呈固有耐药是肠球菌的特点,故单用氨基糖苷类治疗肠球菌感染无效。但如与一种作用于细胞壁的抗菌药物如青霉素类合用,则可发生协同作用而增强杀菌效力。如果肠球菌对氨基糖苷类产生了高耐药性,这种联合应用就会无效。所以及时筛选出肠球菌中氨基糖苷类高耐药株,有助于临床调整和重新确定治疗方案。其检测可采用纸片扩散法和肉汤稀释法。当对庆大霉素纸片(120 μg/mL)的抑菌圈直径≤6 mm时可判为耐药;当抑菌圈直径在7~9 mm时,可进一步采用肉汤稀释法或E试验测定MIC以确定是否为耐药。以ATCC29212和ATCC51299为质控菌株。

3. 耐青霉素肺炎链球菌(PRSP)的筛选测定　为早期及时筛选出此类肺炎链球菌可采用1 μg苯唑西林纸片筛选法。测试方法同纸片琼脂扩散法,培养基用含5%羊血的M-H琼脂。如抑菌圈≥20 mm,则测试菌对青霉素G敏感,如抑菌圈≤19 mm,则提示该菌可能对青霉素耐药或中度敏感,需用稀释法或E试验进一步做青霉素G的MIC测定。质控菌株采用肺炎链球菌ATCC49619。

4. β-内酰胺酶检测　β-内酰胺酶能裂解青霉素族和头孢菌素族抗生素的基本结构β-内酰胺环，从而使其丧失抗菌活性。应用快速的β-内酰胺酶检测法可比常规药敏提前24~48 h获得结果以协助临床合理用药。常用的检测方法有产色头孢菌素法和碘-淀粉测定法，又以前者为临床实验室最常用，只需将产色头孢菌素商品化纸片用无菌蒸馏水湿润，点种菌落，若测试菌产生β-内酰胺酶，产色头孢菌素的β-内酰胺环被打开，点种的菌落将在30 min内变红色。

5. 超广谱β-内酰胺酶(ESBL)检测　ESBL的水解底物除一、二代头孢菌素外，对第三代头孢菌素(如头孢噻肟、头孢他啶、头孢曲松等)以及氨曲南均有作用，它的检测可用微生物学、生物化学和分子生物学方法进行。后两者目前仅用于实验室研究，临床上广泛应用微生物学法，包括双纸片扩散法、三相试验和E试验等，其中双纸片协同试验操作简便、结果可靠、成本不高，是临床上较常开展的项目。将待测菌液适量均匀涂布M-H平板，贴上阿莫西林/克拉维酸纸片和三代头孢菌素纸片(纸片相距30 mm)，35 ℃孵育16~18 h后观察结果，若三代头孢菌素纸片在朝向阿莫西林/克拉维酸纸片方向有抑菌圈扩大现象即为阳性结果，提示该菌产ESBL。

### (三)病原体耐药基因的检测

细菌耐药基因的检测正由研究实验室走向临床实验室。采用分子生物学方法检测病原菌耐药基因的临床意义在于：①可比培养法更早检测出病原菌的耐药性，尤其适用于检测生长缓慢病原菌(如结核分枝杆菌)，有利于临床早期合理选药治疗。②耐药基因的检出对病原菌的耐药性具有确诊意义，特别是当病原菌对某一抗菌药物的耐药表型呈现“敏感”或边缘耐药时，如*mecA*基因的检出可确证对苯唑西林表现为边缘耐药的MRSA。③在细菌耐药性及其扩散的流行病学监测中，耐药基因的检测比常规方法检测病原菌的耐药谱更准确。④耐药基因的检测可作为考核其他耐药性检测方法的金标准。

细菌耐药性基因检测方法有PCR法、PCR-RFLP分析、PCR-SSCP分析、生物芯片技术和自动测序技术。目前已有检测肠球菌的链霉素耐药基因、万古霉素耐药基因和对庆大霉素高耐药基因、葡萄球菌的苯唑西林耐药基因、肺炎链球菌的β-内酰胺类抗生素耐药基因、革兰氏阴性杆菌的β-内酰胺类抗生素耐药基因，以及检测结核分枝杆菌对利福平等抗结核药物耐药性的商品化耐药基因检测试剂盒。

## 第三节　临床感染常见病原体检测

感染性疾病指各种生物性病原体(病原微生物、寄生虫)寄生人体所引起的传染性感染疾病和非传染性感染疾病。随着现代医学技术的迅猛发展，新的医学诊疗技术的广泛应用，大量老年人群及慢性疾病患者的存在，抗生素滥用所导致的细菌变异耐药株的增多，使当今感染性疾病的特点已经发生了一定的变化。因此，了解现代感染性疾病的流行病学，对于完善感染性疾病的实验室诊断，指导临床合理应用抗病原体药物，及时控制感染性疾病的流行具有重要意义。

笔记栏

## 一、流行病学和临床类型

### (一)流行病学

目前,感染性疾病的流行病学具有下述特点:①疾病谱发生变迁,新传染病陆续被发现,近20年来在全球范围内先后发现了30多种新传染病,如嗜肺军团菌引起的军团病、汉坦病毒引起的汉坦病毒肺综合征(Hantavirus pulmonary syndrome,HPS)、埃博拉病毒引起的埃博拉出血热(Ebola haemorrhagic fever,EBO)、尼巴病毒引起的马来西亚脑炎、朊病毒引起的牛海绵状脑病(bovine spongiform encephalopathy,BS;俗称"疯牛病")、SARS冠状病毒引起的严重急性呼吸道综合征(severe acute respiratory syndrome,SARS)等,而已绝迹的旧传染病死灰复燃,如梅毒、结核病、霍乱等。②多重耐药株的出现,导致抗感染治疗的困难。③器官移植、抗肿瘤化疗和放疗的开展,减弱了机体的免疫防御功能,造成医院感染及条件性致病菌感染的增加。由于人们对新传染病认识和准备的不足,人群对之尚无免疫力,使感染性疾病传播快、范围广、传播途径多,可造成巨大的经济和社会影响。

### (二)临床类型

可导致人类感染性疾病的病原体500种以上,包括病毒、衣原体、立克次体、支原体、螺旋体、细菌、真菌和寄生虫等。目前,细菌感染仍然是发病率较高的感染性疾病,病原种类以革兰氏阴性条件致病菌、凝固酶阴性葡萄球菌、耐甲氧西林葡萄球菌和耐药的白念珠菌为主。病毒性感染是人群发病率最高的感染类型,随着广泛疫苗接种,麻疹、脊髓灰质炎和乙型脑炎等大幅度下降。近年来,随着肿瘤的放射治疗、化学治疗、广谱抗生素以及免疫制剂的广泛应用,使真菌感染的发病率显著增高,在器官移植受者和恶性肿瘤患者中真菌感染的患病率高达20%~40%,而且往往是致命的感染;在高度免疫抑制的患者中,由不常见的致病真菌引发的感染概率越来越高,而且多为致病真菌的混合感染。

## 二、检查项目和临床应用

### (一)细菌感染

细菌感染性疾病的诊断,除个别因有特殊临床症状不需细菌学诊断外(如破伤风引起的典型肌痉挛等)一般均需进行细菌学诊断以明确病因。然而自标本中分离到细菌并不一定意味该菌为疾病的致病菌,因此应根据患者的临床情况、采集标本的部位、获得的细菌种类进行综合分析。细菌感染性疾病的检查主要可以从3个方面着手。①检测细菌或其抗原:主要包括直接涂片显微镜检查、培养、抗原检测与分析;②检测抗体;③检测细菌遗传物质:主要包括基因探针技术和PCR技术。上述多种检查手段中,细菌培养是最重要的确诊方法。根据细菌形态、菌落特点、生化反应、血清学鉴定、动物接种等可综合鉴定病原菌。目前,一些微量鉴定系统及自动化细菌培养与鉴定系统已经应用于临床细菌感染性疾病的诊断,大大提高了检查报告的速度与准确性。

### (二)病毒感染

病毒是只能在易感细胞内以复制方式进行增殖的非细胞型微生物,因此,其检验程序不同于细菌。病毒感染的实验室检查包括病毒分离与鉴定、病毒核酸与抗原的直接检出，以及特异性抗体的检测。临床医师根据流行病学资料、患者症状与体征综合判断可能为何种病毒感染，留取适宜的标本送检。分离病毒首先要采集含足量病毒的临床标本，然后接种到敏感动物、鸡胚或培养细胞，使其生长增殖，再加以鉴定。

细胞培养是最常用的病毒分离方法，细胞培养液是含血清、葡萄糖、氨基酸、维生素的平衡溶液（pH 值为 7.2~7.4），并根据宿主细胞对病毒的敏感性和病毒的嗜性来选择适当的组织细胞。病毒的最初鉴定可根据临床症状、流行病学特点、标本来源、易感动物范围、细胞病变特征确定何种病毒。再在此基础上，对已分离的病毒和已知参考血清做中和试验、补体结合试验、血凝抑制试验，然后鉴定。显微镜检查也是病毒实验诊断不可忽视的手段，如光学显微镜检查感染组织或脱落细胞中的特征性病毒包涵体，电镜检查病毒颗粒等，均是早期诊断手段之一。

病毒分离鉴定和血清学诊断一般需要较长时间，近年来发展起来的利用核酸杂交技术和 PCR 技术检测标本中病毒核酸，或用免疫荧光标记技术、化学发光技术检测组织细胞内的病毒抗原和胞外游离病毒抗原是一种快速的早期诊断手段，并明显优于显微镜早期诊断手段。

**（三）真菌感染**

真菌是以腐生或寄生方式摄取养料的真核细胞型微生物。真菌的微生物学诊断手段主要包括直接检查、培养检查、免疫学试验和动物实验。由于各种不同真菌一般具有各自的典型菌落形态和形态各异的孢子与菌丝，因此，形态学检查是真菌检测的重要手段。真菌能在人工培养基上生长，培养温度 25~28 ℃，深部真菌 37 ℃，但其培养一代时间较长，分离标本孵育至少 4 周，常采用点滴法、不锈钢小培养法，并在显微镜下直接观察经培养后菌体在自然位置状态下的形态结构（菌丝和孢子），以利于真菌的菌种鉴定。真菌的抗原检测只适合于检测血清中和脑脊液中隐球菌、念珠菌、荚膜组织胞浆菌。真菌的血清学诊断适用于深部真菌感染的标本。基因组核酸电泳核型分析技术、随机引物扩增 DNA 多态性（RAPD）技术、荧光定量 PCR 技术、rDNA 序列测序、核酸杂交技术等是近年来发展起来的可快速诊断真菌感染的新型手段，但这些方法自身还存在一些局限性，且不能帮助判断检测的阳性结果是感染还是定植，在检测过程中易出现假阳性和假阴性等，因此，其结果判读需要结合临床全面分析。

**（四）寄生虫病**

寄生虫是单细胞或多细胞体，当其侵入宿主后，可在宿主体内寄生、发育而导致感染。寄生虫对人体都是有害的，所引起的感染性疾病统称为寄生虫病。寄生虫实验诊断是诊断寄生虫的主要依据，实验诊断包括病原学诊断、免疫学诊断和其他实验室常规检查。由于每种寄生虫均在其特定的生活阶段以一定方式排离宿主，以求得转换宿主个体而延续宗系，因此，根据寄生虫生活史的特点，从患者的血液、组织液、排泄物、分泌物或活体组织中检查寄生虫的某一发育虫期，这是最可靠的诊断方法，广泛用于各寄生虫病的诊断。但是，病原学诊断方法检出率较低，对轻度感染需要反复检查，以免漏诊；而对于在组织中或器官内寄生而不易取得材料的寄生虫，可考虑采用免疫学诊断方法。

免疫学方法诊断寄生虫在临床上广泛应用，除了经典的凝集试验、沉淀试验、补体结合试验等，近几年建立的酶联免疫吸附试验（ELISA）、免疫酶染色试验（IEST）、免疫印迹试验（Western blot）、免疫荧光法（IF）等使试验的敏感性和特异性大大提高。近年来国内外发展起来的高新技术方法，如 DNA 探针技术和聚合酶链反应（PCR）技术为寄生虫病的诊断或寄生虫分类提供新的高敏感的检测方法，有广泛应用前景。

**（五）其他病原体感染**

1. 支原体检测　支原体是一群介于细菌与病毒之间，可通过滤菌器、无细胞壁，能在无生命培养基中生长繁殖的最小原核微生物。迄今已分离到 150 余种，其中寄生性的有 90 多种，其中 15 种有病原性。与人类疾病有关的是肺炎支原体、唾液支原体、口腔支原体、人型支原体、发酵支原体和微小株支原体。支原体因缺乏细胞壁，呈高度多形性，革兰氏染色不易着色，直接显微镜检测一般无临床意义。分离培养是支原体感染的确诊依据。不同种支原体在培养基中生长速度不一，如解脲支原体和人型支原体生长较快，利用培养后所见的典型菌落形态可做出初步鉴定，再以特异性抗血清做生物抑制试验或代谢抑制试验即可做出确诊。肺炎支原体和生殖道支原体初次分离较慢，一般需 10 d 左右才生长出“荷包蛋”状菌落，故而不适合于临床快速诊断。DNA 探针技术和荧光定量 PCR 技术目前已用于临床实验室的检测。

2. 螺旋体检测　螺旋体是一群细长、柔软、运动活泼、呈螺旋状的微生物。将标本置于暗视野显微镜下检查运动活泼、具有特殊形态的螺旋体具有诊断意义。除钩端螺旋体外，其他螺旋体如梅毒螺旋体、伯氏疏螺旋体、回归热螺旋体等尚不能人工培养，因而，血清学诊断广泛应用于临床实验检测。显微镜凝集试验、间接凝集试验、酶联免疫吸附试验检测患者血清中的特异性抗体是常用的血清方法。用性病研究实验室玻片试验或快速血浆反应素环状卡片试验对梅毒患者血清进行过筛试验，出现阳性者再用荧光密螺旋体抗体吸附试验或抗梅毒螺旋体微量血凝试验做确诊试验。PCR 检测可快速检测出螺旋体特异核酸片段，目前，已逐步成为常用的检测方法。

3. 立克次体检测　立克次体是一类严格细胞内寄生的原核细胞型微生物，在形态结构、化学组成及代谢方式等方面均与细菌类似：具有细胞壁；以二分裂方式繁殖；含有 RNA 和 DNA 两种核酸；由于酶系统不完整需在活细胞内寄生；对多种抗生素敏感等。立克次体病多数是自然疫源性疾病，且人畜共患。取血液或组织进行立克次体血清学试验，分离培养和鉴定，通过荧光染色从皮肤或其他组织中找到病原体有助于确定诊断。血清学诊断需取 3 份血清标本，即发病第 1 周、第 2 周、第 4～6 周。PCR 通过检测立克次体特异性核酸可进行早期诊断。外斐试验为非特异性血清学诊断试验，用于斑疹伤寒、斑点热和恙虫病的确诊，特异性血清学试验有免疫荧光试验、酶联免疫吸附试验和补体结合试验等。

4. 衣原体检测　衣原体是不活动的专性细胞内寄生物，有化学上与革兰氏阴性菌相似的细胞壁，具有核糖体，可出现胞质内包涵体。直接显微镜检查细胞质内的典型包涵体对衣原体感染诊断有参考价值。衣原体的分离培养与病毒培养一样，在鸡胚卵黄囊内生长良好，还可采用动物接种和细胞培养法。过去采用传统的组织培养分离衣原体的方法，技术难度大，特异性和敏感性均不理想，且费时费钱。目前应用较多的是荧光标记单克隆抗体的直接荧光抗体法，可快速确定系何种血清型衣原体感染。DNA 探针技术和荧光定量 PCR 技术目前已经应用于衣原体疾病的诊断、流行病学调查和无症状衣原体携带者的诊断。

5.严重急性呼吸道综合征(SARS)病毒的检测　SARS 病毒属于单正链 RNA 病毒。首例 SARS 病例于 2002 年 11 月报道,是冠状病毒科的一个新变种。随后,SARS 病毒迅速波及全球,对全球人类形成了严重的生命威胁。SARS 的诊断主要依据流行病学史和各种实验室检查。目前,SARS 的实验室检测手段主要包括以下几种。①免疫学方法:免疫荧光试验(IAF)和酶联免疫吸附试验(ELISA)可在 1~2 h 内快速检测 SARS 抗体。②基因检测方法:包括 RT-PCR、巢式 RT-PCR(nested RT-PCR)和荧光定量 PCR,其中,荧光定量 PCR 具有灵敏度高、特异性强等特点,可进行病毒早期感染诊断,是 SARS 实验室诊断的重要手段之一。③细胞培养:是鉴别 SARS 感染最为准确的一种方法,其培养宿主细胞为非洲绿猴正常肾脏细胞(VERO E6),可从电子显微镜下直接观察培养细胞中的病毒颗粒,因此十分准确,但是,其技术难度高,操作复杂,所需时间长等限制了细胞培养用于大量检测和快速诊断。

**(六)实验结果分析和临床应用**

各种实验诊断方法中,临床标本分离和培养的阳性结果最具有诊断价值。经病原体鉴定,可明确诊断病原体的种,并可做药敏试验。然而,分离培养的阴性结果并不能完全排除感染的可能。常因标本采集运送的不当,培养条件不适合,病原体为难培养菌或已使用抗生素治疗的患者均会出现假阴性结果,尤其是标本直接涂片镜检见细菌而培养阴性者需考虑是否为 L 型细菌、厌氧菌或苛养菌。

病原体的抗原成分检测有助于早期诊断感染性疾病,阳性结果提示某种感染性病原体的存在,但对于那些存在正常菌群的标本,需考虑共同抗原引起的交叉反应,必须在设有严格对照试验和排除试验时,阳性结果才能做出正确判断。

核酸检测已成为现代感染性疾病早期诊断的可靠方法之一。由于 PCR 技术具有很高的敏感性,影响因素多,容易出现假阴性或假阳性结果,因此,操作者应严格按照操作规程和程序,设立阴性和阳性对照,避免结果出现误差。其阳性结果只能说明标本内有某种病原体的核酸,但是否为现期感染病原体则难以肯定。血清学试验是目前应用最广泛的感染性疾病检测方法。用已知特异性抗原检测患者体内存在的特异性抗体,以出现 IgM 抗体或高效价 IgG 抗体为阳性判断结果有重要诊断意义,并可做出现期感染的结论。为排除隐性感染或回忆反应,常需做双份血清抗体的动态检测。IgM 检测不仅可做早期诊断,且可区分为原发性感染或复发性感染,在检测时应注意排除类风湿因子的干扰。

## 第四节　病毒性肝炎检测

病毒性肝炎主要有 7 型,即甲型、乙型、丙型、丁型、戊型、庚型、输血传播病毒肝炎,它们分别由肝炎病毒甲型(HAV)、乙型(HBV)、丙型(HCV)、丁型(HDV)和戊型(HEV)、庚型(HGV)、输血传播病毒(TTV)所引起。几年前发现的己型肝炎病毒(HFV)与乙型(HBV)的关系仍有待确认。近年发现的与人类肝炎有关的 GB 病毒和 SEN 病毒的研究尚处于初期探索阶段。肝炎病毒标志物主要包括各型肝炎病毒相关抗原、抗体及核酸。目前常用的检测方法有:针对抗原或抗体的酶联免疫法(EIA,ELISA)、放射免疫法(RIA)、血细胞凝集法(RPHA,PHA);针对核酸的斑点杂交法、聚

笔记栏

合酶链反应法(PCR)等。

## 一、甲型肝炎病毒标志物检测

HAV属微小RNA病毒科,是一种无囊膜正20面体颗粒,直径27~32 nm,内含一条线状单正股RNA基因组,外由衣壳包封而成核壳体。现用于临床的病毒标志物有甲型肝炎病毒抗原HAV-Ag、甲型肝炎病毒抗体(IgM、IgA和IgG)及HAV-RNA。

### (一)甲型肝炎病毒抗原测定

甲型肝炎病毒抗原是一种能诱发体内产生甲肝抗体的物质。甲型肝炎病毒为一直径为27~32 nm的二十面体立体对称圆球形颗粒,无包膜,核心为单链正股RNA。HAV属小RNA病毒科嗜肝病毒属或嗜肝RNA病毒属。HAV主要通过粪-口途径传播,潜伏期15~50 d,平均28 d。病毒常在患者血清ALT升高前的5~6 d就存在于患者的血液和粪便中。发病2~3周后,随血清中特异抗体的产生,血清和粪便的传染性就逐渐消失。HAV的实验室诊断可进行抗原检测。

**【参考值】**

ELISA法检测血清HAV颗粒为阴性,放射免疫(RIA)法或免疫电镜(IEM)检测粪便HAV颗粒为阴性。

**【临床意义】**

HAV-Ag阳性:见于70.6%~87.5%的甲肝患者。HAV-Ag于发病前2周可从粪中排出,其发病第1周粪便的阳性率为42.9%,1~2周为18.3%,2周后消失,粪便中HAV或HAV抗原颗粒的检测可作为急性感染的证据。

### (二)甲型肝炎病毒抗体测定

甲型肝炎抗体是针对甲肝的一种特异性抗体。HAV的实验室诊断可进行抗体检测。临床上用得最多的是用ELISA方法查抗-HAV抗体。

机体感染HAV后,可产生IgM、IgA和IgG抗体。HAV-IgM是病毒衣壳蛋白抗体,HAV-IgA是肠道黏膜分泌的局部抗体,HAV-IgG在病愈后可长期存在。临床上用得最多的是用ELISA方法查甲型肝炎抗体。

**【参考值】**

ELISA法:抗HAV-IgM和抗HAV-IgA均为阴性。抗HAV-IgG阳性可见于甲型肝炎病毒感染后的人群。

**【临床意义】**

①抗HAV-IgM阳性:据观察,甲肝患者抗HAV-IgM的阳性率,在发病后2周为100%,1个月为76.5%,3个月为23.5%,6个月为5.9%,12个月时可为阴性。所以,抗HAV-IgM阳性说明机体正在感染HAV,它是早期诊断甲肝的特异性指标。②抗HAV-IgA阳性:甲肝早期和急性期,由粪便中测得抗HAV-IgA呈阳性反应,是早期诊断甲肝的指标之一。③抗HAV-IgG阳性:出现于恢复期且持久存在,是获得免疫力的标志,提示既往感染,可作为流行病学调查的指标。

### (三)HAV-RNA 测定

**【参考值】**

逆转录聚合酶链反应(RT-PCR)法为阴性。

**【临床意义】**

HAV-RNA 阳性:对诊断,特别对早期诊断具有特异性。可检测粪便排毒情况和污染的水源与食物,有利于及时监测与预防甲型肝炎。可做基因分型研究。

## 二、乙型肝炎病毒标志物检测

乙型肝炎病毒(HBV)是一种嗜肝脱氧核糖核酸病毒,属于包膜病毒。HBV 是引起乙型肝炎(简称乙肝)的病原体,属嗜肝 DNA 病毒科,该科病毒包含正嗜肝 DNA 病毒属和禽嗜肝 DNA 病毒属两个属,引起人体感染的是正嗜肝 DNA 病毒属。HBV 感染是全球性的公共卫生问题,随着基因工程疫苗的生产和投入,乙肝疫苗的普及率逐年上升,感染率呈下降趋势。现用于临床的病毒标志物有乙型肝炎病毒表面抗原(hepatitis B virus surface antigen,HBsAg)、乙型肝炎病毒表面抗体(hepatitis B virus surface antibody,抗-HBs)、乙型肝炎病毒 e 抗原(hepatitis B virus e antigen,HBeAg)、乙型肝炎病毒 e 抗体(hepatitis B virus e antibody,抗-HBe)、乙型肝炎病毒核心抗原(hepatitis B virus core antigen,HBcAg)、乙型肝炎病毒核心抗体(hepatitis B virus core antibodyr,抗-HBc)、乙型肝炎病毒表面抗原蛋白前 S2 和前 S2 抗体、乙型肝炎病毒 DNA。表面抗原(HBsAg)、表面抗体(抗-HBs)、e 抗原(HBeAg)、e 抗体(抗-HBe)和核心抗体(抗-HBc)称为乙肝五项,是常用的 HBV 感染的检测指标,可反映被检者体内 HBV 水平及机体的反应情况,粗略评估病毒的水平。乙肝五项检测分为定性和定量两种,定性检查只能提供阴性或阳性结果,定量检查则可提供各项指标的精确数值,对乙肝患者的监测、治疗评估和预后判断等方面有更重要的意义,动态监测可作为临床医师制定治疗方案的依据。除以上五项外,抗 HBc-IgM、PreS1 和 PreS2、PreS1-Ab 和 PreS2-Ab 也逐步应用于临床,作为 HBV 感染、复制或清除的指标。

### (一)乙肝六项测定

传统乙型肝炎病毒标志物检测常为五项联合检测,俗称“乙肝二对半检测”,包括 HBsAg、抗-HBs、HBeAg、抗-HBe、抗-HBc。随着方法学发展,HBcAg 也被加入检测范围。乙型肝炎病毒标志物联合检测情况与分析见表 18-2。

**表 18-2 HBV 标志物检测与分析**

| HBsAg | HBeAg | 抗-HBc | 抗-HBc-IgM | 抗-HBe | 抗-HBs | 检测结果分析 |
|---|---|---|---|---|---|---|
| + | + | − | − | − | − | 急性 HBV 感染早期,HBV 复制活跃 |
| + | + | + | + | − | − | 急性或慢性 HB,HBV 复制活跃 |
| + | − | + | + | − | − | 急性或慢性 HB,HBV 复制减弱 |
| + | − | + | + | + | − | 急性或慢性 HB,HBV 复制活跃 |
| + | − | + | − | + | − | HBV 复制停止 |

笔记栏

续表 18-2

| HBsAg | HBeAg | 抗-HBc | 抗-HBc-IgM | 抗-HBe | 抗-HBs | 检测结果分析 |
|---|---|---|---|---|---|---|
| - | - | + | + | - | - | HRsAg/抗-HBs 空白期，可能 HBV 处于平静 |
| - | - | + | + | - | - | 携带中 |
| - | - | + | - | - | - | 既往 HBV 感染，未产生抗-HBs |
| - | - | + | + | + | - | 抗-HBs 出现前阶段，HBV 低度复制 |
| - | - | + | - | + | + | HBV 感染恢复阶段 |
| - | - | + | - | - | + | HBV 感染恢复阶段 |
| + | + | + | + | - | + | 不同亚型（变异型）HBV 再感染 |
| + | - | - | - | - | - | HBV-DNA 处于整合状态 |
| - | - | - | - | - | + | 病后或接种 HB 疫苗后获得性免疫 |
| - | + | + | - | - | - | HBsAg 变异的结果 |
| + | - | - | - | + | + | 表面抗原、e 抗原变异 |

**【参考值】**

各项指标 ELISA 法为阴性（S/CO≤2.1；S/CO：样品与对照的光密度比值）；放射免疫分析（RIA）法为阴性。

**【临床意义】**

1. HBsAg 阳性　见于急性乙肝的潜伏期，发病时达高峰；如果发病后 3 个月不转阴，则易发展成慢性乙型肝炎或肝硬化。携带者 HBsAg 也呈阳性。HBAg 是 HBV 的外壳，不含 DNA，故 HBsAg 本身不具传染性；但因其常与 HBV 同时存在，常被用来作为传染性标志之一。

2. 抗-HBs　是种保护性抗体，可阻止 HBV 穿过细胞膜进入新的肝细胞。抗-HBs 阳性提示机体对乙肝病毒有一定程度的免疫力。抗-HBs 一般在发病后 3~6 个月才出现，可持续多年。注射过乙型肝炎疫苗或抗-HBs 免疫球蛋白者，抗-HBs 可呈现阳性反应。

3. HBeAg 阳性　表明乙型肝炎处于活动期，并有较强的传染性。孕妇阳性可引起垂直传播，致 90% 以上的新生儿呈 HBeAg 阳性。HBeAg 持续阳性，表明肝细胞损害较重，且可转为慢性乙型肝炎或肝硬化。

4. 抗-HBe 阳性率　在慢性乙型肝炎为 48%，肝硬化为 68.3%，肝癌为 80%。乙肝急性期即出现抗-HBe 阳性者，易进展为慢性乙型肝炎；慢性活动性肝炎出现抗-HBe 阳性者可进展为肝硬化；HBeAg 与抗-HBe 均阳性，且 ALT 升高时可进展为原发性肝癌。抗-HBe 阳性表示大部分乙肝病毒被消除，复制减少，传染性减低，但并非无传染性。

5. 抗-HBc　是 HBcAg 的抗体，可分为 IgM、IgG 和 IgA 3 型。目前常用的方法是检测抗-HBc 总抗体，也可分别检测抗-HBc 的 IgM、IgG 或 IgA。抗-HBc 总抗体主要反映的是抗-HBcIgG。抗-HBc 检出率比 HBsAg 更敏感，可作为 HBsAg 阴性的 HBV 感染的敏感指标。抗-HBc 在乙型肝炎中检出率平均为 78.8%，在慢性肝炎和肝癌中的检出率分别为 97.8% 和 81.8%，在 HBsAg 携带者中多为阳性，在 HBsAg 阴性者中仍有 6% 的阳性率。此外，抗-HBc 检测也可用作乙型肝炎疫苗和血液制品的安全性鉴定和献血员的筛选。抗-HBcIgG 对机体无保护作用，其阳性可持续数十年甚至终生。

6. HBcAg　存在于 Dane 颗粒的核心部位，是一种核心蛋白，其外面被乙型肝炎表面抗原所包裹，所以一般情况下血清中不易检测到游离的 HBcAg。HBcAg 阳性，提示患者血清中有感染性的 HBV 存在，其含量较多，表示复制活跃，传染性强，预后较差。约有 78% 的阳性病例病情恶化。

### （二）乙型肝炎病毒表面抗原蛋白前 S1 和前 S1 抗体测定

乙型肝炎病毒表面抗原蛋白前 S1（Pre-S1）抗原位于病毒颗粒的表面，是乙肝病毒识别肝细胞表面特异性受体的主要成分，是乙型肝炎病毒复制和活动的标志物。

**【参考值】**

ELISA 法或 RIA 法：Pre-S1 为阴性；抗 Pre-S1 为阴性。

**【临床意义】**

前 S1 抗原可识别肝细胞表面特异性的病毒受体，是非常重要的传染性指标。同时血清前 S1 抗原的存在与病毒复制的关系密切。作为病毒复制指标较 HBeAg 敏感，可以反映 HBeAg 阴性乙肝患者体内的病毒活动状况，避免由于 HBeAg 阴性造成的误诊和漏检，对“二对半”检测起重要的补充作用。前 S1 抗原转阴越早、前 S1 抗体转阳越早，患者病程越短、预后越好。

### （三）乙型肝炎病毒表面抗原蛋白前 S2 和前 S2 抗体测定

乙型肝炎病毒表面抗原蛋白前 S2（Pre-S2）是 HBV 表面蛋白成分，为 HBV 侵入肝细胞的主要结构成分；乙型肝炎病毒表面抗原蛋白前 S2 抗体（抗 Pre-S2）是 HBV 的中和抗体。

**【参考值】**

ELISA 法或 RIA 法：Pre-S2 为阴性；抗 Pre-S2 为阴性。

**【临床意义】**

Pre-S2 阳性提示 HBV 复制异常活跃，有传染性。抗 Pre-S2 阳性见于乙肝急性期及恢复早期；提示 HBV 已被清除，预后较好。

### （四）乙型肝炎病毒 DNA 测定

乙型肝炎病毒 DNA（HBV-DNA）呈双股环形，是 HBV 的基因物质，也是乙型肝炎的直接诊断证据。检测乙肝病毒 DNA 是判断乙肝病毒有无复制的“金指标”，它主要是用来判断人体内存在乙肝病毒的多少和传染程度的。乙肝病毒 DNA（HBV-DNA）是乙肝病毒的核心物质和病毒复制的基础。在病毒 DNA 携带的遗传基因发出的“指示”下，HBV-DNA 分别复制出新的病毒外壳和 DNA 核心，随后重新组装，形成大量的新病毒，释放出来继续感染其他肝细胞。

笔记栏

【参考值】

大于 1000 或者 1.0e+003 拷贝/mL,说明乙肝病毒 DNA 呈阳性,提示 HBV 复制和有传染性。HBV-DNA 越高表示病毒复制越厉害,传染性强。

【临床意义】

HBV-DNA 阳性是诊断乙型肝炎的佐证,表明 HBV 复制及有传染性。也用于监测应用 HBsAg 疫苗后垂直传播的阻断效果,若 HBV-DNA 阳性表明疫苗阻断效果不佳。乙肝病毒 DNA 正常值是多少的测定与检测仪器和试剂有关,国内国产试剂是<1000 拷贝/mL,进口试剂是<300 拷贝/mL。有的阴性检测结果报告为<参考值拷贝/mL,通常没有具体的数值。但因各家医院的仪器和试剂不同而有变化,应该视化验单上具体给出的参考值而定。不过"每毫升血液中有乙肝病毒多少千个"的结果理解是错误的,拷贝只是一个分子生物定量单位,并非是通常的简单数量单位。

乙肝病毒 DNA 正常值定量检测阳性(大于正常值),说明乙肝病毒复制活跃,血液中乙肝病毒含量高,乙肝病毒 DNA 传染性强,且传染性与数值的大小成正比。

乙肝病毒 DNA 正常值定量检测阴性(小于正常值),说明乙肝病毒复制得到抑制,复制缓慢甚至停止复制,血液中乙肝病毒 DNA 含量低,乙肝病毒 DNA 传染性弱。不过应排除误差率,可对此定量检测复检。

乙肝病毒 DNA 正常值是多少只能作为一个重要的参考,不能用乙肝病毒核酸含量简单、轻率地来解释肝实际损害的程度,乙肝病毒 DNA 正常值是多少只能说明游离在血液中病毒的含量、乙肝病毒 DNA 多少、含量高低与病情严重程度没有直接关系,乙肝病毒 DNA 对肝病专家的诊断治疗有重要的参考价值,但判断肝是否有损伤或损伤的程度应结合临床症状、影像学检查、肝功能系列指标和(或)肝活检的结果来综合判断。

乙肝病毒 DNA 定量数值只能说明游离在血液中的病毒含量,但病毒多少、含量高低与病情严重程度没有直接关系。乙肝病情严重程度须通过检测肝功能系列指标确定,这些指标包括血清胆红素、转氨酶胆碱酯酶活力、白蛋白、前白蛋白、凝血酶原活动度、转肽酶、胆汁酸、蛋白电泳等,凝血酶原活动度、白蛋白、胆碱酯酶活力越低,说明病情越严重。

乙肝病毒 DNA 定量数值高低与病情无直接关系,如绝大多数无症状乙肝病毒携带者,尤其是少年儿童患者,乙肝病毒 DNA 检测数值均较高,乙肝病毒处于高度复制状态,而他们的病情相对轻微。不少肝硬化或肝癌患者的乙肝病毒 DNA 检测多为阴性,但病情却十分严重。

乙肝患者在进行检查或者复查时,不仅要查乙肝病毒 DNA,还要检查肝功能、B 超等指标,全面衡量病情。

## 三、丙型肝炎病毒标志物检测

丙型肝炎病毒(HCV)为黄病毒属、单链正股 RNA 病毒。其基因组为一线状正股 RNA,全长 9 500 bp;编码结构蛋白与核心蛋白。临床上诊断 HCV 感染的主要标志物为正股 HCV-RNA、抗-HCV-IgM 和抗-HCV-IgG 测定。

### (一)丙型肝炎病毒抗体 IgM 测定

丙型肝炎病毒抗体(HCV-Ab)是由于人体免疫细胞对丙型肝炎病毒感染所做出的反应而产生的。HCV-Ab 检测是目前应用最广泛的用于丙型肝炎流行病学调查、临床丙型肝炎患者筛查和诊断的检测项目。常用的检测方法包括酶联免疫吸附分析法、凝集法、放射免疫法和化学发光免疫技术、复合免疫印迹法和斑点免疫层析试验等,其中酶联免疫吸附分析法是目前临床最常用的方法。HCV-Ab 呈阳性是 HCV 感染的标志。

**【参考值】**

ELISA 法为阴性;RIA 法为阴性。

**【临床意义】**

主要用于早期诊断,急性期 IgM 抗体阳性率略高于 IgG 抗体。抗-HCV-IgM 抗体一般在发病的 2~4 d 出现,最早于发病的第 1 天即可检测到,7~15 d 达高峰。其持续时间一般为 1~3 个月。持续阳性常可作为转为慢性肝炎的指标,或提示病毒持续存在并有复制。

### (二)丙型肝炎病毒抗体 IgG 测定

**【参考值】**

ELISA 法为阴性;RIA 法为阴性。

**【临床意义】**

丙型肝炎病毒抗体 IgG(抗-HCV-IgG)阳性表明已有 HCV 感染但不能作为感染的早期指标。输血后肝炎有 80%~90% 的患者抗-HCV-IgG 阳性。经常接受血制品(血浆、全血)治疗的患者可以合并 HCV 的感染,易使病变转为慢性、肝硬化或肝癌。

### (三)丙型肝炎病毒 RNA 测定

**【参考值】**

斑点杂交试验为阴性;RT-PCR 法为阴性。

**【临床意义】**

有助于 HCV 感染的早期诊断:丙型肝炎病毒 RNA(HCV-RNA)阳性提示 HCV 复制活跃,传染性强;HCV-RNA 转阴提示 HCV 复制受抑,预后较好。连续观察 HCV-RNA,结合抗-HCV 的动态变化,可作为丙型肝炎的预后判断和干扰素等药物疗效的评价指标。检测 HCV-RNA,对研究丙型肝炎发病机制和传播途径有重要价值。

HCV-Ab 和 HCV-RNA 检测结果可出现以下 4 种模式。

1. HCV-RNA 及 HCV-Ab 均为阳性并伴近期 ALT 升高存在以下 3 种可能:①结合近期高危暴露史,考虑是否为急性 HCV 感染;②慢性 HCV 感染急性加重;③合并其他病原体导致急性肝炎的慢性 HCV 感染。

2. HCV-Ab 阳性而 HCV-RNA 阴性提示:①HCV 感染痊愈;②急性 HCV 感染后 HCV-RNA 的清除期;③假阳性或假阴性结果,此时,建议 4~6 个月后再行 HCV-RNA 检测以明确诊断。

3. HCV-Ab 阴性而 HCV-RNA 阳性,提示为抗体产生之前的急性感染早期或免疫

笔记栏

抑制患者慢性 HCV 感染,也有可能为 HCV-RNA 假阳性结果,建议 4~6 个月后复查抗 HCV 和 HCV-RNA。

4. 患者 ALT 升高而抗 HCV 及 HCV-RNA 均为阴性,考虑可排除急性或慢性丙型肝炎诊断。

## 四、丁型肝炎病毒标志物检测

丁型肝炎病毒(HDV)是沙粒病毒科 δ 病毒属的一个成员。成熟的 HDV 呈直径 35~37 nm 的球形。HDV 是目前已知的动物病毒中唯一具有负单链共价闭环 RNA 基因组病毒缺陷病毒,需有 HBV 或其他嗜肝病毒的辅助才能复制和传播。其外壳为 HBsAg,内部含 HDV-Ag 和 HDV 基因组。

### (一)丁型肝炎病毒抗原测定

丁型肝炎病毒是一种缺陷病毒,必须在 HBV 或其他嗜肝 DNA 病毒的辅助下才能复制增殖,现已正式命名为丁型肝炎病毒。

HDV 体形细小,直径 35~37 nm,核心含单股负链共价闭合的环状 RNA 和 HDV 抗原(HDV-Ag),其外包以 HBV 的 HBsAg。

经核酸分子杂交技术证明,HDV-RNA 与 HBV-DNA 无同源性,也不是宿主细胞的 RNA。HDV-RNA 的分子量很小,只有 $5.5\times10^5$,这决定了 HDV 的缺陷性,不能独立复制增殖。丁型肝炎病毒抗原存在于受感染的细胞内和外周。丁型肝炎病毒急性感染早期,于乙型肝炎病毒表面抗原阳性期内可在血液中检出丁型肝炎病毒抗原,持续 1~2 周;慢性感染时可持续保持于低滴度水平。

**【参考值】**

IFA、RIA 法和 ELISA 法均为阴性。

**【临床意义】**

丁型肝炎病毒抗原(HDV-Ag)出现较早,但仅持续 1~2 周,由于检测不及时,往往呈阴性反应。HDV-Ag 与 HBsAg 同时阳性,表示丁型和乙型肝炎病毒同时感染,患者可迅速发展为慢性或急性重症肝炎。慢性 HDV 感染,由于有持续而高滴度的抗-HDV,HDV-Ag 多以免疫复合物形式存在,ELISA 法很难检出。

### (二)丁型肝炎病毒抗体测定

丁型肝炎病毒抗体分为抗-HDV-IgG 和抗-HDV-IgM 两型。

**【参考值】**

IFA、RIA 和 ELISA 法均为阴性。

**【临床意义】**

①抗-HDV-IgG 阳性:只能在 HBsAg 阳性的血清中测得,是诊断丁型肝炎的可靠指标,即使 HDV 感染终止后仍可保持多年。②抗-HDV-IgM 出现较早,一般持续 2~20 周,可用于丁型肝炎早期诊断。HDV 和 HBV 联合感染时,抗-HDV-IgM 一过性升高;重叠感染时,抗-HDV-IgM 持续升高。

笔记栏

### （三）丁型肝炎病毒检测

**【参考值】**

RT-PCR 法为阴性。

**【临床意义】**

丁型肝炎病毒 RNA（HDV-RNA）阳性可明确诊断为丁型肝炎。HDV 与 HBV 重叠感染的患者易迅速发展成肝硬化或肝癌。

## 五、戊型肝炎病毒标志物检测

戊型肝炎病毒（HEV）呈球状，无包膜，平均直径 27～34 nm。其基因组为单股正链 RNA，全长 7.5 kB。戊型肝炎的诊断主要是用 RT-PCR 法检测血清 HEV-RNA 和用 ELISA 法检测血清抗-HEV-IgG 和抗-HEV-IgM。

### （一）戊型肝炎病毒抗体测定

HEV 有表面抗原 HEV-Ag，可刺激机体产生特异性抗体，包括抗-HEV-IgG、抗-HEV-IgM 和抗-HEV-IgA。在大部分 HEV 早期感染患者中，可检测到抗-HEV-IgM 和抗-HEV-IgA 阳性，但抗-HEV-IgA 阳性持续时间比抗-HEV-IgM 长，对 HEV 感染的早期诊断更有意义。在急性期血清中可测出高滴度的抗 HEV-IgM，恢复期抗 HEV-IgM 滴度下降或消失。但取而代之的是血清中产生抗 HEV-IgG。抗 HEV-IgG 一次阳性尚不能做出 HEV 近期感染的诊断，凡戊肝恢复期抗 HEV-IgG 效价≥急性期 4 倍者，提示 HEV 新近感染，有诊断意义。同时测定抗 HEV-IgG 和抗 HEV-IgM 有助于临床分析。国内大多数医院目前均使用酶联免疫法检测特异性抗体。

**【参考值】**

RIA 和 ELISA 法均为阴性。

**【临床意义】**

①抗-HEV-IgM 阳性：95% 的急性期患者呈阳性反应，黄疸后 26 d 阳性率为 73%，1～4 个月为 50%，6～7 个月为 6%，8 个月后全部消失。抗-HEV-IgM 的持续时间较短，可作为急性感染的诊断指标。②抗-HEV-IgG 阳性：凡戊型肝炎恢复期抗-HEV-IgG 效价超过或等于急性期 4 倍者，提示 HEV 新近感染，有临床诊断意义。

### （二）戊型肝炎病毒 RNA 测定

**【参考值】**

RT-PCR 法为阴性。

**【临床意义】**

①早期诊断感染；②对抗体检测结果进行确证；③判断患者排毒期限；④分子流行病学研究。

## 六、庚型肝炎病毒标志物检测

庚型肝炎病毒（HGV）与 GB 病毒（含 3 种亚型：GBV-A、GBV-B、GBV-C）中的

GBV-C 极相似,已证实 GBV-C/HGV 是黄病毒家族的不同分离株。HGV 颗粒直径 50～100 nm,包括两种类型:极低密度的病毒颗粒和核衣壳颗粒。HGV 的检测包括 ELISA 法检测抗-HGV 和 RT-PCR 法检测 HGV-RNA。

**(一)庚型肝炎病毒抗体测定**

**【参考值】**

RIA 和 ELISA 均为阴性。

**【临床意义】**

抗 HGV 阳性表示曾感染过 HGV,多见于输血后肝炎或使用血液制品引起 HGV 合并 HCV 感染的患者。但 ELISA 法特异性和敏感性不高,尚需继续完善。

**(二)庚型肝炎病毒 RNA 测定**

**【参考值】**

RT-PCR 法为阴性。

**【临床意义】**

HGV-RNA 阳性表明有 HGV 存在。GBV-C/HGV 对人类的致病性问题尚存在争议。一方面,GBV-C/HGV 在各型肝炎及其高危人群中皆以一定比例存在,尤其在非甲、非乙、非丙、非丁、非戊型肝炎患者中有一定的检出率,在急性重型肝炎中也发现 GBV-C/HGV 的存在,提示可能是人类肝炎的一种病原体,且在重型肝炎中起一定作用。另一方面,HGV-RNA 在肝/血浆的比率远低于其他嗜肝病毒,表明 HGV 的主要复制地可能不在肝;GBV-C/HGV 感染者多缺乏或仅有轻微肝损害;HGV-RNA 毒血症虽可持续多年但并不导致慢性肝损害等;这些现象表明 GBV-C/HGV 可能并非嗜肝病毒。

## 七、输血传播病毒(TTV 病毒)检测

TTV 病毒是 1997 年发现的 3.7 kB 的非囊膜的单股环状 DNA 病毒。

**【参考值】**

PCR 法和 ELISA 法均为阴性。

**【临床意义】**

TTV-DNA 阳性表明有 TTV 存在。但普通人群中 TTV 阳性率较高,国内献血员阳性率报道为 11%～15%,无症状 TTV 携带者较多,又由于 TTV 基因异源性较高,导致 PCR 法的阳性率较高,因此尚不能全面了解 TTV 的临床和流行病学特征。近年来,有学者重组表达 TTVORF1、TTVORF2 TTV 蛋白,建立 ELISA 法,但由于 TTV 具有高度基因变异性,不同基因亚型抗体间存在交叉反应,有些核酸阳性者因病毒量较少,不足以刺激免疫系统发生免疫应答而产生抗体;或因为感染时间较短尚未产生抗体可造成 ELISA 试验结果与 PCR 检测结果不一致,致使该检测方法的临床应用受到一定的限制。在临床工作中必须根据研究的目的和要求采用适宜的检测方法,或将两种方法联合运用,以准确了解人群中 TTV 的流行情况。

## 第五节　性传播疾病病原体检测

性传播疾病(sexually transmitted disease,STD)简称性病,是一类能通过各种性行为或类似性行为而传播,主要侵犯皮肤、性器官和全身脏器的疾病。性传播疾病病原体的检测对于性传播疾病监测、诊断或血液筛查,控制性传播疾病的流行,确保优生优育等尤为重要。

### 一、流行病学和常见临床类型

#### (一)流行病学

1. 病原学　引起性病病原体的种类繁多,包括细菌(淋病奈瑟菌、杜克雷嗜血杆菌等)、病毒(人类免疫缺陷病毒、人乳头瘤病毒、单纯疱疹病毒-Ⅰ等)、支原体(解脲支原体、生殖支原体等)、螺旋体(梅毒螺旋体等)、衣原体(沙眼衣原体 D～K 型、L1、L2、L3 型等)、真菌(白念珠菌等)和原虫(阴道毛滴虫等)。

2. 传播途径

(1)性行为传播　性交是主要传播方式。

(2)间接接触传染　通过污染的衣物、器具,如水杯、浴盆与共用毛巾等传播。

(3)对胎儿与新生儿的传播　主要途径大体分为 3 种:子宫内传染,在分娩过程中的传染,产后传染。

(4)血液与血制品传播　梅毒与获得性免疫缺陷症可以通过此途径传播。

(5)职业性传播　梅毒可以在接生过程中将病菌传染给未戴橡皮手套的助产士,获得性免疫缺陷症可由医务人员不慎将污染获得性免疫缺陷病毒的针头或手术刀刺伤自己的皮肤,牙医做牙科处置时不慎伤了自己的皮肤而被感染。

#### (二)常见临床类型

1. 获得性免疫缺陷症　是由人类免疫缺陷病毒(HIV)通过结合细胞表面的 CD4 蛋白受体进入易感细胞引起部分免疫系统被破坏,进而导致严重的机会感染和继发性癌变。其临床表现主要是发生卡氏肺囊虫引起的肺炎,结核分枝杆菌或胞内分枝杆菌引起的结核,慢性隐孢子虫病,弓形虫病和各种病毒性感染等继发性感染。另外常见营养不良也是并发症之一,由于腹泻、各种感染或肿瘤消耗过多,食欲缺乏,长时间会造成营养不良甚至恶病质。HIV 感染传播的模式主要有 3 种:性传播(包括同性和异性之间),经血液传播,母婴传播。

2. 梅毒　是由密螺旋体属苍白螺旋体引起的疾病,一般过程可分为 3 个阶段。①初期梅毒:螺旋体穿过黏膜进入淋巴系统,并留下了充满密螺旋体的伤口。②二期梅毒:初期损伤一旦愈合,新的二期损伤开始出现在皮肤和细胞膜上,损伤表面布满了具有极强传染性的密螺旋体。③三期梅毒:可在早期感染后的 5～40 年间出现,密螺旋体可能出现在受严重损伤的中枢神经系统和心血管系统中。虽然梅毒可通过紧密接触损伤的黏膜传播,但其主要的传播途径是性接触和先天传染,微生物能通过胎盘并感染胎儿。先天性梅毒患儿有独特的 Hutchnson 三联征等临床症状。

笔记栏

3. 淋病　是由淋病奈瑟菌引起的泌尿生殖系统的急性或慢性化脓性感染，是发病率最高的性传播疾病。主要通过不洁性交传播，患淋病的孕妇胎膜破裂，可感染羊膜腔及胎儿。新生儿通过感染的产道时也可感染导致新生儿眼炎。患者自身也可由污染了的手指感染眼炎。少数情况下，也可通过污染过的衣裤、毛巾、浴盆、游泳衣、马桶、床上用具等间接传染。阴道和子宫颈的淋菌感染可扩散至整个生殖系统，或由血行播散性淋菌感染成关节炎、脑膜炎或心包炎等。

4. 非淋菌性尿道炎（non-gonococcal urethritis，NGU）　是由淋菌以外的其他病原体，主要是沙眼衣原体、解脲支原体等通过性接触所引起的尿道炎症，在西方国家已成为发患者数最多的性病。该病好发于青少年，25 岁以下约占 60%，潜伏期比淋病长，平均为 1~3 周，男性和女性的症状有所不同。男性主要临床表现有尿道分泌物和尿道红肿，尿道口发痒、刺痛或烧灼感，其疼痛程度比淋病为轻，有些患者无症状或症状不典型，有相当多的患者在初诊时易被漏诊。女性常表现不明显，不特异或无症状。宫颈为女性主要感染部位，其症状为黏液脓性宫颈内膜炎，尿道口可有潮红和肿胀，常发生异位性充血和水肿。此病的并发症有前列腺炎、精囊精索炎、附睾炎、Reiter 综合征及急慢性盆腔炎、前庭大腺炎和直肠炎。

5. 生殖器疱疹和尖锐湿疣　生殖器疱疹主要是单纯疱疹病毒-Ⅱ（HSV-Ⅱ），少数由单纯疱疹病毒-Ⅰ（HSV-Ⅰ）所引起的一种性传播疾病，表现为生殖器部位的成群小水疱，破溃形成糜烂、溃疡。初发症状较重，易复发。孕妇感染后可引起流产或死胎；新生儿感染后症状严重，病死率非常高。尖锐湿疣是由生殖器人乳头瘤病毒引起的皮肤黏膜良性新生物，主要通过日常生活用品如内裤、浴巾、浴盆而传染，与生殖器肿瘤的发生有密切关系。该病在 16~25 岁的年轻人多见，潜伏期 3 周至 8 个月，易发生于慢性淋病患者，亦易发生于女性滴虫性白带多及男性包皮过长者。巨大型尖锐湿疣是发生在阴茎的病变，好发于龟头和包皮，也可见于女阴和肛门，黏膜色或淡红色扁平状菜花样肿瘤，为恶性病变。

6. 软下疳　软下疳由杜克雷嗜血杆菌感染而引起，潜伏期 3~7 d。病损主要发生于性接触中组织易损伤的部位，男性多在冠状沟、包皮、龟头、会阴等处；女性多在小阴唇、大阴唇和后联合处。生殖器外可见于肛门、大腿上部、口腔和手指部。初发为外生殖器部位的炎性小丘疹，1~2 d 后迅速变为脓疱，破溃形成疼痛性溃疡，溃疡呈圆形或卵圆形，边缘不整，可潜行穿凿，周围皮肤潮红。约 50% 的患者发生急性、疼痛性腹股沟淋巴结炎，表面皮肤红肿，可破溃。由于自身接种，感染也可播散到身体其他部位的皮肤和黏膜。

## 二、检查项目和临床应用

STD 的诊断包括病史、体格检查和实验室检测，三者缺一不可，其中实验室检测是性病诊断的重要依据，尤其是特异性病原学检查，即使患者否认性乱史时也可作为确诊的依据。

### （一）AIDS 病原体测定

1. 抗 HIV-1 和抗 HIV-2 检测

（1）颗粒凝集试验　此法操作简单，结果出现快，不需任何仪器设备，适用于大批量初检，但敏感性和特异性较酶联免疫法差。

（2）酶联免疫吸附试验　此法敏感性高，但容易出现假阳性结果，故阳性者需用其他试剂盒重复1次，2次均阳性则可判为阳性或进一步做蛋白印迹法确诊。

（3）免疫荧光法　此法敏感性高，但也存在非特异性，且结果的判定人为因素影响大，客观性差。

（4）蛋白印迹法　通常作为检测抗HIV-1和抗HIV-2的确诊试验，该法敏感性和特异性皆好。

2. 抗原检测

（1）病毒培养　病毒培养是检测HIV感染最精确的方法，一般采取培养外周血单个核细胞（PBMC）的方法进行HIV的诊断。该方法检测HIV专一性强，不会出现假阳性，对于确认那些抗原/抗体检测不确定的个体和阳性母亲新生儿是否感染HIV有着重要的意义。但是需要有一定数量的感染细胞存在才能培养和分离出病毒来，因而敏感性差、操作时间长、操作复杂，必须在特定的P3实验室中才能进行，且费用较高，不适用于临床。

（2）p24抗原检测　p24抗原检测能够在病毒开始复制后检测到血液中的可溶性p24抗原，但易出现假阳性。因此，阳性结果必须经中和试验确认，该结果才可作为HIV感染的辅助诊断依据。HIV-1 p24抗原检测阴性，只表示在本试验中无反应，不能排除HIV感染。近年来发展的p24抗原测定法（免疫复合物解离，immune-complex disassociate，ICD）是将血清中免疫复合物解离后通过TSA信号放大系统使用ELISA进行检测，使p24抗原检测的最小检出值由原来的10 pg/mL降低到0.5 pg/mL，在HIV-1抗体阳性母亲所生婴儿早期的诊断中与RNA检测相当，与HIV核酸检测具有可比性，具有重要的实用价值。

（3）HIV-RNA检测　通常是通过检测HIV-RNA水平来反映病毒载量，直接反映病情进展，病毒核酸检测方法可用于HIV的早期诊断，如窗口期辅助诊断、病程监控、指导治疗方案及疗效测定、预测疾病进程等。目前常用的测定方法有逆转录PCR试验（RT-PCR）、核酸序列扩增试验（NASBA）、分支DNA杂交试验（bDNA）等。使用高灵敏度的实时荧光PCR技术，能够在HIV感染的前2周检测到病毒核酸。

3. 其他实验室检查　①CD4细胞计数。②其他机会性感染病原体病原或抗体的检测如卡氏肺囊虫、隐孢子虫、弓形虫、病毒性肝炎及巨细胞病毒等抗体、细菌、真菌和Kaposi肉瘤、淋巴瘤的检查。

**（二）梅毒病原体检测**

1. 暗视野显微镜检查　是诊断早期梅毒唯一快速、可靠的方法，尤其对已出现硬下疳而梅毒血清反应仍呈阴性者意义更大。除此法外，还有直接荧光素标记抗体检查法及涂片染色检查法。多功能显微诊断仪（multifunctional microscopy diagnostic instrument，MDI）是近年来国外开发的一种综合相差对比、暗视野及偏振光的可变投影显微镜，其特点是待检查标本不需染色及任何加工处理，而是将“活的”真实的样品直接进行观察，具有直接、方便、快速的优点。但整套仪器价格昂贵，很难普及到各个梅毒检测实验室。

2. 梅毒血清学试验　诊断梅毒常要依靠血清学检查，潜伏期梅毒血清学诊断尤为重要。人体感染梅毒螺旋体后，可产生抗梅毒螺旋体抗体IgM及IgG，也可产生反应

笔记栏

素,用不同的抗原来检测体内是否存在抗梅毒螺旋体抗体或反应素以诊断梅毒。①非梅毒螺旋体抗原试验:目前常用性病研究实验室试验(venereal disease research laboratory test,VDRL)、快速血浆反应素环状卡片试验(rapid plasma regain circle card test,RPR)及甲苯胺红不加热血清反应素试验(syphilis toluidine red untreated serum test,TRUST)。②梅毒螺旋体抗原试验:因抗原是梅毒螺旋体,检测血清中梅毒螺旋体抗体,其敏感性和特异性均较高,现常用荧光螺旋体抗体吸收试验(fluorescent treponemal antibody-absorption test,FTA-ABS)及梅毒螺旋体血凝试验(treponema pallidum hemagglutination assay,TPHA)。

3. 脑脊液检查　对神经梅毒,尤其是无症状性神经梅毒的诊断、治疗及预后均有意义。检查项目包括淋巴细胞≥$10 \times 10^6$/L,蛋白量50 mg/dL,VDRL试验阳性等有诊断价值。脑脊液PCR检测,可以快速准确地诊断神经性梅毒。

4. 基因诊断技术检测梅毒螺旋体(TP-PCR)　TP-PCR检测梅毒螺旋体DNA,特异性很强,敏感性很高,是目前诊断梅毒螺旋体的先进方法。PCR检测梅毒螺旋体的DNA,其敏感性、特异性均优于血清学方法。由于临床标本可能含有大量人细胞和微生物,建立对梅毒螺旋体高度特异的PCR方法极为重要,但仍需进一步改进相关试剂盒。

**(三)淋病病原体检测**

1. 涂片检查　男性急性淋病直接涂片检查到多形核白细胞内革兰氏阴性双球菌即可确定诊断,其阳性率可达95%;女性患者阴道宫颈处杂菌很多,因此女性患者及症状轻或无症状的男性患者,均以做淋球菌培养检查为宜。

2. 培养　培养法为诊断淋病的金标准。

3. PCR　对淋球菌培养阴性、病史及体征怀疑淋球菌感染者,亦可应用PCR检测淋球菌DNA以协助诊断,因该法易出现假阳性结果,故目前临床上规定尚不用做常规检查。

**(四)非淋菌尿道炎病原体检测**

①沙眼衣原体临床标本的直接检查。临床标本的沙眼衣原体可在敏感细胞中增生形成包涵体,对临床标本做吉萨姆染色和碘染色,如发现有一定数量的具特征性的包涵体即可做出诊断,此法操作简便易行,但仅适用于新生儿眼结膜炎刮片的检查,对NGU检查不够敏感。②沙眼衣原体的培养。③解脲支原体的分离培养。④血清学试验。⑤分子生物学方法:PCR反应、荧光定量PCR反应、DNA杂交等。

**(五)生殖器疱疹和尖锐湿疣病原体测定**

1. 生殖器疱疹病原体检测

(1)培养法　从皮损处取标本进行组织培养分离病毒,特异性强,但敏感性取决于取材的损害,且所需技术条件高,从接种到做出鉴定需5~10 d,价格昂贵。

(2)直接检测法　通常用皮损处细胞涂片直接检测病毒抗原,20 min到4 h可得出结果,其敏感性达到培养法的80%。

(3)改良组织培养法　将细胞培养法与直接检测法结合起来,以便在24 h后得出结果,其敏感性为培养法的94%~99%。

(4)细胞学法　此法简单、快速、便宜,可广泛应用,但敏感性只有培养法的

笔记栏

40%～50%。

(5)PCR法　用此法检测皮损内HSV核酸，敏感性和特异性均很高，但目前尚限于研究，有望能用于临床诊断。

(6)血清学方法　可用于血清流行病学调查，估计人群的感染，不能用作临床诊断。

2. 尖锐湿疣病原体检测

(1)细胞学宫颈涂片检查　常用来检测无症状宫颈人乳头瘤病毒感染，但常不敏感。

(2)5%醋酸试验　在可疑的受损皮肤上用5%醋酸涂抹或敷贴，3～5 min有尖锐湿疣的皮肤局部发白为阳性。该试验对诊断与指导治疗尖锐湿疣有很大价值。

(3)免疫组化检查　用带有过氧化物的抗体检查HPV抗原。所用方法有PAP法、ABC法等。此法具有对病原进行组织定位的优点。

(4)分子生物学方法在HPV-DNA监测中的应用　①DNA杂交用以检测HPV-DNA型别。②DNA吸引转移技术是最敏感的检测HPV-DNA的方法之一。③PCR反应检测人乳头瘤病毒DNA灵敏度高，特异性强。④荧光定量PCR反应。⑤基因芯片技术。

**(六)软下疳病原体测定**

1. 直接涂片　从溃疡处取材涂片做革兰氏染色，镜下可见到革兰氏阴性短杆菌，呈长链状排列，多条链平行，似“鱼群状”，可考虑为杜克雷嗜血杆菌，但涂片的敏感性大约为50%。另外溃疡中其他革兰氏阴性菌可造成假阳性。

2. 培养　标本在选择性培养基上培养，可出现典型菌落，取典型菌落做细菌涂片，可见到革兰氏阴性短链杆菌。细菌经分离鉴定，可明确为杜克雷嗜血杆菌。

3. 血清学检测　目前认为IgM抗体敏感性为74%，IgG抗体敏感性为94%，其特异性分别为84%和64%。尚未得以临床推广。

4. PCR反应。

## 第六节　医院感染常见病原体检测

医院感染又称院内感染或医院获得性感染，是指在医院发生的感染，其感染范围可分为各种患者、医院工作人员、探视者。医院感染的发生包括3个重要的环节，即传染源、传播途径和易感人群。医院感染的发生主要有两种类型，即外源性感染(系指由患者本身以外的微生物引起的感染)、内源性感染(系指由患者本身携带的微生物引起的感染)。要对不同类型的感染做出正确的诊断，必须进行微生物学检查。随着现代医学技术的迅猛发展，新的医学诊疗技术的广泛应用，大量老年人群及慢性疾病患者的存在，特别是抗生素滥用所导致的细菌变异耐药株的增多，使医院感染的感染源、传播途径、易感人群等都发生了显著变化。同时，其他一些相关问题，如医院污物处理、内窥镜消毒与灭菌、安全注射等，都使医院感染成为当今医学领域中的重要问题。

笔记栏

## 一、流行病学和常见临床类型

### (一)流行病学

1. 病原学细菌　是最常见的病原菌。医院感染的病原菌种类繁多,以往以革兰氏阳性球菌为主,但近年来发生很大变化。其变化趋势是革兰氏阴性杆菌比例在增加,革兰氏阳性球菌比例在减少。在革兰氏阴性杆菌中条件致病菌占有很大比例,其中有些细菌种类在医学微生物学中根本不加讨论,而突然变成引起医院感染的流行株,如阴沟肠杆菌、聚团肠杆菌、洋葱假单胞杆菌、黏质沙雷菌等。嗜肺军团菌也是一种新出现的医院感染病原体,它是在医院装备了空调机之后才出现的。医院感染的病原体,除了各种细菌外,还有病毒,如肝炎病毒、流感病毒、疱疹病毒、风疹病毒、水痘病毒、轮状病毒、巨细胞病毒、麻疹病毒、柯萨奇病毒等。真菌类和弓形体、肺孢子虫。2010 年 3~12 月全国医院感染监控网数据表明,目前我国医院感染的病原体仍以革兰氏阴性需氧杆菌为主,占 66.0%,居前 5 位的病原体分别为铜绿假单胞菌、大肠埃希菌、鲍曼不动杆菌、肺炎克雷伯菌和金黄色葡萄球菌;革兰氏阳性菌占 20.69%,以金黄色葡萄球菌、表皮葡萄球菌、其他葡萄球菌、肺炎链球菌、其他链球菌居前 5 位;真菌占 10.62%。根据病原菌的来源部位,居首位的病原菌在呼吸道、烧伤部位为铜绿假单胞菌;泌尿道、表浅切口、菌血症为大肠埃希菌;胃肠道为真菌;深部切口、皮肤软组织为金黄色葡萄球菌;血管相关为表皮葡萄球菌。

2. 感染源　病原体来源于住院患者、彻底消毒灭菌的医疗器械、血液制品等。医务人员、探视者、陪伴人员、医院环境及未医院感染的病原体大多数为人体正常菌群或条件致病菌,免疫力低下的住院患者是医院感染的高危易感人群,同时,住院期间接受不同种类药物治疗和某些治疗措施为病原体感染创造了入侵和繁殖条件。

### (二)常见临床类型

1. 下呼吸道感染　为我国最常见的医院感染类型,当吞咽、咳嗽反射减弱,老年人意志障碍,气管插管或切开,吸入咽部的定植菌是主要的发病机制,发生率在医院感染中占 23.3%~42%,对危重患者、免疫抑制状态患者及免疫力衰弱等患者的威胁性大,病死率可达 30%~50%。

2. 尿路感染　住院期间有尿路器械操作史的患者,常由于保留导尿系统的交叉污染造成导管外上行感染,常以大肠埃希菌、变形杆菌为主。我国统计,尿路感染的发生率在医院感染中占 20.8%~31.7%,66%~86% 的尿路感染的发生与导尿管的使用有关。

3. 手术切口感染　清洁伤口感染大部分为外源性感染,医务人员手指皮肤的接触传播起了十分重要的作用。腹部手术、妇科手术等伤口感染的病原体常来源于胃肠道、泌尿生殖道、皮肤等正常菌群,感染发生率在医院感染中约占 25%。

4. 胃肠道感染　主要见于使用抗生素所致肠炎。

5. 血液感染　主要为菌血症,可由静脉内输液、血液透析等引起,也可源于外科手术、下呼吸道感染或皮肤感染。

6. 皮肤和软组织感染　由金黄色葡萄球菌、溶血性链球菌等引起的蜂窝织炎、压疮和烧伤感染等。

住院患者中凡有气管插管、多次手术或延长手术时间、留置导尿、化疗、放疗、使用免疫抑制剂者以及老年患者,均应视为预防医院感染的重点对象。

## 二、检查项目环境监测

### (一)医院感染病原体检查项目和临床应用

1. 标本采集和送检基本原则　①发现医院感染应及时采集微生物标本做病原学检查。②严格执行无菌操作,减少或避免正常菌群和其他杂菌污染。③标本采集后立即送至实验室,床旁接种可提高病原菌检出率。④尽量在抗菌药物使用前采集标本。⑤以棉拭子采集的标本如咽拭子、肛拭子或伤口拭子,立即送检。⑥盛标本容器须经灭菌处理,但不得使用消毒剂。⑦送检标本应注明来源和检验目的,使实验室能正确选用相应的培养基和适宜的培养环境,必要时应注明选用何种抗菌药物。⑧对混有正常菌群的污染标本应做定量(或半定量)培养,以判别是感染菌或定植菌。⑨对分离到的病原菌应做药敏试验,提倡"分级报告"(即分阶段报告涂片镜检、初步培养、直接药敏试验、初步鉴定、最终鉴定与药敏试验结果)和"限时报告"(涂片报告 2 h,普通培养 3 d)。

2. 涂片镜检　常用于呼吸道感染的痰标本,操作简便、结果快速,可取得最早期初步病原学诊断。尿涂片镜检主要用于淋病奈瑟菌、分枝杆菌和念珠菌感染,未离心尿液湿片平均每高倍镜视野检出 1 个或 1 个以上细菌可认为该菌是尿路感染的病原菌。对普通菌仅能报告革兰氏阳性或阴性球菌或杆菌,不能做菌种鉴定。

3. 分离培养鉴定法　该法操作简单,结果直观,特异性高,同时可做药敏试验指导临床用药。尿路感染需做定量接种,当中段尿培养浓度高于 $10^4$ CFU/mL 单种条件致病菌或女性脓尿症状患者浓度为 $10^3 \sim 10^4$ CFU/mL 的单种条件致病菌可认为是感染菌。通过直接插导管采集尿液或耻骨上穿刺膀胱的尿液,所分离的细菌均应考虑为感染菌。当患者已用抗菌药物或经导尿管采集,多次尿培养为单一同种菌,细菌浓度虽未达到上述界限,也可认为是感染的病原菌。患者手术切口感染,宜采用四区划线接种半定量培养,感染菌与污染或定植菌的鉴别要点除细菌种类外,细菌浓度是重要的参考因素。分离到常见的化脓性细菌可认为是感染菌;较高浓度(半定量 2+以上)的革兰氏阴性杆菌、皮肤常居菌也可认为是感染病原菌。

粪便培养分离出绝对致病菌,如霍乱弧菌、伤寒和副伤寒沙门菌等即可认为是感染菌;分离出的嗜盐弧菌、肠炎沙门菌、致病性大肠埃希菌也具有诊断意义。具有较长时间抗生素应用史,粪便中有假膜性特异性改变患者分离出金黄色葡萄球菌、念珠菌等要判为感染菌。

血培养分离的细菌(排除采样时的皮肤菌群污染)可认为是血液感染的病原体,单次血培养不易区分污染菌或感染菌,建议对疑似医院感染菌血症至少采血 2 次,两次培养均为同种皮肤正常菌群可认为是感染菌。静脉导管相关感染的培养分离是用无菌技术剪下体内段静脉导管 5 cm,置血平板上往返滚动涂布接种,血平板上生长有 5 个或 5 个以上菌落的细菌可认为是感染菌。

### (二)医院环境中细菌污染的监测和消毒灭菌效果的监测

污染的环境是引起医院感染的危险因素,必须定期对空气、物体表面、医务人员手

笔记栏

部和消毒灭菌效果等进行监测。空气中细菌污染的监测采用空气采样器或沉降法采样，计算 1 $m^2$ 空气中的细菌数；物体表面细菌污染可采用棉拭子或压印法采集，计算出单位表面积上的菌落数；医务人员手部细菌可用棉拭子或 Rodac 平皿压印法检查，计算出每平方厘米的细菌数。各类环境空气、物体表面、医护人员手细菌菌落总数卫生标准见表 18-3。并且不得检出乙型溶血性链球菌、金黄色葡萄球菌及其他致病性微生物。在可疑污染情况下应进行相应指标的检测。婴儿室、儿科病房的物体表面和医护人员手上，不得检出沙门氏菌。内科、外科、妇科和儿科病房的物体表面，不得检出铜绿假单胞菌。凡灭菌的医疗用品不得检出任何微生物；消毒的医疗用品不得检出病原微生物。接触黏膜的医疗用品细菌菌落总数应≤20 CFU/g 或 20 CFU/100 $m^2$；接触皮肤的医疗用品细菌菌落总数应≤200 CFU/g 或≤200 CFU/100 $m^2$，均不得检出致病性微生物。进入人体无菌组织、器官或接触破损皮肤、黏膜的医疗用品必须无菌。

**表 18-3　各类环境中空气、物体表面、医务人员细菌总数卫生学标准**

| 环境类型 | 范围 | 空气/（CFU/$m^3$） | 物体表面/（CFU/$m^3$） | 医务人员/（CFU/$m^3$） |
|---|---|---|---|---|
| Ⅰ类 | ① | ≤10 | ≤5 | ≤5 |
| Ⅱ类 | ② | ≤200 | ≤5 | ≤5 |
| Ⅲ类 | ③ | ≤500 | ≤10 | ≤10 |
| Ⅳ类 | ④ | - | ≤15 | ≤15 |

①层流洁净手术室、层流洁净病房。②普通手术室、产房、婴儿室、早产儿室、普通保护性隔离室、供应室无菌区、重症监护病房。③儿科病房、妇产科检查室、注射室、换药室、治疗室、供应室的清洁区、急症抢救室、化验室、各类普通病房。④传染科及病房

消毒灭菌的效果监测包括对高压蒸汽灭菌效果、紫外线杀菌效果和化学消毒剂的监测。前两者的灭菌效果监测常采用生物学指标检查，分别利用嗜热脂肪芽孢杆菌和枯草芽孢杆菌黑色变种分别作为高压蒸汽灭菌效果和紫外线杀菌效果的监测指标。将嗜热脂肪芽孢杆菌和枯草芽孢杆菌黑色变种菌片分别放在上层、中层中间各 1 个点和下层的前、后、中各 1 个点的标准包内，灭菌后在 56 ℃的恒温下培养 48 h 观察结果。化学消毒剂的监测包括消毒剂使用过程中污染细菌的监测和消毒剂应用效果的监测，目的是了解使用过程中消毒剂的细菌污染程度和消毒剂的最小杀菌深度、杀菌率和杀菌指数。消毒剂的细菌污染程度检测可用无菌吸管吸取消毒液与该消毒液相对应的中和剂的混合液，滴加在普通营养琼脂平板上，每份样品同时做 2 个平板样，一平板置 20 ℃培养 7 d，观察真菌生长情况；另一平板置 35 ℃温箱中培养 48 h 后计数菌落数。

（刘　迪）

笔记栏

## 问题分析与能力提升

1. 患者,老年男性,50岁,乡镇企业工人,因“腹胀、少尿2周”入院就诊。主诉近年来体力下降较明显,容易疲乏,偶尔出现右上腹不适、尿黄,未予理会。患者在1989年招工体检时无异常发现。1991年因车祸做头颅手术,术中曾输血1 200 mL。查体:脸色晦暗,肝掌(+),胸前毛细血管扩张,巩膜轻度黄染,肝肋下未及,脾左肋下2 cm,质软,移动性浊音(+)。实验室检查:ALT 65 U/L,AST 102 U/L,GLB 41 g/L,AFP 102 ng/L。

请问:①本例最可能的诊断是什么?有哪些诊断依据?②要明确病例的诊断,需要做哪些进一步检查?

2. 一对广东籍的夫妇带一个3岁左右重度贫血小孩前来儿科就诊,父母想知道所患何病以及将来能否再生育一个健康的小孩?

请问:①针对先证者需询问的一般资料、病史、家族史有哪些?②需要进一步做哪些检测?

## 同步练习题(选择题)

1. 引起儿童猩红热的病原体是 ( )

A. 葡萄球菌　　B. 脑膜炎奈瑟菌

C. 乙型链球菌　　D. 百日咳鲍特菌

E. 霍乱弧菌

2. . 病原菌侵入血流并在其中大量繁殖,产生的毒性代谢产物,引起严重的全身症状,称为 ( )

A. 毒血症　　B. 菌血症

C. 败血症　　D. 脓毒血症

E. 病毒血症

3. 破伤风特异性治疗可应用 ( )

A. 抗生素　　B. 抗毒素

C. 类毒素　　D. 细菌素

E. 破伤风菌苗

4. 结核病的特意预防方法是 ( )

A. 注射 PPD　　B. 接种结核分枝杆菌死菌苗

C. 注射丙种球蛋白　　D. 接种卡介苗

E. 以上都不对

5. 病毒的基本结构为 ( )

A. 核心+衣壳　　B. 核心+衣壳+包膜

C. 核心+包膜　　D. 核心+衣壳+包膜+刺突

笔记栏

E. 衣壳+包膜

6. 细菌的特殊结构不包括 （ ）

A. 荚膜 B. 质粒

C. 鞭毛 D. 菌毛

E. 芽孢

7. 病毒的大小是以什么为测量单位 （ ）

A. μm B. nm

C. mm D. cm

E. cm

8. 临床上最常用的热力消毒灭菌法是 （ ）

A. 巴氏消毒法 B. 流通蒸汽消毒法

C. 间歇灭菌法 D. 高压蒸汽灭菌法

E. 煮沸法

9. 人类基因组按 DNA 序列分类有以下形式 （ ）

A. 微卫星 DNA B. 可动 DNA 因子

C. 短分散元件 D. 单拷贝序列

E. 内含子

10. DNA 复制过程的特点有 （ ）

A. 互补性 B. 半保留性

C. 反向平行性 D. 子链合成的方向为 5′→3′

E. 不连续性

11. 下列关于 RNA 编辑的描述哪些是正确的 （ ）

A. RNA 编辑改变了 DNA 的编码序列

B. RNA 编辑现象在 mRNA、tRNA、rRNA 中都存在

C. RNA 编辑违背了中心法则

D. 通过编辑的 mRNA 具有翻译活性

E. 尿嘧啶核苷酸的加入或删除为 RNA 编辑的形式之一

12. 真核生物基因表达调控主要通过哪些阶段水平实现 （ ）

A. 转录前 B. 转录水平

C. 转录后 D. 翻译

E. 翻译后

13. 初级转录产物的加工和修饰主要有以下方面 （ ）

A. 5′端加上“7-甲基鸟嘌呤核苷酸”帽子

B. 3′端加上“多聚腺苷酸”

C. 剪接酶将内含子非编码序列切除

D. 连接酶连接外显子编码序列

E. 尿嘧啶核苷酸的加入或删除

# 第四篇

# 核医学检查与介入放射学技术

# 第十九章 核医学检查

## 第一节 核医学诊断的原理

### (一)核医学基本概念

核医学是利用核素及其标记物进行临床诊断、疾病治疗以及生物医学研究的一门学科,是核科学技术与医学相结合的产物,是现代医学重要组成部分。

按照应用的范围,核医学分为实验核医学和临床核医学,临床核医学又分为诊断和治疗两部分。诊断核医学由以放射性核素显像及脏器功能测定为主的体内诊断法和以体外放射分析为主的体外诊断法组成。体外检查法最经典的技术是放射免疫分析,主要用于体内超微量生物活性物质定量分析。治疗核医学是通过高度靶向性聚集在病变部位的放射性核素或其标记物所发射出的射程很短的核射线,对病变进行内照射治疗。

核医学诊断相关的基本概念如下。①核素是指质子数、中子数均相同,并且原子核处于相同能级状态的原子。②同位素是指凡具有相同质子数但中子数不同的核素互称为同位素。如$^{125}$I、$^{131}$I、$^{127}$I 互为碘元素的同位素,同位素具有相同的化学和生物学性质。③同质异能素是指质子数和中子数都相同,所处的核能状态不同的原子称为同质异能素。如$^{99}$Tc 处于基态,$^{99m}$Tc 处于激发态,两者互为同质异能素。④放射性核素是指原子核处于不稳定状态,需要通过核内结构或能级调整才能趋于稳定的核素。⑥放射性活度是表示单位时间内原子核的衰变数量,用来度量放射性核素的放射性强度的高低。国际单位为贝克(Bq),1 Bq 表示放射性核素在 1 s 内发生一次衰变。

### (二)核医学诊断的原理和特点

放射性示踪原理是核医学诊断的基本原理,是以放射性核素或标记化合物为示踪剂引入人体内，通过探测放射性核素在发生核衰变过程中发射出的射线，达到显示被标记的化学分子踪迹的目的，显示被标记物在受检者体内的分布、据剂量和动态变化规律，根据这些规律来诊断疾病。

放射性核素显像是根据放射性核素示踪及放射性核素或其标记化合物靶向性的原理，利用放射性核素或其标记化合物在体内分子识别、代谢分布的特殊规律，从体外获得脏器和靶组织分子功能代谢结构影像的一种核医学技术，简称核素显像。脏器正常组织及病变内放射性核素分布的多少不仅与脏器的局部功能、血流量有关，还与细胞的功能、数量及代谢等因素有关。因此，核医学诊断是以显示脏器功能和代谢为主的一种定量检查方法。放射性核素显像根据影像获取的状态分为静态显像和动态显像；根据影像获取的部位分为局部显像和全身显像；根据显像剂对病变组织的亲和力分为阳性显像和阴性显像；根据显像时机体的状态分为静息显像和负荷显像；根据显像剂发出射线的种类分为单光子显像和正电子显像。

放射性核素显像和其他影像学检查相比，具有特异性高、安全、无创、可同时显示脏器组织的功能和结构变化，有助于早期诊断和定量分析等优点。但核素显像分辨率不如 CT、MRI 和超声检查；任何脏器的显像都需要使用显像剂，而且同一脏器的不同目的或功能显像也需选择不同的显像剂，增加了检查的成本，成为制约核素成像检查普及开展的重要因素。

**（三）诊断用核医学仪器和放射性药物**

核医学诊断常用的仪器包括用于成像的 γ 照相机、单光子发射计算机断层仪和正电子发射计算机断层仪，用于功能测定的甲状腺功能仪和肾图仪。这些仪器的基本结构由探头、电子学线路、成像系统、机架和检查床组成，其核心部件是探头。探头由晶体、光导和光电倍增管组成。

核医学诊断仪器的基本工作原理：经准直器入射到晶体的 γ 射线能使晶体分子继发产生荧光光子，荧光光子被光电倍增管吸收后转换成电子，并数次成倍放大，形成电压增加的电脉冲信号，最后经电子学线路传输到显示系统。

放射性药物通常按照临床核医学的用途将其分为体内放射性药物和体外放射性药物两大类。体外放射性药物主要指放射性核素标记的免疫诊断试剂；体内放射性药物又可分为诊断用放射性药物和治疗用放射性药物。诊断用放射性药物是用于获得体内靶器官或病变组织的影像或功能参数，进行疾病诊断的一类体内放射性药物，也称为显像剂或示踪剂。治疗用放射性药物是指能高度选择性浓集在病变组织产生局部电离辐射生物效应，从而抑制或破坏病变组织发挥治疗作用的一类放射性药物。

## 第二节　甲状腺摄$^{131}$I率测定和甲状腺显像

### 一、甲状腺摄$^{131}$I功能试验

**【原理和方法】**

正常甲状腺具有选择性摄取和浓聚碘的功能，且摄取碘的速度和数量与甲状腺功

能状态相关。放射性核素$^{131}$I 的生化性质和体内生物学行为与稳定性碘相同，口服后可被甲状腺滤泡上皮细胞迅速摄取，并参与甲状腺激素的合成和释放。在体外，利用甲状腺功能探测仪定时测定甲状腺部位的放射性计数率，计算甲状腺摄$^{131}$I 率，以甲状腺摄$^{131}$I 的数量和速度来判断甲状腺合成、释放甲状腺激素的功能。

为避免对测定结果产生影响，测定前须停用富含碘的食物和药物、某些可影响甲状腺功能的药物和制剂（如抗甲状腺药物、甲状腺激素、肾上腺皮质激素、镇静剂、抗结核药物、溴剂、X 射线造影剂等），一般为 2～6 周。因摄$^{131}$I 试验所用示踪剂放射性活度较低，如近日内做过放射性核素检查者暂不宜做此项检查。检查方法：空腹口服 Na$^{131}$I 74 kBq。服药后 2 h 方可进食。服药后 2 h、4 h（或 6 h）、24 h 分别测定本底、标准源及甲状腺部位的放射性计数率，按下列公式计算出不同时间甲状腺摄$^{131}$I 率。

甲状腺吸$^{131}$I 率（%）=［（甲状腺部位计数－本底计数）/（标准源计数－本底计数）］×100%

**【参考值】**

正常生理状态下，甲状腺摄$^{131}$I 率随时间的延长而逐渐升高，一般 24 h 达高峰。正常值因地区、年龄、性别等的不同，以及测定仪器和方法的不同而有差异。所以，各地区乃至各单位应建立自己的正常值及其诊断标准。正常人一般 2 h 摄$^{131}$I 率为 10%～30%，4 h 为 15%～40%，24 h 为 25%～60%，且摄$^{131}$I 率随时间逐渐上升，24 h 达到高峰（图 19-1）。

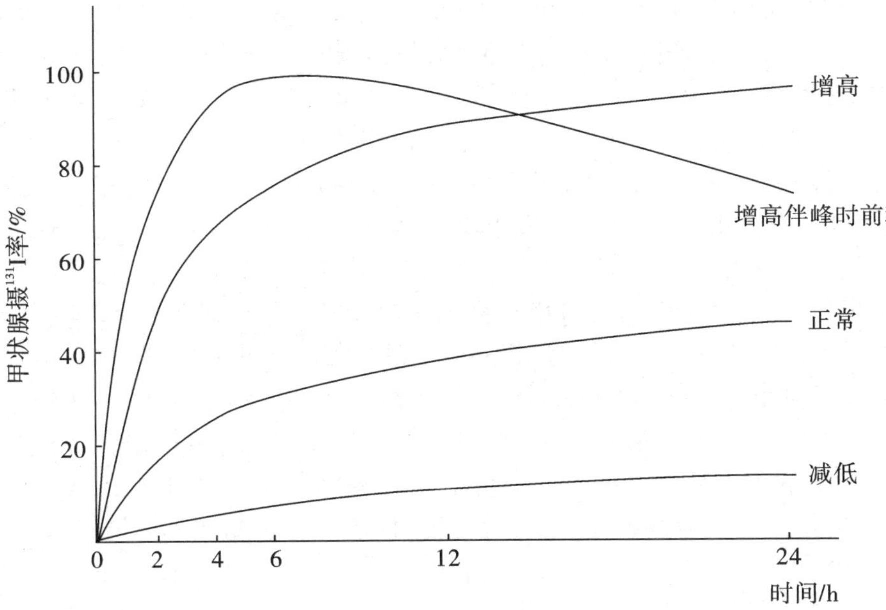


**图 19-1　正常及异常甲状腺摄$^{131}$I 功能试验曲线**

**【适应证】**

①甲状腺功能亢进症的诊断。②甲状腺毒症的鉴别诊断。③亚急性甲状腺炎或慢性淋巴细胞性甲状腺炎的辅助诊断。④甲亢$^{131}$I 治疗剂量的计算及疗效预测。⑤用于甲状腺激素抑制试验，TSH 兴奋试验。⑥甲状腺功能减退症的辅助诊断。

笔记栏

【临床应用】

1. 甲状腺功能亢进症的诊断　在甲状腺摄$^{131}$I功能方面，甲亢可有两种完全不同的变化。一种是甲状腺摄$^{131}$I功能增强，另一种是降低。可引起甲状腺摄$^{131}$I功能增强的甲亢有甲状腺性甲亢、垂体性甲亢、伴瘤综合征等；可引起甲状腺摄$^{131}$I功能降低的甲亢有卵巢甲状腺肿伴甲亢、医源性甲亢、暂时性甲亢。通过甲状腺摄$^{131}$I功能试验判断甲亢致甲状腺摄$^{131}$I功能增强的诊断标准为：①各次摄$^{131}$I率高于正常值上限；②摄$^{131}$I率高峰前移（即最高摄$^{131}$I率出现在24 h前）；③2 h与24 h摄$^{131}$I率之比大于0.8 h或4 h与24 h之比大于0.85。凡符合①+②或①+③两项指标者提示为甲亢，其诊断甲状腺功能亢进症的符合率为90%以上。甲状腺摄$^{131}$I率高低并不代表甲亢的病情轻重程度，故不能以其结果作为判断病情的指标。

2. 甲状腺毒症的鉴别诊断　甲状腺毒症为血中甲状腺激素水平增高而引起的甲亢临床表现。常见的原因有甲状腺性甲亢、甲状腺滤泡破坏（如亚急性肉芽肿性甲状腺炎、亚急性淋巴细胞性甲状腺炎、亚急性损伤性甲状腺炎、亚急性放射性甲状腺炎）等。前者血中激素水平增高的原因是甲状腺合成甲状腺激素的量增高，释放速率加快。其甲状腺摄$^{131}$I率测定值明显增高，高峰前移。后者血中激素水平增高的原因是甲状腺滤泡大量破坏，使储存的甲状腺激素大量释放入血。由于大量释放入血的甲状腺激素可通过反馈机制抑制甲状腺功能，因此，其甲状腺摄$^{131}$I率测定值明显低于正常值。

3. 甲状腺功能减退症的辅助诊断　甲减时，其各次摄$^{131}$I率均低于正常值下限，且高峰延迟。早期时相的摄$^{131}$I率因受血本底较高等因素的影响，与正常范围交叉较大，故诊断准确率不如甲亢。因此，用甲状腺摄$^{131}$I率诊断甲低时应测定48 h或更晚的摄$^{131}$I率，并参考血清TSH和$FT_4$值等进行综合分析。

4. 甲状腺肿的诊断　单纯性甲状腺肿（如青春期甲状腺肿、地方性甲状腺肿等），各次摄$^{131}$I率均高于正常值，但无高峰前移，呈典型的“碘饥饿”曲线。结节性甲状腺肿，如甲状腺癌、甲状腺瘤、甲状腺囊肿等患者其摄$^{131}$I率一般正常，若病变侵及范围较广时可降低。自主性功能亢进性甲状腺瘤摄$^{131}$I率可正常或升高。

5. 甲亢$^{131}$I治疗剂量的计算及疗效预测　应用$^{131}$I治疗甲亢时，$^{131}$I应在甲状腺内有足够的摄入量和停留的时间才能达到预期的临床效果。因此，在甲亢$^{131}$I治疗适应证的选择、剂量的计算中，测定甲状腺最高摄$^{131}$I率及$^{131}$I的有效半衰期具有重要意义。正常情况下，$^{131}$I在甲状腺内的生物半衰期平均为20 d，有效半衰期为5.4～6.4 d。如果$^{131}$I在甲状腺内的有效半衰期太短，预示$^{131}$I治疗效果不理想。

## 二、甲状腺显像

【原理和方法】

甲状腺具有摄取和浓聚$^{131}$I和$^{99m}$Tc的特性，并且摄取量与甲状腺的功能密切相关。给受检者口服Na$^{131}$I溶液1.35～3.7 MBq（50～100 μCi）或静脉注射Na$^{99m}$TcO474～148 MBq（2～4 mCi），用γ照相机或SPECT便可获得甲状腺的影像。甲状腺显像不仅显示甲状腺的位置、形态和大小。还可反映甲状腺的功能状态。

【正常图像】

正常甲状腺形态呈蝴蝶形。位于颈部正中，胸骨切迹上方，分左、右两叶，居气管两侧，两叶的下 1/3 处由峡部相连，有时峡部缺如。两叶甲状腺显像剂分布均匀，右叶常大于左叶，峡部及两叶周边因组织较薄而显像剂分布略稀疏。

【临床应用】

1. 异位甲状腺的诊断　因胚胎期发育不正常，甲状腺的形态位置可有不同变化。甲状腺常呈球形、卵圆形或不分叶；位置可上起舌根，下达横膈，常见部位为舌根部、上颈部或胸骨后，偶尔出现在心包和心内。除舌甲状腺尚有功能外，其剩余功能常很差，甚至缺如。畸胎瘤内有时含甲状腺组织也可造影。诊断胸骨后甲状腺肿时，甲状腺位置应部分或全部低于胸骨上切迹。如上所述，如异位甲状腺无功能不显像时，不能排除该病的存在，应配合其他检查如 CT、MRI 等进一步确认。

2. 甲状腺结节的诊断与鉴别诊断　①"热结节"：结节部位放射性高于正常甲状腺组织，或仅结节显影而正常组织不显影，或结节显影而结节周围有不同程度的显影；上述图像均应考虑有功能自主性甲状腺瘤的可能，如需确诊可做 $T_4$ 或 $T_3$ 抑制试验显像。若结节处放射性浓度与大小与首次显像一样而且结节周围的放射性亦消失，则诊断确立；若重做显像结节处放射性浓度变淡，则应诊断为增生性结节或单纯增生。②"温结节"：结节部位放射性等于或接近正常甲状腺组织，多为良性甲状腺腺瘤。③可见于甲状腺癌或甲状腺囊肿、钙化、纤维化，甚至个别慢性淋巴细胞性甲状腺炎或亚急性甲状腺炎均可出现"冷结节"。

3. 判断颈部肿块与甲状腺的关系　若甲状腺影像轮廓完整，肿块在甲状腺影像之外且不聚集 $^{99}TcO_4^-$，一般可认为肿物与甲状腺无关。不论肿块有无放射性浓集，只要与肿块相近的甲状腺轮廓不完整，提示肿块与甲状腺关系密切。

4. 对亚急性甲状腺炎及慢性淋巴细胞炎的辅助诊断　亚急性甲状腺早期甲状腺显像可表现放射性减低甚至缺如。当疾病恢复正常时，甲状腺显像也恢复正常。慢性淋巴细胞性甲状腺炎，临床上常无明显症状，甲状腺显像也可正常。

5. 估算甲状腺重量　$^{131}I$ 治疗甲亢前，为了给药剂量的准确性和个体化，需根据甲状腺显像对其估重，且治疗后可以观察甲状腺重量的变化和疗效。估算甲状腺重量的经验公式为：

$$甲状腺重量(g) = 甲状腺正面投影面积(cm^2) \times 左右叶平均高度(cm) \times k$$

$k$ 为常数，介于 0.23~0.32 之间，根据各单位特定仪器条件制定。

6. 了解甲状腺术后残留腺体功能和腺体再生情况　甲状腺手术后形态和结构发生变化，有时因剩余腺叶或残留腺体增生常误诊瘤体复发。甲状腺显像可清楚地显示术后状况，鉴别和诊断腺体形态和增生情况。

## 第三节　心肌血液灌注显像

【原理和方法】

在正常情况下，冠状动脉的管径大小及冠状循环的血流量受神经、体液因子及局

笔记栏

部代谢产物等多种因素的调节，因此，正常人冠状动脉血流具有较强的储备能力，在负荷状态下，冠状动脉的最大血流量可为静息时的4~6倍。任何原因导致冠状动脉功能与形态的异常以及心肌本身的损害，如冠状动脉狭窄以及心肌本身病变时，冠状动脉血流量及心肌的灌注将会发生相应改变，其储备功能降低，临床上导致心肌缺血，应用SPECT心肌灌注显像及其负荷试验可以达到早期诊断的目的。

心肌灌注显像是利用正常或有功能的心肌细胞选择性摄取某些碱性离子或核素标记化合物的作用，应用γ相机或SPECT进行心肌平面或断层显像，可使正常或有功能的心肌显影，而心肌坏死、瘢痕以及缺血则不显影（缺损）或影像变淡（稀疏），从而达到评价心肌血供和诊断心肌疾病的目的。由于心肌局部显像剂的蓄积量与局部心肌血流量呈比例关系，而且心肌细胞摄取心肌灌注显像剂依赖于心肌细胞本身功能或活性，因此，其心肌灌注显像图除能准确反映心肌局部的血流情况外，心肌对显像剂的摄取也是反映心肌细胞存活与活性的重要标志。

静脉注射显像剂后，应用SPECT进行断层采集，通过自学轮廓或椭圆形轨道使探头贴近胸壁，探头从右前斜45°开始到左后斜45°顺时针旋转180°，采集32帧图像。根据计数率高低，每帧采集20~30 s。采集结束后应用心脏专门断层处理软件及合适的滤波进行断层重建，获得左心室心肌短轴、水平长轴和垂直长轴断层图像。并应用专用软件将心肌短轴断面图像展开成平面图像，构成一幅二维的彩色靶心图，以不同颜色定量显示心室各壁的分布状态，或以变黑图方式直观地显示出病变的部位及范围。

【图像分析】

心脏的长、短轴影像形态各不相同，短轴断层影像是垂直于心脏长轴从心尖向心底的依次断层影像，第一帧图像为心尖，最后一帧为心底部，影像呈环状，该层面能较完整地显示左室各壁及心尖的情况；心脏的长轴断层影像均类似于马蹄形，水平长轴断层是平行于心脏长轴由膈面向上的断层影像，能较好地显示间壁、侧壁和心尖；而垂直长轴断层是垂直于上述两个层面由室间隔向左侧壁的依次断层影像，可显示前壁、下壁、后壁和心尖。在左心室心肌的各断面影像，除心尖区和左心室基底部显像剂分布稍稀疏外，其余各壁分布均匀，边缘整齐。

【临床应用】

1. 心肌缺血的诊断及危险分层，并准确评价缺血的部位、范围和程度　冠状动脉造影是了解冠状动脉是否狭窄等形态学改变的最好方法，但它不能反映心肌局部的血流灌注与心肌细胞的活性，而心肌灌注显像不仅可以诊断有无心肌缺血，而且还可帮助确定缺血是可逆性还是不可逆性以及冠状动脉的储备功能。因此，心肌灌注显像是诊断冠心病心肌缺血简便而且准确的方法，其灵敏度和特异性可达到90%以上。心肌缺血的典型表现是负荷试验心肌灌注影像出现显像剂分布稀疏或缺损，而静息或再分布影像呈正常或明显充填，提示为可逆性心肌缺血。负荷试验心肌灌注显像诊断冠状动脉狭窄的敏感性和特异性明显高于静息显像。

2. 心肌梗死的评价　对于临床症状和常规检查不典型的心肌梗死或已经确诊的心肌梗死需要进一步了解病变范围、侧支循环建立情况及其心肌细胞是否存活等可采用心肌灌注显像。心肌梗死时，典型的影像变化为运动或药物负荷影像梗死心肌均为分布缺损,而静息或再分布影像该区域无充填或再分布,呈固定性缺损病灶。急性心肌梗死为负荷试验的禁忌证,只能做静息显像。

3. 缺血性心脏疾病治疗后的疗效评估　心肌灌注显像定量分析和负荷试验是评价冠心病疗效的首选方法。目前已较广泛地应用于定量评价冠状动脉搭桥手术、PTCA、体外反搏治疗、激光心肌打孔治疗前后以及药物治疗前后心肌血流量的变化。在冠状动脉血运重建治疗之后出现的胸痛也可能是心源性的,也可能与心脏无关,两者的区别非常重要。术后心脏原因的胸痛可能与搭桥移植血管或成形血管的闭塞有关,也可因为原受累血管病情的进一步发展。术后进行运动心肌灌注显像并与手术前结果比较,可以获得血管再通术后血流动力学是否成功的信息。

4. 其他心脏疾病

(1)心肌病的诊断或鉴别诊断　扩张型心肌病的心肌影像表现为普遍性分布稀疏,伴有心腔扩大,心肌壁厚度变薄;肥厚型心肌病的心肌壁增厚,心腔变小,非对称性间壁肥厚者,心肌显像可见室间壁与左室后壁的厚度比值大于1.3。而由于冠状动脉粥样硬化引起的心肌缺血,则心肌显像的变化与冠脉血管分布的节段一致,有助于鉴别。

(2)心肌炎的诊断　在病毒性心肌炎患者,心肌灌注显像可表现为不规则放射性分布稀疏,可累及多个室壁,心室腔一般不扩大。

(3)微血管性心绞痛　由于冠状小动脉病变所致的心绞痛,常称为微血管性心绞痛,如原发性高血压伴左心室肥厚的患者及X综合征患者。这类患者尽管临床上表现为典型的心绞痛症状,但冠状动脉造影为正常,应用心肌灌注显像时,约有半数的患者表现为不规则的放射性分布异常,提示心肌有缺血改变。

## 第四节　肺灌注与通气显像

### 一、肺灌注显像

**【原理和方法】**

肺具有丰富的小动脉和毛细血管系统,其直径为7~9 μm。当静脉缓慢注入直径10~60 μm大小的放射性核素标记颗粒时,经右心随肺动脉血流到达肺,一过性均匀地嵌顿于部分肺的小毛细血管。这些暂时被栓塞的小毛细血管内放射性颗粒数与肺血流灌注量成正比,能反映肺动脉的血流灌注情况。此时用显像仪器在体外进行多体位平面显像或断层显像,可以观察肺内病变对肺血流分布的影响和受损情况。

肺血流灌注最常用的显像剂是$^{99m}$Tc标记的大颗粒聚合人血清白蛋白(MAA)或人血清白蛋白微球(HAM),以前者最常用,颗粒直径大小10~90 μm。注射剂量成人为37~185 MBq,儿童剂量为0.5~2.0 MBq/kg。肺平面显像常规取6~8个体位,即前位(ANT)、后位(POST)、左侧位(LL)、右侧位(RL)、左后斜位(LPO)和右后斜位(RPO)。必要时加做左前斜位(LAO)、右前斜位(RAO)。显像采集条件:选用γ照相机或SPECT仪,探头配低能通用平行孔或低能高分辨平行孔准直器,探测的有效视野

笔记栏

应包括双肺全部，避免手臂对采集的影响。每个体位采集 $5\times10^5$ 计数。

【正常图像】

各体位双肺影像清晰，各肺段放射性分布基本均匀，肺尖部放射性分布略稀疏。

## 二、肺通气显像

【原理和方法】

肺通气显像是让受检者反复多次吸入密闭装置中的放射性气体，通过气道进入肺泡，使放射性气体在肺内达到一定活度后（$^{133}Xe$、$^{81m}Kr$ 气体可随呼吸的持续呼出体外；气溶胶则多沉积在气道和肺泡内，逐步分解被清除），用放射性显像装置从体外获得双肺的放射性分布及动态变化的影像；同时还可计算局部肺通气功能参数，从而反映肺通气功能、气道通畅、肺泡气体交换功能及肺泡壁的通透性等状况。

【正常图像】

双肺各段显像剂分布基本均匀，与肺灌注相似。

【临床应用】

1. 肺动脉血栓栓塞的诊断和评价　肺栓塞是由于内源性或外源性的栓子堵塞肺动脉主干或分支，引起肺循环障碍的临床和病理生理综合征。包括肺血栓栓塞症、脂肪栓塞综合征、羊水栓塞、空气栓塞、肿瘤栓塞等。其中肺血栓栓塞症是最常见的类型，该病发病率高、临床表现无特异性、漏诊率高、死亡率高。目前，肺通气/灌注显像已成为肺栓塞的重要诊断方法。若肺灌注显像正常，基本可以排除肺栓塞。若肺灌注显像呈肺段分布的放射性核素分布稀疏或缺损，而肺通气显像放射性分布不均匀，即肺通气/灌注不匹配，为诊断肺栓塞的主要依据。

2. 肺动脉高压的诊断　肺动脉压力正常者行肺灌注显像时，由于受重力影响，肺尖部较肺底部血流有所减少，肺尖部核素分布低于肺底部。肺动脉高压时，动脉管壁平滑肌增生，管腔变窄，血流减少，放射性核素分布逆转，肺尖部高于肺底部。

3. 慢性阻塞性肺疾病肺减容术术前评价　肺减容术是 COPD 患者改善肺功能的有效治疗手段。通过手术切除过度膨胀的肺组织可以减少换气无效腔，改善通气血流比值。胸部 X 射线或 CT 能较好地确定肺气肿病变部位，判断被压缩的肺组织和一些剩余的正常或轻度气肿肺组织，但 X 射线检查常常低估并且难以准确确定病变最严重部位。灌注显像能准确显示灌注缺损区的大小和解剖形态，对 COPD 评判的灵敏度和特异性均优于 CT 和 X 射线胸片。

4. 大动脉炎累及肺动脉的观察　大动脉炎可先于其他大动脉或与其他大动脉同时累及肺动脉，除严重病变外，X 射线检查往往难以诊断，此时行肺灌注显像有助于该病的诊断，肺灌注显像呈显像剂分布缺损改变。

# 第五节　肾动态显像与肾图

## 一、肾动态显像

【原理和方法】

静脉注射经肾小球滤过或肾小管上皮细胞摄取、排泌而不被回吸收的放射性显像剂，用 SPECT 或 γ 照相机快速连续动态采集包括双肾和膀胱区域的放射性影像，可依序观察到显像剂灌注腹主动脉、肾动脉后迅速集聚在肾实质内，随后由肾实质逐渐流向肾盏、肾盂，经输尿管到达膀胱的全过程。肾动态显像是检测泌尿系统疾患简便、无创、准确、灵敏的常规方法，包括肾血流灌注显像和肾功能动态显像，可以提供双肾血流、大小、形态、位置、功能及尿路通畅等多方面信息。

肾小球滤过型显像剂$^{99m}$Tc-二乙三胺五乙酸（$^{99m}$Tc-DTPA）较常用，成人剂量为185~370 MBq，儿童剂量为3.7 MBq/kg（最小为37 MBq，最大为185 MBq）。患者检查前30~60 min常规饮水300~500 mL或8 mL/kg，显像前排空膀胱。$^{99m}$Tc和$^{123}$I标记物为显像剂时，无特殊准备。常规肾血流灌注显像和功能显像：坐位或仰卧位，后位采集。移植肾的监测：仰卧位，前位采集。肘静脉"弹丸"式注射显像剂，同时启动采集开关，行连续双肾动态采集。肾血流灌注显像：1~2 s/帧，共60 s。肾功能动态显像：15~60 s/帧，共20~40 min。

【正常图像】

1. 肾血流灌注显像　腹主动脉上段显影后2~4 s，两侧肾动脉影几乎同时显影，随后出现完好"肾影"，并逐渐变得清晰。此为肾内小动脉和毛细血管床，即肾小球和二次毛细血管的血流灌注影像，两侧基本对称，其影像出现的时间差和峰时差均小于1~2 s，峰值差小于25%。

2. 肾功能动态显像　肾血流灌注显影后，肾影逐渐增浓，经2~4 min肾影最浓，双肾形态完整，放射性分布均匀，显像剂尚未随尿液经肾盏、肾盂排入膀胱，此时肾影为肾实质影像。此后肾影周围组织的放射性逐渐消退、降低，肾盏、肾盂处显像剂逐渐增浓，输尿管可隐约显影或不显影，膀胱于注射显像剂后3 min开始逐渐显影、增浓、增大。在20~40 min显影结束时，肾影基本消退，大部分显像剂集聚于膀胱内。

【临床应用】

1. 肾实质功能的评价　肾动态显像在评价肾功能方面明显优于肾盂静脉造影（IVP），尤其对于严重肾盂积水或其他原因所致的残余肾功能方面。B超、CT和MRI在判定双肾形态、结构、大小及液性组织方面具有很大的优势，而在功能测定方面，主要依据双肾组织的密度变化。核医学显像方法通过肾小球滤过或肾小管上皮细胞摄取、分泌显像剂来判定肾的小球和小管功能，是一种功能显像，因此，在肾功能的评价方面具有得天独厚的优势。

2. 上尿路通畅状况的判断　肾动态功能显像可显示双侧上尿路通畅情况。上尿路通畅时，结果同正常影像。上尿路梗阻时，因梗阻程度、部位不同，影像结果不同。

笔记栏

其典型影像特点为：肾盏和（或）肾盂显影明显、扩张，显像剂浓聚，消退延缓，有时可见梗阻上方输尿管显影、扩张。

3. 诊断肾血管性高血压　肾血管性高血压由单侧或双侧肾动脉主干或主要分支狭窄引起高血压。肾动态显像已成为协助诊断单侧肾血管性高血压的常规方法。其影像特点为患侧肾血流灌注降低，影像延迟，肾实质影像小，多伴肾功能受损，肾图曲线呈小肾图型。临床诊断可疑时，可行卡托普利介入试验，能明显提高单侧肾血管性高血压的诊断率，最终确诊尚需行肾动脉造影。

4. 肾内占位性病变的鉴别诊断　肾动态功能显像显示肾内局限性显像剂分布缺损或稀疏，血流灌注也出现缺损或稀疏，通常为良性病变，如囊肿、脓肿、缺血性病变等，若血流灌注出现显像剂分布正常或增高影，多提示为肾内恶性病变。因肾内占位性病变较小，核素显像方法诊断的灵敏度和特异性均低于B超、CT等其他影像学方法，故常规不做首选。

5. 移植肾的监测　移植成功肾的动态显像显示，肾血流灌注影清楚，功能相肾形态完整，显像剂分布均匀，显像剂从肾皮质清除迅速，功能参数正常。排斥反应表现为移植肾血流灌注降低，肾皮质聚集显像剂减少、延缓，尿液形成减少。肾盂输尿管或膀胱输尿管处术后早期，可能出现尿漏。核素显像示上尿路外异常放射性浓聚，形状不规则，外缘边界不清。

## 二、肾图

**【原理和方法】**

静脉注射$^{131}$I-OIH等示踪剂，随血流入肾，由肾小管上皮细胞吸收，再分泌至肾小管腔，不再被重吸收，也不从肾小球滤过，最后随尿液排入膀胱。将该过程在体外用放射性探测器连续探测记录，并分别描记两肾"时间-放射性曲线"，称为放射性肾图，简称肾图，用以评价两肾的血供、实质功能和上尿路通畅情况。

**【正常肾图】**

正常肾图曲线由a、b、c 3段组成，各段反映肾的不同生理功能，左右两侧肾图曲线形态和高度基本一致（图19-2）。

a段：放射性（示踪剂）出现段。即初期灌注阶段，陡然上升，其高度的60%左右来自肾周围血管床，10%左右来自肾内血管床，30%左右来自肾实质的肾小管上皮细胞摄取。

b段：摄取聚集段。斜行上升，3～5 min（平均2～3 min）到达高峰，峰形锐利。其斜率和高度反映$^{131}$I-OIH在肾内聚集的速率和数量，或反映肾血浆的清除率，并主要取决于肾有效血浆流量和肾小管分泌功能。

c段：排泄段。近似指数规律下降，与尿流量正相关，15 min左右曲线高度低于峰值的一半，两侧肾图基本相同。曲线下降快慢反映$^{131}$I-OIH随尿流从肾排出的速度，与尿量、尿流量、尿路通畅程度密切相关。因尿流量的多少受肾有效血浆流量、肾小管功能及肾小球率过滤的影响，因此在尿路通畅情况下，c段能反映肾血流和肾功能。

笔记栏

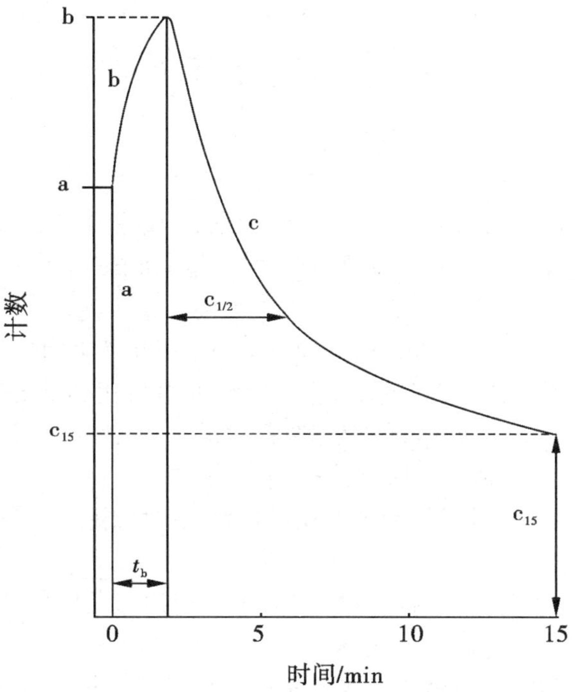


图 19-2　正常$^{131}$I-OIH 肾

【异常肾图及临床意义】

1. 持续上升型　a 段基本正常，b 段持续上升，至检查结束不见下降的 c 段。单侧多见于急性上尿路梗阻；双侧多见于急性肾衰竭或继发下尿路梗阻所致的上尿路引流不畅。

2. 高水平延长线型　a 段基本正常，b 段上升不明显，bc 段界限不清，在高水平持续延长。多见于上尿路不完全性梗阻，或伴肾盂积水和肾功能不全（轻度受损）。

3. 抛物线型　a 段低于正常，b 段上升和 c 段下降缓慢，界限不清，峰圆钝，峰时后延，呈抛物线状。多见于肾结石、输尿管扭曲、上尿路不畅、积水、肾缺血和肾功能受损。

4. 低水平延长线型　a 段明显降低，b 段无上升，bc 段界限不清，在低水平延长。常见于肾功能严重受损、急性肾前性肾衰竭、慢性上尿路梗阻，偶见于急性上尿路梗阻。

5. 低水平递降型　a 段低下，无 b 段，c 段下降缓慢。见于单侧肾功能衰竭或丧失、肾缺如或严重肾萎缩无功能。

6. 阶梯式下降型　ab 段基本正常，c 段呈不规则的阶梯状下降。多见于寒冷或炎症刺激所致的输尿管痉挛或功能性尿路梗阻、尿路感染、少尿。

7. 单侧小肾图型　abc 三段形态正常，功能指标正常，但各段幅度明显低于健侧。多见于肾动脉狭窄、先天性小肾。

笔记栏

# 第六节　全身骨显像

【原理和方法】

骨组织由有机物和无机物组成。有机物包括骨细胞、细胞间质和胶原；无机物为占骨组织干重 2/3 的矿物质，其中主要成分为羟基磷灰石晶体[$Ca_{10}(PO_4)_6(OH)_{12}$]。成年人骨骼中的晶体总面积可达 $3\times10^6$ $m^2$，类似一个巨大的离子交换树脂，能经常与体液中可交换的离子或化合物进行充分的离子交换或化学吸附作用。骨骼病损时，若病损骨骼局部血流增加、成骨细胞活跃、无机盐代谢更新旺盛及新骨形成，病理表现为成骨改变，在病损区的新骨形成处有较多晶体沉积，可比正常骨吸附更多的 $^{99m}Tc$-MDP 类趋骨性药物，显像时呈放射性浓聚增强的“热”区；反之当局部骨组织血供降低，或病理呈溶骨改变时，骨显像剂浓聚随之减少，在显像图上则表现为放射性稀疏缺损的“冷”区。

受检者无须特殊准备。注射显像剂前 30 min 口服过氯酸钾 400 mg；注射应选择远离疑有病变的部位；注射显像剂后，嘱受检者 2 h 内饮水 1 000 mL 以上，检查前排尿，以更好地显示骨盆。对尿潴留者，必要时导尿；对尿失禁患者，应注意防止尿液污染衣裤和皮肤而造成显像的假阳性；输尿管吻合术后的患者，需尽量排空尿袋中的尿液；显像时嘱受检者取下身上金属饰物，避免产生假的骨放射性“冷”区；检查过程中受检者应保持体位不动，因疼痛不能卧床者，先适当使用镇痛或镇静剂。

应用配备全身扫描床的大视野 γ 照相机或 SPECT，探头配置低能通用准直器。受检者在注射显像剂 2～4 h 后仰卧于全身扫描床上，选用全身采集程序，根据胸部(正位)计数设置扫描速度(一般 15～20 cm/min)，从头到足或从足到头一次连续显像获得全身显像图。常规全身显像应取前后位和后前位两个体位。

【图像分析】

全身骨骼显影清晰，放射性呈均匀性、对称性分布。由于各部位骨骼的结构、血流情况和代谢活性不同，使得骨显像剂沉积的量也不一，扁平骨、大关节和骨骺端放射性浓聚高于长骨骨干。成人随着年龄增长，骨骼影像的清晰度逐渐降低，部分老年人因退行性变可见颈椎下段影像较浓。儿童由于骨质生长活跃，在骨骺及干骺端有更多放射性的分布是其特征，通常是全身骨骼中影像最强的部位。

【临床应用】

1. 转移性骨肿瘤　骨显像较 X 射线早 3～6 个月或更长时间发现骨转移灶，同时能发现 X 射线、CT 及 MRI 等检查范围外的病灶，因而成为诊断骨转移瘤的首选方法。骨转移瘤的骨显像多表现为显像剂浓集区，形态为团块状或条状，多发、无规律，部位多见于中轴骨(胸骨、肋骨、椎体、骨盆骨)，恶性肿瘤中以肺癌、乳腺癌、前列腺癌的骨转移率最高。全身骨显像不仅可以早期发现骨转移灶，还在对恶性肿瘤患者的临床分期、选择治疗计划、判定疗效等方面有重要价值。

2. 诊断原发性骨肿瘤　原发恶性骨肿瘤以骨肉瘤、软骨肉瘤和骨髓瘤多见，良性骨肿瘤中骨软骨瘤和骨巨细胞瘤多见。骨动态显像不仅显示病变的受累范围，还可显

笔记栏

示病灶局部血流灌注情况，可为鉴别骨肿瘤良恶性、治疗方案的选择、手术切除范围和放疗布野的区域提供重要依据。

3. 骨创伤的诊断　临床上大多数急性骨折可依靠X射线获得诊断，但有些特殊部位（股骨颈、腕骨、肩胛骨、趾骨等）的创伤和骨折在X射线片上很难发现。骨显像可发现隐蔽骨折，并能鉴别骨折类型，监测骨折修复过程，探查骨折的延迟愈合和不愈合。

4. 早期诊断股骨头缺血性坏死　股骨头坏死在发病48 h内骨显像阴性，以后可出现患侧股骨头部分或全部显像剂降低区。随病情进展，股骨头坏死进入血管再生和修复期，而且髋关节也逐渐发展为骨关节炎，骨显像显示股骨头显像剂缺损区周边出现显像剂增高影像，呈炸面圈征象。

5. 诊断各种代谢性骨病　代谢性骨病是指一组以骨代谢异常为主要表现的疾病，如原发性甲状旁腺功能亢进症、骨质疏松症、肾性骨营养不良综合征等。甲状旁腺功能亢进性骨病表现为全身骨骼放射性分布普遍性增高，而肾不显影或显影很淡。

6. 移植骨存活的判断　骨显像可比X射线早3~6个月提示移植骨是否成活，骨显像不仅用于监测移植骨的血供和成活状态，还用于检查骨移植的修复速率及诊断移植骨的并发症。

## 第七节　正电子发射断层显像

**【原理和方法】**

正电子发射断层显像（positron emission tomography，PET）是20世纪80年代迅速发展的新技术，是近年来核医学诊断技术和医学影像技术的重大突破性进展。它是利用解剖形态方式进行功能、代谢、受体及基因显像的一种高级医学影像技术具有很高的灵敏度和空间分辨率，可以从体外无损伤、定量、动态地测定$^{13}C$、$^{13}N$、$^{15}O$、$^{18}F$等“有机物”的正电子核素标记药物或其代谢分子在体内空间分布、数量及其时间变化，从分子水平上反映活体内的生理、生化变化特点，故称之为生化显像或分子显像。PET首先需要在患者体内注射放射性的生物示踪药物，如$^{13}N$-$NH_3$、$^{18}F$-FDOPA、$^{18}F$-FDG、$^{15}O$-$H_2O$等，本节以最为成熟且广泛应用的葡萄糖代谢显像为例介绍PET显像。

$^{18}F$-FDG全称是B-2［F］氟-2-脱氧-D-葡萄糖。它是将放射性核素$^{18}F$以化学合成的方法标记在参与人体代谢活动的物质——葡萄糖上，它和脱氧葡萄糖一样都是葡萄糖的衍生物，其生物学行为和葡萄糖类似。它能像葡萄糖一样通过葡萄糖转运蛋白，转运至细胞内，经己糖激酶磷酸化生成FDG-6-磷酸。正常葡萄糖在细胞内被己糖激酶磷酸化生成葡萄糖-6-磷酸盐，葡萄糖-6-磷酸盐在变构酶的作用下生成果糖-6-磷酸盐，再经过磷酸果糖激酶的作用进一步磷酸化，最终生成丙酮酸和糖原。而FDG-6-磷酸与变构酶不匹配，不能进一步作用，而滞留在细胞内，当FDG在细胞内达到平衡浓度时，此时FDG的定量测量或计数就反映了该组织细胞的葡萄糖利用率。FDG的浓度取决于其通过细胞膜的速率、己糖激酶的活性以及组织内去磷酸化的过程。正常的大脑细胞、心肌和肿瘤组织达到平衡所需时间一般为45~60 min，因

笔记栏

此，FDG 的显像在注射后 50 min 左右进行。

大多数 PET 使用放射性$^{18}$F-FDG 作为示踪剂，核素衰变过程中正电子从原子核内放出后很快与自由电子碰撞湮灭，转化成一对方向相反、能量为 511 keV 的 γ 光子。在这对光子飞行方向上对置一对探测器，便可以几乎在同时接受这两个光子，并可推定正电子发射点在两探头间连线上，通过环绕 360°排列的多组配对探头，得到探头对连线上的一维信息，将信号向中心点反投射，便可形成断层示踪剂分布图像。实用中常用多层排列的探头对，便于探测并重建多层面的图像。当示踪剂注入血流后到达全身，聚集在特定的器官或某一部位，显像装置绕人体旋转，多角度采集信息，经储存、影像重建从而获得人体各部位横断、冠状断面和矢状断面图像。凡代谢率高的组织或病变，在 PET 上呈明确的高代谢亮信号，凡代谢率低的组织或病变在 PET 上呈低代谢暗信号。

**【图像分析】**

$^{18}$F-FDG 是葡萄糖的类似物，根据人体各脏器葡萄糖能量需求不同，各部位的$^{18}$F-FDG 摄取也不相同，构成体内正常分布图像。葡萄糖为脑部的最主要能量来源，大脑是人体内显像剂$^{18}$F-FDG 分布最多的器官。双肺显像剂分布低而均匀，肝和脾显像剂分布稍高，而且比较均匀；$^{18}$F-FDG 主要通过泌尿系统排泄，双肾、双侧输尿管及膀胱可出现明显的显像剂浓聚；胃可出现生理性浓聚，腹部可见浓淡不均的肠影，全身其他部位轮廓及层次较清楚。

**【临床应用】**

1. PET 在神经系统疾病的应用　PET 用于脑血管疾病、老年性痴呆、癫痫、帕金森病（PD）、神经退行性疾病、神经精神药物研究与脑功能研究等均有独特价值。例如癫痫病灶的定位，有 50% 以上的患者用 EEG、CT、MRI 检查难以发现病灶，而用 PET 行$^{18}$F-FDG 药物显像表明，癫痫发作期病灶部位糖代谢增高，发作间期代谢降低，依据此特征可以明确界定病灶范围，此时利用先进的 PET/CT 所提供的功能/解剖图像，可以确保手术切除癫痫病灶成功。

2. PET 在心脏病学研究中的应用　PET 主要用于隐性、高危和疑难冠心病诊断，心肌存活的检测、介入治疗前后监测、心脏移植、心肌病等的诊断及治疗随访观察等。$^{18}$F-FDG PET 显像被公认为是评价心肌活力最可靠的方法，[$^{13}$N]$NH_3 \cdot H_2O$ 血流灌注显像结合$^{18}$F-FDG 代谢显像是评价心肌存活的金标准，脂肪酸代谢 PET 显像主要被用于心肌能量代谢研究，[$^{13}$C]棕榈酸盐可用于扩张型心肌病与缺血性心肌病的鉴别。

3. PET 在肿瘤诊断与研究中的应用　PET 主要用于良、恶性肿瘤的鉴别，肿瘤分期、分型、复发、转移的早期诊断和鉴别，抗治疗现象的检测与监测，治疗方案的选择和疗效监测，以及恶变过程的观察与基础研究等。近年来，基因表达 PET 显像得到飞速发展，不久的将来，可望用于肿瘤基因治疗和临床疗效监测。

4. 其他　许多医学领域也正在探索 PET 的广泛应用，例如，组织存活、儿童发育、损伤修复、脏器移植、生理病理学研究、新药的设计开发、体内的药代动力学观察和在分子水平上研究药物作用机制，以及药物依赖性疾病等方面都具有重要价值。PET 技术可以阐明药物（配体）与受体作用及药物（底物）与酶作用机制，已用于以受体作为

笔记栏

药物的作用靶点，以酶作为药物的作用靶点及以核酸作为药物的作用靶点的研究，为设计合成新药和筛选新药提供新思路。药物引起的生化反应，包括糖代谢、蛋白质合成、脂肪代谢、核酸代谢及氧的利用等，都可以用 PET 测定。此外，PET 技术可望成为研究中草药及针灸作用机制的独特手段。

（河南医学高等专科学校　李志强）

## 问题分析与能力提升

患者，男性，69 岁，于 1 年前不明原因出现四肢不自主抖动，自右侧肢体开始，逐渐发展至四肢；运动迟缓，行走时步伐变小、变慢；起步困难伴表情淡漠。四肢抖动以精神紧张时加重，睡眠时消失。偶尔伴情绪低落，严重时胡言乱语。头部 CT 扫描除了见到有轻度脑萎缩征象外，其余未见异常。脑 SPECT DAT 显像显示双侧纹状体放射性分布明显降低，左侧纹状体较右侧降低更明显，其形态不规整，放射性分布不均匀。神经系统体查：神志清楚，慌张步态，表情呆板，瞬目少呈面具脸。四肢肌张力呈齿轮样增高，余神经系统体查为阴性。

请问：①根据症状和病史该患者可能的诊断有哪些？②为明确诊断，还需做哪些检查？③根据脑 SPECT DAT 显像是否能够确诊？

## 同步练习题(选择题)

1. 下列选项不是骨显像对骨转移性病变诊断优点的是 （　　）
   A. 灵敏度高　　B. 可显示全身骨病灶
   C. 提供放射性核素治疗的依据　　D. 特异性高
   E. 属无创检查
2. 核素显像的方法是根据 （　　）
   A. 超声传播的特性及其有效信息
   B. 根据人体器官的组织密度的差异成像
   C. 射线穿透不同人体器官组织的差异成像
   D. 生物磁自旋原理
   E. 放射性药物在不同的器官及病变组织中特异性分布而成像
3. 核素显像同其他影像医学比较，最大的优势和不同点是 （　　）
   A. 图像质量不同
   B. 价格不同
   C. 计算机不同
   D. 显示器官及病变组织的解剖结构和代谢、功能相结合的图像
   E. 以上均不对

笔记栏

4. 显像剂在病变组织内的摄取明显高于周围正常组织,此种显像称为 ( )

A. 热区显像　B. 冷区显像
C. 早期显像　D. 延迟显像
E. 阴性显像

5. 可诊断为甲亢的甲状腺激素抑制试验的抑制率为 ( )

A. >50%　B. 25%～50%
C. <25%　D. <50%
E. 以上都不正确

6. 评价心肌活力的最好方法是 ( )

A. 心电图　B. 冠状动脉造影
C. $^{99m}$Tc-MIBI 心肌灌注显像　D. $^{18}$F-FDG PET 显像
E. 以上都不是

7. PET 目前较难鉴别下列诊断 ( )

A. 肺癌与肺结核　B. 肺癌与肺炎
C. 脑瘤放疗后纤维化与复发　D. 乳腺癌与乳腺小叶增生
E. 直肠癌与直肠息肉

8. 关于异常肾图的临床意义,错误的说法是 ( )

A. 持续上升型(双侧)仅见于尿路梗阻
B. 低水平延长型表明肾功能受损明显
C. 阶梯下降型一般无明显肾功能受损
D. 一侧低水平递降型可提示肾功能严重受损或无功能
E. 抛物线型见于肾功能受损

9. 甲状腺冷结节可见于下列情况,除了 ( )

A. 甲状腺癌　B. 甲状腺炎
C. 甲状腺自主功能腺瘤　D. 甲状腺囊肿
E. 甲状腺腺瘤伴出血

10. 一般下列哪一种不是肺灌注显像的适应证 ( )

A. 肺栓塞　B. 肺肿瘤
C. 过敏性肺炎　D. 肺源性心脏病
E. 肺气肿

# 第二十章

# 介入放射学技术

介入放射学是以影像诊断学为基础，并在医学影像诊断设备的导向下，利用经皮穿刺、导管及其他介入器材等，对一些疾病进行非手术治疗或者用以取得组织学、细菌学、生理和生化材料，以明确病变性质的学科。它包括两个基本内容：①以影诊断学为基础，利用导管等技术，在影像监视下对一些疾病进行非手术治疗。②在影像监视下，利用经皮穿刺、导管等技术，取得组织学、细菌学、生理和生化资料，以明确病变的性质。

介入放射技术按照治疗领域大体可分为血管系统介入放射学和非血管系统介入放射学两大类。前者是指在血管内进行的治疗和诊断性操作，也称为介入血管造影或治疗性血管造影；后者是指在血管以外进行的治疗和诊断性操作。

## 第一节　血管介入技术

血管介入技术是通过经皮穿刺插入导管，行选择性或超选择性血管造影，在明确病变部位、性质、范围和程度的基础上，根据适应证，经插入的导管进行栓塞、血管腔内血管成形术、心脏瓣膜成形术和灌注药物等治疗。

### 一、经导管血管栓塞术

经导管血管栓塞术（transcatheter arterial embolization，TAE）指在X射线电视透视下经导管向靶血管内注入或送入栓塞物质，使靶血管闭塞，而达到预期治疗目的的技术。

栓塞术对病变起治疗作用的机制主要为：阻塞靶血管使肿瘤或靶器官造成缺血坏死；阻塞或破坏异常血管床、腔隙和通道使血流动力学恢复正常；阻塞血管使之远端压力下降或直接从血管内封堵破裂的血管以利于止血以及用栓塞物填塞异常突出的血管腔（动脉瘤），以防其破裂出血。

临床上常用于以下几个方面。

#### （一）止血

栓塞治疗可控制体内多种原因引起的出血，栓塞部位和程度以及栓塞物的选用视

笔记栏

器官血供特点、出血部位和程度而定，一般以栓塞出血动脉或接近出血部位的血管为宜。

1. 外伤性出血　肝、脾、肾外伤性出血，分别行相应出血动脉栓塞；骨盆骨折致盆腔大出血，行髂内动脉的出血动脉栓塞；保守治疗无效的外伤性鼻出血行颌内动脉栓塞；胸壁出血行内乳动脉栓塞；需行手术止血又处于休克者，可先用球囊导管暂时阻断靶器官的血流，为手术治疗创造条件。

2. 医源性出血　活检术后，术中误伤血管，术后感染引起动脉炎或动脉瘤破裂出血。

3. 肿瘤出血　鼻咽部肿瘤行颈外动脉栓塞；肺癌伴咯血行支气管动脉栓塞；盆腔肿瘤行髂内动脉栓塞。

4. 溃疡出血　胃、十二指肠出血，依出血部位，对胃和十二指肠的供血动脉行栓塞治疗。

5. 胃食管静脉曲张出血　采用经颈静脉肝内门体静脉支架分流术和胃冠状静脉栓塞术来控制出血，疗效优于外科分流术和胃底静脉结扎术。

**（二）治疗血管性疾病**

治疗血管性疾病包括动静脉畸形（arterlovenous malformation, AVM）、动静脉瘘（arterlovenous flstula, AVF）和动脉瘤，尤其对中枢神经系统的血管性病变治疗价值更大。其治疗的目的是隔绝血管性病变、消除异常动静脉分流、纠正血流逆流。

**（三）治疗肿瘤**

1. 手术前辅助性栓塞　适应于富血管肿瘤如脑膜瘤、鼻咽血管纤维瘤、富血管性肾癌和盆腔肿瘤等。栓塞后肿瘤血供减少，使手术中出血减少，使手术视野更清晰，可缩短手术时间，提高肿瘤切除率。

2. 姑息性栓塞治疗　常用于不能切除的中晚期恶性肿瘤的姑息性治疗，如肝癌、富血性肝转移瘤、肾癌、膀胱癌、前列腺癌、宫颈癌、卵巢癌和骨肉瘤等。其中原发性肝癌的栓塞治疗临床应用最广，肝癌化疗性栓塞的临床效果可与手术切除效果媲美，且微创，适应证广（图 20-1）。下列情况不适合行栓塞治疗：①恶病质；②严重心、肝、肾功能不全；③伴肝动脉或肝静脉瘘者；④门脉主干癌栓完全阻断门脉血流或其阻塞程度大于 60%；⑤肿块体积占全肝 70% 以上。

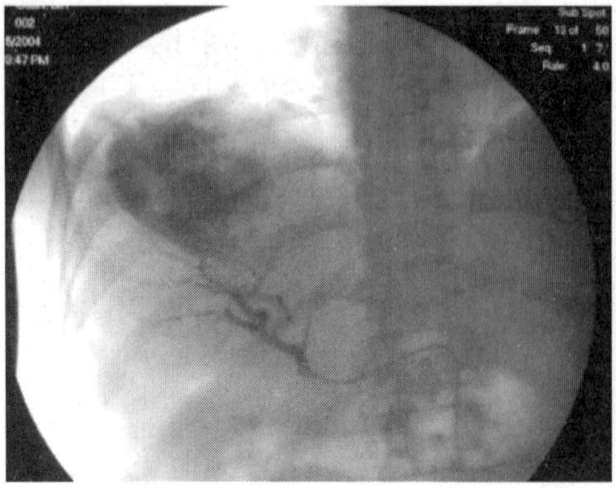

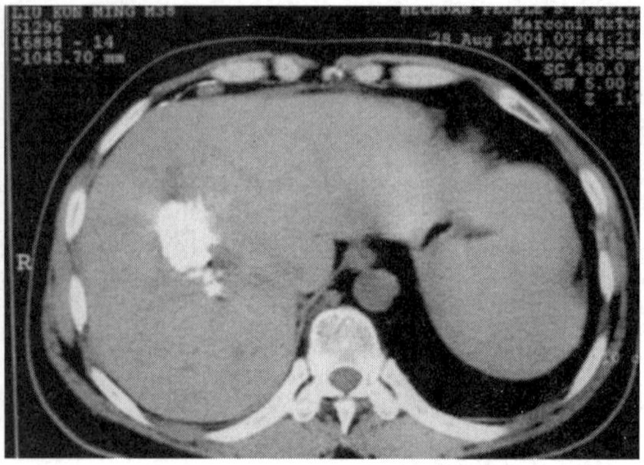

图 20-1　肝癌肝动脉栓塞术

### （四）介入性器官切除

内科性内脏切除是应用栓塞剂，栓塞某些器官的终末动脉或毛细血管，使之出现不同程度梗死、机化，从而达到临床治疗目的的治疗方法。对器官栓塞治疗主要目的是消除或抑制其亢进的功能、减少体积或使之彻底消除。可用于脾功能亢进、巨脾、肾脏病引起的顽固性高血压、大量蛋白尿及异位妊娠等的治疗。肾病引起的顽固性高血压和大量蛋白尿，在肾透析和肾移植的支持下可行栓塞术，使相关的症状和体征改善或消失。异位妊娠可通过动脉栓塞术并甲氨蝶呤灌注而终止。

## 二、经皮腔内血管成形术

经皮腔内血管成形术（percutaneous transluminal angioplasty，PTA），是指经皮穿刺置入导丝、球囊导管、支架等器械，对狭窄或闭塞的血管进行扩张和再通的技术。可用于全身动脉、静脉、人造或移植血管，是临床治疗血管狭窄闭塞性疾病的首选方法。PTA 原来主要用于肢体血管，以后扩展至内动脉，如肾动脉、冠状动脉，并且由动脉发展至静脉，如扩张治疗腔静脉狭窄，以至治疗人造血管、移植血管的狭窄或闭塞。

### （一）球囊血管成形术

1. 适应证　理想的适应证是中等大小或大血管局限、孤立性短段狭窄。其次为多发、分散的短段狭窄和闭塞。长段狭窄或闭塞、小血管病变、溃疡性狭窄或已有钙化的狭窄或闭塞病变不适宜于 PTA 治疗。

2. 操作技术　在血管造影确定病变位、程度和侧支供血情况以及狭窄上下方的血压等血流动力学改变后，将造影导管调换成球囊导管。将球囊置于狭窄区，用压力泵或手推稀释的造影剂充胀球囊。充胀的球囊作用于狭窄的血管，使之发生扩张。扩张结束后，要复查血管造影，了解血管扩张情况，同时再次测量原狭窄区上下方的血压差以确定扩张治疗的效果。为了减少并发症和预防再狭窄，从术前 1 d 开始应用抗血小板聚集药物，如阿司匹林等。术中要用肝素抗凝，术后 1～6 个月服用阿司匹林、潘生丁等药物。

3. 机制　主要是通过充胀的球囊造成病变段血管壁内中膜的局限性撕裂，中膜组织的过度伸展及动脉粥样硬化斑块的撕裂而导致血管腔扩张。

4. 疗效　PTA 的近期和远期疗效均较好。髂、肾动脉的 PTA 成功率在 90% 以上，5 年平均血管开放率在 70% 以上。冠状动脉脉单支病变 PTA 成功率在 90% 以上。影响疗效的因素中，除病变部位外，病变性质、病变的解剖与病理学特征、患者全身状况、设备情况以及术者经验等也是重要因素。例如在肾动脉狭窄中，以纤维肌发育不良的疗效最好，扩张成功率在 90%～95%，临床上高血压治愈和改善率达 93%；其次为动脉粥样硬化症；而多发性大动脉炎的疗效较差。

5. 再狭窄　PTA 虽然具有较好的疗效，但是扩张后再狭窄的发生率较高，平均发生率约为 30%。再狭窄多发生在 PTA 后数月至 1 年内。主要原因是球囊扩张部位内膜纤维细胞增生的结果。扩张的机制表明，成形术是一种损伤血管壁成分的机械治疗方法，术后必然会引起一系列修复反应，这就成为再狭窄的病理学基础，因此球囊扩张的结局具有两重性。内、中膜局限性撕裂造成了血管腔的扩大，血流灌注得以恢复；同时内、中膜撕裂也成为纤维组织增生导致再狭窄的原因。

笔记栏

为了减少再狭窄,可采取以下措施。

(1)全身性应用防治方法　减少、预防和治疗 PTA 进程中和 PTA 后出现的血管痉挛、血小板黏附、血栓形成和内膜纤维细胞增生。常用药物为阿司匹林、肝素、血小板衍生生长因子及拮抗剂(如曲匹地尔)、一氧化氮的供体(如吗多明)、抗氧化剂(如普罗考布)、钙离子拮抗剂、血管紧张素转换酶抑制剂等。

(2)支架局部应用防治方法　如支架的局部放射治疗、带膜支架和药物涂层支架、支架局部应用反义寡核苷酸等。

**(二)支架血管成形术**

1. 适应证　颈动脉主干及其分支、冠状动脉、腹主动脉及其分支、四肢动脉、腔静脉等血管狭窄、闭塞、动静脉瘤;偏心注狭窄不适于做球囊扩张成形者;经球囊扩张成形后再狭窄、闭塞者(图 20-2)。

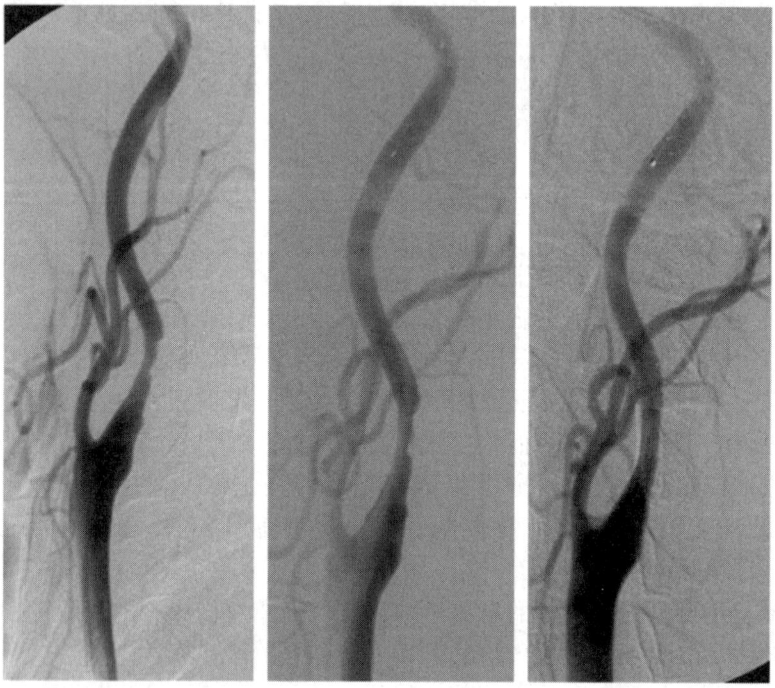

A　　B　　C

**图 20-2　颈动脉支架**

A. 左侧颈总动脉 DSA 示左侧颈内动脉起始段重度偏心性狭窄　B、C. 使用远端保护装置越过狭窄并置入支架,术后造影示管腔血流通畅

2. 相对禁忌证　广泛性血管狭窄;大动脉炎活动期;凝血机制异常。

3. 操作技术　选择合适的支架,根据支架的属性即自扩式、球囊扩张式、热记忆式,放置支架。术前、术中、术后采取抗凝措施。

4. 基本原理　利用支架的支撑力将狭窄的血管撑开。覆药膜支架可防止血栓形成或血管内皮过度增生。

5. 疗效　支架用途十分广泛,可治疗血管性和非血管性腔道的狭窄性病变。可提高血管开放率。如冠状动脉内支架成形术后,狭窄率从成形前的(73±15)% 下降到

(16±12)%,症状减轻或消失者达92%。

6. 并发症　包括动脉痉挛、血栓形成、出血、血管损伤。

7. 支架类型　支架是由人体可植入材料构成,用金属丝编织或激光融刻成网状圆筒形结构。按释放机制不同分3类:①自扩式支架,支架本身具有弹性,释放后在管腔内自行扩张。为充分发挥其支撑作用和防止移位,支架直径应稍大于靶部位正常血管直径。②球囊扩张式支架,支架本身不具有弹性,但具有可塑性,使用时套在球囊导管上,置入狭窄部位后,扩张球囊使支架被动扩张至一定直径,支撑病变部位。支架直径由球囊直径决定,可根据临床要求来调整支架直径。③热记忆式支架,由镍钛合金制成,具有形状记忆功能,在相变温度下(25~35 ℃)可自行张开到原来形状,支撑血管。操作简便,支撑力强。

**(三)激光血管成形术**

激光血管成形术是利用激光效应和光化学解吸作用,消融粥样斑块或血栓使血管再通。激光源有气体、固体和液体等物质。激光血管成形术用得较多的是钕钇铝石榴石(Nd-YAG)激光和准分子激光。传输系统用多根石英纤维。为减少血管发生穿孔,在石英端头加用金属帽、蓝宝石帽。激光以连续或脉冲方式发射。连续发射可造成组织的明显热损伤。脉冲发射能量多,易消融病变组织,也无明显的热损伤。故现多用脉冲波。激光波长可采用紫外线(200~400 mm)、可见光(400~700 mm)或红外线(700~1 000 nm)。

激光血管成形术可能有以下优点:①治疗血管慢性闭塞、弥漫病变、钙化病变优于球囊血管成形术,而且对球囊成形术后出现的急性血管闭合有效。②热效应,热抛光或封焊作用,在球囊扩张后接着应用,可使球囊扩张所造成的血管腔面由不规则变平滑,且封焊剥离的内膜,从而减少血小板黏附和血栓形成。③光热作用,可改变血管壁的顺应性,降低动脉壁对血管活性物质的反应,减轻球囊扩张后所引起的血管壁弹性回缩,有利于血管的持久扩张。

**(四)经皮机械性动脉内膜切除术**

经皮机械性动脉内膜切除术是利用各种机械性导管装置清除动脉管腔狭窄或闭塞的局部动脉粥样斑块,避免斑块脱落和栓塞引起的缺血,同时扩大动脉官腔,改善血液供应。具有技术操作成功率高、治疗指征宽、动脉再狭窄发生率低等优点。

## 三、心脏瓣膜狭窄经皮球囊成形术

1. 二尖瓣成形术　采用Seldinger技术,经右股静脉穿刺插管,行右心导管检查,观察各部血氧饱和度、肺动脉压、肺毛细血管嵌顿压以及测定心排出量,再行右心房造影,观察三尖瓣环、左心房及主动脉根部的相对解剖关系。穿刺股动脉,送入5 F猪尾导管,测量主动脉及左心室压力以及血氧饱和度,再做左心室造影,观察二尖瓣有无反流,然后将5 F猪尾导管后退至降主动脉,作为监测血压用。经右股静脉送入Brockenbrough穿刺针,穿刺房间隔。穿刺成功后,用14 F扩张器扩张股静脉穿刺孔和房间隔穿刺孔,然后经导丝送入球囊导管(Inoue球囊导管系统),在荧屏连续监视下充胀球囊扩张二尖瓣口。扩张结束后重复左右心导管检查,观察扩张的效果。这种技术具有安全、可靠、创伤小等优点,并可获得满意的即刻及远期疗效。

笔记栏

2. 肺动脉瓣成形术　该方法首先行右心导管术及左侧位右室造影，以确定跨肺动脉瓣压差及瓣膜狭窄类型，并测量肺动脉瓣环直径作为选择球囊大小的依据。选用合适的球囊，将球囊导管经股静脉、右心房、右心室送入肺动脉，置球囊于肺动脉瓣口，充盈球囊，扩张狭窄的肺动脉瓣。肺动脉瓣球囊成形术疗效较好，再狭窄发生率低，已成为治疗单纯性肺动脉瓣狭窄的首选方案。

3. 主动脉瓣成形术　经股动脉穿刺插管，测量左心室-主动脉压差。并做左心室、升主动脉造影，以确定瓣口狭窄程度。将球囊送至主动脉瓣口，充胀球囊扩张瓣口。临床成功的指征为：①主动脉瓣区杂音减轻；②左心室-主动脉压差<40 mmHg；③心排血量增加；④未发生主动脉瓣关闭不全。主要并发症为主动脉瓣关闭不全，发生率约为50%。

## 四、经导管灌注药物治疗

动脉内药物灌注术是指通过介入放射学的方法，建立由体表到达靶动脉的通道（导管），经该通道注入药物到达局部治疗的一种方法。其基本方法是经皮穿刺，动脉内插管至靶动脉，再以等量于静脉的药物剂量甚至较小的剂量动脉内灌注，就能使靶器官药物浓度提高和通过各种方法延长药物与病变的接触时间，而外周血药浓度不增加，达到提高疗效和减少副作用的目的。

### （一）血管收缩治疗

经导管灌注加压是治疗胃肠出血的有效方法。

1. 胃食管静脉曲张出血灌注加压素　治疗的目的是控制急性出血，使病情趋于平稳，然后择期手术。方法是经股动脉插管，导管置于肠系膜上动脉内，以0.2～0.3 U/min的速度灌注加压素。加压素直接作用于血管平滑肌，使血管收缩，可有效地降低门静脉血流量和门静脉压，加上胃肠道平滑肌收缩，从而可以控制出血，其成功率为55%～95%。

2. 胃黏膜弥漫性出血　经胃左动脉插管灌注，有效率为80%～90%，如胃左动脉插管困难，也可经腹腔动脉灌注。

3. 溃疡出血　效果较差，成功率为30%～60%，以胃、十二指肠动脉插管灌注为好。

4. 下胃肠道出血　结肠憩室出血经肠系膜上动脉或肠系膜下动脉插管灌注加压素，止血成功率为60%～75%。

### （二）化疗药物灌注治疗

化疗药物对肿瘤的作用大多是非特异性的，静脉给药后全身毒副反应重，而肿瘤局部药物浓度不高。选择性动脉灌注化疗药物治疗，可增加肿瘤局部的药物浓度，延长肿瘤细胞同高浓度药物的接触时间，减轻药物的全身毒副反应，可提高化疗的效果。经导管化疗药物灌注治疗在恶性实体肿瘤治疗应用非常广泛，包括头颈部、胸部、腹部、盆腔和四肢等各部位的恶性肿瘤均可采用。包括姑息性治疗、术前局部化疗、术后预防性和复发灶的局部化疗。

1. 常用的化疗物　经导管灌注的常用化疗药物有丝裂霉素C、顺氯氨铂、阿霉素、5-氟尿嘧啶、长春新碱、甲氨蝶呤等。

2. 临床应用　主要用于原发性肺癌和原发性肝癌。

(1)原发性肺癌　肺癌主要由支气管动脉供血,肿瘤血管一般较丰富。为经支气管动脉灌注化疗提供了解剖基础。经股动脉穿刺插管,首先行支气管动脉造影,在明确诊断与观察病变部位血管结构等以后,经导管灌注化疗药物。一般主张联合用药,即一次治疗时选择2~3种药物顺序给药。灌注时间一般为15~30 min。每间隔2~3周重复治疗。治疗后摄胸片、CT观察肺部肿瘤缩小情况,作为判断疗效的根据之一。肺癌经灌注化疗治疗后,Ⅱ~Ⅲ期患者完全缓解和部分缓解率占一半以上。经支气管动脉灌注化疗已成为肺癌综合治疗中的重要措施之一。

(2)原发性肝癌　经肝动脉灌注化疗药物是目前治疗肝癌的重要方法,有较好的临床疗效。在此基础上已发展成为化疗栓塞,即把经导管栓塞肿瘤与灌注化疗结合起来的一种方法,疗效优于单纯灌注化疗。

**(三)溶栓治疗**

经导管灌注溶栓药物进行溶栓治疗是在静脉溶栓基础上发展起来的有效治疗方法。

1. 常用药物　尿激酶、链激酶是常被选用的药物。前者无抗原性,疗效可靠,应用更为普遍。此外,组织型纤维蛋白溶酶原激活剂是较为理想的纤溶剂。

2. 临床应用

(1)冠状动脉溶栓　冠状动脉内血栓形成是急性心肌梗死的重要促发因素,采用经冠状动脉灌注溶栓治疗是一有效方法。先行选择性冠状动脉造影,确定闭塞血管及其部位和程度之后,经导管灌注溶栓剂。取得成功的关键因素之一是从患者胸痛发作至灌注开始的时间长短。一般认为3 h之内开始溶栓,成功率高。若超过9 h,成功率明显降低。6 h之内开始灌注是合适的。

(2)脑动脉溶栓　脑动脉急性栓塞所致梗死,在经临床、CT确诊后,可采用经导管溶栓治疗。导管置入颈内动脉或超选择性插入栓塞的大脑前动脉或中动脉的分支内。现一般采用蛇毒制剂,如精制蝮蛇抗栓酶,临床上有较好的效果。

(3)周围血管溶栓　各种原因造成的血栓形成均可采用经导管溶栓。导管头端置于病变血管的上游进行灌注。目前发展至导管头端抵近血栓,甚或穿入血栓内进行压力灌注(团注法),其效果优于一般灌注方法。

3. 注意事项　溶栓治疗中应对患者的出血、凝血状态进行严密监护,一旦发现出血并发症,应立刻停止治疗。溶栓全过程中应同时给予肝素250~500 U/h静脉滴注,维持部分凝血酶原时间为正常的2倍。

4. 术后处理　严密观察局部血流状况,继续给予肝素抗凝治疗24~48 h,服用双嘧达莫和阿司匹林2~6个月。

## 五、其他介入技术

经颈静脉肝内门体静脉支架分流术(transjugular intrahepaticportosystem stent-shunt,TIPSS)是一种非手术方法治疗肝硬化门脉高压所致食管-胃底静脉曲张出血、顽固性腹水的新技术。它是以颈内静脉为穿刺入口,将导管经静脉、上腔静脉、右心房、下腔静脉,插入肝静脉并在X射线导向下由肝静脉穿刺进入肝内门静脉内,在扩张两者间肝实质通道后，置入支架在肝静脉与门静脉之间建立人工分流通道，使门静脉直接分流至下腔静脉，从而降低门静脉压力，达到治疗静脉曲张出血、顽固性腹水等门静脉高压症的目的。手术成功率在95%以上，近期疗效肯定，急性出血控制率达81%~94%，腹水控制率达70%~90%；分流道再狭窄、闭塞，以及肝性脑病等影响其中远期疗效。与外科分流手术相比，其创伤较小，并发症少，患者易于接受。

## 第二节　非血管介入技术

### 一、非血管管腔成形术

非血管管腔主要指体内的消化道、气道、胆管、尿路及输尿管等软组织的中空管腔。将由外伤、肿瘤、放射损伤或手术瘢痕等引起的狭窄通道扩大，使之通畅无阻，称为成形术。球囊导管通过放射状的扩张力使狭窄段横向扩张，可以使瘢痕等撕裂，由于球囊扩张没有纵向力，所以可减少黏膜破裂的发生。

非血管管腔成形术分为球囊成形术和支架成形术。球囊成形术一般均用球囊导管扩张；支架成形术通常指将金属丝编织成的圆柱形支撑管，放在狭窄的腔道处，通常用于球囊扩张无效的病例。当这些管腔发生狭窄或阻塞时，过去只能用外科方法进行扩张或再通，如今可通过球囊成形术及内支架置入术来重建管腔，取得了令人满意的效果。

**（一）胃肠道狭窄**

胃肠道狭窄原以外科手术治疗为主，1982年开始用球囊扩张治疗。

1. 适应证和禁忌证

（1）适应证　食管狭窄，幽门良性梗阻，上胃肠道吻合术后吻合口狭窄，不宜手术的贲门失弛缓症。食管癌梗阻和食管癌并发气管瘘也可用支撑器治疗。

（2）禁忌证　食管灼伤后的急性炎症期，上胃肠道吻合术后3周内发生吻合口狭窄。

2. 操作技术　透视下将导管、导丝一并送入食管，操纵导丝使之通过狭窄部，沿导丝将选好的球囊导管送入，使球囊中部置于狭窄处，充胀球囊扩张狭窄病变（图20-3）。

3. 疗效　球囊扩张对于食管灼伤后狭窄、食管蹼以及其他先天性狭窄；上胃肠道吻合口狭窄均有良好疗效，有效率约90%。

4. 并发症　一般少见。较为严重并发症为胃肠道穿孔。球囊扩张后可出现局部黏膜出血、水肿，数天可缓解。

**（二）胆管狭窄**

胆管狭窄可由胰腺癌、胆管癌、转移癌、慢性胰腺炎及术后损伤等疾病引起，主要症状为黄疸，其次为肝功能失代偿、疼痛、皮肤瘙痒、化脓性胆管炎等。具备手术条件者，外科治疗效果较好，但对患者创伤大、恢复时间长，介入治疗损伤小，能迅速改善黄疸等症状。

1. 良性胆管狭窄　非肿瘤原因所致的胆管官腔的狭小，胆汁排出受阻，引起阻塞性黄疸、胆管感染等表现。内引流和球囊扩张是首选方法，经皮经肝胆管造影术后，通过 0.035 in 导丝于狭窄段置入直径为 8～10 mm 的球囊；待其扩张后，可置入一直径 8～16 F 的外/内引流导管以支撑狭窄段，直至狭窄解除。

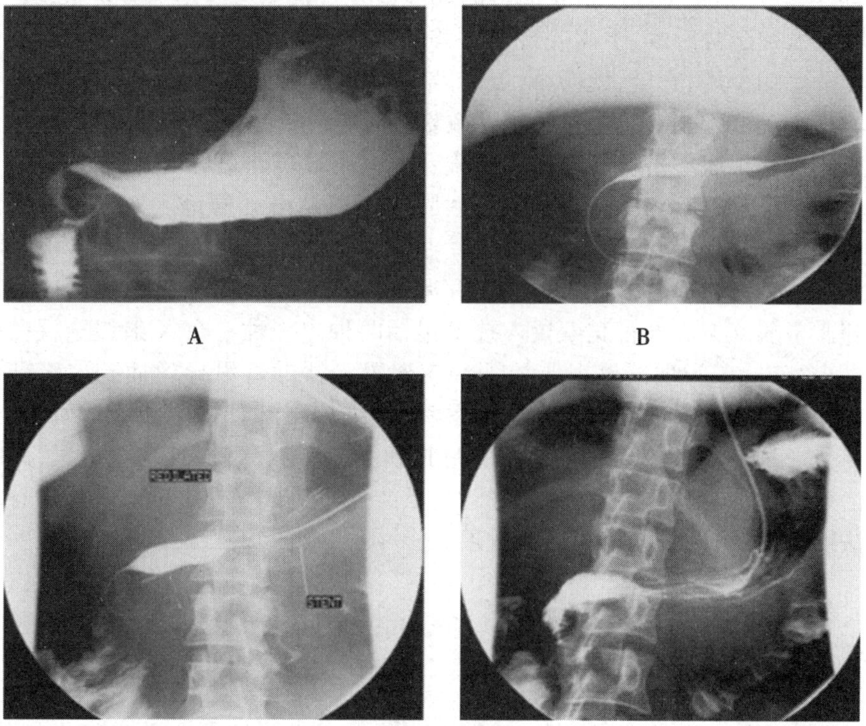

A　　B　　C　　D

**图 20-3　胃肠道狭窄球囊扩张操作技术**

A. 造影示胃窦部、十二指肠球部及球后段明显狭窄　B. 引球囊扩张成形　C. 置入支架　D. 造影示造影剂通过顺利

2. 恶性胆管狭窄　对于不能手术治疗的恶性胆管狭窄，以姑息治疗胆管支架置入术为主，胆管引流保留了患者的正常肝功能使其能接受化疗，胆管支架可让胆汁通过正常生理通道进入肠道，从而保证了患者的尚存质量。肝门部肿瘤引起的恶性胆管狭窄，可采用经皮经肝胆管造影术同时穿刺左右两侧肝内胆管，置入两个支架呈“Y”形；如双侧路径不成功，也可从一侧入路，置入 2 个支架呈“7”形。首先应用于临床的胆管支架是塑料支架，随后为自膨式金属支架。姑息治疗肝门区恶性胆管狭窄的有效标准为引流体积超过肝体积的 50%，30 d 内血清胆红素下降超过 50%。研究表明，恶性胆管狭窄患者行胆管支架的死亡率和并发症发生率较手术更低。

### （三）气管狭窄

气管狭窄是气管及其周围良、恶性病变逐渐进展的严重并发症，预后差，死亡率高。手术切除病变或对受累的气管或支气管进行重建仍是气管狭窄的首选方法。然而，绝大多数患者由于病变进展、范围广泛或存在手术禁忌证而不能手术治疗。气管狭窄出现症状时往往需紧急处理，在介入治疗方法出现之前，患者绝大多数死于窒息。

笔记栏

球囊扩张成形术和气管内支架成形术因可以快速、安全、有效地缓解致命的气管梗阻而得到广泛应用。

1. 球囊扩张成形术　气管球囊扩张成形术的原理是反复用较高的恒定的扩张压力将狭窄的气管扩张，可使狭窄部位的气管全周产生多处纵向小裂伤，破裂处被纤维组织填充，从而达到狭窄部位扩张的目的。多数气管狭窄可以用球囊扩张，其安全、简单、见效快，无须全身麻醉，不需要特殊设备和复杂技术，相对于外科手术和支架置入等其他方法更加经济、安全、创伤小，可作为多种病变所致的良性瘢痕性气管狭窄的首选方法。其不足之处主要是为达到满意效果，需反复进行。

2. 气管内支架成形术　气管内支架成形术应用最多的是恶性肿瘤性疾病，如小细胞及非小细胞肺癌、肺部转移瘤、食管恶性肿瘤压迫及淋巴瘤等。气管内支架成形术是解除气管狭窄的安全、有效方法，且耐受性好，并且能够改善患者的通气功能；同时辅以放疗、化疗，可以显著改善患者的生存质量。气管支架根据材料的不同可分为金属支架和非金属支架。气管支架置入技术包括两种。一种是在 X 射线透视监控下用介入器械来完成，在 X 射线透视监控下将支架置入器导管沿导丝插到狭窄部位后释放支架。此法安全、定位准确，狭窄较严重者，纤维为支气管镜不能通过时，较容易取得成功。另一种方法是经纤维支气管镜完成，可以直接观察气管内壁情况，同时能对原发病治疗。但气管狭窄严重者，支气管镜不能通过造成操作失败。临床中往往把这两种方法结合应用，取得满意的治疗效果。

## 二、经皮穿刺引流与抽吸术

### （一）经皮肝穿刺胆管引流

经皮肝穿引流术是介入治疗的重要技术之一，是通过穿刺术将导管支架等器材，在影像设备引导下引入体内积液部位和管道阻塞部位，对其进行疏导的一系列技术，可有效缓解胆管阻塞。主要针对晚期管道肿瘤引起的胆管梗阻及梗阻性黄疸患者行姑息性胆管引流，目的是减轻和缓解胆管梗阻症状，利于肝细胞功能的恢复，减轻心理负担，从而提高患者的生活质量。

### （二）经皮尿路引流

上尿路梗阻可采用经皮肾盂造影、经皮肾盂造口术以及经皮引流等诊断与治疗措施。

1. 经皮肾盂造影　当上尿路梗阻在静脉尿路造影、逆行肾盂造影无法判断梗阻部位、性质时，可采用经皮顺行肾盂造影。这一造影是在影像系统导向下（如透视、超声）进行的，以细针从后路穿刺患侧肾盏肾盂。针进入肾盂后，先抽吸积蓄尿液，并行化验检查。随后注入造影剂，观察尿路梗阻的原因与部位。还可通过输尿管灌注试验，以鉴别梗阻与非梗阻性尿路扩张；判断输尿管疾病的部位与程度；测量肾盂静止压。经皮肾盂造影为经皮肾盂造口术提供准确的定位标志，也利于肾组织经皮针刺活检，是经皮肾盂造口术的必要措施。

2. 经皮肾盂造口术　定位经皮肾盂造影或用其他方法确定。如用于尿路引流治疗，则以肾盂造影所显示的肾盏肾盂为目标，在影像系统导向下，经皮穿刺，将引流管置于肾盂、输尿管内，进行引流、灌注药物或行诊断性操作。如需经此通道做肾镜检查或取石，则用不同规格的扩张器，将通道即皮肤小切口、软组织和肾盂穿刺孔道逐步扩张，以便于较粗的器械经此通道进入肾盂内进行操作。

3. 囊肿、脓肿经皮抽吸引流　囊肿、脓肿、血肿和积液均可在影像系统导向下，经皮穿刺病灶后，直接或在导丝引导下放置引流管进行引流、抽吸。抽吸液可行细胞学、细菌、生化等项检查，以进一步明确病变性质。还可经引流管灌注硬化剂、抗生素或化疗药物进行治疗（图 20-4）。

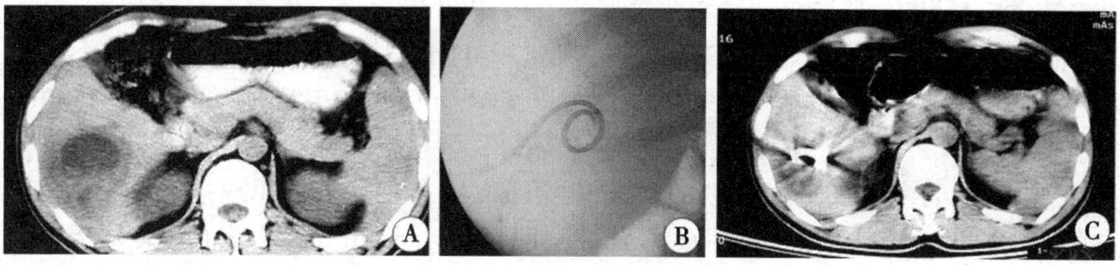


**图 20-4　囊肿、脓肿经皮抽吸引流**

A. CT 示肝右叶肝脓肿　B. 经皮经肝穿刺引入外引流管　C. CT 复查示引流管头端位于脓腔内，脓腔明显缩小

## 三、椎体及椎间盘病变的介入治疗

1. 经皮椎体成形术　经皮椎体成形术（percutaneous Vertebroplasty，PV）是近年来脊柱外科发展的一项新的微创技术，通过经皮向压缩骨折的椎体内注入填充物如骨水泥等来增强稳定压缩骨折的椎体，减轻疼痛。主要适应证为：①骨质疏松所致的椎体压缩性骨折；②溶骨性病变导致或者可能导致椎体压缩性骨折；③恶性肿瘤引起的骨折破坏有骨折危险者。

2. 经皮椎间盘脱出切吸术　切吸术需在有影像增强器的 X 射线机透视下进行，患者俯卧于 X 射线床上，根据术前的 X 射线片、CT 所确定的椎间盘脱出平面，在消毒、局麻之后，用套管针穿刺。在透视下确诊进针方位正确后，逐渐扩张穿刺通道，并将套管送至椎间盘。经此通道送入环锯切割纤维环，退出环锯后送入髓核夹取钳，夹碎并夹取髓核，通过负压抽吸夹碎的髓核。

此术适用于经影像学方法确诊的病例，并有明显症状体征。既往有腰椎手术史、腰椎骨质明显增生和骨关节病所致的腰腿病则不适用。

3. 经皮腰椎间盘激光消融减压术　在 X 射线机的导引下，经皮穿刺至病变椎间盘中心位置，通过针芯导入光纤，并发射激光，将病变椎间盘髓核气化，减低盘内压力，使突出的椎间盘回缩，解除对神经根压迫，达到恢复其正常生理功能的作用，更适合于程度较轻的椎间盘突出者。

4. 超氧（$O_3$）髓核消融术　超氧本身具有极强的氧化能力、抗炎和镇痛作用，在 X 射线机定位下，注入突出的椎间盘髓核组织，充分氧化分解髓核组织内的蛋白多糖等大分子聚合物，使髓核体积缩小，从而降低椎间盘内压力，消除对神经根的压迫产生的疼痛和无菌性炎症，达到缓解和治疗的目的。

## 四、结石的介入治疗

1. 胆管结石　经T形管瘘管取石适用于术后残留胆管结石，成功率可达95%。先行T形管造影，明确结石的部位、数量、大小和形状，在荧屏监视下，经T形管插入导丝，拔出T形管，再经导丝置入导管，拔出导丝后，顺导管插入取石网篮导管。将网篮深入到结石附近，张开网篮，轻轻旋转，使呈张开状态的网篮网住结石，收紧网篮，经T形管瘘取出结石，然后重新放置T形管进行引流。

2. 上尿路结石　微创经皮肾穿刺碎石取石术目前成为治疗上尿路结石的主要治疗手段，其治疗效果较开放手术治疗效果好。患者全身麻醉后，用输尿管镜先行患侧逆行插入5~6 F输尿管导管，长度为25~30 cm，导管接上输液器，形成人造肾积水；使用B超定位，穿刺点的选择通过B超定位图像决定穿刺路径最短或接近结石，以12肋尖为中心上下选择穿刺点，用18号肾穿刺针穿刺，逆行注水使肾积液而有利于穿刺成功，导入斑马导丝，建立经皮肾取石通道。在灌注泵冲洗下，以气压弹道碎石机击碎大的结石，利用灌注泵和逆行导管的高压脉冲水流冲洗出碎石，较大的结石可以用鳄嘴钳钳出。微创经皮肾穿刺碎石取石术治疗复杂性肾结石和曾行开放性手术而复发的肾结石患者的疗效已得到广泛认可。与开放手术及传统经皮肾取石术比较，能减少术中、术后出血及并发症，明显提高结石清除率，具有创伤小、恢复快、缩短住院时间等优点，并对残留结石和复发结石的再次手术治疗具有较大优越性。

## 五、经皮针穿刺活检术

经皮穿刺活检术是指通过介入的方法，在影像学设备监视下，经皮穿刺器官或组织取得细胞学或组织学标本，达到细胞或病理学诊断。除颅内病变外，已广泛用于诊断各系统、各器官的病变（图20-5）。

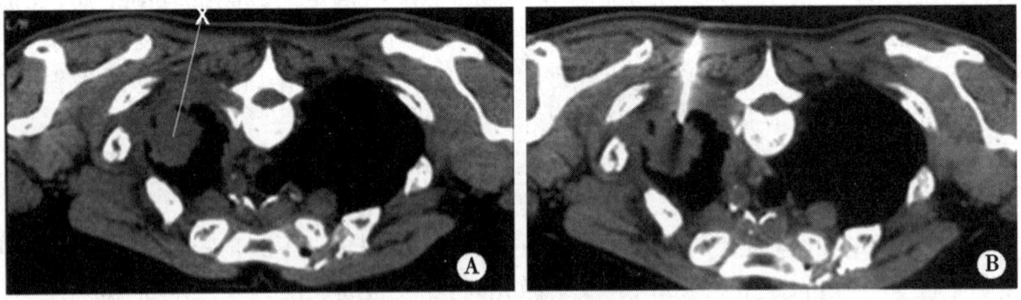


**图20-5　经皮针穿刺活检术**

A. 根据CT扫描横断面确定穿刺点、进针方向、深度　B. 根据预测的进针方向及深度穿刺

1. 活检针　目前活检针种类很多，但大致可分3种。①经皮穿刺针：针的口径较细，对组织损伤小，只能获得细胞学标本，如千叶（Chiba）针。②切割针：口径较粗，针尖具有不同形状，活检时可得到组织芯或组织碎块，可行病理学诊断。这类针很多，如Turner针、Rotex针等。切割针的不足之处是针径较粗，容易损伤血管壁而发生内出血。③环钻针：主要用于骨组织病变的活检，针尖有尖锐的切割齿，便于通过较硬的

笔记栏

骨、软骨组织，取得组织学标本，如 Franseen 针等。

2. 经皮针穿刺活检的导向方法　经皮针穿刺活检是在影像技术导向下进行，不同于开放式和盲目活检。常用的导向方法为电视透视、超声和 CT。透视最简单，具有简便、经济、体位灵活和定位快等优点，适用于能在透视下定位的病变，如肺部肿块、骨骼病变等。超声具有简便灵活、不受体位限制、无放射性损害等优点，对实质器官的囊性或实体性肿物定向准确。CT 能清晰显示脏器的解剖形态、器官组织与内部的病变，同时又能明确病灶与周围组织结构的关系，具有定位准确、穿刺针显示良好的优点，多用于胸、腹部和其他复杂部位的穿刺活检。

3. 除颅内病变外，已广泛用于诊断各系统、各器官的病变

（1）胸部　诊断不明的肺内结节、肿块病变，肺部慢性浸润型病变，肺门、胸膜以及纵隔内肿块。经皮针穿刺活检对恶性病变的准确率为 90%，良性病变为 95%。

（2）腹部　腹部实质性脏器包括肝、脾、胰腺、肾、卵巢、后腹膜肿块和腹腔内肿大淋巴结均可进行经皮针穿刺活检。

（3）其他　骨关节、肌肉系统、盆部、乳腺、椎管内病变等均可行经皮针穿刺活检。

（河南医学高等专科学校　李志强）

## 问题分析与能力提升

患者，男，74 岁，因“反复胸痛 3 周，加重 6 h”入院，患者 3 周前无明显原因及诱因于活动中出现胸痛，为右侧闷痛，持续 15 min，休息后缓解，去当地医院就诊，查心电图、心肌酶谱未见异常，给予药物治疗后稍好转回家，1 d 前患者睡眠中突发胸痛，部位在右侧，伴恶心、呕吐，症状较前加重，持续不缓解，即去医院急诊，查 cTnT 为 0.088 ng/mL，3 h 复查为 0.105 ng/mL，心电图显示 Ⅰ、aVL 导联 T 波低平。查体：T 36 ℃，P 68 次/min，R 20 次/min，BP 118/76 mmHg，一般状况尚好，双肺呼吸音清，未及啰音，心率 68 次/min，律齐，未及杂音及心包摩擦音，腹软，查体无殊，双下肢不肿。

实验室检查：cTnT 0.313 ng/mL，CK 415 U/L，CK-MB 20 U/L，总胆固醇 5.05 mmol/L，TG 1.33 mmol/L，HDL 1.10 mmol/L，LDL 3.35 mmol/L，hs-CRP 1.0 mg/L，NT-proBNP 1 135.0 pg/mL，D-二聚体 0.30 mg/L。

入院诊断：①冠心病，急性冠脉综合征；②脑梗死；③继发性癫痫；④高血压病。

诊疗过程：患者入院后给予阿司匹林、氯吡格雷、倍他乐克、培哚普利、依诺肝素等治疗。经过治疗后患者胸痛未再发作，入院后第 2 天中午胸痛再次发作，性质部位同前，立即行心电图检查显示 Ⅰ、aVL 导联 T 波低平，$V_2$~$V_6$ 导联 ST 段抬高，加大异舒吉滴速后患者胸痛 30 min 后缓解，心电图显示 Ⅰ、aVL 导联 T 波低平，$V_2$~$V_6$ 导联 T 波倒置，考虑患

笔记栏

者为冠心病、急性冠脉综合征高危患者，在征得患者家属同意后决定立即行冠脉造影及支架置入，冠脉造影显示左主干狭窄50%累及前降支开口狭窄90%，回旋支未见狭窄病变，右冠状动脉中段不规则。术中于左主干-前降支置入药物支架一枚，术后患者胸痛缓解，术中给予依诺肝素0.3 mg/kg，静脉注射，术后给予继续抗血小板及抗凝治疗并替罗非班7 mL/h，维持24 h。

术后第2天查cTnT 0.214 ng/mL，CK 415 U/L，CK-MB 20 U/L；术后第3天查cTnT 0.193 ng/L，CK 392 U/L，CK-MB 19 U/L；术后第3天转出监护室，术后第4天停用依诺肝素，术后第5天出院。

请问：①PCI手术治疗冠心病的优势有哪些？②PCI术后还需要哪些治疗？

## 同步练习题(选择题)

1. 介入放射学依据其诊治途径一般分为 （ ）
   A. 肿瘤性和非肿瘤性
   B. 血管性和非血管性
   C. 诊断性和治疗性
   D. 神经性
   E. 非神经性

2. 介入治疗中，血管内给予尿激酶的意义是 （ ）
   A. 扩血管
   B. 抗肿瘤
   C. 缩血管，止血
   D. 溶栓
   E. 降低血液黏度

3. 属于血管介入的是 （ ）
   A. PTCD术
   B. 脾动脉栓塞术
   C. 经皮腰椎穿刺术
   D. 经皮腰椎间盘切吸术
   E. 冠脉搭桥术

4. 颈内动脉造影主要用于诊断 （ ）
   A. 小脑病变
   B. 颈髓病变
   C. 大脑半球和鞍区病变
   D. 脑干病变
   E. 四脑室病变

5. 患者，男，57岁，右下肺胸膜下有一2 cm×3 cm大小肿块，选择活检方法最佳的是 （ ）
   A. 纤维支气管镜下活检
   B. 经气管内活检
   C. 纤维支气管镜冲刷活检
   D. 经皮肺穿活检
   E. 经气管穿刺活检

6. 关于经导管栓塞术的临床应用，错误的是 （ ）
   A. 控制出血
   B. 治疗血管性疾病
   C. 治疗冠心病
   D. 消除病变器官
   E. 治疗肿瘤

7. 患者女性，48岁，右肝区疼痛2年，选择性腹腔动脉造影示肝右后叶8 cm×10 cm富血供肝癌。应选择的最佳治疗是 （ ）

笔记栏

A. 化学治疗　　B. 介入灌注化疗
C. 介入栓塞治疗　　D. 单纯手术治疗
E. 介入灌注化疗加栓塞治疗

8. 患者男性,42 岁,肝右下叶发现一肿块,定性困难,拟做经皮针穿刺活检,应优选的导向方法是 (　　)

A. X 射线透视方法　　B. CT 定向法
C. 超声导向法　　D. MRI 导向法
E. 体表画线穿刺法

9. 右上肺中心型肺癌与同侧肺门及纵隔淋巴结粘连融合,肿瘤巨大,8 cm×10 cm,支气管动脉造影示癌块血供丰富。应选择的最佳治疗方法是 (　　)

A. 手术切除　　B. 抗癌药灌注后辅以全身化疗
C. 中西医结合治疗　　D. 同位素内照射治疗
E. 超短波热疗

# 第五篇

# 辅助检查

# 第二十一章 心电图检查

## 第一节 心电图基本知识

### 一、心电发生的基本原理

心脏机械收缩之前，先产生电激动。正常心脏的电激动起源于窦房结，沿着心脏特殊传动系统传导至心肌细胞，心肌细胞电激动可经人体组织传导至体表。心电图（electocardiogram，ECG）是利用心电图机从体表记录心脏每一心动周期所产生电活动变化的曲线图形。

心肌细胞处于静息状态时，胞膜外侧排列带正电荷的阳离子，胞膜内侧排列同等比例的带负电荷的阴离子，保持平衡的极化状态，不产生电位变化。当细胞一端的细胞膜受到刺激（阈刺激）后，其通透性发生改变，使细胞膜内外正、负离子的分布发生逆转，受刺激部位的细胞膜出现除极化，使该处细胞膜外的正电荷消失，而其前面尚未除极的细胞膜外仍然带正电荷，从而形成一对电偶。电源（正电荷）在前，电穴（负电荷）在后，电流自电源流入电穴，并沿着一定的方向迅速扩展，直到整个心肌细胞除极完毕。此时心肌细胞膜内带正电荷，细胞膜外带负电荷，称之为除极状态。然后，由于细胞的代谢作用，促使细胞膜又逐渐复原到极化状态，这种恢复过程称为复极。复极与除极先后程序及方向一致，但复极化的电偶是电穴在前，电源在后，并较缓慢向前推进，直至整个细胞全部完全复极为止（图 21-1）。

就理想状态下的单个心肌细胞来说，依据图（21-2）的连接原理可探知单个心肌细胞的电变化。在除极化时，探查电极对向电源（即面对除极方向）产生向上的波形，背向电源（即背离除极方向）产生向下的波形，在细胞中部则记录出双向波形。复极过程与除极过程方向相同，但因复极化过程的电偶是电穴在前，电源在后，因此记录的复极波方向与除极波相反（图 21-3）。

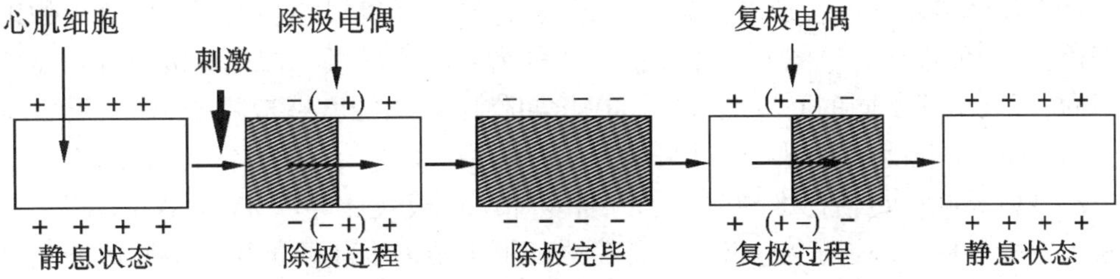


图 21-1　单个心肌细胞的除极和复极过程以及所产生的电偶变化

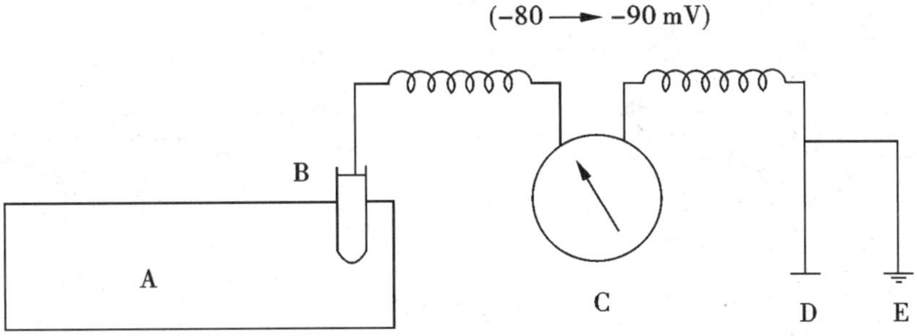


图 21-2　理想状态下单个心肌细胞除极和复极的电偶变化探查模式图

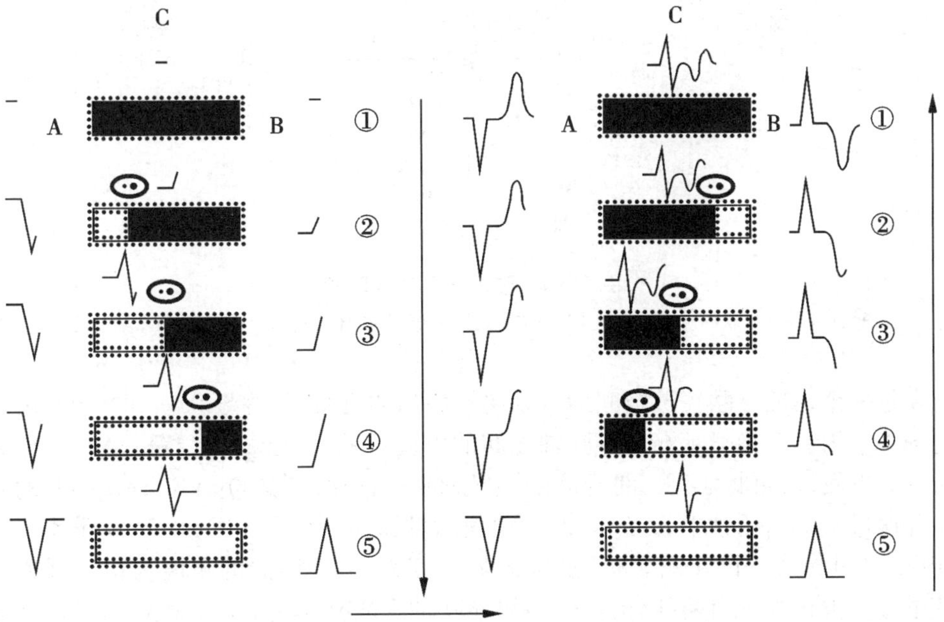


图 21-3　探查电极探知单个心肌细胞除极和复极的表面电位变化

在正常人的心电图描记中，探查到的复极波方向常常与除极波的主波方向一致。主要是因为正常人心室的除极是从心内膜向心外膜，但是复极则从心外膜开始，向心内膜方向推进，其机制仍未完全清楚。有学者认为是心外膜的血液供应一般较心内膜好，所以心外膜心肌细胞能够较早开始复极。

## 二、心电图的导联体系

在人体体表不同部位放置探查电极,并通过导联连接线与心电图机电流计的正负极相连接,这种描记心电图的电路连接方法称为心电图导联。探查电极位置和连接方法不同,可以组成不同的心电图导联。在长期临床心电图实践应用中,现在形成了一个由 Einthoven 创设而目前被广泛采纳的国际通用导联体系,称为常规 12 导联体系。

1. 肢体导联　包括标准导联Ⅰ、Ⅱ、Ⅲ及加压单极肢体导联 aVR、aVL、aVF。标准导联为双极导联,反映两个电极所在部位之间的电位差变化。加压单极肢体导联属单极导联,基本上代表检测部位的电位变化。肢体导联电极主要放置于右臂(R)、左臂(L)、左腿(F),连接此三点即成为所谓 Einthoven 三角(图 21-4 A,B)。

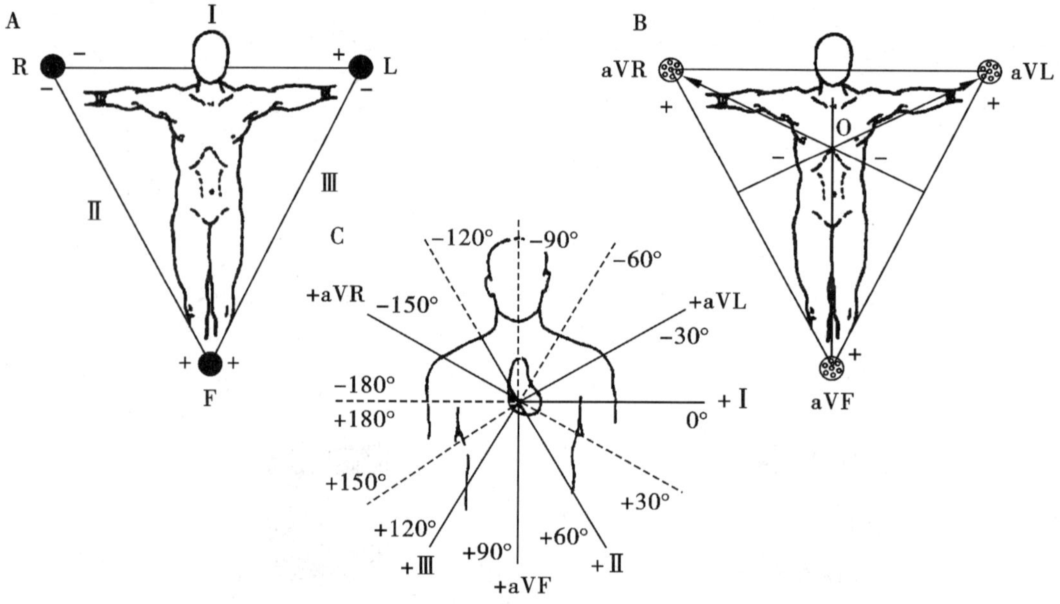


**图 21-4　肢体导联的导联轴**

A. 标准肢体导联的导联轴　B. 加压单极肢体导联的导联轴　C. 肢体导联额面六轴系统

在每一个标准导联正负极间均可画出一假想的直线,称为导联轴。方向是由负极指向正极。为更明确显示 6 个导联轴之间的方向关系,由于 aVR、aVL、aVF 的导联轴都从中心点发出,可将Ⅰ、Ⅱ、Ⅲ导联的导联轴平行移动,使其与 aVR、aVL、aVF 的导联轴一并通过坐标图的轴中心点,即构成额面六轴系统(图 21-4C)。此坐标系统采用 ±180° 的角度标志。以左侧为 0°,逆钟向的角度为负,顺钟向的角度为正。每个导联轴从中心点被分为正负两部分,每个相邻导联轴间的夹角为 30°。此对测定心脏额面心电轴有明确的临床意义。

肢体各导联的正负极连接方式和电极位置,见图 21-5 和图 21-6。

2. 胸导联　属于单极导联,包括 $V_1 \sim V_6$ 导联。探查的正电极应安放于胸壁表面规定的部位,将肢体导联 3 个电极分别通过 5 kΩ 的电阻与负极连接构成中心电端,这种连接方式可使该处电位接近零电位且较稳定(图 21-7)。胸导联探查电极具体安放的位置为(图 21-8A,B):$V_1$ 位于胸骨右缘第 4 肋间;$V_2$ 位于胸骨左缘第 4 肋间;$V_3$

位于 $V_2$ 与 $V_4$ 两点连线的中点；$V_4$ 位于左锁骨中线与第 5 肋间相交处；$V_5$ 位于左腋前线与 $V_4$ 同一水平处；$V_6$ 位于左腋中线与 $V_4$ 同一水平处。

临床上在诊断后壁心肌梗死时，还要选用 $V_7$ ~ $V_9$ 导联；$V_7$ 位于左腋后线 $V_4$ 水平处；$V_8$ 位于左肩胛骨线 $V_4$ 水平处；$V_9$ 位于左脊旁线 $V_4$ 水平处。小儿心电图或用于诊断右心病变（例如右室心肌梗死）有时需要选用 $V_{3R}$ ~ $V_{6R}$ 导联，电极放置位于右胸部与 $V_3$ ~ $V_6$ 镜像对称处。

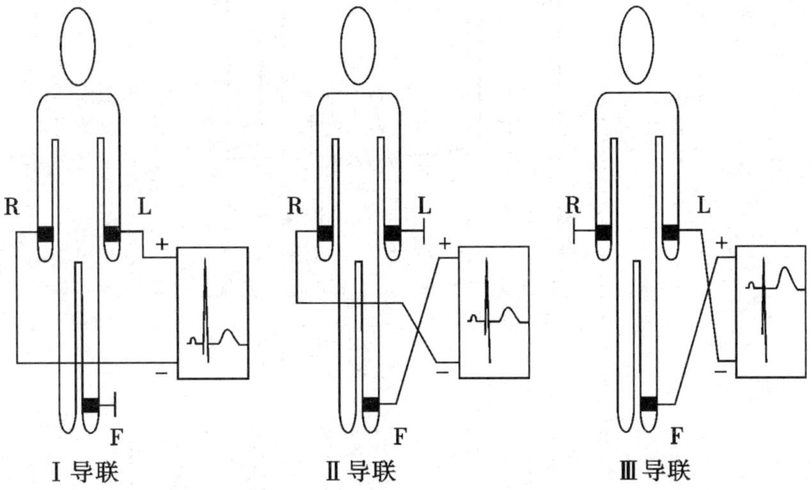


**图 21-5　标准双极导联的电极位置及正负极连接方式**

Ⅰ导联：左臂（正极），右臂（负极）　Ⅱ导联：左腿（正极），右臂（负极）　Ⅲ导联：左腿（正极），左臂（负极）

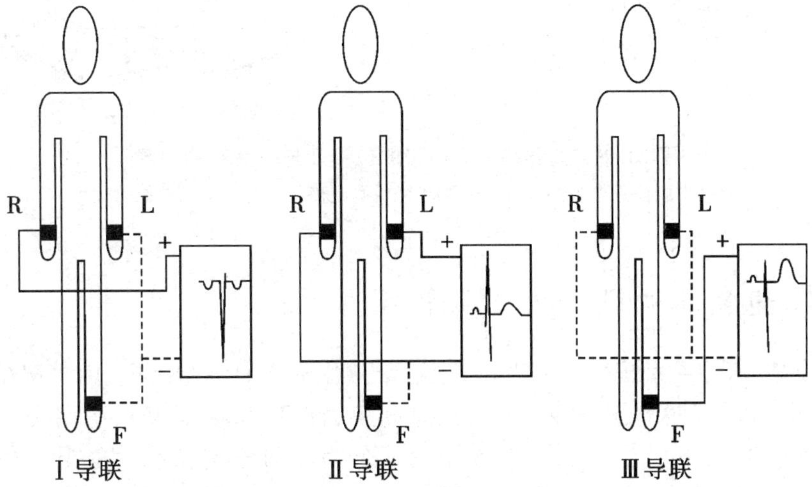


**图 21-6　加压单极肢体导联的电极位置及电极连接方式**

实线表示 aVR、aVL、aVF 导联检测电极与正极连接，虚线表示其余两肢体电极同时与负极连接构成中心电端

笔记栏

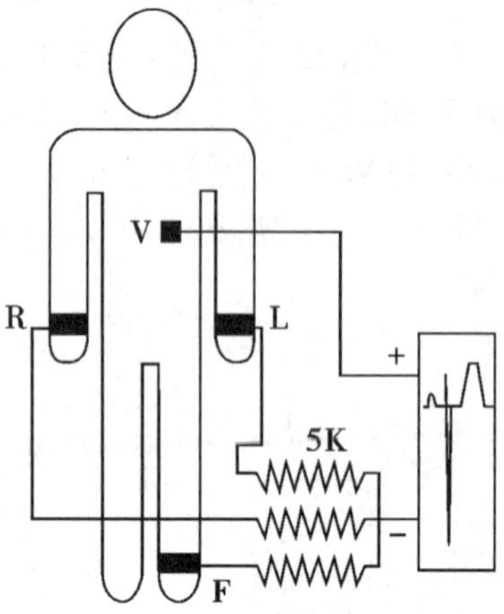


**图 21-7　胸导联电极的连接方式**

V 表示胸导联检测电极与正极连接，3 个肢体导联电极分别通过 5 K 电阻与负极连接构成中心电端

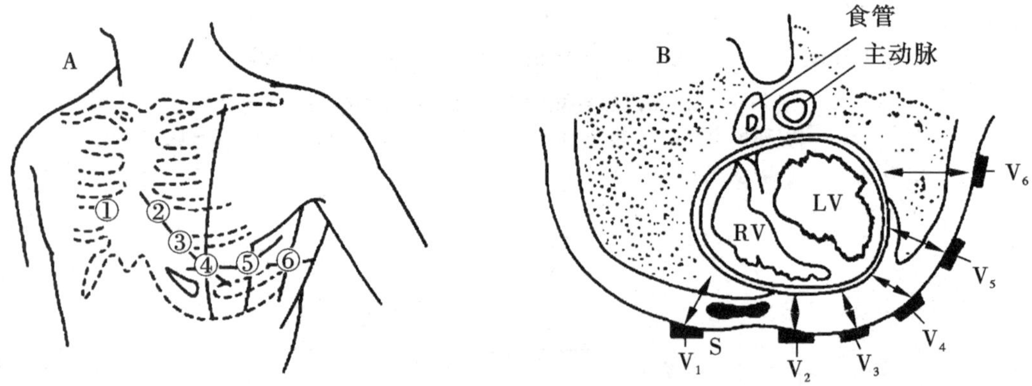


**图 21-8　胸导联探查电极的位置及与心室壁的关系**

A. 胸导联检测电极的位置　B. 胸导联检测电极位置与心室壁部位的关系

## 三、心电图各波段的组成和命名

心脏的特殊传导系统位于心壁内，由特殊分化的心肌细胞组成，由窦房结、结间束（分为前、中、后结间束）、房间束（起自前结间束，称 Bachmann 束）、房室交界区（房室结、希氏束）、束支（分为左、右束支，左束支又分为左前分支和左后分支）以及浦肯野纤维（Pukinje fiber）构成。心脏的特殊传导系统与每一心动周期顺序出现的心电变化关系密切（图 21-9）。

正常心脏电活动常起始于窦房结，在兴奋心房的同时经结间束传导至房室结（激动传导在此处延迟 0.05～0.07 s），然后循希氏束→左、右束支→浦肯野纤维顺序传导，最后兴奋心室。这种先后有序的电激动的传播，引起一系列电位改变，形成了心电图上的相应的波段（图 21-10）。临床心电学对这些波段规定了统一的名称：①最早出现的幅度较小的 P 波，反映心房的除极过程。②PR 段（实为 PQ 段，传统称为 PR 段）反映心房复极过程及房室结、希氏束、束支的电活动；P 波与 PR 段合计为 P-R 间期，反映自心房开始除极至心室开始除极的时间。③幅度最大的 QRS 波群，反映心室除极的全过程。④除极完毕后，心室的缓慢和快速复极过程分别形成了 ST 段和 T 波。⑤Q-T 间期为心室开始除极至心室复极完毕全过程的时间。

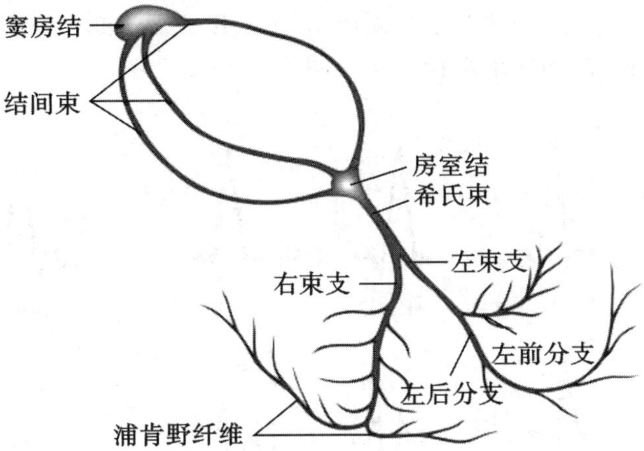


图 21-9　心脏特殊传导系统

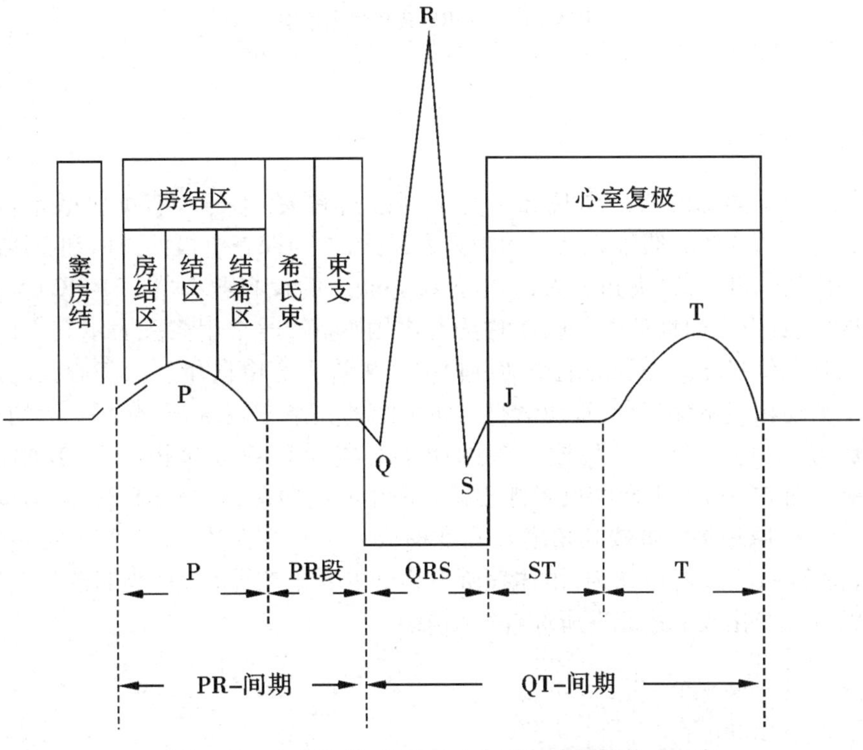


图 21-10　心脏除极、复极与心电图各波段的关系示意

笔记栏

正常心室除极起始于室间隔，自左向右方向除极；随后左右心室游离壁从心内膜朝心外膜方向除极；左室基底部与右室肺动脉圆锥部是心室最后除极部位。心室肌这种除极顺序的规律，对于理解不同方向探查电极QRS波形态的形成颇为重要。

QRS波群可因探查电极的方向不同而呈多种形态，已统一命名如下：首先出现的位于参考水平线以上的正向波称为R波；R波之前的负向波称为Q波；S波是R波之后第一个负向波；R′波是继S波之后的正向波；R′波后再出现负向波称为S′波；如果QRS波只有负向波，则称为QS波。至于采用Q或q、R或r、S或s表示，应根据其幅度大小而定。图21-11为QRS波群命名示意图。

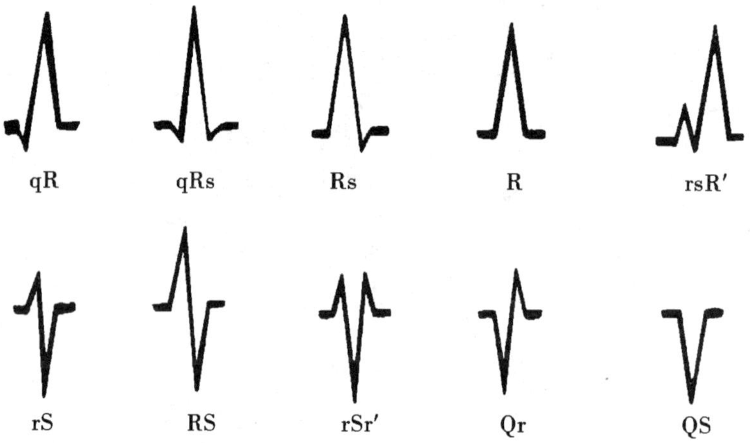


图21-11　QRS波群命名示意

## 四、心电向量

由体表所采集到的心脏电位强度与下列因素有关：①与心肌细胞数量成正比；②与探查电极位置和心肌细胞之间的距离成反比；③与探查电极的方向和心肌除极的方向所构成的角度有关，夹角愈大，心电位在导联上的投影愈小（图21-12）。这种既具有强度，又具有方向性的电位幅度称为心电"向量"，通常用箭头表示其方向，而其长度表示其电位强度。心脏的电激动过程中产生许多心电向量。由于心脏的解剖结构及其电活动相当错综复杂，致使诸心电向量间的关系亦较复杂，然而一般均按下列原理合成为"心电综合向量"：同一轴的两个心电向量的方向相同者，其幅度相加（图21-13，图21-14）；方向相反者则相减。两个心电向量的方向构成一定角度者，则可应用"合力"原理将二者按其角度及幅度构成一个平行四边形，而取其对角线为综合向量（图21-15）。可以认为，由体表所采集到的心电变化，乃是全部参与电活动心肌细胞的电位变化按上述原理所综合的结果。

笔记栏

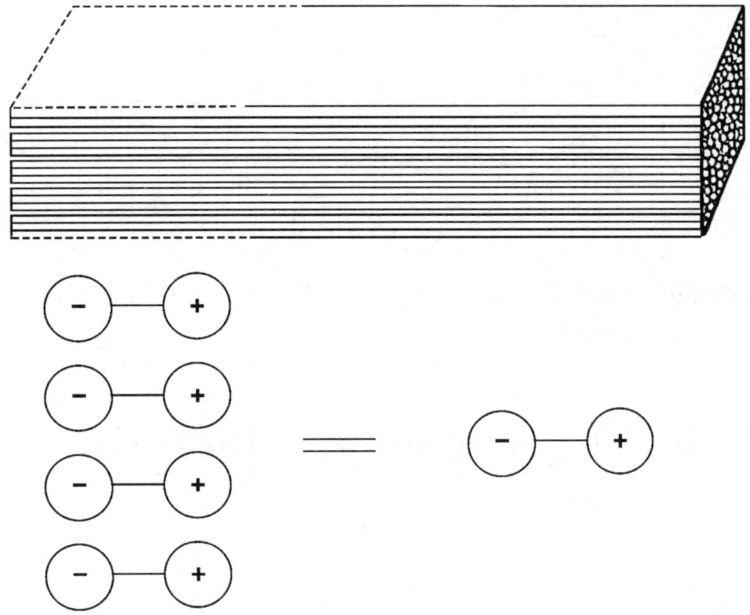


图 21-12　单个心肌细胞同向排列心电向量可相加视同一个等效心电向量

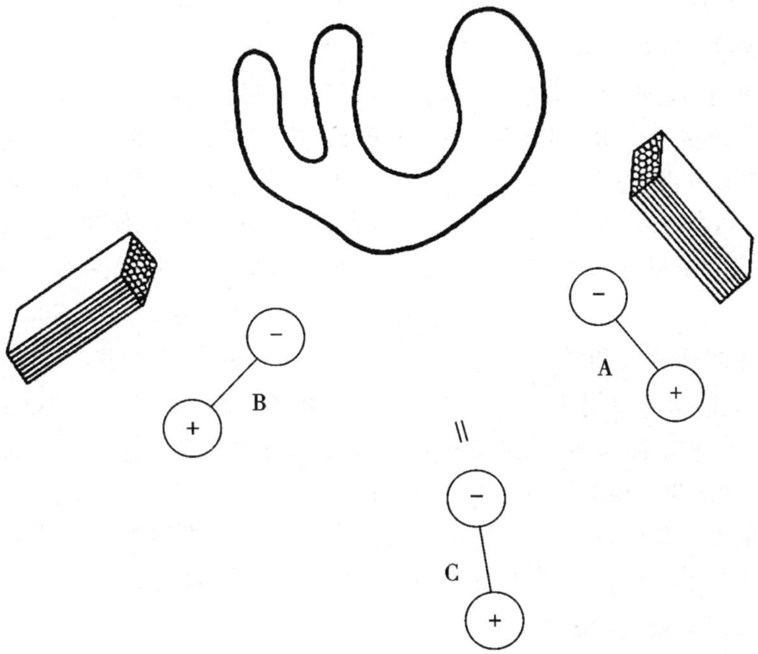


图 21-13　不同方向的心肌除极心电向量方向

笔记栏

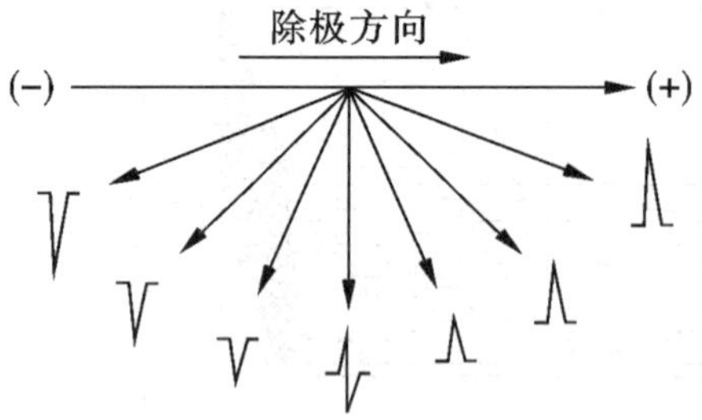


图 21-14 检测电极电位和波形与心肌除极方向的关系

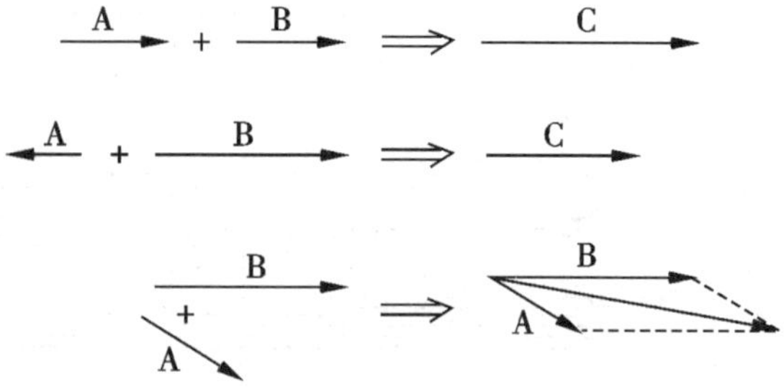


图 21-15 综合向量的形成原则

## 第二节 心电图的测量和正常数据

### 一、心电图测量

心电图多描记在特殊的记录纸上。心电图记录纸由纵线和横线划分成各为 1 $mm^2$ 的小方格。当走纸速度为 25 mm/s 时，每两条纵线间（1 mm）表示 0.04 s（即 40 ms），当标准电压 1 mV = 10 mm 时，两条横线间（1 mm）表示 0.1 mV。

**（一）心率的测量**

测量心率时，根据心脏节律是否规整，可采取不同的测量方法：①在心脏节律规整的情况下只需测量一个 RR（或 PP）间期的秒数，然后被 60 除即可求出。例如 RR 间距为 0.8 s，则心率为 60/0.8 = 75 次/min。②在心脏节律不规整的情况下，一般可以先数 6 s 的心搏数，然后乘以 10 作为心率。还可采用查表法或使用专门的心率尺直接读出相应的心率数。心律明显不齐时，一般采取数个心动周期的平均值来进行测算。

**（二）各波段振幅的测量**

P 波振幅测量的参考水平应以 P 波起始前的水平线为准。测量 QRS 波群、J 点、ST 段、T 波和 U 波振幅，统一采用 QRS 起始部水平线作为参考水平。如果 QRS 起始部为一斜段（例如受心房复极波影响、预激综合征等情况），应以 QRS 波起点作为测量参考点。测量正向波形的高度时，应以参考水平线上缘垂直地测量到波的顶端；测量负向波形的深度时，应以参考水平线下缘垂直地测量到波的底端（图 21-16）。

**（三）各波段时间的测量**

近年来已开始广泛使用 12 导联同步心电图仪记录心电图，各波、段时间测量定义已有新的规定：测量 P 波和 QRS 波时间，应分别从 12 导联同步记录中最早的 P 波起点测量至最晚的 P 波终点以及从最早 QRS 波起点测量至最晚的 QRS 波终点；P-R 间期应从 12 导联同步心电图中最早的 P 波起点测量至最早的 QRS 波起点；Q-T 间期应是 12 导联同步心电图中最早的 QRS 波起点至最晚的 T 波终点的间距。如果采用单导联心电图仪记录，仍应采用既往的测量方法：P 波及 QRS 波时间应选择 12 个导联中最宽的 P 波及 QRS 波进行测量；P-R 间期应选择 12 个导联中 P 波宽大且有 Q 波的导联进行测量；Q-T 间期测量应取 12 个导联中最长的 Q-T 间期。一般规定，测量各波时间应自波形起点的内缘测量至波形终点的内缘（图 21-17）。

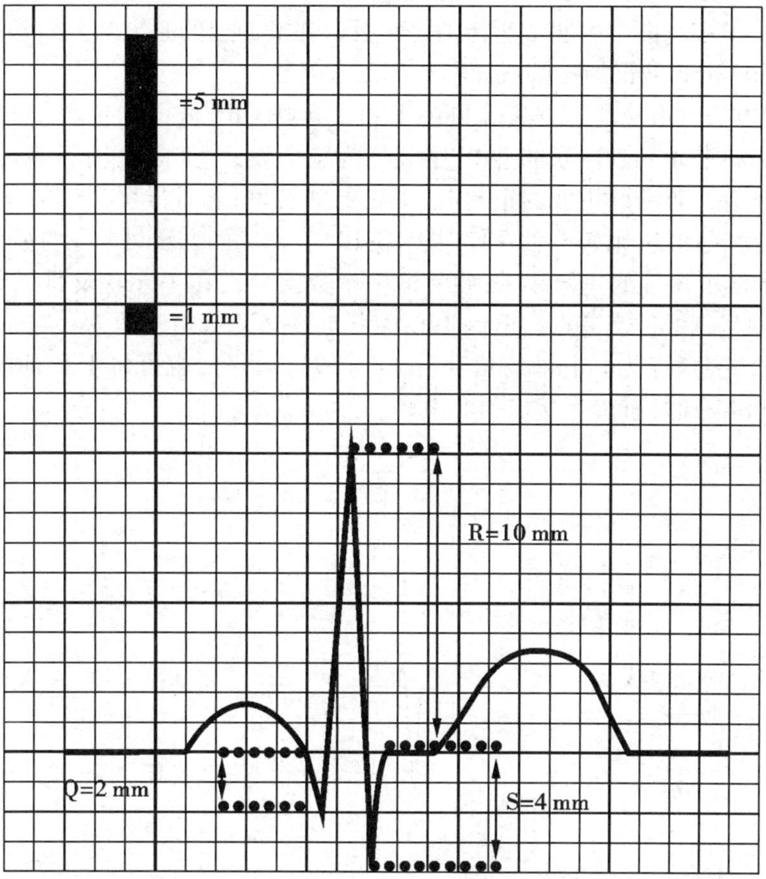


图 21-16　心电图各波段振幅测量

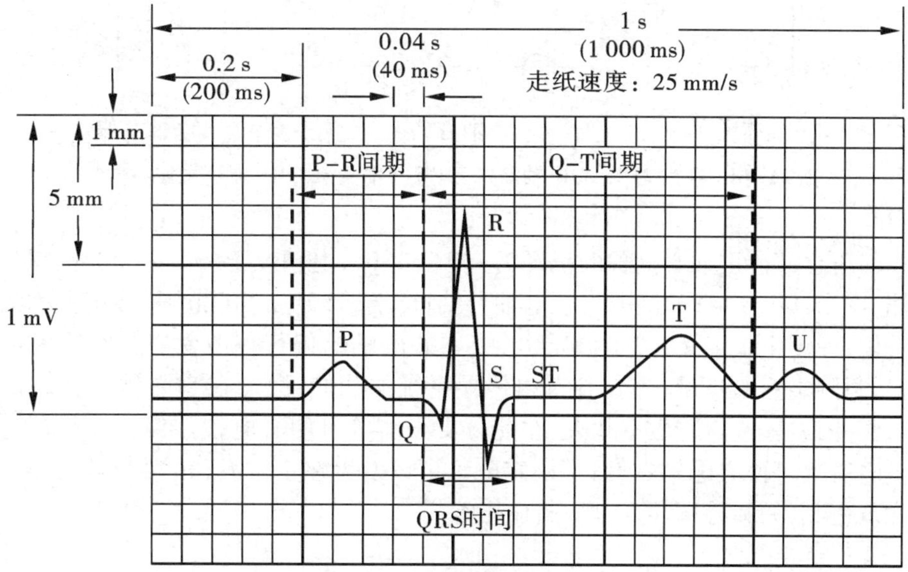


图 21-17　心电图测量方法

笔记栏

### (四)平均心电轴

心电轴一般指的是平均 QRS 电轴,它是心室除极过程中全部瞬间向量的综合(平均 QRS 向量),借以说明心室在除极过程这一总时间内的平均电势方向和强度。它是空间立体的,但心电图学中通常所指的是它投影在额面上的心电轴。通常可用任何两个肢体导联的 QRS 波群的振幅或面积计算出心电轴。

1. 测定方法　最简单的方法是目测Ⅰ和Ⅲ导联 QRS 波群的主波方向,估测电轴是否发生偏移:若Ⅰ和Ⅲ导联的 QRS 主波均为正向波,可推断电轴不偏;若Ⅰ导联出现较深的负向波,Ⅲ导联主波为正向波,则属电轴右偏;若Ⅲ导联出现较深的负向波,Ⅰ导联主波为正向波,则属电轴左偏(图 21-18)。精确的方法可采用分别测算Ⅰ和Ⅲ导联的 QRS 波群振幅的代数和,然后将这两个数值分别在Ⅰ导联及Ⅲ导联上画出垂直线,求得两垂直线的交叉点。电偶中心 0 点与该交叉点相连即为心电轴,该轴与Ⅰ导联轴正侧的夹角即为心电轴的角度(图 21-19)。另外,也可将Ⅰ和Ⅲ导联 QRS 波群振幅代数和值通过查表直接求得心电轴。

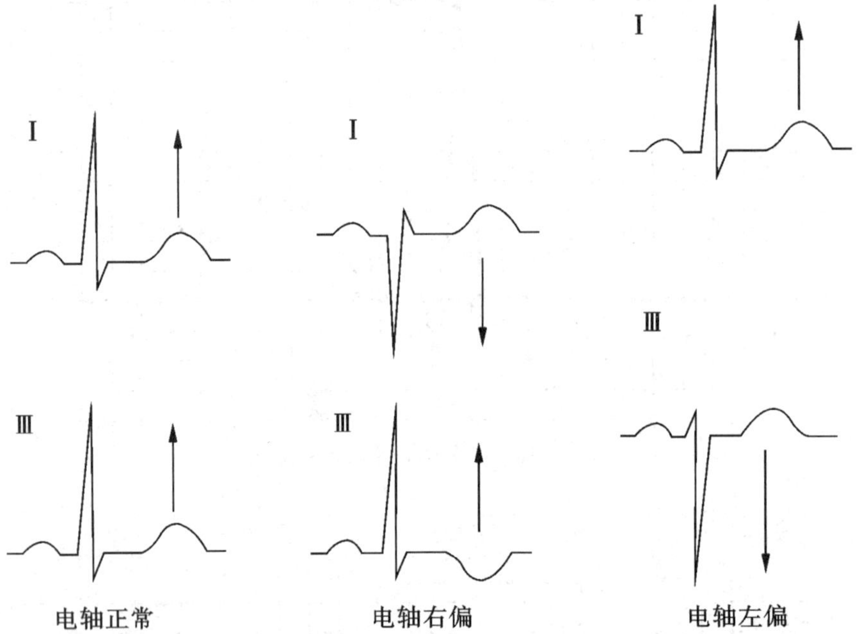


图 21-18　平均 QRS 心电轴简单目测法(箭头示 QRS 波群主波方向)

2. 临床意义　正常心电轴的范围为-30°~+90°;电轴位于-90°~-30°范围为心电轴左偏;位于+90°~+180°范围为心电轴右偏;位于-180°~-90°范围,传统上称为电轴极度右偏,近年主张定义为"不确定电轴"。心电轴的偏移一般受心脏在胸腔内的解剖位置、两侧心室的质量比例、心室内传导系统的功能、激动在室内传导状态以及年龄、体型等因素影响。左心室肥大、左前分支阻滞等可使心电轴左偏;右心室肥大、左后分支阻滞等可使心电轴右偏;不确定电轴可以发生在正常人(正常变异),亦可见于某些病理情况,如肺心病、冠心病、高血压等。

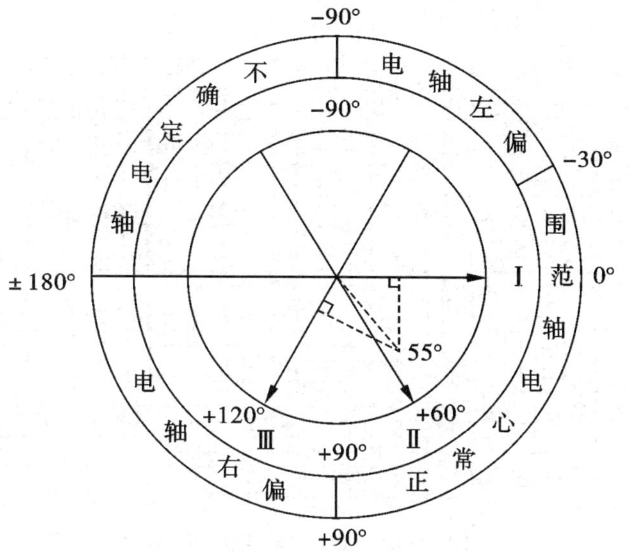


图 21-19　正常心电轴及其偏移

**（五）心脏循长轴转位**

自心尖部朝心底部方向观察，设想心脏可循其本身长轴做顺钟向或逆钟向转位。正常时 $V_3$ 或 $V_4$ 导联 R/S 大致相等，为左、右心室过渡区波形。顺钟向转位时，正常在 $V_3$ 或 $V_4$ 导联出现的波形转向左心室方向，即出现在 $V_5$、$V_6$ 导联上。逆钟向转位时，正常 $V_3$ 或 $V_4$ 导联出现的波形转向右心室方向，即出现在 $V_1$、$V_2$ 导联上。顺钟向转位可见于右心室肥大，而逆钟向转位可见于左心室肥大。但需要指出，心电图上的这种转位图形在正常人亦常可见到，提示这种图形改变有时为心电位的变化，并非都是心脏在解剖上转位的结果（图 21-20）。

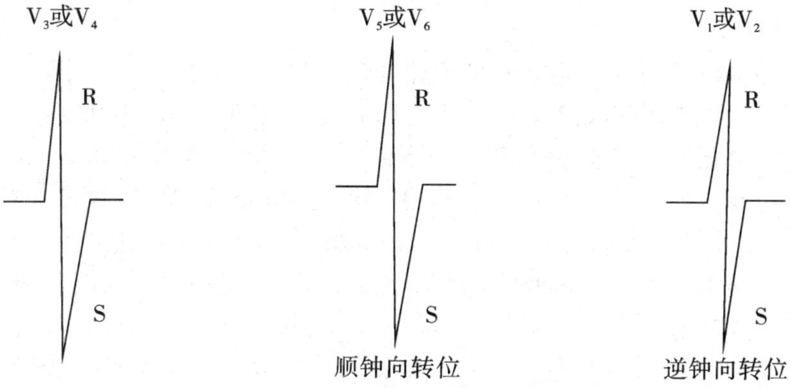


图 21-20　心电图图形转位判断方法示意

## 二、正常心电图波形特点和正常值

正常 12 导联心电图波形特点见图 21-21。

笔记栏

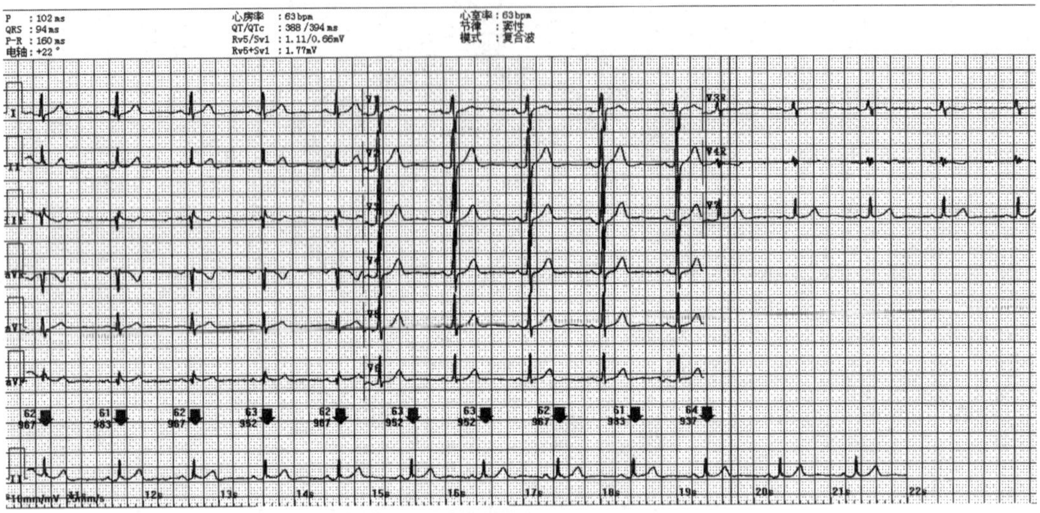


**图 21-21　正常 12 导联心电图**

1. P 波代表心房肌除极的电位变化。

(1)形态　P 波的形态在大部分导联上一般呈钝圆形,有的可能有轻度切迹,有的呈双向波。心脏激动起源于窦房结,因此心房除极的综合向量指向左、前、下,所以 P 波方向在Ⅰ、Ⅱ、aVF、$V_4$~$V_6$ 导联向上,aVR 导联向下,其余导联呈双向、倒置或低平均可。

(2)振幅　P 波振幅在肢体导联一般小于 0.25 mV,胸导联一般小于 0.20 mV。

(3)时间　正常人 P 波时间一般小于 0.12 s。

2. P-R 间期　从 P 波的起点至 QRS 波群的起点,代表心房开始除极至心室开始除极的时间。心率在正常范围时,P-R 间期为 0.12~0.20 s。在幼儿及心动过速的情况下,P-R 间期可相应缩短。在老年人及心动过缓的情况下,P-R 间期可略延长,但一般不超过 0.22 s。

3. QRS 波群　代表心室肌除极的电位变化。

(1)时间　正常成年人 QRS 时间小于 0.12 s,一般在 0.06~0.10 s。

(2)形态和振幅　在胸导联,正常人 $V_5$、$V_6$ 导联 QRS 波群可呈 qR、qRs、Rs 或 R 型,且 R 波振幅一般不超过 2.5 mV。$V_1$、$V_2$ 导联多呈 rS 型,$V_1$ 的 R 波振幅一般不超过 1.0 mV。正常人胸导联的 R 波自 $V_1$ 至 $V_6$ 逐渐增高,S 波逐渐变小,$V_1$ 的 R/S 小于 1,$V_5$ 的 R/S 大于 1。在 $V_3$ 或 $V_4$ 导联,R 波和 S 波的振幅大体相等。在肢体导联,Ⅰ、Ⅱ导联的 QRS 波群主波一般向上,Ⅲ导联的 QRS 波群主波方向多变。aVR 导联的 QRS 波群主波向下,可呈 QS、rS、rSr′或 Qr 型。aVL 与 aVF 导联的 QRS 波群可呈 qR、Rs 或 R 型,也可呈 rS 型。正常人 aVR 导联的 R 波一般小于 0.5 mV,Ⅰ导联的 R 波小于 1.5 mV,aVL 导联的 R 波小于 1.2 mV,aVF 导联的 R 波小于 2.0 mV。

6 个肢体导联的 QRS 波群振幅(正向波与负向波振幅的绝对值相加)一般不应都小于 0.5 mV,6 个胸导联的 QRS 波群振幅(正向波与负向波振幅的绝对值相加)一般不应都小于 0.8 mV,否则称为低电压。

(3)R 峰时间　过去称为类本位曲折时间或室壁激动时间,指 QRS 起点至 R 波顶端垂直线的间距。如有 R′波,则应测量至 R′峰;如 R 峰呈切迹,应测量至切迹第二峰。正常成人 R 峰时间在 $V_1$、$V_2$ 导联不超过 0.04 s,在 $V_5$、$V_6$ 导联不超过 0.05 s。

(4)Q 波　除 aVR 导联外,正常人的 Q 波时间小于 0.04 s,Q 波振幅小于同导联中 R 波的 1/4。正常人 $V_1$、$V_2$ 导联不应出现 Q 波,但偶尔可呈 QS 波。

4. J 点　QRS 波群的终末与 ST 段起始之交接点称为 J 点。J 点大多在等电位线上,通常随 ST 段的偏移而发生移位。有时可因心室除极尚未完全结束,部分心肌已开始复极致使 J 点上移。还可由于心动过速等原因,使心室除极与心房复极并存,导致心房复极波(Ta 波)重叠于 QRS 波群的后段,从而发生 J 点下移。

5. ST 段　自 QRS 波群的终点至 T 波起点间的线段,代表心室缓慢复极过程。正常的 ST 段多为一等电位线,有时亦可有轻微的偏移,但在任一导联,ST 段下移一般不超过 0.05 mV;ST 段上抬在 $V_1 \sim V_2$ 导联一般不超过 0.3 mV,$V_3$ 不超过 0.5 mV,在 $V_4 \sim V_6$ 导联及肢体导联不超过 0.1 mV。

6. T 波　代表心室快速复极时的电位变化。

(1)形态　在正常情况下,T 波的方向大多与 QRS 主波的方向一致。T 波方向在Ⅰ、Ⅱ、$V_4 \sim V_6$ 导联向上,aVR 导联向下,Ⅲ、aVL、aVF、$V_1 \sim V_3$ 导联可以向上、双向或向下。若 $V_1$ 的 T 波方向向上,则 $V_2 \sim V_6$ 导联就不应再向下。

(2)振幅　除Ⅲ、aVL、aVF、$V_1 \sim V_3$ 导联外,其他导联 T 波振幅一般不应低于同导联 R 波的 1/10。T 波在胸导联有时可高达 1.2~1.5 mV 尚属正常。

7. Q-T 间期　指 QRS 波群的起点至 T 波终点的间距,代表心室肌除极和复极全过程所需的时间。

Q-T 间期长短与心率的快慢密切相关,心率越快,Q-T 间期越短,反之则越长。心率在 60~100 次/min 时,Q-T 间期的正常范围为 0.32~0.44 s。由于 Q-T 间期受心率的影响很大,所以常用校正的 Q-T 间期(QTc),通常采用 Bazett 公式计算:$QTc = QT/\sqrt{RR}$。QTc 就是 R-R 间期为 1 s(心率 60 次/min)时的 Q-T 间期。传统的 QTc 的正常上限值设定为 0.44 s,超过此时限即认为 Q-T 间期延长。一般女性的 Q-T 间期较男性略长。

Q-T 间期另一个特点是不同导联之间 Q-T 间期存在一定的差异,正常人不同导联间 Q-T 间期差异最大可达 50 ms,以 $V_2$、$V_3$ 导联 Q-T 间期最长。

8. U 波　在 T 波之后 0.02~0.04 s 出现的振幅很低小的波称为 U 波,代表心室后继电位,其产生机制目前仍未完全清楚。近年认为可能与心肌中层细胞(M 细胞)长动作电位、浦肯野纤维的复极化或心室肌舒张的机械作用有关。U 波方向大体与 T 波相一致。U 波在胸导联较易见到,以 $V_2 \sim V_3$ 导联较为明显。U 波明显增高常见于低血钾。

笔记栏

# 第三节　异常心电图

## 一、心房、心室肥大

### (一)心房肥大

心房肥大多表现为心房的扩大而较少表现心房肌肥厚。心房扩大引起心房肌纤维增长变粗以及房间传导束牵拉和损伤,导致整个心房肌除极综合向量的振幅和方向发生变化。心电图上主要表现为P波振幅、除极时间及形态改变。

1. 右心房肥大　正常情况下右心房先除极,左心房后除极(图21-22)。当右房肥大时,除极时间延长,往往与稍后除极的左房时间重叠,故总的心房除极时间并未延长,心电图主要表现为心房除极波振幅增高(图21-22)。

(1)P波尖而高耸,其振幅≥0.25 mV,以Ⅱ、Ⅲ、aVF导联表现最为突出,又称“肺性P波”。

(2)$V_1$导联P波直立时,振幅≥0.15 mV,如P波呈双向时,其振幅的算术和≥0.20 mV。

(3)P波电轴右移超过75°。

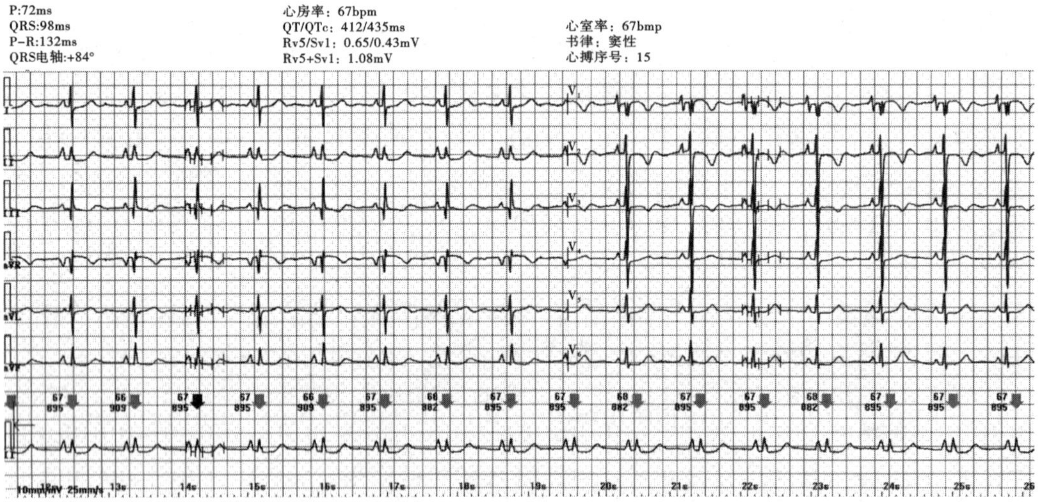


图21-22　右心房肥大心电图表现

2. 左心房肥大　正常情况下右心房先除,左心房后除,当左心房肥大时,心电图主要表现为心房除极时间延长(图21-23)。

(1)P波增宽,其时限≥0.12 s,P波常呈双峰型,两峰间距≥0.04 s,以Ⅰ、Ⅱ、aVL导联明显,又称“二尖瓣P波”。

(2)PR段缩短,P波时间与PR段时间之比>1.6。

(3)$V_1$导联上P波常呈先正而后出现深宽的负向波。将$V_1$负向P波的时间乘以负向 P 波振幅，称为 P 波终末电势(P-wave terminal force，Ptf)。左房肥大时，Ptf $V_1$(绝对值)≥0.04 mm·s。

除左房肥大外，心房内传导阻滞亦可出现 P 波双峰和 P 波时间≥0.12 s，应注意鉴别。

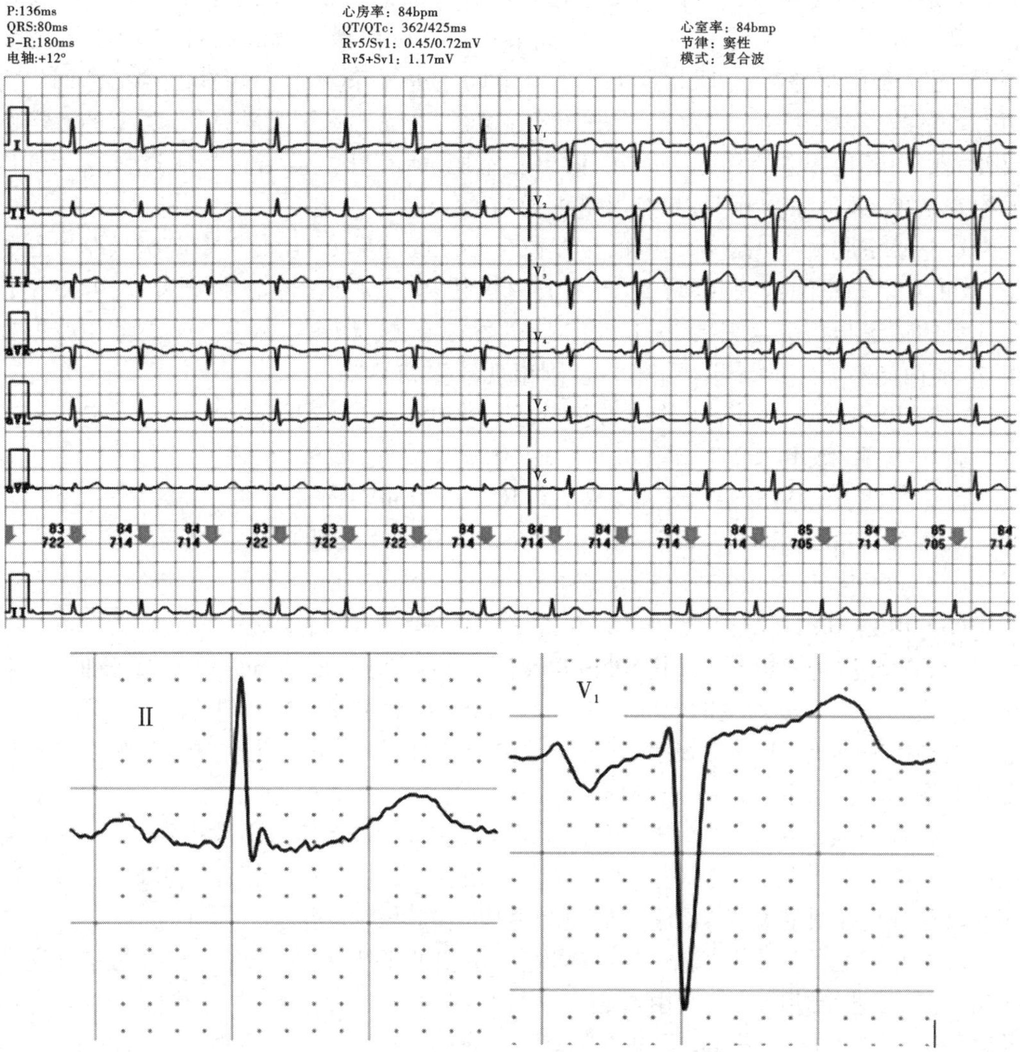


**图 21-23　左心房肥大心电图表现**

3. 双心房肥大　双心房肥大的心电图表现为：

(1)P 波增宽≥0.12 s，其振幅≥0.25 mV。

(2)$V_1$ 导联 P 波高大双相，上下振幅均超过正常范围。

需要指出的是，上述所谓“肺性 P 波” 及“二尖瓣 P 波”，并非慢性肺心病及二尖瓣疾病所特有，故不能称为具有特异性的病因学诊断意义的心电图改变。

**(二)心室肥大**

心室扩大和(或)肥厚系由心室舒张期和(或)收缩期负荷过重所引起，是器质性

笔记栏

心脏病的常见后果，当心室肥大达到一定程度时可引起心电图发生变化。一般认为其心电的改变与下列因素有关：①心肌纤维增粗、截面积增大，心肌除极产生的电压增高。②心室壁增厚、心室腔扩大以及由心肌细胞变性所致传导功能低下，使心肌激动的总时程延长。③心室壁肥厚、劳损以及相对供血不足引起心肌复极顺序发生改变。

上述心电变化可以作为诊断心室肥大及有关因素的重要依据。但心电图在诊断心室肥大方面存在一定局限性，不能仅凭某一项指标而做出肯定或否定的结论，主要是因为：①来自左、右心室肌相反方向的心电向量进行综合时，有可能互相抵消而失去两者各自的心电图特征，以致难以做出肯定诊断；②除心室肥大外，同样类型的心电图改变尚可由其他因素所引起。因此，做出心室肥大诊断时，需结合临床资料以及其他的检查结果，通过综合分析，才能得出正确结论。

1. 左心室肥大　正常左心室的位置位于心脏的左后方，且左心室壁明显厚于右心室，故正常时心室除极综合向量表现左心室占优势的特征。左心室肥大时，可使左心室优势的情况显得更为突出，引起面向左心室的导联（Ⅰ、aVL、$V_5$ 和 $V_6$）其 R 波振幅增加，而面向右心室的导联（$V_1$ 和 $V_2$）则出现较深的 S 波。

（1）QRS 波群电压增高，常用的左心室肥大电压标准如下：

胸导联：$R_{v5}$ 或 $R_{v6}$>2.5 mV；$R_{v5}+S_{v1}$>4.0 mV（男性）或>3.5 mV（女性）。

肢体导联：$R_{Ⅰ}$>1.5 mV；$R_{aVL}$>1.2 mV；$R_{aVF}$>2.0 mV；$R_{Ⅰ}+S_{Ⅲ}$>2.5 mV。

Cornell 标准：$R_{aVL}+S_{v3}$>2.8 mV（男性）或>2.0 mV（女性）。

（2）可出现额面 QRS 心电轴左偏。

（3）QRS 波群时间延长到 0.10~0.11 s，但一般仍<0.12 s。

（4）在 R 波为主的导联，其 ST 段可呈下斜型压低达 0.05 mV 以上，T 波低平、双向或倒置。在以 S 波为主的导联（如 $V_1$ 导联）则反而可见直立的 T 波。当 QRS 波群电压增高同时伴有 ST-T 改变者，传统上称左室肥大伴劳损。此类 ST-T 变化多为继发性改变，亦可能同时伴有心肌缺血。

在符合一项或几项 QRS 电压增高标准的基础上，结合其他阳性指标之一，一般可以成立左心室肥大的诊断。符合条件越多，诊断可靠性越大。如仅有 QRS 电压增高，而无其他任何阳性指标者，诊断左心室肥大应慎重。

2. 右心室肥大　右心室壁厚度仅有左心室壁的 1/3，只有当右心室壁的厚度达到相当程度时，才会使综合向量由左心室优势转向为右心室优势，并导致位于右心室面导联（$V_1$、aVR）的 R 波增高，而位于左室面导联（Ⅰ、aVL、$V_5$）的 S 波变深（图 21-24）。右心室肥大可具有如下心电图表现。

（1）$V_1$ 导联 R/S≥1，呈 R 型或 Rs 型，重度右室肥大可使 $V_1$ 导联呈 qR 型（除外心肌梗死）；$V_5$ 导联 R/S≤1 或 S 波比正常加深；aVR 导联以 R 波为主，R/q 或 R/S≥1。

（2）$R_{v1}+S_{v5}$>1.05 mV（重症>1.2 mV）；$R_{aVR}$>0.5 mV。

（3）心电轴右偏≥+90°（重症可>+110°）。

（4）常同时伴有右胸导联（$V_1$、$V_2$）ST 段压低及 T 波倒置。传统上右心室肥大伴劳损属继发性 ST-T 改变。

诊断右心室肥大，有时定性诊断（依据 $V_1$ 导联 QRS 形态及电轴右偏等）比定量诊断更有价值。一般来说，阳性指标愈多，则诊断的可靠性越高。虽然心电图对诊断明

笔记栏

显的右心室肥大准确性较高，但敏感性较低。

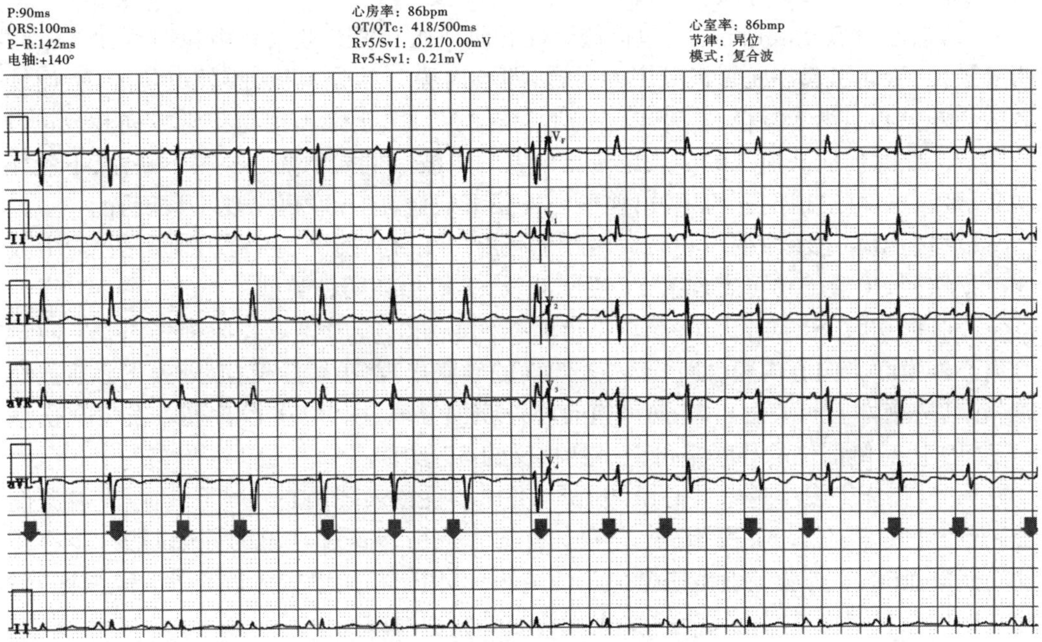


**图 21-24　右心室肥大心电图表现**

3. 双侧心室肥大　与诊断双心房肥大不同，双侧心室肥大的心电图表现并不是简单地把左、右心室异常表现相加。

(1) 大致正常心电图　由于双侧心室电压同时增高，增加的除极向量方向相反互相抵消。

(2) 单侧心室肥大心电图　只表现出一侧心室肥大，而另一侧心室肥大的图形被掩盖。

(3) 双侧心室肥大心电图　既表现右心室肥大的心电图特征（如 $V_1$ 导联 R 波为主、电轴右偏等），又存在左心室肥大的某些征象（如 $V_5$ 导联 R/S>1、R 波振幅增高等）。

## 二、心肌缺血与 ST-T 改变

心肌缺血通常发生在冠状动脉粥样硬化基础上。当心肌某一部分缺血时，将影响心室复极的正常进行，并可使缺血区相关导联发生 ST-T 异常改变。心肌缺血的心电图改变类型取决于缺血的严重程度、持续时间和缺血发生部位。

### （一）心肌缺血的心电图类型

1. 缺血型心电图改变　正常情况下，心外膜处的动作电位时程较心内膜短，心外膜完成复极早于心内膜，因此心室肌复极过程可看作是从心外膜开始向心内膜方向推进。发生心肌缺血时，复极过程发生改变，心电图上出现 T 波变化。

(1) 若心内膜下心肌缺血，这部分心肌复极时间较正常时更加延迟，使原来存在的与心外膜复极向量相抗衡的心内膜复极向量减小或消失，致使 T 波向量增加，出现

笔记栏

高大的 T 波。例如下壁心内膜下缺血，下壁导联Ⅱ、Ⅲ、aVF 可出现高大直立的 T 波；前壁心内膜下缺血，胸导联可出现高耸直立的 T 波。

（2）若心外膜下心肌缺血（包括透壁性心肌缺血），心外膜动作电位时程比正常时明显延长，从而引起心肌复极顺序的逆转，即心内膜开始先复极，膜外电位为正，而缺血的心外膜心肌尚未复极，膜外电位仍呈相对的负性，于是出现与正常方向相反的 T 波向量。此时面向缺血区的导联记录出倒置的 T 波。例如下壁心外膜下缺血，下壁导联Ⅱ、Ⅲ、aVF 可出现倒置的 T 波；前壁心外膜下缺血，胸导联可出现 T 波倒置。

2. 损伤型心电图改变　心肌缺血除了可出现 T 波改变外，还可出现损伤型 ST 改变。损伤型 ST 段偏移可表现为 ST 段压低及 ST 段抬高两种类型。

心肌损伤时，ST 向量从正常心肌指向损伤心肌。心内膜下心肌损伤时，ST 向量背离心外膜面指向心内膜，使位于心外膜面的导联出现 ST 段压低；心外膜下心肌损伤时（包括透壁性心肌缺血），ST 向量指向心外膜面导联，引起 ST 段抬高。发生损伤型 ST 改变时，对侧部位的导联常可记录到相反的 ST 改变。

另外，临床上发生透壁性心肌缺血时，心电图往往表现为心外膜下缺血（T 波深倒置）或心外膜下损伤（ST 段抬高）类型。有学者把引起这种现象的原因归为：①透壁性心肌缺血时，心外膜缺血范围常大于心内膜；②由于检测电极靠近心外膜缺血区，因此透壁性心肌缺血在心电图上主要表现为心外膜缺血改变。

**（二）临床意义**

心肌缺血的心电图可仅仅表现为 ST 段改变或者 T 波改变，也可同时出现 ST-T 改变。临床上可发现约一半的冠心病患者未发作心绞痛时，心电图可以正常，而仅于心绞痛发作时记录到 ST-T 动态改变。约 10% 的冠心病患者在心肌缺血发作时心电图可以正常或仅有轻度 ST-T 变化。

典型的心肌缺血发作时，面向缺血部位的导联常显示缺血型 ST 段压低（水平型或下斜型下移≥0.1 mV）和（或）T 波倒置。有些冠心病患者心电图可呈持续性 ST 改变（水平型或下斜型下移≥0.05 mV）和（或）T 波低平、负正双向和倒置，而于心绞痛发作时出现 ST-T 改变加重或伪性改善。冠心病患者心电图上出现倒置深尖、双肢对称的 T 波（称之为冠状 T 波），反映心外膜下心肌缺血或有透壁性心肌缺血，这种 T 波改变亦见于心肌梗死患者。变异型心绞痛（冠状动脉痉挛为主要因素）多引起暂时性 ST 段抬高并常伴有高耸 T 波和对应导联的 ST 段下移，这是急性严重心肌缺血表现，如 ST 段持续的抬高，提示可能发生心肌梗死。

**（三）鉴别诊断**

需要强调，心电图上 ST-T 改变只是非特异性心肌复极异常的共同表现，在做出心肌缺血或“冠状动脉供血不足”的心电图诊断之前，必须结合临床资料进行鉴别诊断。

除冠心病外，其他疾病如心肌病、心肌炎、瓣膜病、心包炎、脑血管意外（尤其是颅内出血）等均可出现此类 ST-T 改变。低钾、高钾等电解质紊乱，药物（洋地黄、奎尼丁等）影响以及自主神经调节障碍也可引起非特异性 ST-T 改变。此外，心室肥大、束支传导阻滞、预激综合征等可引起继发性 ST-T 改变。

## 三、心肌梗死

绝大多数心肌梗死是在冠状动脉粥样硬化基础上发生完全性或不完全性闭塞所致，属于冠心病的严重类型。除了临床表现外，心电图的特征性改变及其演变规律是确定心肌梗死诊断和判断病情的重要依据。

### （一）基本图形及机制

冠状动脉发生闭塞后，随着时间的推移在心电图上可先后出现缺血、损伤和坏死3种类型的图形。各部分心肌接受不同冠状动脉分支的血液供应，因此图形改变常具有明显的区域特点。心电图显示的电位变化是梗死后心肌多种心电变化综合的结果。

1.“缺血型改变” 冠状动脉急性闭塞后，最早出现的变化是缺血性T波改变。通常缺血最早出现在心内膜下肌层，使对向缺血区的导联出现高而直立的T波。若缺血发生在心外膜下肌层，则面向缺血区的导联出现T波倒置。缺血使心肌复极时间延长，特别是3位相延缓，引起Q-T间期延长。

2.“损伤型”改变 随着缺血时间延长，缺血程度进一步加重，就会出现“损伤型”图形改变，主要表现为面向损伤心肌的导联出现ST段抬高（图21-25）。

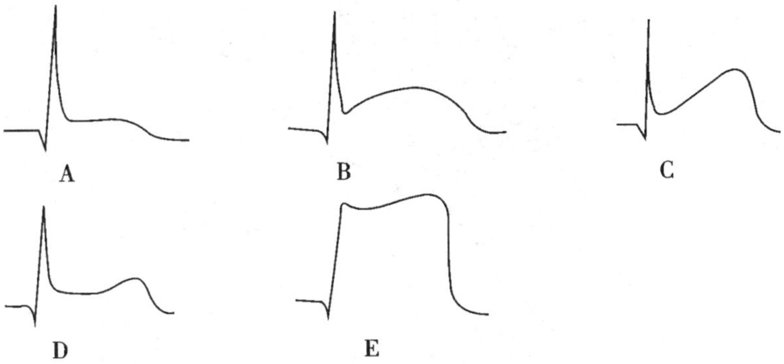


**图21-25 损伤型ST形态**

A.平抬型 B.弓背型 C.上斜型 D.凹面向上型 E.单向曲线型

3.“坏死型”改变 更进一步的缺血导致细胞变性、坏死。坏死的心肌细胞丧失了电活动，该部位心肌不再产生心电向量，而正常健康心肌仍照常除极，致使产生一个与梗死部位相反的综合向量（图21-26）。由于心肌梗死主要发生于室间隔或左室壁心肌，往往引起起始0.03～0.04 s除极向量背离坏死区，所以“坏死型”图形改变主要表现为面向坏死区的导联出现异常Q波（时间≥0.04 s，振幅≥1/4R）或者呈QS波。一般认为：梗死的心肌直径>30 mm或厚度>5 mm才可产生病理性Q波。

临床上，当冠状动脉某一分支发生闭塞，则受损伤部位的心肌发生坏死，直接置于坏死区的电极记录到异常Q波或QS波；靠近坏死区周围受损心肌呈损伤型改变，记录到ST段抬高；而外边受损较轻的心肌呈缺血型改变，记录到T波倒置。体表心电图导联可同时记录到心肌缺血、损伤和坏死的图形改变（图21-27）。因此，若上述3种改变同时存在，则急性心肌梗死的诊断基本确立。

笔记栏

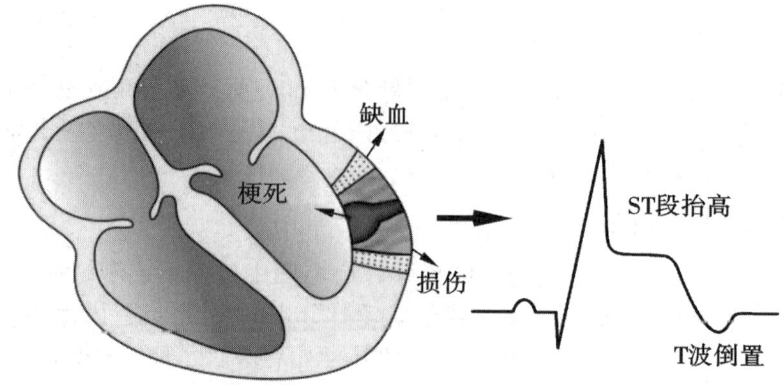


图 21-26 坏死型 Q 波形成机制

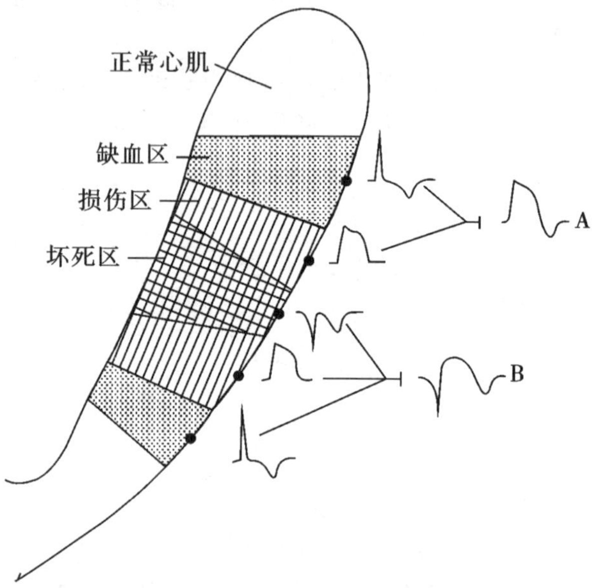


图 21-27 急性心肌梗死后心电图表现

"•"点示直接置于心外膜的电极可分别记录到缺血、损伤、坏死型图形

A. 位于坏死区周围的体表电极记录到缺血和损伤型图形

B. 位于坏死区中心的体表电极记录到缺血、损伤、坏死型图形

**(二)心肌梗死的图形演变及分期**

急性心肌梗死发生后,心电图的变化随着心肌缺血、损伤、坏死的发展和恢复而呈现一定演变规律。根据心电图图形的演变过程和演变时间可分为超急性期、急性期、近期(亚急性期)和陈旧期(图 21-28)。

1. 超急性期(亦称超急性损伤期) 急性心肌梗死发生数分钟后,首先出现短暂的心内膜下心肌缺血,心电图上产生高大的 T 波,以后迅速出现 ST 段呈斜型抬高,与高耸直立 T 波相连。由于急性损伤性阻滞,可见 QRS 振幅增高,并轻度增宽,但尚未出现异常 Q 波。这些表现仅持续数小时,临床上多因持续时间太短而不易记录到。此期若治疗及时而有效,有可能避免发展为心肌梗死或使已发生梗死的范围趋于缩小。

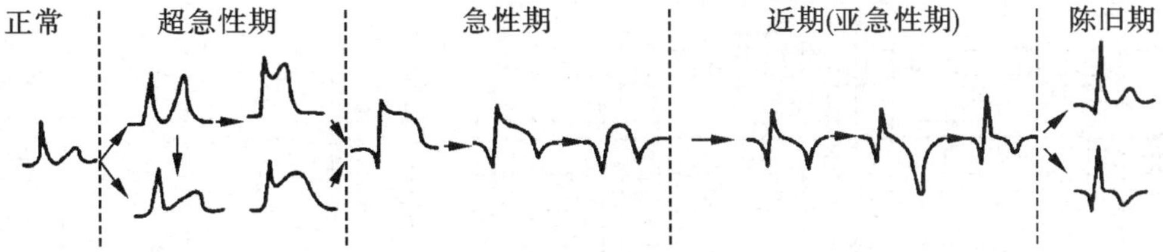


图 21-28　心肌梗死的图形演变及分期

2. 急性期　此期开始于梗死后数小时或数日，可持续到数周，心电图呈现一个动态演变过程。ST 段呈弓背向上抬高，抬高显著者可形成单向曲线，继而逐渐下降；心肌坏死导致面向坏死区导联的 R 波振幅降低或丢失，出现异常 Q 波或 QS 波；T 波由直立开始倒置，并逐渐加深。坏死型的 Q 波、损伤型的 ST 段抬高和缺血型的 T 波倒置在此期内可同时并存。

3. 近期（亚急性期）　出现于梗死后数周至数月，此期以坏死及缺血图形为主要特征。抬高的 ST 段恢复至基线，缺血型 T 波由倒置较深逐渐变浅，坏死型 Q 波持续存在。

4. 陈旧期（愈合期）　常出现在急性心肌梗死 3~6 个月之后或更久，ST 段和 T 波恢复正常或 T 波持续倒置、低平，趋于恒定不变，残留下坏死型的 Q 波。理论上异常 Q 波将持续存在终生。但随着瘢痕组织的缩小和周围心肌的代偿性肥大，其范围在数年后有可能明显缩小。小范围梗死的图形改变有可能变得很不典型，异常 Q 波甚至消失。

需要指出：近年来，急性心肌梗死的检测水平、诊断手段及治疗技术已取得突破性进展。通过对急性心肌梗死患者早期实施有效治疗（溶栓、抗栓或介入性治疗等），已显著缩短整个病程，并可改变急性心肌梗死的心电图表现，可不再呈现上述典型的演变过程。

### （三）心肌梗死的定位诊断

心肌梗死的部位主要根据心电图坏死型图形（异常 Q 波或 QS 波）出现于哪些导联而做出判断。发生心肌梗死的部位多与冠状动脉分支的供血区域相关，因此，心电图的定位基本上与病理一致。前间壁梗死时，$V_1 \sim V_3$ 导联出现异常 Q 波或 QS 波（图 21-29）；前壁心肌梗死时，异常 Q 波或 QS 波主要出现在 $V_3$、$V_4$（$V_5$）导联；侧壁心肌梗死时在 Ⅰ、aVL、$V_5$、$V_6$ 导联出现异常 Q 波；如异常 Q 波仅出现在 $V_5$、$V_6$ 导联称为前侧壁心肌梗死，下壁心肌梗死时，在 Ⅱ、Ⅲ、aVF 导联出现异常 Q 波或 QS 波（图 21-30）；Ⅰ、aVL 导联出现异常 Q 波称为高侧壁心肌梗死；正后壁心肌梗死时，$V_7$、$V_8$、$V_9$ 导联记录到异常 Q 波或 QS 波，而与正后壁导联相对应的 $V_1$、$V_2$ 导联出现 R 波增高、ST 段压低及 T 波增高。如果大部分胸导联（$V_1 \sim V_5$）都出现异常 Q 波或 QS 波，则称为广泛前壁心肌梗死。在急性心肌梗死早期，尚未出现坏死型 Q 波，可根据 ST-T 异常（ST 段抬高或压低，或 T 波异常变化）出现于哪些导联来判断梗死的部位。

笔记栏

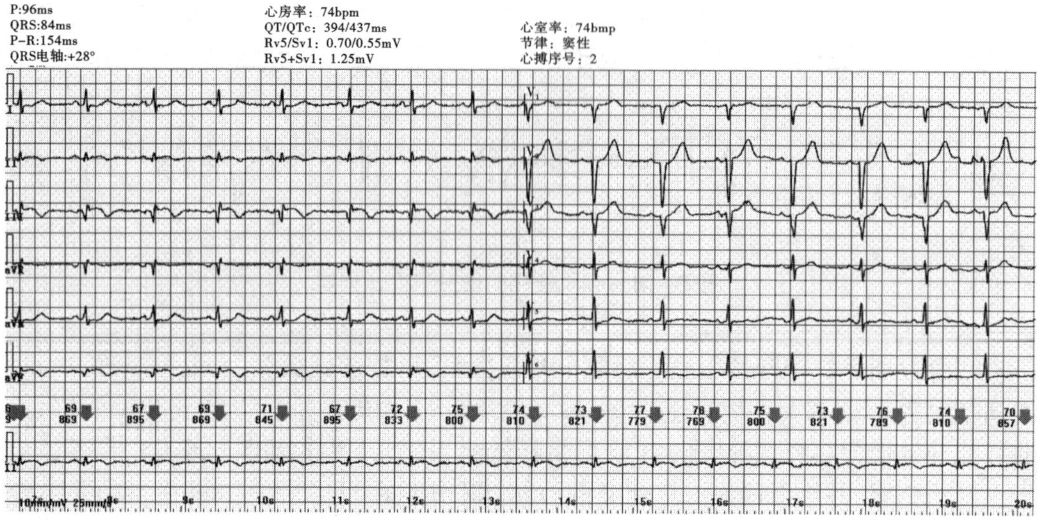


图 21-29　前间壁梗死心电图表现

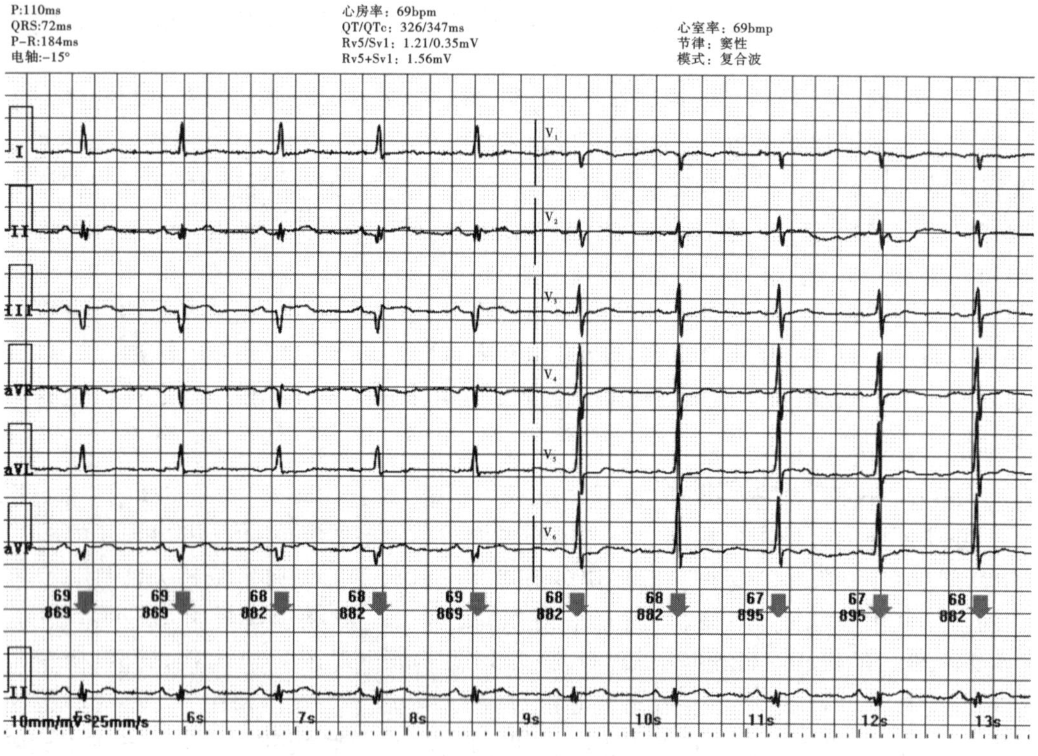


图 21-30　下壁心肌梗死心电图表现

### (四)心肌梗死的分类和鉴别诊断

1. Q 波型和非 Q 波型心肌梗死　非 Q 波型心肌梗死过去称为“非透壁性心肌梗死”或“心内膜下心肌梗死”。部分患者发生急性心肌梗死后,心电图可只表现为 ST 段抬高或压低及 T 波倒置,ST-T 改变可呈规律性演变,但不出现异常 Q 波,需要根据临床表现及其他检查指标明确诊断。近年研究发现非 Q 波型梗死既可是非透壁性,亦可是透壁性。与典型的Q波型心肌梗死比较，此种不典型的心肌梗死较多见于多支冠状动脉病变。此外，发生多部位梗死(不同部位的梗死向量相互作用发生抵消)、梗死范围弥漫或局限、梗死区位于心电图常规导联记录的盲区(如右心室、基底部、孤立正后壁梗死等)均可产生不典型的心肌梗死图形。

2. ST段抬高和非ST段抬高心肌梗死　临床研究发现，ST段抬高心肌梗死可以不出现Q波，而非ST段抬高梗死有的可出现Q波，心肌梗死后是否出现Q波通常是回顾性诊断。为了最大限度地改善心肌梗死患者的预后，近年提出把急性心肌梗死分类为ST段抬高和非ST段抬高梗死，并且与不稳定型心绞痛一起统称为急性冠脉综合征。以ST段改变对急性心肌梗死进行分类突出了早期干预的重要性。在Q波出现之前及时进行干预(溶栓、抗栓、介入治疗等)，可挽救濒临坏死的心肌或减小梗死面积。另外，ST段抬高梗死和非ST段抬高梗死二者的干预对策是不同的，可以根据心电图ST段是否抬高而选择正确和合理的治疗方案。在做出ST段抬高或非ST段抬高心肌梗死诊断时，应该结合临床病史并注意排除其他原因引起的ST段改变。ST段抬高型和非ST段抬高型心肌梗死如不及时治疗都可演变为Q波型或非Q波型梗死。

3. 心肌梗死合并其他病变　心肌梗死合并室壁瘤时，可见升高的ST段持续存在达半年以上。心肌梗死合并右束支阻滞时，心室除极初始向量表现出心肌梗死特征，终末向量表现出右束支阻滞特点，一般不影响二者的诊断。心肌梗死合并左束支阻滞，梗死图形常被掩盖，按常规心肌梗死标准进行诊断比较困难。

4. 心肌梗死的鉴别诊断　单纯的ST段抬高还可见于急性心包炎、变异型心绞痛、早期复极综合征等，可根据病史、是否伴有异常Q波及典型ST-T演变过程予以鉴别。异常Q波不一定都提示为心肌梗死，例如发生感染或脑血管意外时，可出现短暂QS或Q波，但缺乏典型演变过程，很快可以恢复正常。心脏横位可导致Ⅲ导联出现Q波，但Ⅱ导联通常正常。顺钟向转位、左室肥大及左束支阻滞时，$V_1$、$V_2$导联可出现QS波，但并非前间壁心肌梗死。预激综合征心电图在某些导联上可出现“Q”或“QS”波。此外，右心室肥大、心肌病、心肌炎等也可出现异常Q波，结合患者的病史和临床资料一般不难鉴别。仅当异常的Q波、抬高的ST段以及倒置的T波同时出现，并具有一定的演变规律才是急性心肌梗死的特征性改变。

## 四、心律失常

正常人的心脏起搏点位于窦房结，并按正常传导系统顺序激动心房和心室。心脏传导系统包括窦房结、房室结、结间束、左右束支及浦肯野纤维。如果心脏激动的起源、频率、节律、传导速度和传导顺序等异常，称为心律失常。各种器质性心脏病是引起心律失常的最常见病因。各种原因引起的低钾血症、高钾血症等电解质紊乱和酸碱平衡失调均可导致心律失常。医源性因素是一种特殊类型的致心律失常原因。心律失常的发生机制可有：①激动起源异常，可分为两类，一类为窦房结起搏点本身激动的程序与规律异常，另一类为心脏激动全部或部分起源于窦房结以外的部位，称为异位节律，异位节律又分为主动性和被动性。②激动的传导异常，最多见的一类为传导阻滞，包括传导延缓或传导中断；另一类为激动传导通过房室之间的附加异常旁路，使心肌某一部分提前激动，属传导途径异常。③激动起源异常和激动传导异常同时存在，相互作用，此可引起复杂的心律失常表现。心律失常目前多按形成原因进行分类(表21-1)。

**表 21-1　心律失常分类**

- 心律失常
  - 激动起源异常
    - 窦性心律失常：过速、过缓、不齐、停搏
    - 异位心律
      - 被动性：逸搏与逸搏心律（房性、房室交界性、室性）
      - 主动性
        - 期前收缩（房性、房室交界性、室性）
        - 心动过速（房性、房室交界性、室性）
        - 扑动与颤动（心房、心室）
  - 激动传导异常
    - 生理性传导障碍：干扰与脱节（包括心脏各个部位）
    - 病理性传导阻滞
      - 窦房阻滞
      - 房内阻滞
      - 房室传导阻滞（一度、二度Ⅰ型和Ⅱ型、三度）
      - 室内阻滞（左、右束支阻滞，左束支分支阻滞）
      - 意外传导（超常传导、裂隙现象、维登斯基现象）
    - 传导途径异常：预激综合征

### （一）窦性心律及窦性心律失常

凡起源于窦房结的心律，称为窦性心律。窦性心律属于正常节律。

1. 窦性心律的心电图特征　一般心电图机描记不出窦房结激动电位，都是以窦性激动发出后引起的心房激动波 P 波特点来推测窦房结的活动。窦性心律的心电图特点为：P 波规律出现，在每个相关 QRS 波（持续时间小于 0.11 s）之前，且 P 波形态表明激动来自窦房结（即 P 波在Ⅰ、Ⅱ、aVF、$V_4$~$V_6$ 导联直立，在 aVR 导联倒置），PR 间期时间在 0.12~0.20 s。正常人窦性心律的频率呈生理性波动，传统上静息心率的正常范围一般定义为 60~100 次/min（图 21-31）。近年，国内大样本健康人群调查发现：国人男性静息心率的正常范围为 50~95 次/min，女性为 55~95 次/min。

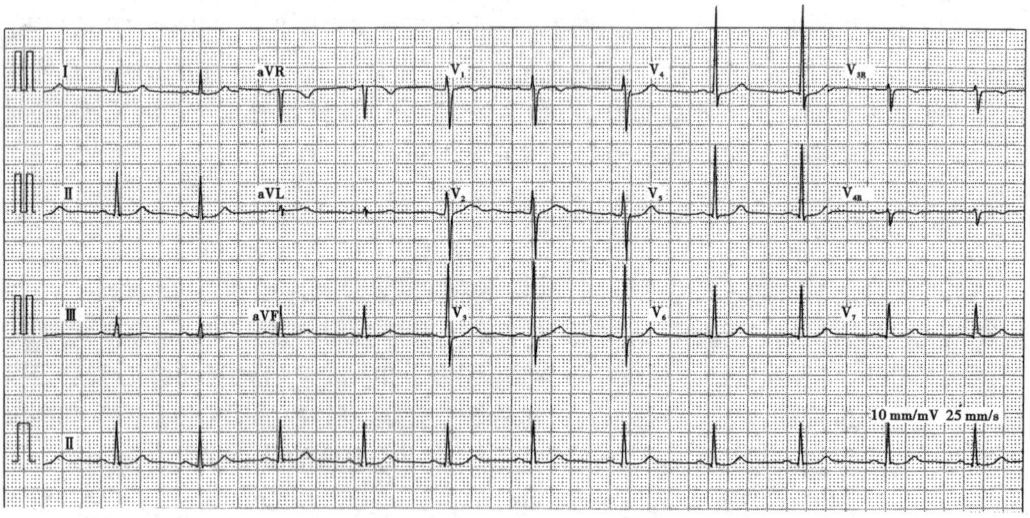


**图 21-31　正常窦性心律心电图**

2. 窦性心动过速　传统上规定成人窦性心律的频率>100 次/min，称为窦性心动过速（图 21-32）。窦性心动过速时，P-R 间期及 Q-T 间期相应缩短，有时可伴有继发性 ST 段轻度压低和 T 波振幅降低，窦房结发放冲动的频率为 100~180 次/min，在年轻

人可能更高。体力活动中达到的最大心率随年龄增加而降低,20 岁可达 200 次/min,80 岁时低于 140 次/min。常见于运动、精神紧张、发热、甲状腺功能亢进、贫血、失血、心肌炎和异丙肾上腺素类药物作用等情况。生理性的窦性心动过速常无症状。不适当的窦性心动过速其主要症状有心悸、气短、胸痛、头晕或近乎晕厥,有时可引起反复晕厥,因而可严重影响患者的生活质量,极少数情况下可导致心动过速性心肌病。

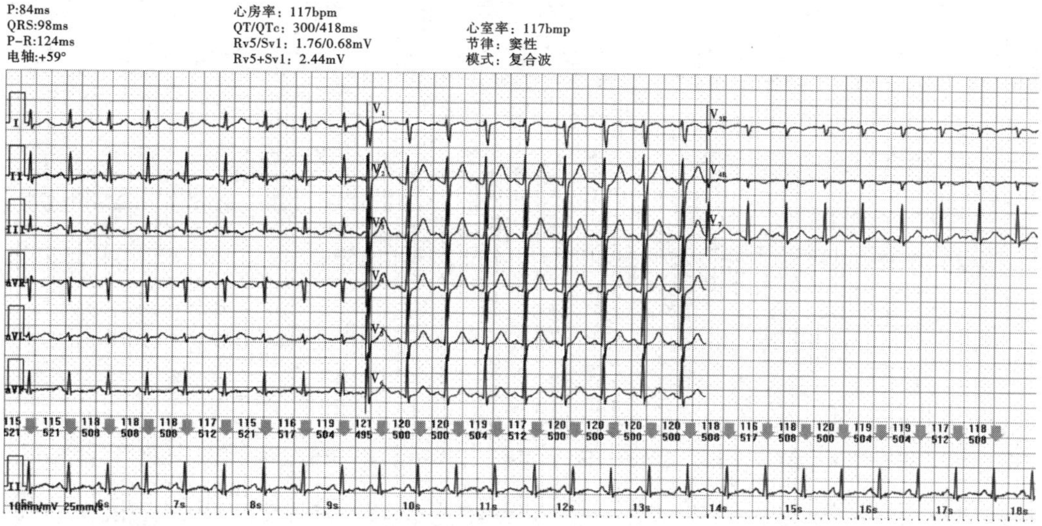


**图 21-32　窦性心动过速心电图**

3. 窦性心动过缓　传统上规定窦性心律的频率<60 次/min 时,称为窦性心动过缓。若窦性频率小于 45 次/min 则为显著的窦性心动过缓(图 21-33)。近年大样本健康人群调查发现:约 15% 正常人静息心率可<60 次/min,尤其是男性。另外,健康成年人及运动员心率可以相对较缓,50 次/min 左右。迷走神经张力过度增高则可产生显著的窦性心动过缓,属于病理性。窦房结功能障碍、颅内压增高、甲状腺功能低下、急性下壁心肌梗死、服用某些药物(例如 β 受体阻滞剂、利血平、洋地黄等)亦可引起窦性心动过缓。

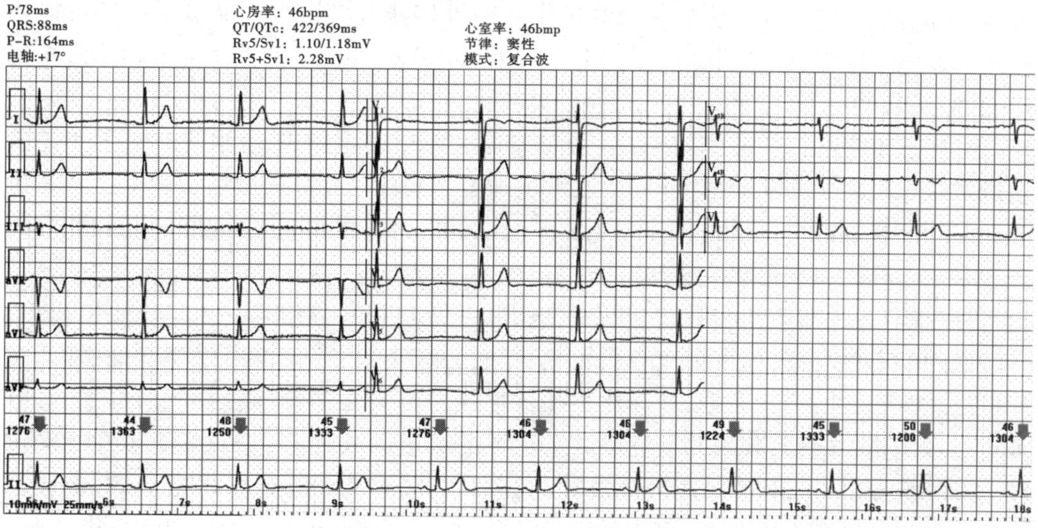


**图 21-33　窦性心动过缓心电图**

笔记栏

4. 窦性心律不齐　窦性心律的起源未变，但节律不整，在同一导联上 P-P 间期差异>0.12 s。窦性心律不齐常与窦性心动过缓同时存在（图 21-34）。较常见的一类心律不齐与呼吸周期有关，称呼吸性窦性心律不齐，多见于青少年，一般无临床意义。另有一些比较少见的窦性心律不齐与呼吸无关，例如与心室收缩排血有关的（室相性）窦性心律不齐以及窦房结内游走性心律不齐等。

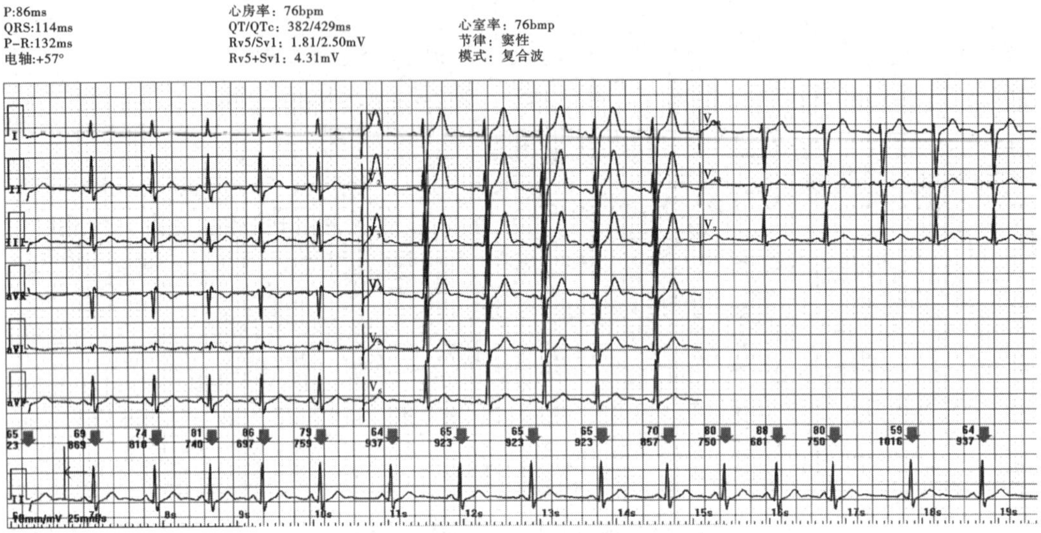


**图 21-34　窦性心律不齐心电图**

5. 窦性停搏　亦称窦性静止，是指窦房结在较长的时间内不能发放电激动。窦房结停止发放电激动的时间可以较短，表现为停止数个心搏，也可以较长，称为窦性静止。在规律的窦性心律中，有时因迷走神经张力增大或窦房结功能障碍，在一段时间内窦房结停止发放电激动，心电图上见规则的 PP 间距中突然出现 P 波脱落，形成长 PP 间距，且长 PP 间距与正常 PP 间距不成倍数关系（图 21-35）。病因有一过性强迷走神经刺激，如吞咽、咽部刺激、按摩颈动脉窦及气管插管等；药物引起如洋地黄、奎尼丁、普萘洛尔等；器质性心脏病多引起持续性窦性停搏，如冠心病，尤其是下壁心肌梗死。另外外科手术、射频消融如损伤窦房结也可致窦性停搏。窦性停搏后常出现逸搏或逸搏心律。

6. 病态窦房结综合征（sick sinus syndrome，SSS）　是由于窦房结或其周围组织的功能障碍导致窦房结冲动形成障碍，或窦房结至心房冲动传导障碍所致的多种心律失常和多种症状的综合征。临床表现主要是由心、脑、肾等重要脏器血流灌注不足引起，表现多种多样。典型症状为头晕、黑矇、晕厥等。原因有：特发性的传导系统纤维化、退行性变等；各种器质性心脏病，如心肌病、风湿性心脏病、冠心病，尤其心肌梗死后；各种原因的心肌炎症，如风湿性心肌炎、病毒性心肌炎等；迷走神经张力增高，常为夜间发生、非持续性；药物影响，如洋地黄和各种抗心律失常药物；高血钾、尿毒症、心脏外科手术损伤、导管射频术并发症等。其主要的心电图表现有：①持续的窦性心动过缓，心率<50 次/min，且不易用阿托品等药物纠正；②窦性停搏或窦房阻滞；③在显著窦性心动过缓基础上，常出现室上性快速心律失常（房速、房扑、房颤等），又称为慢-

快综合征;④若病变同时累及房室交界区,可出现房室传导障碍,或发生窦性停搏时,长时间不出现交界性逸搏,此即称为双结病变。

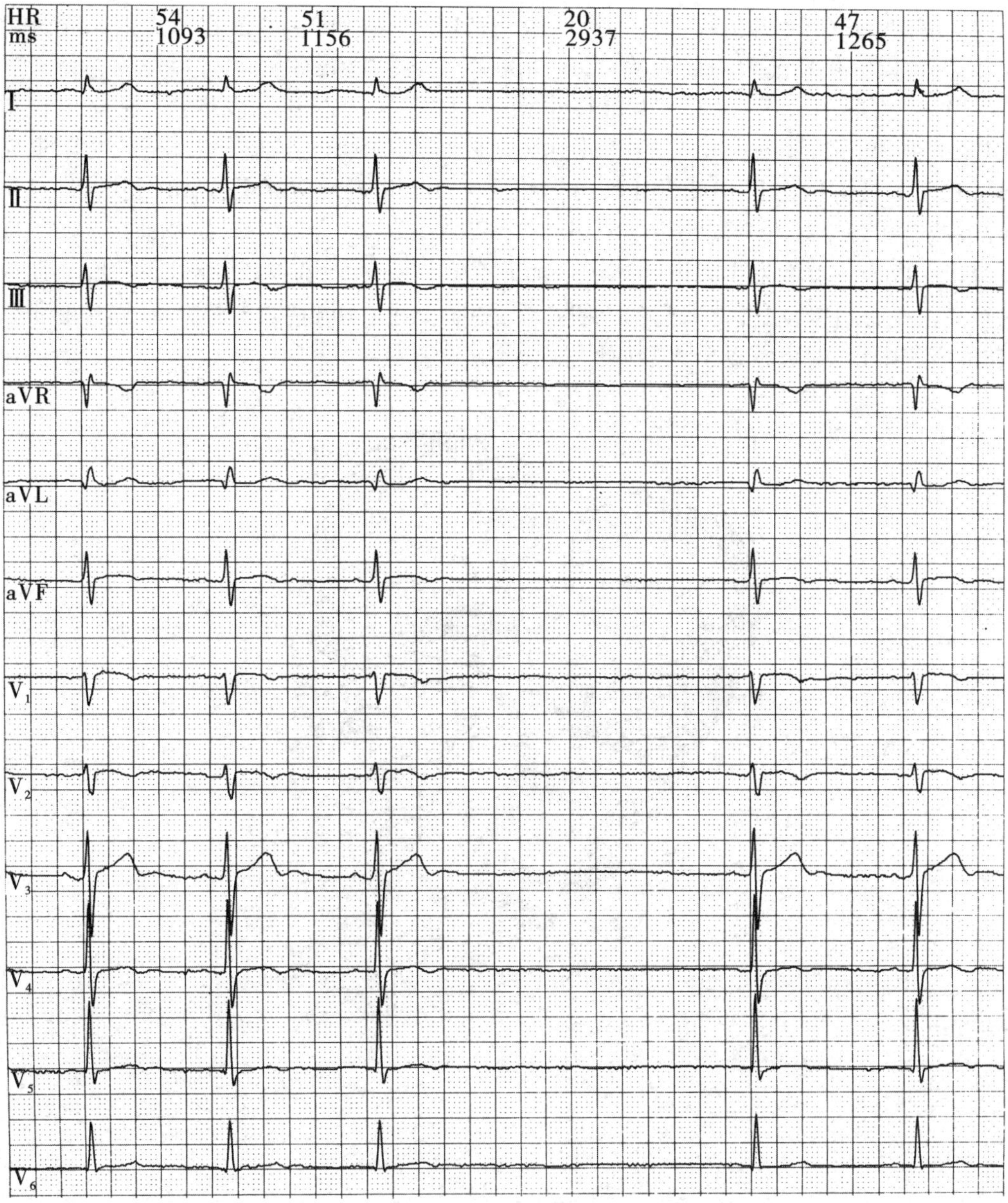


图 21-35　窦性停搏心电图

### (二)期前收缩

期前收缩是指起源于窦房结以外的异位起搏点提前发出的激动,又称过早搏动、异位搏动或早搏,是临床上最常见的心律失常之一,其发生率仅次于窦性心律失常。按其发生部位可分为室性早搏、房室交界性早搏、房性早搏、窦房交界性和窦性早搏等。其中以室性早搏最常见,窦性早搏最罕见。在一般人群中发病率为3%~5%。期

笔记栏

前收缩可出现于某些生理情况，如激烈运动，过量饮用酒、茶、咖啡等；也可由许多心内外疾病所引起，如高血压病、冠心病、心肌炎、心肌病、甲状腺功能亢进、败血症和低血钾等。

期前收缩的产生机制包括：①折返激动；②触发活动；③异位起搏点的兴奋性增高。其中以室性期前收缩最为常见，房性次之，交界性比较少见。

1. 室性期前收缩　又称为室性早搏，简称室早。心电图表现：①提前出现的QRS-T波前无P波或无相关的P波。②期前出现的QRS形态宽大畸形，时限通常>0.12 s，T波方向多与QRS的主波方向相反。③室早后常有完全性代偿间歇，即期前收缩前后的两个窦性P波间距等于正常PP间距的2倍（图21-36）。室性期前收缩非常常见，成年人群中发生频率随年龄增加而升高。病因常见有急性心肌梗死、心肌缺血、高血压、既往心肌梗死引起的心肌损伤、心肌炎或心肌病、二尖瓣脱垂、膜性心脏病和地高辛中毒，但更常见于无器质性心脏疾病的患者群。

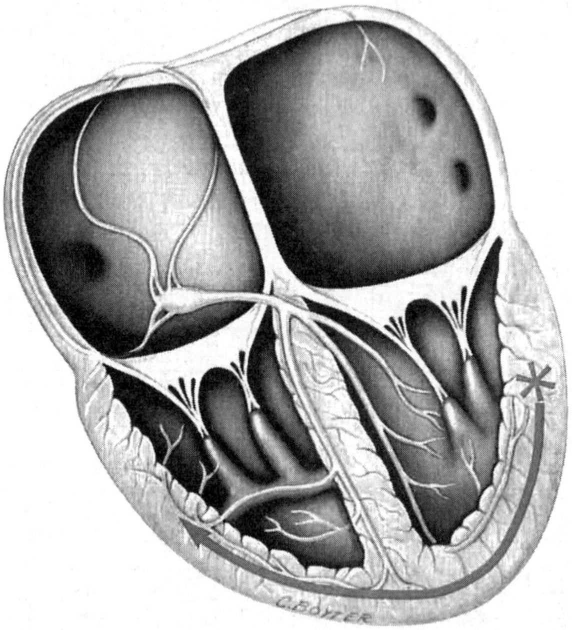

笔记栏

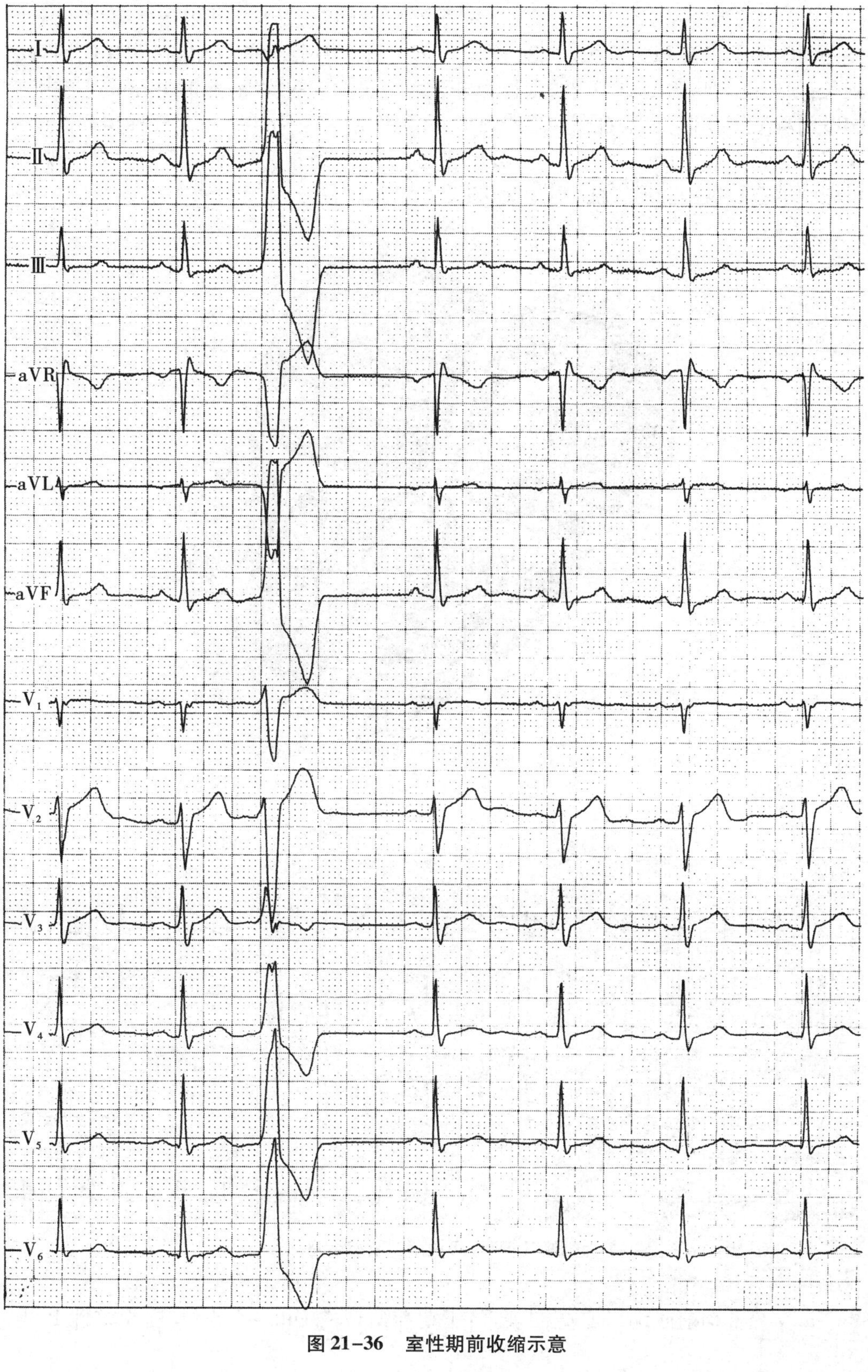


图 21-36　室性期前收缩示意

笔记栏

2. 房性期前收缩　心电图表现：①期前出现的异位 P′波，其形态与窦性 P 波不同；②P′-R 间期≥0.12 s；③大多为不完全性代偿间歇，即期前收缩前后两个窦性 P 波的间距小于正常 PP 间距的 2 倍（图 21-37）。某些房性期前收缩的 P′-R 间期可以延长；如异位 P′后无 QRS-T 波，则称为未下传的房性期前收缩；有时 P′下传心室引起 QRS 波群增宽变形，多呈右束支阻滞图形，称房性期前收缩伴室内差异性传导。可见于多种心脏疾病，但也常见于正常人，特别是老年人，通常为良性。但若频繁出现，则可能预示着心房颤动或房性心动过速的发生。

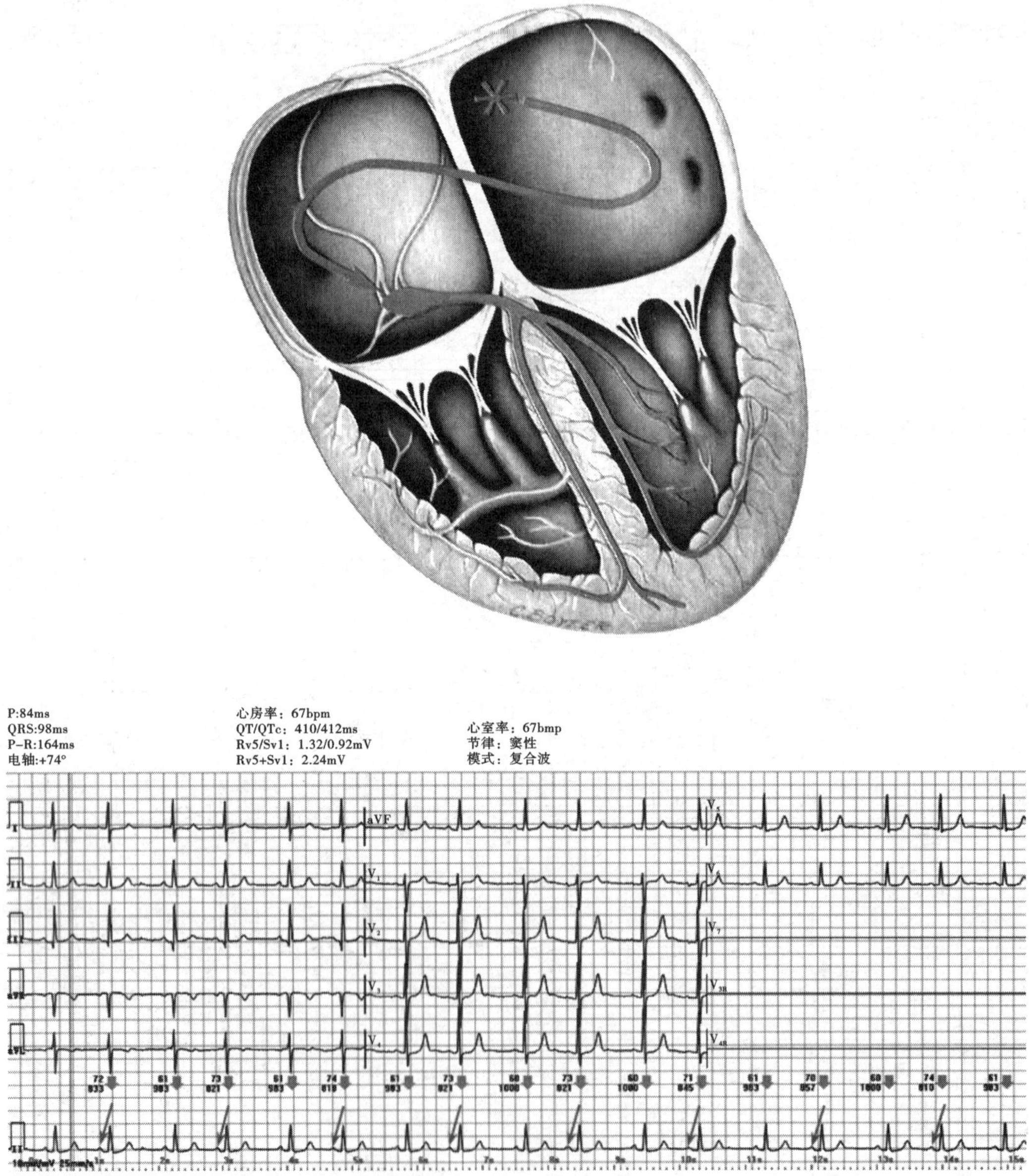


**图 21-37　房性期前收缩示意**

3. 交界性期前收缩　心电图表现：①期前出现的 QRS-T 波，其前无窦性 P 波，

QRS-T 形态与窦性下传者基本相同；②出现逆行 P′波（P 波在Ⅱ、Ⅲ、aVF 导联倒置，aVR 导联直立），可发生于 QRS 波群之前（P′-R 间期<0.12 s）或 QRS 波群之后（R-P′间期<0.20 s），或者与 QRS 相重叠；③大多为完全性代偿间歇（图 21-38）。

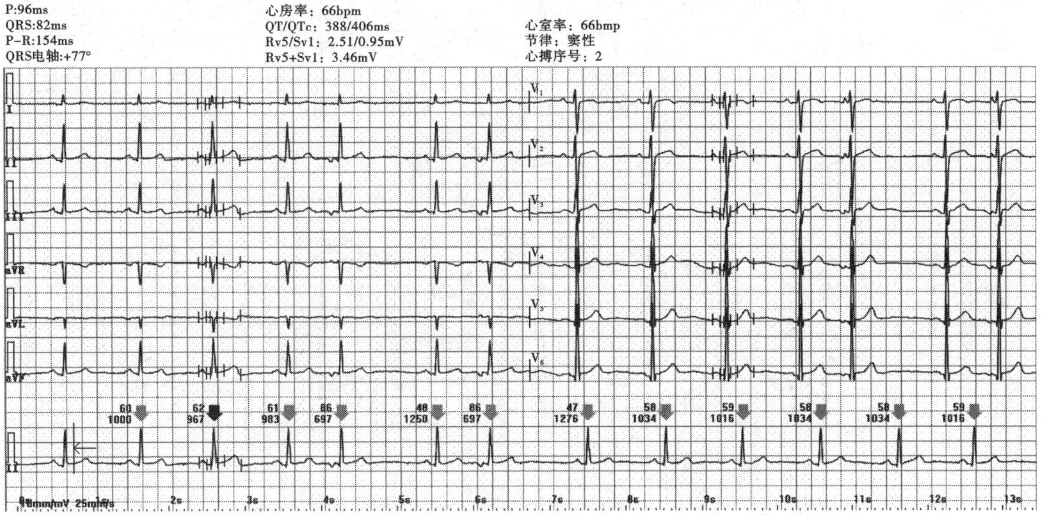


**图 21-38　交界性期前收缩心电图**

**（三）异位性心动过速**

异位性心动过速是指异位节律点兴奋性增高或折返激动引起的快速异位心律（期前收缩连续出现 3 次或 3 次以上）。根据异位节律点发生的部位，可分为房性、交界性及室性心动过速。

1. 阵发性室上性心动过速　理应分为房性及与房室交界区相关的心动过速，但常因 P′不易辨别，故统称为室上性心动过速（室上速）（图 21-39）。该类心动过速发作时有突发、突止的特点，频率一般在 160～250 次/min，节律快而规则，QRS 形态一般正常（伴有束支阻滞或室内差异性传导时，可呈宽 QRS 波心动过速）。临床上最常见的室上性心动过速类型为预激旁路引发的房室折返性心动过速（A-Vreentry tachycardia，AVRT）以及房室结双径路（dual A-V nodal pathways）引发的房室结折返性心动过速（A-V nodal reentry tachycardia，AVNRT）。心动过速通常可由一个房性期前收缩诱发。这两类心动过速患者多不具有器质性心脏病，由于解剖学定位比较明确，可通过导管射频消融术根治。房性心动过速包括自律性和房内折返性心动过速两种类型，多发生于器质性心脏病伴心房肥大、心肌病、心肌梗死、低血钾和洋地黄中毒等患者。可能引起以下主要症状：晕厥或近似晕厥（特别是心律失常开始发作时）、心悸、心绞痛（即使在不合并冠脉疾病的情况下）、呼吸困难、疲乏、多尿（与心房钠尿肽释放有关）。

2. 室性心动过速　室性心动过速最常见的病因是心肌梗死或心肌疾病。室性心动过速属于宽 QRS 波心动过速类型，心电图表现为：①频率多在 140～200 次/min，节律可稍不齐；②QRS 波群形态宽大畸形，时限通常>0.12 s；③如能发现 P 波，并且 P 波频率慢于 QRS 波频率，P-R 无固定关系（房室分离），则可明确诊断；④偶尔心房激动夺获心室或发生室性融合波，也支持室性心动过速的诊断，常见于器质性心脏病。其

笔记栏

中以冠心病、急性心肌梗死发生率最高，其次见于心肌病、二尖瓣脱垂和心瓣膜病等。

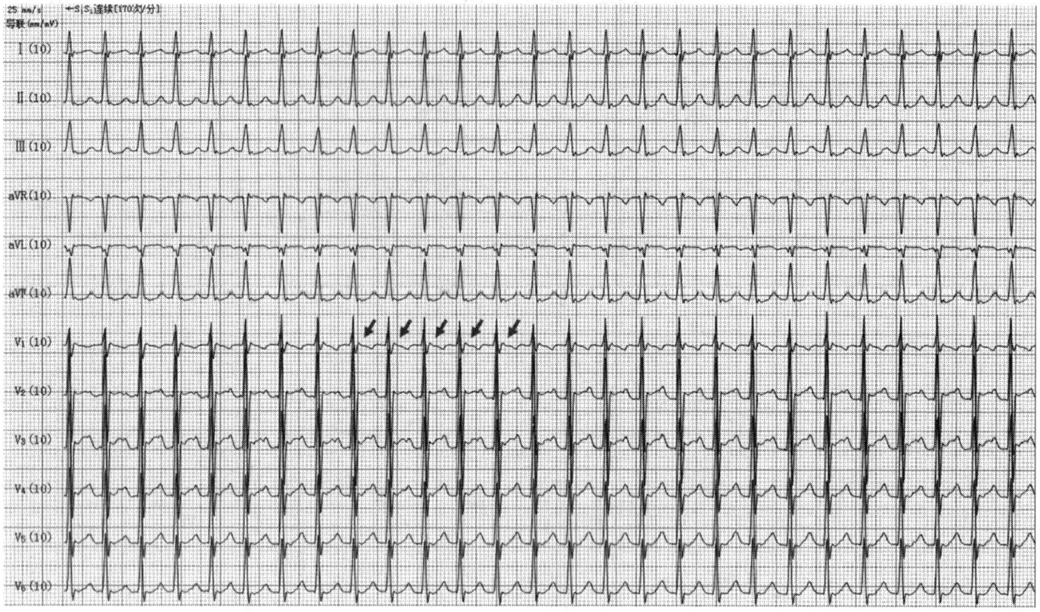


**图 21-39　室上性心动过速心电图**

除了室性心动过速外，室上性心动过速伴心室内差异性传导，室上性心动过速伴原来存在束支阻滞或室内传导延迟，室上性心律失常（房速、房扑或房颤）经房室旁路前传，经房室旁路前传的房室折返性心动过速等，亦可表现为宽 QRS 波心动过速类型，应注意鉴别诊断（图 21-40）。

3. 非阵发性心动过速　可发生在心房、房室交界区或心室，又称加速的房性、交界性或室性自主心律。此类心动过速发作多有渐起渐止的特点。心电图主要表现为：频率比逸搏心律快，比阵发性心动过速慢，交界性心律频率多为 70～130 次/min，室性心律频率多为 60～100 次/min。由于心动过速频率与窦性心律频率相近，易发生干扰性房室脱节，并出现各种融合波或夺获心搏。此类型心动过速的机制是异位起搏点自律性增高，多发生于器质性心脏病。

4. 扭转型室性心动过速（torsade de pointes，TDP）　此类心动过速是一种严重的室性心律失常。发作时可见一系列增宽变形的 QRS 波群，以每 3～10 个心搏围绕基线不断扭转其主波的正负方向，每次发作持续数秒到数十秒而自行终止，但极易复发或转为心室颤动。临床上表现为反复发作心源性晕厥或称为阿-斯综合征。

扭转型室性心动过速可由不同病因引起，临床上常见的原因有：①先天性长 Q-T 间期综合征；②严重的房室传导阻滞，逸搏心律伴有巨大的 T 波；③低血钾、低血镁、严重过缓性心律失常伴早搏；④某些药物（例如奎尼丁、胺碘酮、吩噻嗪和三环类抗抑郁药等）所致。

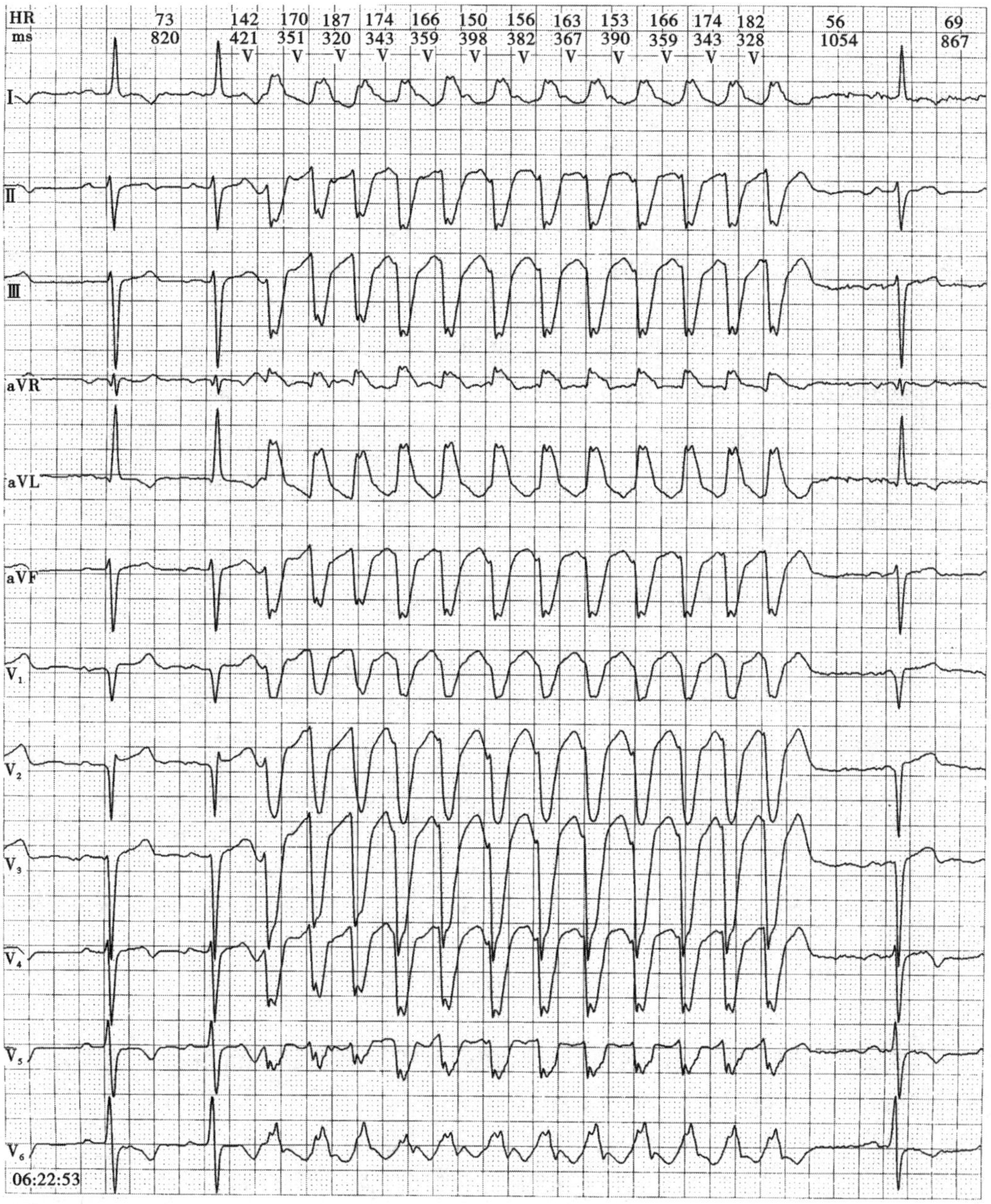


**图 21-40　室性心动过速心电图**

## (四)扑动与颤动

扑动、颤动可出现于心房或心室。主要的电生理基础为心肌的兴奋性增高,不应期缩短,同时伴有一定的传导障碍,形成环形激动及多发微折返。

1. 心房扑动(atrial flutter,AFL)　关于典型房扑的发生机制已比较清楚,属于房内大折返环路激动(图 21-41)。心房扑动大多为短阵发性,少数可呈持续性。总体而言,心房扑动不如心房颤动稳定,常可转为心房颤动或窦性心律。心房扑动可发生于无器质性疾患者。持续性心房扑动常见于风湿性心脏病、冠心病、高血压性心脏病和

笔记栏

甲亢性心脏病，亦可见于心包炎、肺源性心脏病、先天性心脏病以及酒精中毒等患者。

心电图特点是：正常 P 波消失，代之连续的大锯齿状扑动波（F 波），多数在Ⅱ、Ⅲ、aVF 导联中清晰可见；F 波间无等电位线，波幅大小一致，间隔规则，频率为 240～350 次/min，大多不能全部下传，常以固定房室比例（2∶1 或 4∶1）下传，故心室律规则（图 21-42）。如果房室传导比例不恒定或伴有文氏传导现象，则心室律可以不规则。心房扑动时 QRS 波时间一般不增宽。心房扑动如伴 1∶1 房室传导可引起严重的血流动力学改变，应及时处理。如果 F 波的大小和间距有差异，且频率>350 次/min，称不纯性心房扑动或称非典型心房扑动。

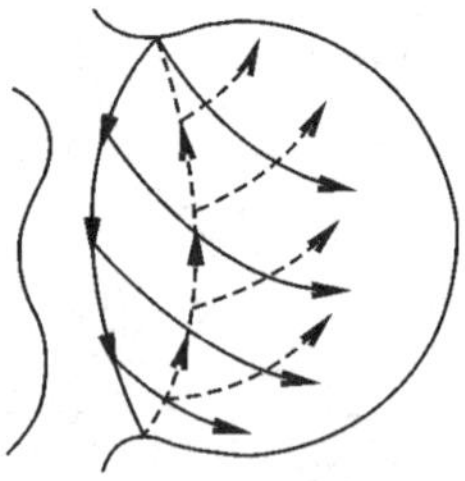

图 21-41　心房扑动发生机制示意

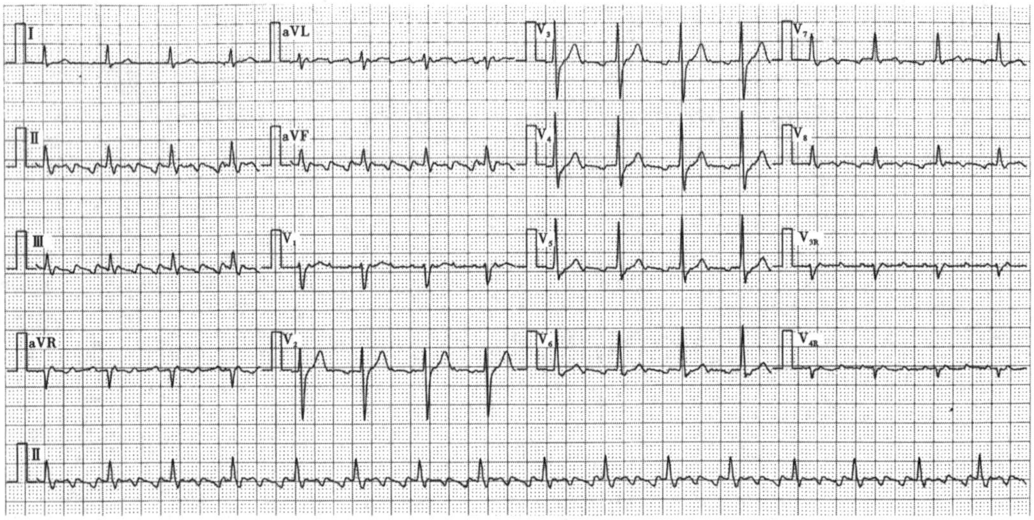


图 21-42　心房扑动心电图

近年，对于典型的心房扑动通过射频消融三尖瓣环到下腔静脉口之间的峡部区域，可以阻断折返环，从而达到根治房扑的目的。

2. 心房颤动（atrial fibrillation，AF）　心房颤动是临床上较常见的心律失常。心房颤动可以是阵发性或持续性，大多发生在器质性心脏病基础上，多与心房扩大、心肌损伤、心力衰竭、病态窦房结综合征等有关。甲状腺功能亢进亦可引起。但也有少部分房颤患者无明显器质性心脏病。发生心房颤动的机制比较复杂，至今仍未完全清楚，多数可能系多个小折返激动所致（图 21-43）。心房颤动常由房性期前收缩所触发。近年的研究发现：一部分心房颤动可能是局灶触发机制（起源于肺静脉）。心房颤动时整个心房失去协调一致的收缩，心排血量降低，易形成附壁血栓。发病率随年龄增长而升高。心房颤动预后的决定因素为是否存在结构性心脏疾患。例如心肌梗死所致心房颤动者预后不良；多个研究

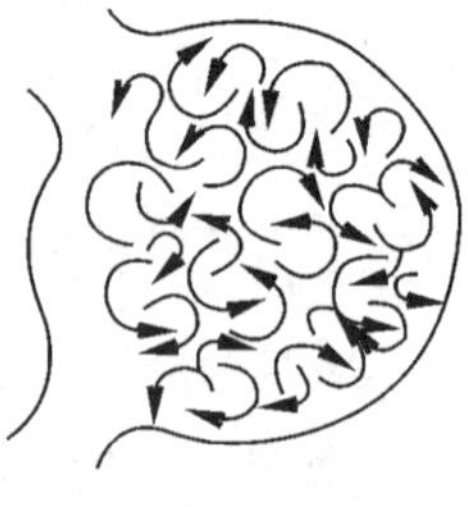

图 21-43　心房颤动发生机制示意

证实特发性心房颤动预后较好。

心电图特点是：正常 P 波消失，代以大小不等、形状各异的颤动波（f 波），通常以 $V_1$ 导联最明显；心房颤动波的频率为 350～600 次/min；RR 绝对不齐，QRS 波一般不增宽；若是前一个 RR 间距偏长而与下一个 QRS 波相距较近时，易出现一个增宽变形的 QRS 波，此可能是房颤伴有室内差异传导，并非室性期前收缩，应注意进行鉴别。心房颤动时，如果出现 RR 绝对规则，且心室率缓慢，常提示发生完全性房室传导阻滞（图 21-44）。

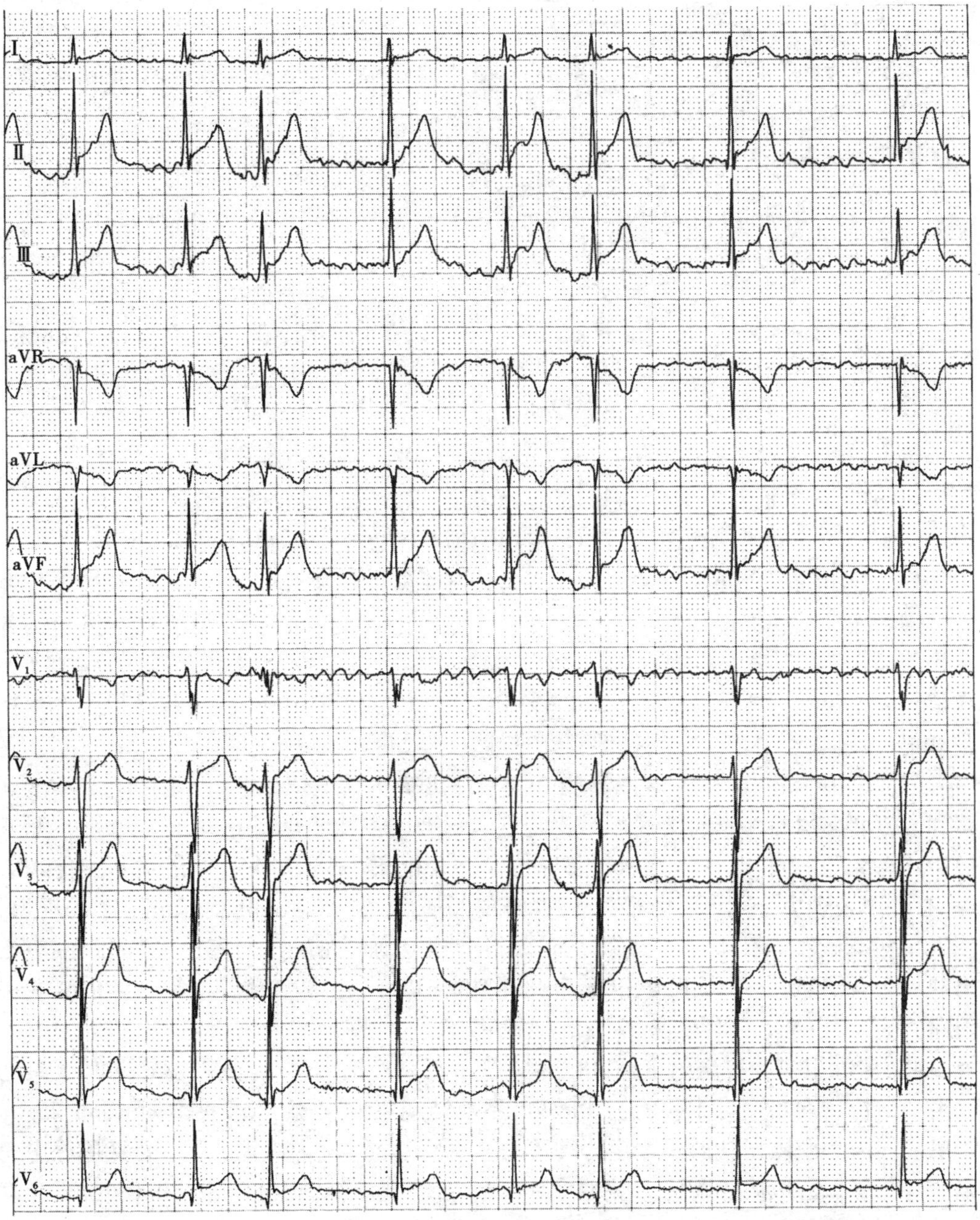


图 21-44　心房颤动心电图

笔记栏

3. 心室扑动与心室颤动　多数人认为心室扑动是心室肌产生环形激动的结果。出现心室扑动一般具有两个条件:①心肌明显受损、缺氧或代谢失常;②异位激动落在易颤期。心电图特点是无正常 QRS-T 波,代之以连续快速而相对规则的大振幅波动,频率达 200~250 次/min,心脏失去排血功能。室扑常不能持久,不是很快恢复,便会转为室颤而导致死亡。心室颤动往往是心脏停搏前的短暂征象,也可以因急性心肌缺血或心电紊乱而发生。由于心脏出现多灶性局部兴奋,以致完全失去排血功能。心电图上 QRS-T 波完全消失,出现大小不等、极不匀齐的低小波,频率为 200~500 次/min。心室扑动和心室颤动均是极严重的致死性心律失常(图 21-45),常见于急性心肌梗死等严重的器质性心脏病患者,并见于多数心搏骤停和心脏性猝死患者。此外,尚可见于严重的药物中毒、电解质紊乱、心脏手术、麻醉、触电及雷击等,各种疾病临终前亦可出现心室扑动与心室颤动。

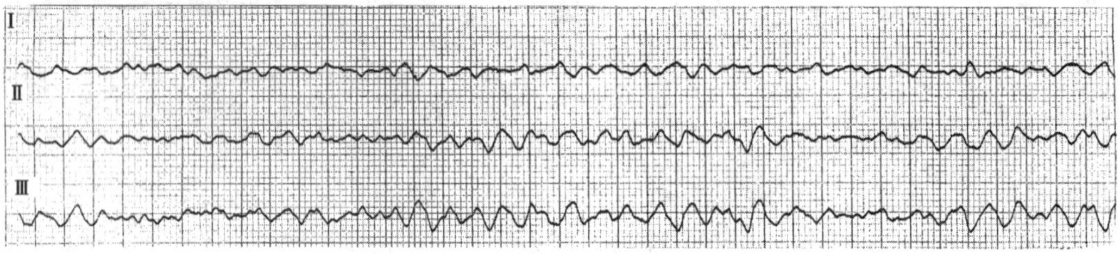


**图 21-45　心室颤动心电图**

### (五)传导异常

心脏传导异常包括病理性传导阻滞、生理性干扰与脱节及传导途径异常。

1. 传导阻滞　传导阻滞的病因可以是传导系统的器质性损害,也可能是迷走神经张力增高引起的功能性抑制或是药物作用及位相性影响。心脏传导阻滞按发生的部位分为窦房阻滞、房内阻滞、房室传导阻滞和室内阻滞。按阻滞程度可分为一度(传导延缓)、二度(部分激动传导发生中断)和三度(传导完全中断)。按传导阻滞发生情况,可分为永久性、暂时性、交替性及渐进性。

(1)窦房阻滞　常规心电图不能直接描记出窦房结电位,故一度窦房阻滞不能观察到。三度窦房阻滞难与窦性停搏相鉴别。只有二度窦房阻滞出现心房和心室漏搏(P-QRS-T 均脱漏)时才能诊断。窦房传导逐渐延长,直至一次窦性激动不能传入心房,心电图表现为 PP 间距逐渐缩短,于出现漏搏后 PP 间距又突然延长呈文氏现象,称为二度Ⅰ型窦房阻滞,此应与窦性心律不齐相鉴别。在规律的窦性 PP 间距中突然出现一个长间歇,这一长间歇恰等于正常窦性 PP 间距的倍数,此称二度Ⅱ型窦房阻滞。

(2)房内阻滞　心房内有前、中、后 3 条结间束连接窦房结与房室结,同时也激动心房。连接右房与左房主要为上房间束(系前结间束的房间支,又称 Bachmann 束)和下房间束。房内阻滞一般不产生心律不齐,以不完全性房内阻滞多见,主要是上房间束传导障碍。心电图表现为 P 波增宽≥0.12 s,出现双峰,切迹间距≥0.04 s,要注意与左房肥大相鉴别。完全性房内传导阻滞少见,其产生原因是局部心房肌周围形成传入、传出阻滞,引起心房分离。心电图表现为:在正常窦性 P 波之外,还可见与其无关的异位 P′波或心房颤动波或心房扑动波，自成节律。

（3）房室传导阻滞（atrioventricular block，AVB）　是临床上常见的一种心脏传导阻滞。通常分析 P 与 QRS 波的关系可以了解房室传导情况。房室传导阻滞可发生在不同水平：在房内的结间束（尤其是前结间束）传导延缓即可引起 P-R 间期延长；房室结和希氏束是常见的发生传导阻滞的部位；若左、右束支或三支（右束支及左束支的前、后分支）同时出现传导阻滞，也归于房室传导阻滞。阻滞部位愈低，潜在节律点的稳定性愈差，危险性也就愈大。准确地判断房室传导阻滞发生的部位需要借助于希氏束电图。房室传导阻滞多数是由器质性心脏病所致，如急性心肌梗死、冠状动脉狭窄、病毒性心肌炎、心内膜炎、心肌病、急性风湿热、钙化性主动脉瓣狭窄、先天性心血管病、原发性高血压、心脏手术、电解质紊乱、药物中毒等；少数可见于迷走神经张力增高的正常人。

1）一度房室传导阻滞　心房冲动下传心室传导延迟，心电图主要表现为 P-R 间期延长。在成人若 P-R 间期>0.20 s（老年人 P-R 间期>0.22 s），或对两次检测结果进行比较，心率没有明显改变而 P-R 间期延长超过 0.04 s，可诊断为一度房室传导阻滞（图 21-46）。P-R 间期可随年龄、心率而变化，故诊断标准需相适应。一度房室传导阻滞常不引起临床症状，但可能会进展为高度房室传导阻滞。年轻人或运动员中出现常与迷走神经张力增高有关，通常为良性。

2）二度房室传导阻滞　心电图主要表现为部分 P 波后 QRS 波脱漏，分两种类型。①二度Ⅰ型房室传导阻滞（称 Morbiz Ⅰ型）（图 21-47）：表现为 P 波规律地出现，P-R 间期逐渐延长（通常每次延长的绝对增加值多呈递减），直到 1 个 P 波后脱漏 1 个 QRS 波群，漏搏后房室传导阻滞得到一定改善，P-R 间期又趋缩短，之后又复逐渐延长，如此周而复始地出现，称为文氏现象。通常以 P 波数与 P 波下传数的比例来表示房室阻滞的程度，例如 4∶3 传导表示 4 个 P 波中有 3 个 P 波下传心室，而只有 1 个 P 波不能下传。②二度Ⅱ型房室传导阻滞（称 MorbizⅡ型）：表现为 P-R 间期恒定（正常或延长），部分 P 波后无 QRS 波群（图 21-47，图 21-48）。一般认为，绝对不应期延长为二度Ⅱ型房室传导阻滞的主要电生理改变，且发生阻滞部位偏低。凡连续出现两次或两次以上的 QRS 波群脱漏者，称高度房室传导阻滞，例如呈 3∶1、4∶1 传导的房室传导阻滞等。

二度Ⅰ型房室传导阻滞较Ⅱ型常见。前者多为功能性或病变位于房室结或希氏束的近端，预后较好。后者多属器质性损害，病变大多位于希氏束远端或束支部位，易发展为完全性房室传导阻滞，容易导致阿-斯综合征、缓慢心室率甚至猝死，预后较差。

3）三度房室传导阻滞　又称完全性房室传导阻滞，即心房冲动下传心室过程完全阻滞。当来自房室交界区以上的激动完全不能通过阻滞部位时，在阻滞部位以下的潜在起搏点就会发放激动，出现交界性逸搏心律（QRS 形态正常，频率一般为 40～60 次/min）或室性逸搏心律（QRS 形态宽大畸形，频率一般为 20～40 次/min），以交界性逸搏心律为多见。如出现室性逸搏心律，往往提示发生阻滞的部位较低。由于心房与心室分别由两个不同的起搏点激动，各保持自身的节律，心电图上表现为：P 波与 QRS 波毫无关系（P-R 间期不固定），心房率快于心室率（图 21-49）。如果偶尔出现 P 波下传心室者，称为几乎完全性房室传导阻滞。最常见的病因为房室交界区和（或）

笔记栏

束支的特发性纤维化。常发生于老年人,但是偶尔也会发生于年轻人,且有家族性病史。临床表现有疲劳、呼吸困难或心力衰竭,甚至会导致猝死。

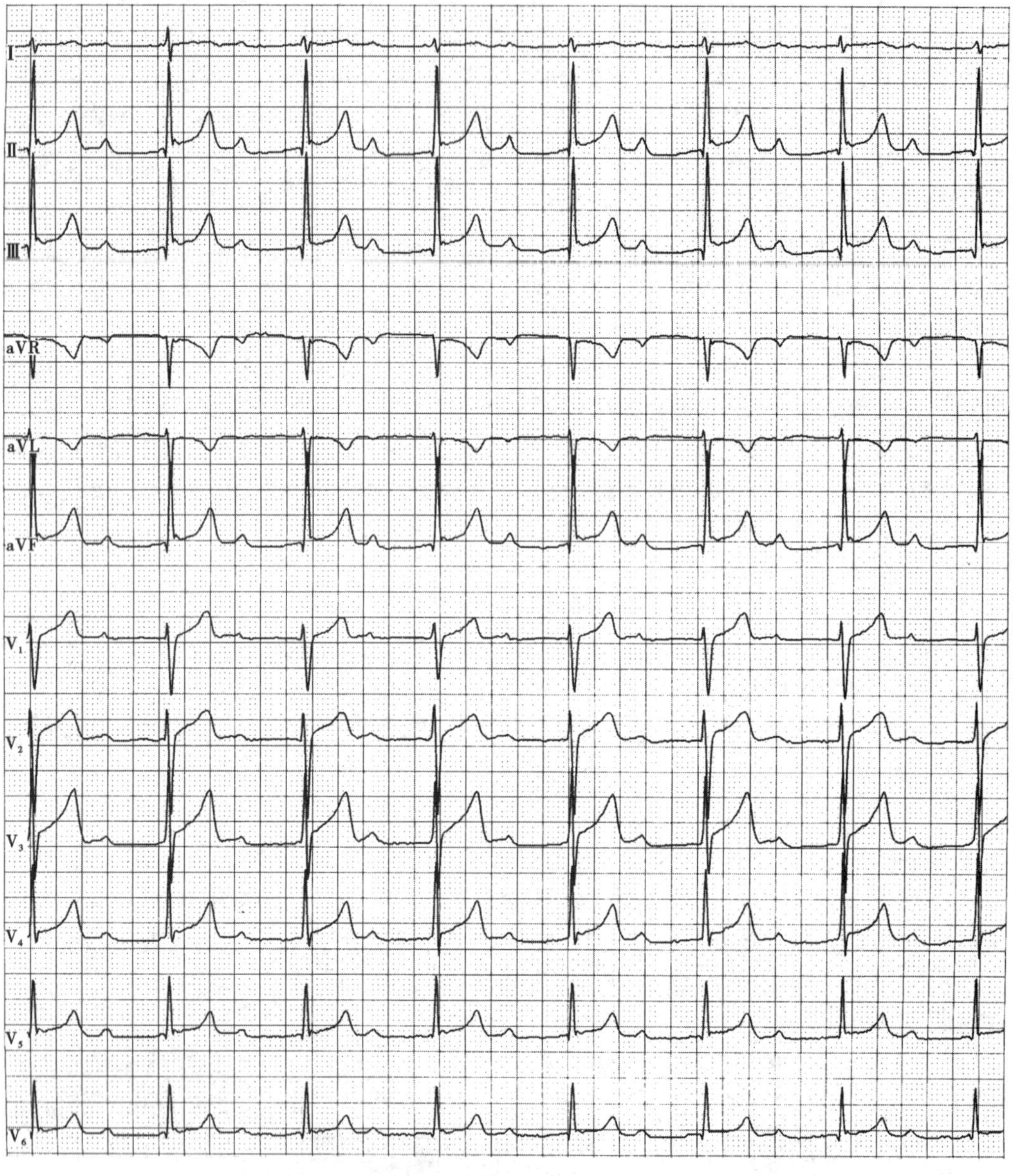


图 21-46　一度房室传导阻滞心电图

4)束支与分支阻滞　希氏束穿膜进入心室后,在室间隔上方分为右束支和左束支分别支配右室和左室。左束支又分为左前分支和左后分支。它们可以分别发生不同程度的传导障碍。一侧束支阻滞时,激动从健侧心室跨越室间隔后再缓慢地激动阻滞一侧的心室,在时间上可延长 40~60 ms。根据 QRS 波群的时限是否≥0.12 s 而分为完全性与不完全性束支阻滞。所谓完全性束支阻滞并不意味着该束支绝对不能传导,只要两侧束支的传导时间差别超过 40 ms,延迟传导一侧的心室就会被对侧传导过来的激动所激动,从而表现出完全性束支阻滞的图形改变。左、右束支及左束支分

笔记栏

支不同程度的传导障碍，还可分别构成不同组合的双支阻滞和三支阻滞。

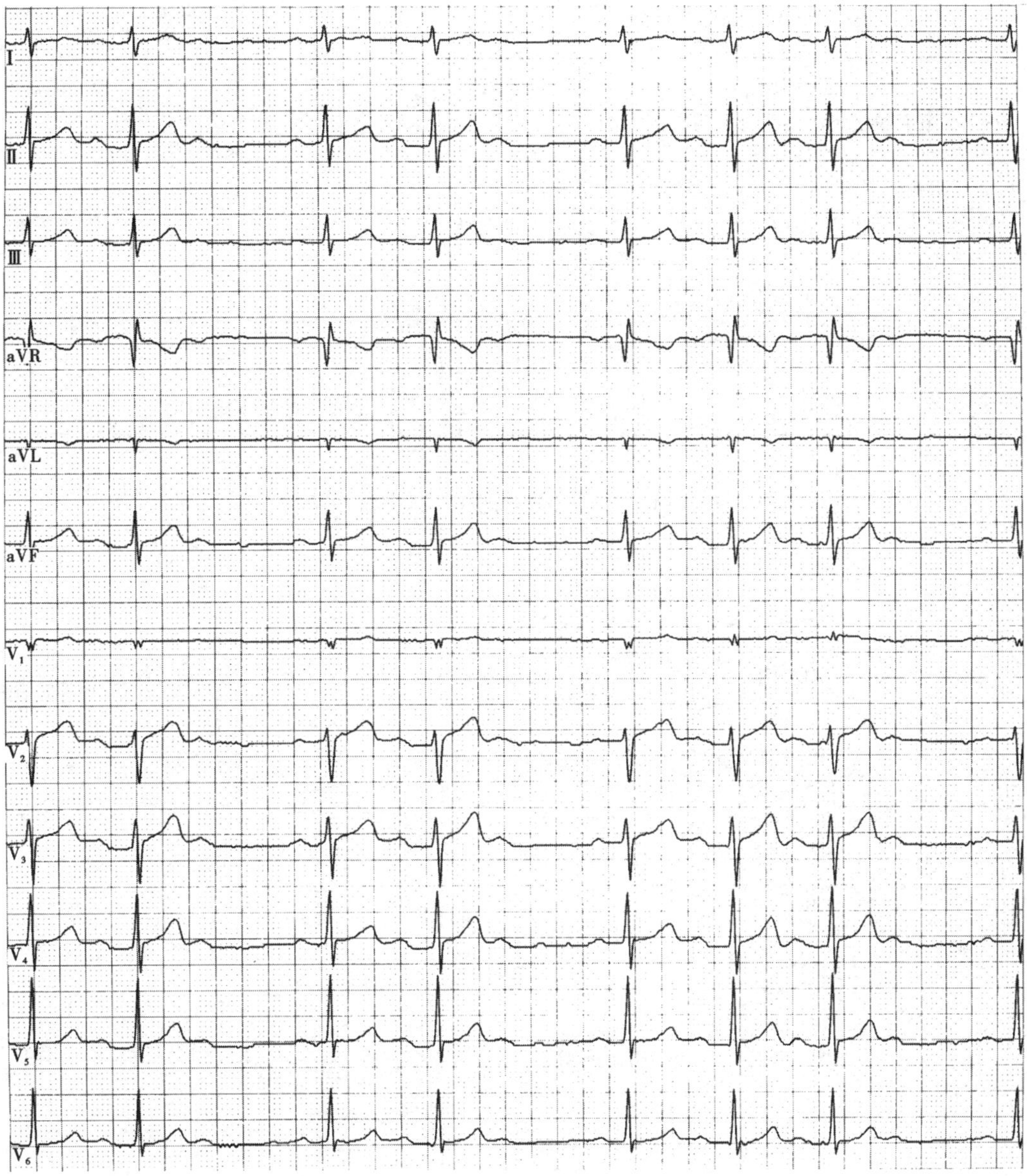


**图 21-47　二度 I 型房室传导阻滞心电图**

A. 右束支阻滞（right bundle branch block，RBBB）：右束支细长，由单侧冠状动脉分支供血，其不应期比左束支长，故传导阻滞比较多见。右束支阻滞可以发生在各种器质性心脏病，也可见于健康人。右束支阻滞时，心室除极仍始于室间隔中部，自左向右方向除极，接着通过浦肯野纤维正常快速激动左室，最后通过缓慢的心室肌传导激动右室。因此 QRS 波群前半部接近正常，主要表现在后半部 QRS 时间延迟、形态发生改变。

笔记栏

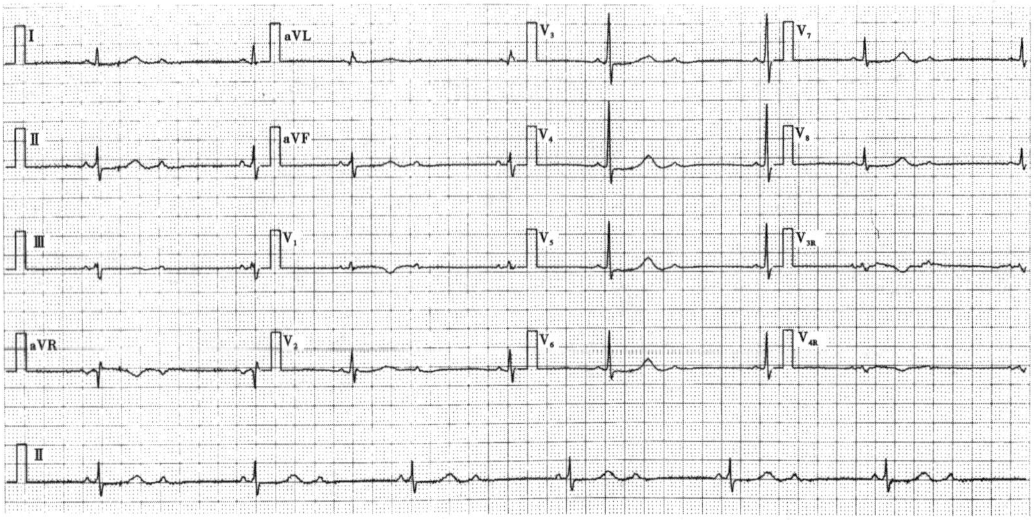

图 21-48　二度Ⅱ型房室传导阻滞心电图

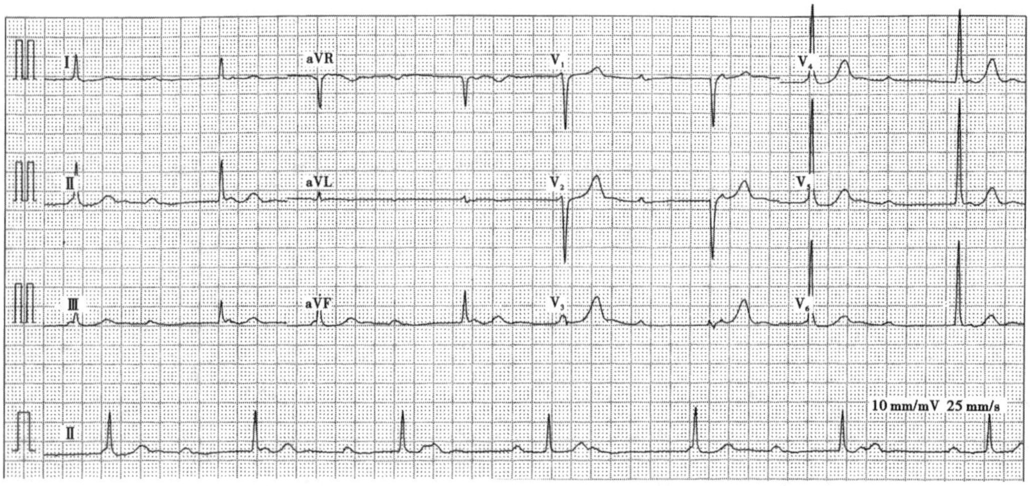

图 21-49　三度房室传导阻滞心电图

完全性右束支阻滞的心电图表现：①QRS 波群时间≥0.12 s。②$V_1$ 或 $V_2$ 导联 QRS 呈 rsR′型或 M 形，此为最具特征性的改变；Ⅰ、$V_5$、$V_6$ 导联 S 波增宽而有切迹，其时限≥0.04 s；aVR 导联呈 QR 型，其 R 波宽而有切迹。③$V_1$ 导联 R 峰时间>0.05 s。④$V_1$、$V_2$ 导联 ST 段轻度压低，T 波倒置；Ⅰ、$V_5$、$V_6$ 导联 T 波方向一般与终末 S 波方向相反，仍为直立（图 21-50）。右束支阻滞时，在不合并左前分支阻滞或左后分支阻滞的情况下，QRS 电轴一般仍在正常范围。

不完全性右束支阻滞时，QRS 形态和完全性右束支阻滞相似，仅 QRS 波群时间 <0.12 s。

右束支阻滞合并有心肌梗死时，梗死的特征性改变出现在 0.04 s 之前，而右束支阻滞的特征性改变出现在 0.06 s 之后，一般不影响二者的诊断。右束支阻滞合并右心室肥大时，心电图可表现为心电轴右偏，$V_5$、$V_6$ 导联的 S 波明显加深(>0.5 mV)，$V_1$ 导联 R′波明显增高(>1.5 mV)，但有时诊断并不完全可靠。

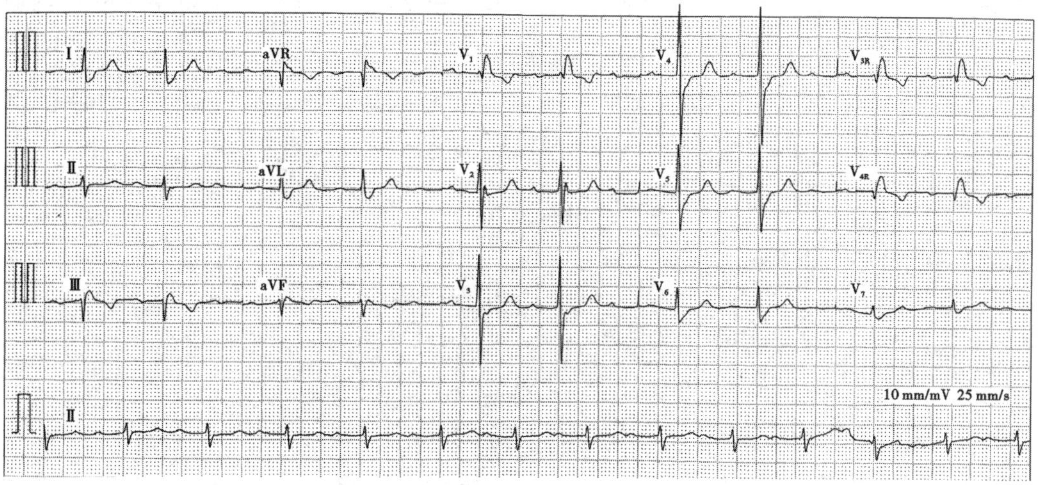


图 21-50　完全性右束支阻滞心电图

B. 左束支阻滞(left bundle branch block，LBBB)：左束支粗而短，由双侧冠状动脉分支供血，不易发生传导阻滞。如有发生，大多为器质性病变所致。左束支阻滞时，激动沿右束支下传至右室前乳头肌根部才开始向不同方面扩布，引起心室除极顺序从开始就发生一系列改变。由于初始室间隔除极变为右向左方向除极，导致Ⅰ、$V_5$、$V_6$ 导联正常室间隔除极波(q 波)消失；左室除极不是通过浦肯野纤维激动，而是通过心室肌缓慢传导激动，故心室除极时间明显延长；心室除极向量主要向左后，其 QRS 向量中部及终末部除极过程缓慢，使 QRS 主波(R 或 S 波)增宽、粗钝或有切迹。

完全性左束支阻滞的心电图表现：①QRS 波群时间≥0.12 s。②$V_1$、$V_2$ 导联呈 rS 波(其 r 波极小，S 波明显加深增宽)或呈宽而深的 QS 波；Ⅰ、aVL、$V_5$、$V_6$ 导联 R 波增宽、顶峰粗钝或有切迹。③Ⅰ、$V_5$、$V_6$ 导联 q 波一般消失。④$V_5$、$V_6$ 导联 R 峰时间>0.06 s。⑤ST-T 方向与 QRS 主波方向相反(图 21-51)。左束支阻滞时，QRS 心电轴可有不同程度的左偏。

如 QRS 波群时间<0.12 s，为不完全性左束支阻滞，其图形有时与左室肥大心电图表现十分相似，需要鉴别诊断。当左束支阻滞合并心肌梗死时，常掩盖梗死的图形特征，给诊断带来困难。

C. 左前分支阻滞(1eft anterior fascicular block，LAFB)：左前分支细长，支配左室左前上方，易发生传导障碍。左前分支阻滞时，主要变化在额面，其初始向量朝向右下方，在 0.03 s 之内经左下转向左上，使此后的主向量位于左上方。其心电图表现：①心电轴左偏在-90°~-30°，以≥-45°有较肯定的诊断价值。②Ⅱ、Ⅲ、aVF 导联 QRS 波呈 rS 型，Ⅲ导联 S 波大于Ⅱ导联 S 波；Ⅰ、aVL 导联呈 qR 型，aVL 导联的 R 波大于Ⅰ导联的 R 波。③QRS 时间轻度延长，但<0.12 s。

D. 左后分支阻滞(1eft posterior fascicular block，LPFB)：左后分支粗，向下向后散开分布于左室的隔面，具有双重血液供应，故左后分支阻滞比较少见。其心电图表现：

笔记栏

①心电轴右偏在+90°~+180°,以超过+120°有较肯定的诊断价值。②Ⅰ、aVL导联QRS波呈rS型,Ⅲ、aVF导联呈qR型,且q波时限<0.025 s;Ⅲ导联R波大于Ⅱ导联R波。③QRS时间<0.12 s。临床上诊断左后分支阻滞时应首先排除引起心电轴右偏的其他原因。

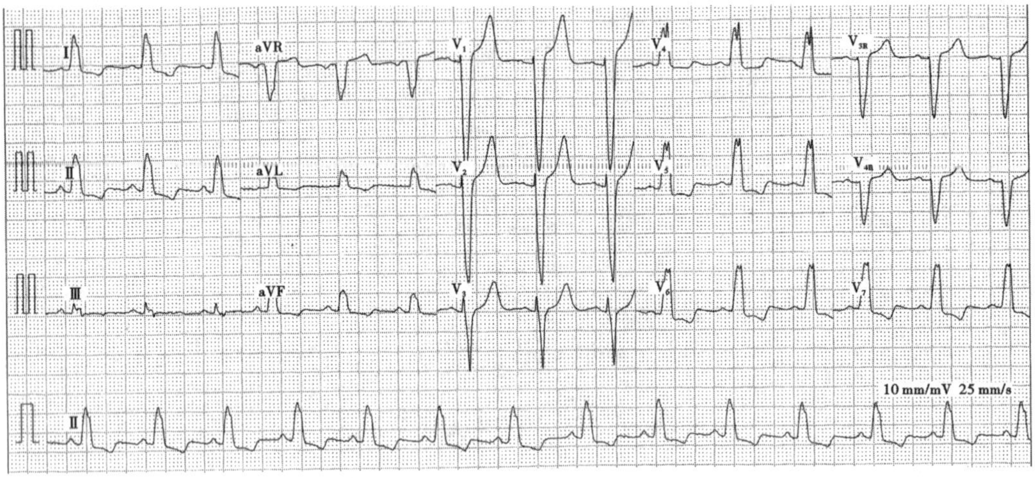


**图21-51　完全左束支传导阻滞心电图**

2. 干扰与脱节　正常的心肌细胞在一次兴奋后具有较长的不应期,因而对于两个相近的激动,前一激动产生的不应期必然影响后面激动的形成和传导,这种现象称为干扰。当心脏两个不同起搏点并行地产生激动,引起一系列干扰,称为干扰性房室脱节。干扰所致心电图的许多变化特征(如传导延缓、中断、房室脱节等)都与传导阻滞图形相似,必须与病理性传导阻滞相区别。干扰是一种生理现象,常可使心律失常分析变得更加复杂。干扰现象可以发生在心脏的各个部位,最常见的部位是房室交界区。房性期前收缩的代偿间歇不完全(窦房结内干扰),房性期前收缩本身的P′-R间期延长,间位性期前收缩或室性期前收缩后的窦性P-R间期延长等,均属干扰现象。

3. 预激综合征　预激综合征属传导途径异常,是指在正常的房室结传导途径之外,沿房室环周围还存在附加的房室传导束(旁路)。预激综合征有以下类型。

(1)WPW综合征(Wolff-Parkinsion-While syndrome)　又称经典型预激综合征,属显性房室旁路。其解剖学基础为房室环存在直接连接心房与心室的一束纤维。窦房结激动或心房激动可经传导很快的旁路纤维下传预先激动部分心室肌,同时经正常房室结途径下传激动其他部分心室肌,形成特殊的心电图特征:①P-R间期缩短<0.12 s;②QRS增宽≥0.12 s;③QRS起始部有预激波(delta波);④P-J间期正常;⑤出现继发性ST-T改变。需要注意:心电图delta波的大小、QRS波的宽度及ST-T改变的程度与预激成分的多少有关,少数预激综合征患者QRS波的时间可<0.12 s。

根据$V_1$导联delta波极性及QRS主波方向可对旁路进行初步定位。如$V_1$导联delta波正向且以R波为主,则一般为左侧旁路;如$V_1$导联delta波负向或QRS主波以负向波为主,则大多为右侧旁路。

部分患者的房室旁路没有前向传导功能,仅有逆向传导功能,心电图上P-R间期正常,QRS起始部无预激波,但可反复发作房室折返性心动过速(AVRT),此类旁路称之为隐匿性旁路。

(2)LGL 综合征(Lown-Ganong-Levine syndrome)　又称短 PR 综合征。目前 LGL 综合征的解剖生理有两种观点:①存在绕过房室结传导的旁路纤维 James 束;②房室结较小发育不全,或房室结内存在一条传导异常快的通道引起房室结加速传导。心电图上表现为 P-R 间期<0.12 s,但 QRS 起始部无预激波。

(3)Mahaim 型预激综合征　Mahaim 纤维具有类房室结样特征,传导缓慢,呈递减性传导,是一种特殊的房室旁路。此类旁路只有前传功能,没有逆传功能。心电图上表现为 P-R 间期正常或长于正常值,QRS 波起始部可见预激波。Mahaim 型旁路可以引发宽 QRS 波心动过速并呈左束支阻滞图形(图 21-52,图 21-53)。

预激综合征多见于健康人,其主要危害是常可引发房室折返性心动过速。WPW 综合征如合并心房颤动,还可引起快速的心室率,甚至发生室颤,属于一种严重心律失常类型。近年,采用导管射频消融术已可对预激综合征进行根治。

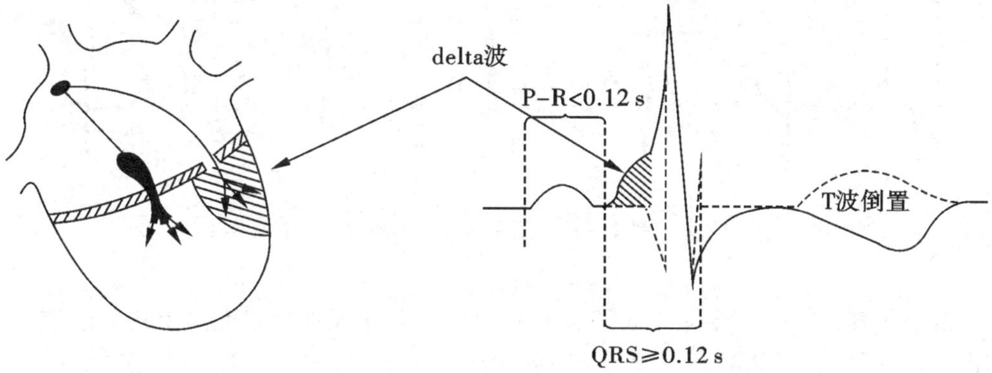


**图 21-52　预激综合征**

### (六)逸搏与逸搏心律

当高位节律点发生病变或受到抑制而出现停搏或节律明显减慢时(如病态窦房结综合征),或者因传导障碍而不能下传时(如窦房或房室传导阻滞),或其他原因造成长的间歇时(如期前收缩后的代偿间歇等),作为一种保护性措施,低位起搏点就会发出一个或一连串的冲动,激动心房或心室。仅发生 1~2 个称为逸搏,连续 3 个以上称为逸搏心律。按发生的部位分为房性、房室交界性和室性逸搏。其 QRS 波群的形态特点与各相应的期前收缩相似,二者的差别是期前收缩属提前发生,为主动节律,而逸搏则在长间歇后出现,属被动节律。临床上以房室交界性逸搏最为多见,室性逸搏次之,房性逸搏较少见。

1. 房性逸搏心律　心房内分布着许多潜在节律点,频率多为 50~60 次/min,略低于窦房结。右房上部的逸搏心律产生的 P 波与窦性心律 P 波相似;节律点在右房后下部者表现为Ⅰ及 aVR 导联 P 波直立,aVF 导联 P 波倒置,P′-R 间期>0.12 s,有人称为冠状窦心律。节律点在左房者,称左房心律;来自左房后壁者,Ⅰ、$V_6$ 导联 P 波倒置,$V_1$ 导联 P 波直立,具有前圆顶后高尖特征;来自左房前壁时,$V_3$~$V_4$ 导联 P 波倒置,$V_1$ 导联 P 波浅倒或双向。如果 P 形态、P-R 间期,甚至心动周期有周期性变异,称为游走心律,游走的范围可达房室交界区而出现倒置的逆行 P 波。

笔记栏

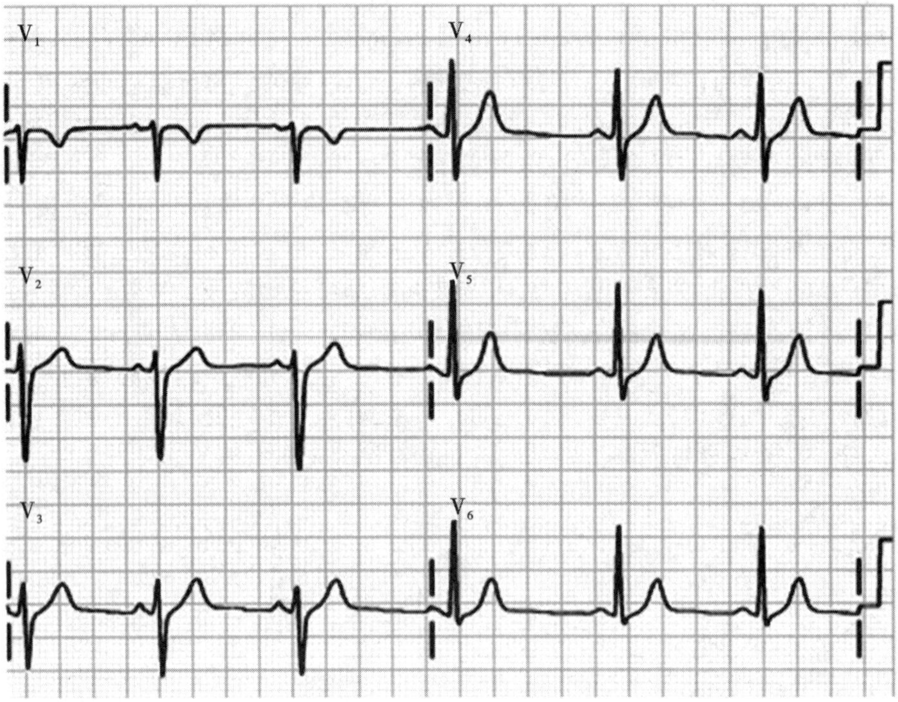


图 21-53　预激综合征心电图

2. 室性逸搏心律　多见于双结病变或发生于束支水平的三度房室传导阻滞。其 QRS 波群呈宽大畸形,频率一般为 20~40 次/min,慢而规则,亦可以不十分规则。

3. 房室交界性逸搏心律　是最常见的逸搏心律,见于窦性停搏以及三度房室传导阻滞等情况,其 QRS 波群呈交界性搏动特征,频率一般为 40~60 次/min,慢而规则。

4. 反复搏动　又称反复心律,其电生理基础是房室交界区存在双径路传导。有时交界性逸搏或交界性心律时,激动逆行上传至心房,于 QRS 波群之后出现逆行 P 波,这个激动又可在房室结内折返,再次下传心室。当折返激动传抵心室时,如心室已脱离前一个交界性搏动引起的不应期,便可以产生一个 QRS 波群。反复搏动属于一种特殊形式的折返激动。如果两个 QRS 波之间夹有一窦性 P 波,属伪反复心律,应称为逸搏-夺获。

## 五、电解质紊乱和药物影响

### (一)电解质紊乱

电解质紊乱是指血清电解质浓度的增高与降低,无论增高或降低都会影响心肌的除极与复极及激动的传导,并可反映在心电图上。需要强调,心电图虽有助于电解质紊乱的诊断,但由于受其他因素的影响,心电图改变与血清中电解质水平并不完全一致。如同时存在各种电解质紊乱时又可互相影响,加重或抵消心电图改变。故应密切结合病史和临床表现进行判断。

1. 高血钾　高血钾时引起的心电图变化示意图见图 21-54。细胞外血钾浓度超过5.5 mmol/L,致使Q-T间期缩短和T波高尖,基底部变窄;血清钾>6.5 mmol/L时,QRS波群增宽,PR及Q-T间期延长,R波电压降低及S波加深,ST段压低。当血清钾增高>7 mmol/L,QRS波群进一步增宽,P-R及Q-T间期进一步延长;P波增宽,振幅低,甚至消失,有时实际上窦房结仍在发出激动,沿3个结间束经房室交界区传入心室,因心房肌受抑制而无P波,称之为"窦室传导"。高血钾的最后阶段,宽大的QRS波甚至与T波融合呈正弦波。高血钾可引起室性心动过速、心室扑动或颤动,甚至心脏停搏。

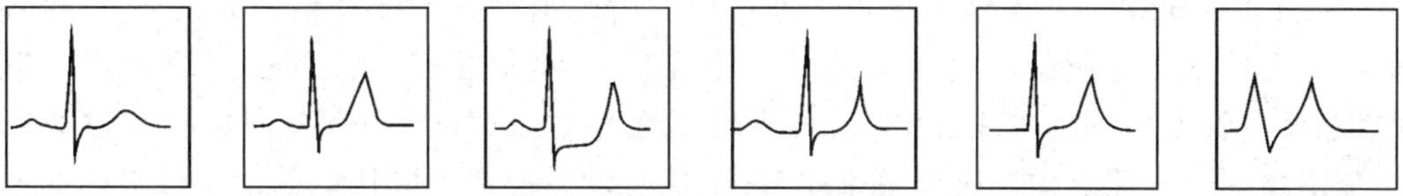


图 21-54 血钾浓度影响心电图

2.低血钾 低血钾时引起的心电图变化示意图见图21-58。典型改变为ST段压低,T波低平或倒置以及U波增高(U波>0.1 mV或U/T>1或T-U融合、双峰),Q-T间期一般正常或轻度延长,表现为QT-U间期延长。明显的低血钾可使QRS波群时间延长,P波振幅增高。低血钾可引起房性心动过速、室性异位搏动和室性心动过速、室内传导阻滞、房室传导阻滞等各种心律失常。

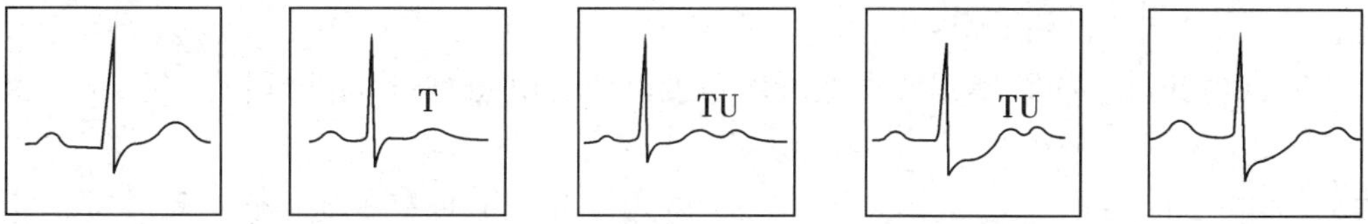


图 21-55 低血钾心电图

3.高血钙和低血钙 高血钙的主要改变为ST段缩短或消失,Q-T间期缩短。严重高血钙(例如快速静注钙剂时),可发生窦性静止、窦房阻滞、室性期前收缩、阵发性室性心动过速等。低血钙的主要改变为ST段明显延长、Q-T间期延长、直立T波变窄、低平或倒置,一般很少发生心律失常。

**(二)药物影响**

1.洋地黄对心电图的影响

(1)洋地黄效应 洋地黄直接作用于心室肌,使动作电位的2位相缩短以至消失,并减少3位相坡度,因而动作电位时程缩短,引起心电图特征性表现:①ST段下垂型压低;②T波低平、双向或倒置,双向T波往往是初始部分倒置,终末部分直立变窄,ST-T呈"鱼钩形";③Q-T间期缩短。上述心电图表现常为已经接受洋地黄治疗的标志,即所谓洋地黄效应(图21-56)。

笔记栏

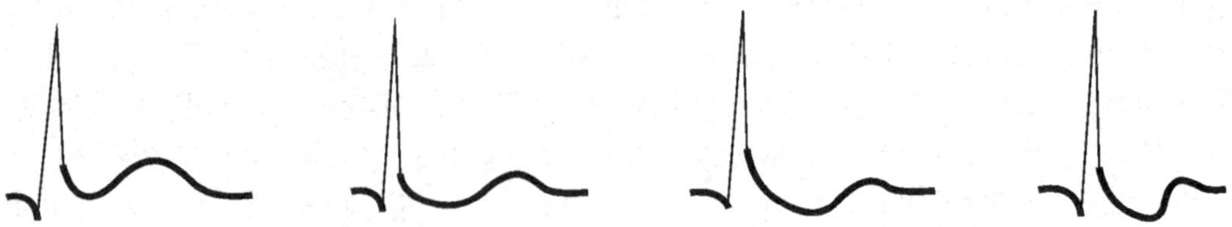

图 21-56　洋地黄引起心电图改变

(2)洋地黄中毒　洋地黄中毒患者可以有胃肠道症状和神经系统症状,但出现各种心律失常是洋地黄中毒的主要表现。常见的心律失常有:频发性(二联律或三联律)及多源性室性期前收缩,严重时可出现室性心动过速(特别是双向性心动过速),甚至室颤。交界性心动过速伴房室脱节,房性心动过速伴不同比例的房室传导阻滞也是常见的洋地黄中毒表现。洋地黄中毒还可出现房室传导阻滞,当出现二度或三度房室传导阻滞时,则是洋地黄严重中毒表现。另外也可发生窦性静止或窦房阻滞、心房扑动、心房颤动等。

2. 奎尼丁　奎尼丁属ⅠA类抗心律失常药物,并且对心电图有较明显作用。奎尼丁治疗剂量时的心电图表现:①Q-T间期延长;②T波低平或倒置;③U波增高;④P波稍宽可有切迹,P-R间期稍延长。奎尼丁中毒时的心电图表现:①Q-T间期明显延长;②QRS时间明显延长(用药过程中,QRS时间不应超过原来的25%,如达到50%应立即停药);③各种程度的房室传导阻滞,以及窦性心动过缓、窦性静止或窦房阻滞;④各种室性心律失常,严重时发生扭转型室性心动过速,甚至室颤引起晕厥和突然死亡。

3. 其他药物　如胺碘酮及索他洛尔等也可使心电图Q-T间期延长。

(河南医学高等专科学校　王明阖)

## 第四节　心电图的分析方法和临床应用

### (一)心电图综合分析法的重要性

1. 结合临床资料的重要性　心电图记录的只是心肌激动的电学活动,心电图检测技术本身还存在一定的局限性,并且还受到个体差异等方面的影响。许多心脏疾病,特别是早期阶段,心电图可以正常。多种疾病可以引起同一种图形改变,例如心肌病、脑血管意外等都会导致出现异常Q波,不可轻易诊断为心肌梗死;又如$V_5$导联电压增高,在正常青年人仅能提示为高电压现象,而对长期高血压或瓣膜病患者就可作为诊断左心室肥大的依据之一。因此,在检查心电图之前应仔细阅读申请单,必要时应亲自询问病史和做必要的体格检查。对心电图的各种变化应密切结合临床资料,才能得出正确的解释。

2. 对心电图描记技术的要求　心电图机必须保证经放大后的电信号不失真。采样率、频率响应、阻尼、时间常数、走纸速度、灵敏度等各项性能指标应符合规定的标准和要求。描记时应尽量避免干扰和基线漂移。心电图检查应常规描记12导联的心电图,以避免遗漏某些重要的信息。描记者应了解临床资料及掌握心电图分析的基本方法。应根据临床需要及心电图变化,决定描记时间的长短和是否加做导联。例如疑有右室肥大或右室心肌梗死时应加做 $V_{3R} \sim V_{5R}$ 导联;怀疑后壁心肌梗死应加做 $V_7 \sim V_9$ 导联。对于心律失常,要取P波清晰的导联,描记长度最好能达到重复显示具有异常改变的周期。胸痛时描记心电图发现有ST-T异常改变者,一定要在短期内重复描记心电图,以便证实是否为急性心绞痛发作所致等。

3. 熟悉心电图的正常变异　分析心电图时必须熟悉心电图的正常变异。例如,P波一般偏小常无意义;儿童P波偏尖;由于体位和节律点位置关系,Ⅲ、aVF导联P波低平或轻度倒置时,只要Ⅰ导联P波直立,aVR导联P波倒置,则并非异常;QRS波群振幅随年龄增加而递减;儿童右室电位常占优势;横位时Ⅲ导联易见Q波;“顺钟向转位”时,$V_1$ 甚至 $V_2$ 导联可出现“QS”波形;呼吸可导致交替电压现象;青年人易见ST段斜形轻度抬高;有自主神经功能紊乱者可出现ST段压低、T波低平或倒置,尤其女性;体位、情绪、饮食等也常引起T波振幅减低;儿童和妇女 $V_1 \sim V_3$ 导联的T波倒置机会较多等。

4. 心电图的定性和定量分析　定性分析是基础,先将各导联大致看一遍,注意P、QRS-T各波的有无及其相互之间的关系,平均心电轴的大概方位,波形的大小和有无增宽变形,以及ST-T的形态等。通过上述分析,对大部分较单纯的心电图变化即能做出正确判断。对可疑或界限不明确的地方,可有目的地去做一些必要的测量,以获得较准确的参数帮助判断。定量分析常用的参数有PP间期、P-R间期、P波时间、QRS时间、QT间期以及P波和QRS波群的振幅等。为了不致遗漏,分析心电图至少从4个方面考虑:心律问题、传导问题、房室肥大问题和心肌方面的问题。分析心律问题应首先抓住基础心律是什么,有无规律P波,从窦房结开始,逐层下推。对较复杂的心律失常,首先在一个P波比较清楚的导联上找出P-P之间的规律;然后观察QRS波群形态以及R-R之间的规律;最后分析P波与QRS之间的关系和规律;必要时需借助梯形图。另外,对最后结果,还要反过来看与临床是否有明显不符合的地方,并提出适当的解释。原则上能用一种道理解释的不要设想过多的可能性;应首先考虑多见的诊断,从临床角度出发,心电图诊断要顾及治疗和患者的安全。

**(二)心电图的临床应用**

心电图主要反映心脏激动的电学活动,因此对各种心律失常和传导障碍的诊断分析具有肯定价值,到目前为止尚没有任何其他方法能替代心电图在这方面的作用。特征性的心电图改变和演变是诊断心肌梗死可靠而实用的方法。房室肥大、心肌受损和心肌缺血、药物和电解质紊乱都可引起一定的心电图变化,有助诊断。心脏电生理检查时,常需要与体表心电图进行同步描记,帮助判断电生理现象和辅助诊断。对于瓣膜活动、心音变化、心肌功能状态等,心电图不能提供直接判断,但作为心动周期的时相标记,又是其他检查的重要辅助手段。

除了循环系统疾病之外,心电图已广泛应用于各种危重患者的抢救、手术麻醉、用药观察、航天、登山运动的心电监测等。

笔记栏

# 第五节　其他常用心电学检查

## 一、动态心电图

动态心电图(ambulatory electrocardiography,AECG)是指连续记录 24 h 或更长时间的心电图。该项检查首先由美国学者 Holter 于 20 世纪 60 年代初期应用于临床,故又称为 Holter 监测。动态心电图可提供受检者 24 h 的动态心电活动信息,已成为临床上广泛使用的无创性心血管病诊断手段之一。

### (一)仪器的基本结构

动态心电图仪主要由记录系统和回放分析系统组成。

1. 记录系统　包括导联线和记录器。导联线一端与固定在受检者身上的电极相连,另一端与记录器连接。记录器有磁带式和数字固态式记录器等类型。记录器佩带在受检者身上,可以连续记录和储存 24 h 或更长时间的两通道或三通道心电信号。近年,12 导联动态心电图系统也开始应用于临床。

2. 回放分析系统　主要由计算机系统和心电分析软件组成。回放系统能自动对磁带或固态记录器记录到的 24 h 心电信号进行分析。分析人员通过人机对话对计算机分析的心电图资料进行检查、判定、修改和编辑,打印出异常心电图图例以及有关的数据和图表,做出诊断报告。

### (二)导联选择

目前多采用双极导联,电极一般均固定在躯体胸部。导联的选择应根据不同的检测目的而定,常用导联及电极放置部位如下。

1. $CM_5$ 导联　正极置于左腋前线、平第 5 肋间处(即 $V_5$ 位置),负极置于右锁骨下窝中 1/3 处。该导联对检出缺血性 ST 段下移最为敏感,且记录到的 QRS 波振幅最高,是常规使用的导联。

2. $CM_1$ 导联　正极置于胸骨右缘第 4 肋间(即 $V_1$ 位置)或胸骨上,负极置于左锁骨下窝中 1/3 处。该导联可清楚地显示 P 波,分析心律失常时常用此导联。

3. $M_{avF}$导联　正极置于左腋前线肋缘,负极置于左锁骨下窝内 1/3 处。该导联主要用于检测左室下壁的心肌缺血改变。

4. $CM_2$ 或 $CM_3$ 导联　正极置于 $V_2$ 或 $V_3$ 的位置,负极置于右锁骨下窝中 1/3 处。怀疑患者有变异型心绞痛(冠状动脉痉挛)时,宜联合选用 $CM_3$ 和 $M_{aVF}$导联。

无关电极可放置胸部的任何部位,一般置于右胸第 5 肋间腋前线或胸骨下段中部。12 导联动态心电图系统电极放置部位与运动负荷试验的电极放置部位相同。

### (三)临床应用范围

动态心电图可以获得受检者日常生活状态下连续 24 h 甚至更长时间的心电图资料,因此常可检测到常规心电图检查不易发现的一过性异常心电图改变。还可以结合分析受检者的生活日记,了解患者的症状。活动状态及服用药物等与心电图变化之间的关系。其临床应用范围如下:①心悸、气促、头昏、晕厥、胸痛等症状性质的判断。

②心律失常的定性和定量诊断。③心肌缺血的诊断和评价,尤其是发现无症状心肌缺血的重要手段。④心肌缺血及心律失常药物疗效的评价。⑤心脏病患者预后的评价,通过观察复杂心律失常等指标,判断心肌梗死后患者及其他心脏病患者的预后。⑥选择安装起搏器的适应证,评定起搏器的功能,检测与起搏器有关的心律失常。⑦医学科学研究和流行病学调查,如正常人心率的生理变动范围,宇航员、潜水员、驾驶员心脏功能的研究等。

#### (四)注意事项

应要求患者在佩带记录器检测过程中做好日记,按时间记录其活动状态和有关症状。患者不能填写者,应由医务人员代写。不论有无症状都应认真填写记录。一份完整的生活日记对于正确分析动态心电图资料具有重要参考价值。

动态心电图常受监测过程中患者体位、活动、情绪、睡眠等因素的影响,有时在生理与病理之间难以划出明确的分界线。因此,对动态心电图检测到的某些结果,尤其是 ST-T 改变,还应结合病史、症状及其他临床资料综合分析以做出正确的诊断。

需要指出:动态心电图属回顾性分析,并不能了解患者即刻的心电变化。由于导联的限制,尚不能反映某些异常心电改变的全貌。对于心脏房室大小的判断、束支传导阻滞、预激综合征的识别以及心肌梗死的诊断和定位等,仍需要依靠常规 12 导联心电图检查。12 导联动态心电图系统的应用可以部分弥补这方面的不足。

### 二、心电图运动负荷试验

心电图运动负荷试验(ECG exercise test)是发现早期冠心病的一种检测方法,虽然与冠状动脉造影结果对比有一定比例的假阳性与假阴性,但由于其方法简便实用、无创伤、安全,一直被公认为是一项重要的临床心血管疾病检查手段。

#### (一)运动负荷试验的生理和病理基础

生理情况下,运动时为满足肌肉组织需氧量的增加,心率相应加快,心排血量相应增加,而必然伴随心肌耗氧量增加,冠状动脉血流量增加。当冠状动脉发生病变而狭窄到一定程度时,患者在静息状态下可以不发生心肌缺血,但当运动负荷增加伴随心肌耗氧量增加时,冠状动脉血流量不能相应增加,即引起心肌缺氧,心电图上可出现异常改变。心肌耗氧量与心率快慢、心室大小、室壁张力、室内压力增加速度及心室射血时间有关。在临床上,一般以心率或心率与收缩期血压的乘积来反映心肌耗氧量情况。

#### (二)运动负荷量的确定

运动负荷量分为极量与亚极量两档。极量是指心率达到自己的生理极限的负荷量。这种极限运动量一般多采用统计所得的各年龄组的预计最大心率为指标。最大心率粗略计算法为:220-年龄数;亚极量是指心率达到 85%~90% 最大心率的负荷量,在临床上大多采用亚极量负荷试验。例如,55 岁的受检者最大心率为:220-55=165 次/min,亚极量负荷试验的心率应为:165×85%=140 次/min。

#### (三)心电图运动负荷试验方法

二级梯运动试验是最早运用于临床的负荷试验,又称 Master 试验。该方法虽简

笔记栏

单、易行、经济、安全，但由于负荷量小，敏感性差，假阴性率较高，这一方法已基本淘汰。目前采用踏车运动试验和平板运动试验两种方法。

1. 踏车运动试验　让患者在装有功率计的踏车上做踏车运动，以速度和阻力调节负荷大小，负荷量分级依次递增。负荷量以 kg/(m·min)计算，每级运动 3 min。男性由 300 kg/(m·min)开始，每级递增 300 kg/(m·min)；女性由 200 kg/(m·min)开始，每级递增 200 kg/(m·min)。直至心率达到受检者的预期心率。运动前、运动中及运动后多次进行心电图记录，逐次分析做出判断。

2. 平板运动试验　这是目前应用最广泛的运动负荷试验方法。让受检者在活动的平板上走动，根据所选择的运动方案，仪器自动分级依次递增平板速度及坡度以调节负荷量，直到心率达到受检者的预期心率，分析运动前、中、后的心电图变化以判断结果。近年的研究表明：无论何种运动方案，达到最大耗氧值的最佳运动时间为 8~12 min，延长运动时间并不能增加诊断准确性，强调运动方案的选择应根据受检者不同的具体情况而定。

运动试验前应描记受检者卧位和立位 12 导联心电图并测量血压作为对照。运动中通过监视器对心率、心律及 ST-T 改变进行监测，并按预定的方案每 3 min 记录心电图和测量血压一次。在达到预期亚极量负荷后，使预期最大心率保持 1~2 min 再终止运动。运动终止后，每 2 min 记录 1 次心电图，一般至少观察 6 min。如果 6 min 后 ST 段缺血性改变仍未恢复到运动前图形，应继续观察至恢复。

### (四)运动负荷试验的适应证和禁忌证

1. 适应证　①对不典型胸痛或可疑冠心病患者进行鉴别诊断；②评估冠心病患者的心脏负荷能力；③评价冠心病的药物或介入手术治疗效果；④进行冠心病易患人群流行病学调查筛选试验。

2. 禁忌证　①急性心肌梗死或心肌梗死合并室壁瘤；②不稳定型心绞痛；③心力衰竭；④中、重度瓣膜病或先天性心脏病；⑤急性或严重慢性疾病；⑥严重高血压患者；⑦急性心包炎或心肌炎；⑧肺栓塞；⑨严重主动脉瓣狭窄；⑩严重残疾不能运动者。

患者如无禁忌证，在其进行运动试验时应鼓励患者坚持运动达到适宜的试验终点，即患者心率达到亚极量水平。但在运动过程中，虽尚未达到适宜的试验终点，而出现下列情况之一时，应终止试验：①运动负荷进行性增加而心率反而减慢或血压反而下降者；②出现室性心动过速或进行性传导阻滞者；③出现眩晕、视力模糊、面色苍白或发绀者；④出现典型的心绞痛或心电图出现缺血型 ST 段下降≥0.2 mV 者。

### (五)运动负荷试验结果的判断

目前国内外较公认的判断踏车或平板运动试验的阳性标准为：

1. 运动中出现典型的心绞痛。

2. 运动中心电图出现 ST 段下斜型或水平型下移≥0.1 mV，持续时间大于 1 min。

少数患者运动试验中出现 ST 段抬高≥0.1 mV。如果运动前患者心电图有病理性 Q 波，此 ST 段抬高多为室壁运动异常所致。如果运动前患者心电图正常，运动中出现 ST 段抬高提示有透壁性心肌缺血，多为某一冠状动脉主干或近端存在严重狭窄，或冠状动脉痉挛所致。

在评价运动试验结果时，应特别注意不能将心电图运动试验阳性与冠心病的诊断

笔记栏

混为一谈，在流行病学调查中或一贯无胸痛症状而仅仅心电图运动试验阳性者，其意义仅等同于冠心病的一个易患因子，不能作为诊断冠心病的依据。心电图运动试验假阳性者为数不少，尤其见于女性。另一方面运动心电图阴性者不能肯定排除冠心病，应结合临床其他资料进行综合判断。

（河南医学高等专科学校　王明闯　王　莹）

## 问题分析与能力提升

患者，男，65 岁，心前区压榨性疼痛 1 h。查体：P 120 次/min，BP 90/60 mmHg，R 25 次/min，端坐位，面色苍白，大汗淋漓。肺部可闻及大量湿啰音，心率 120 次/min，心前区未闻及杂音。腹部检查(-)，肝脾肋下未及。

请问：①该患者的初步诊断是什么？②该患者的首选检查方法是什么？

## 同步练习题(选择题)

1. 有关窦性 P 波叙述错误的是　（　）
   A. 大部分导联呈钝圆形，可有轻度切迹
   B. P 波方向在Ⅱ导联可向下
   C. P 波时限<0.12 s
   D. 心率在正常范围时，成人 P-R 间期为 0.12~0.20 s
   E. P 波方向在 aVR 导联向下
2. 下列哪项不是室性期前收缩的心电图表现　（　）
   A. 期前出现的 QRS-T 波前无相关的 P 波
   B. 期前出现的 QRS 波宽大畸形
   C. QRS 时限>0.12 s
   D. T 波方向多与 QRS 的主波方向相反
   E. 代偿间歇多不完全
3. 常规体表心电图的走纸速度一般为　（　）
   A. 15 mm/s　B. 20 mm/s　C. 25 mm/s　D. 30 mm/s
   E. 50 mm/s
4. 正常情况下，ST 段下移的幅度不应超过　（　）
   A. 0.01 mV　B. 0.03 mV　C. 0.05 mV　D. 0.07 mV
   E. 0.1 mV
5. 诊断窦性 P 波的条件是　（　）
   A. P 波在Ⅱ导联直立，在 aVR 导联倒置
   B. P 波在Ⅱ导联直立，在 aVL 导联倒置

笔记栏

C. P 波在Ⅱ导联及 aVR 导联均倒置
D. P 波在Ⅲ导联及 aVR 导联均倒置
E. P 波在Ⅱ导联倒置,在 aVR 导联直立

6. 诊断左心室肥大的最主要条件是 ( )
A. QRS 波群超过 0.12 s
B. 心电轴显著左偏
C. ST 段抬高
D. T 波明显倒置
E. 左胸导联电压增高

7. 心房颤动的心电图表现,下列哪项不正确 ( )
A. 心室率规则
B. P 波消失,代之以 f 波
C. F 波频率为 350~600 次/min
D. QRS 波形态与窦性心律相同
E. $V_1$ 导联 f 波最明显

8. 心电图示 P-R 间期固定,且>0.21 s,无 QRS 波群脱落,最可能的疾病是 ( )
A. 一度房室传导阻滞
B. 文氏现象
C. 窦性心动过缓
D. 莫氏Ⅱ型
E. 窦性心律不齐

9. 对心肌坏死诊断最有意义的心电图表现是 ( )
A. 病理性 Q 波
B. R 波增高
C. ST 段呈弓背向上型抬高
D. T 波高大
E. 冠状 T 波

10. 心电图上 P 波增宽并有切迹常见于 ( )
A. 二尖瓣狭窄
B. 冠心病
C. 高血压病
D. 肺心病
E. 心肌炎

11. 在心电图上测得 R-R 间期为 0.80 s,其心率应为 ( )
A. 80 次/min
B. 65 次/min
C. 70 次/min
D. 75 次/min
E. 85 次/min

12. 关于 QRS 波群的说法,下述哪项不正确 ( )
A. $V_1$ 导联 R 波小于 0.5 mV
B. QRS 波时限为 0.06~0.10 s
C. $V_1$、$V_2$ 导联 QRS 波群呈 rS 型
D. $V_1$、$V_2$ 导联 R 波与 S 波电压几乎相等
E. $V_5$、$V_6$ 导联 R 波振幅不超过 2.0 mV

13. 下列哪项不是窦性 P 波的特征 ( )
A. P 波时限为 0.1 s
B. P 波电压在肢导 0.25 mV
C. Ⅱ、Ⅲ、aVF 导联倒置、aVR 导联直立
D. Ⅱ、Ⅲ、aVF 导联直立、aVR 导联倒置
E. P-R 间期 0.12 s

14. 下列哪项描述不符合正常窦性心律 ( )
A. Ⅱ导联 P 波倒置,aVR 导联直立
B. P-R 间期大于 0.12 s

笔记栏

C. P-P 间期之差小于 0.12 s

D. P 波规律出现

E. P 波频率 60~100 次/min

15. 心电图的哪一部分代表心室的除极过程 (　　)

A. P 波　B. QRS 波　C. T 波　D. ST 段

E. U 波

16. 标准Ⅱ导联的连接方式是 (　　)

A. 左上肢为正极,右上肢为负极　B. 左上肢为负极,左下肢为正极

C. 右上肢为负极,右下肢为正极　D. 右上肢为正极,左下肢为负极

E. 左下肢为正极,右上肢为负极

17. 正常心电图在以下哪一个导联 P 波是倒置的 (　　)

A. Ⅰ导联　B. Ⅱ导联　C. aVR 导联　D. aVF 导联

E. $V_3 \sim V_6$ 导联

18. 心律失常的诊断,哪一项检查最有价值 (　　)

A. 心脏听诊　B. 心电图　C. 心向量图　D. 心音图

E. 超声心动图

# 第二十二章 肺功能检查

## 第一节　通气功能检查

### 一、肺容积

肺通气功能检查是呼吸系统疾病的必要检查之一，主要用于检测呼吸道的通畅程度、肺容量的大小，对于早期检测出肺脏、气道的病变，评估疾病的病情严重程度以及预后，评定药物或其他治疗方法的疗效，鉴别呼吸困难的原因，诊断病变部位，评估肺功能对手术的耐受力或劳动强度耐受力及对危重患者的监护等方面有重要的临床价值。

肺通气功能检查包括肺泡的含气量、气流在气道中的流速及其影响。肺泡内含气量受肺与胸部扩张或回缩的影响发生相应改变形成 4 种基础肺容积和 4 种基础肺容量。肺容积指在安静情况下，测定一次呼吸所出现的容积变化，不受时间限制，具有静态解剖学意义。4 种基础肺容积由潮气量、补吸气量、补呼气量和残气量组成，它们之间彼此互不重叠。肺容量是由两个或两个以上的基础肺量组成。4 种基础肺容量包括深吸气量、功能残气量、肺活量、肺总量。临床上残气量、肺总量需先测定出功能残气量后通过计算求得，而其他各项均可直接测定。肺容量与年龄、性别和体表面积有关。肺容量大小对气体交换有一定影响。

测定方法：首先以体温、大气压、饱和水蒸气压（body temperature pressure saturated，BTPS）校正肺量计。肺量计校正后嘱受检者取坐位，上鼻夹，含口器与肺量计相连，平静呼吸 5 次后测定肺活量。

1. 潮气量（tidal volume，VT）　平静呼吸时，一次吸入和呼出的气量。

（1）参考值　成人约 500 mL。

（2）临床意义　影响潮气容积的主要是呼吸肌功能。

2. 补呼气量（expiratory reserve volume，ERV）和补吸气量（inspiratory urserve volume，IRV）　补呼气量为平静呼气末再用力呼气所呼出的最大气量，补吸气量为平静吸气后所能吸入的最大气量。

（1）参考值　补呼气量，男性（1 609±492）mL，女性（1 126±338）mL。

补吸气量：男性约 2 160 mL，女性约 1 400 mL。

(2)临床意义：当吸气肌与呼气肌功能减弱时，补呼气量与补吸气量减少。

3. 深吸气量(inspiratory capacity，IC) 平静呼气末尽最大力量吸气所吸入的最大气量，即潮气容积加补吸气容积。

(1)参考值 男性为(2 617±548) mL，女性为(1 970±381) mL。

(2)临床意义 影响深吸气量的主要因素是吸气肌力。胸廓、肺活动度降低与肺组织弹性回缩力增高的气道阻塞等因素也可使深吸气量减少。

4. 肺活量(vital lung capacity，VC) 指尽力吸气后缓慢而又完全呼出的最大气量，即深吸气量加补呼气容积(IC+ERV)或潮气容积加补吸气容积加补呼气容积(VT+IRV+ERV)。

(1)参考值 男性(4 217±690) mL，女性(3 105±452) mL；实测值占预计值的百分比<80% 为降低，其中 60%～79% 为轻度、40%～59% 为中度、<40% 为重度。

(2)临床意义 肺活量降低主要见于各种限制性通气障碍的疾病，其次见于呼吸肌功能障碍，气道阻塞对肺活量也有轻度影响。

5. 功能残气量(functional residual capacity，FRC)与残气量(residual volume，RV) 功能残气量是指平静呼气后残留于肺内的气量，残气量是指最大呼气后残留于肺内的气量。

(1)参考值 FRC：男性(3 112±611) mL、女性(2 348±479) mL。

RV：男性约(1 615±397) mL、女性约(1 245±336) mL。其临床意义同 FRC。

(2)临床意义：残气量增加提示肺内充气过度，见于阻塞性肺气肿和气道部分阻塞，残气量减少见于弥漫性限制性肺疾病和急性呼吸窘迫综合征。

6. 肺总量(TLC) 是指最大限度吸气后肺内所含气量，即肺活量加残气量。

(1)参考值：男性约 5 020 mL，女性约 3 460 mL。

(2)临床意义：肺总量增加，主要见于阻塞性肺气肿，肺总量减少，见于限制性肺疾病。

## 二、通气功能

通气功能又称为动态肺容量，是指单位时间内随呼吸运动进出肺的气量和流速。

### (一)肺通气量

1. 静息每分钟通气量(minute ventilation at rest，VE) 指静息状态下每分钟呼出气的量，等于潮气量(VT)×每分钟呼吸频率(RR/min)。

(1)参考值 男性约(6 663±200) mL，女性约(4 217±160) mL。

(2)临床意义 >10 L/min 提示通气过度，可造成呼吸性碱中毒。<3 L/min 提示通气不足，可造成呼吸性酸中毒。平静呼吸的潮气量中，约 25% 来自肋间肌的收缩，75% 依赖膈肌运动完成。故潮气量的大小不仅与性别、年龄、身高、体表面积有关，且受胸廓与膈肌运动的影响。

2. 最大自主通气量(maximal voluntary ventilation，MVV) 是指在 1 min 内以最大的呼吸幅度和最快的呼吸频率呼吸所得的通气量。

(1)参考值 男性约(104±2.71) L，女性约(82.5±2.17) L。

笔记栏

（2）临床意义　可用来评估肺组织弹性、气道阻力、胸廓弹性和呼吸肌的力量，是临床上常用作通气功能障碍、通气功能储备能力考核的指标。

1）MVV降低：无论是阻塞性或限制性通气障碍均可使之降低。临床常见于阻塞性肺气肿、呼吸肌功能障碍、胸廓、胸膜、弥漫性肺间质疾病和大面积肺实变等。

2）作为通气储备能力考核指标：常以通气储备百分比表示，计算公式为：

$$通气储量\% = \frac{每分钟最大通气量-每分钟静息通气量}{每分钟最大通气量} \times 100\%$$

通气储备百分比被认为是胸部手术术前判断肺功能状况、预计肺并发症发生风险的预测指标以及职业病劳动能力鉴定的指标。正常值>95%，低于86%提示通气储备不足，气急阈为60%～70%。

**（二）用力肺活量**

用力肺活量（forced vital capacity，FVC）是指深吸气至肺总量位后以最大力量、最快的速度所能呼出的全部气量。第1秒用力呼气量（forced expiratory volume in one second，$FEV_1$）是指最大吸气至肺总量位后，开始呼气第1秒内的呼出气量。正常人3 s内可将肺活量全部呼出，第1、2、3秒所呼出气量各占FVC的百分率正常分别为83%、96%、99%。

**【参考值】**

男性约（3 179±117）mL，女性约（2 314±48）mL。

**【临床意义】**

用力肺活量是测定呼吸道有无阻力的重要指标。阻塞性通气障碍患者，如慢性阻塞性肺疾病、支气管哮喘急性发作的患者，由于气道阻塞、呼气延长，其$FEV_1$和$FEV_1$/FVC%均降低，但在可逆性气道阻塞中，如支气管哮喘，在应用支气管扩张剂后，其值亦可较前改善。限制性通气障碍时，如弥漫性肺间质疾病、胸廓畸形等患者可正常，甚至可达100%，因为此时虽呼出气流不受限制，但肺弹性及胸廓顺应性降低，呼气运动迅速减弱停止，使肺活量的绝大部分在极短时间迅速呼出。

**（三）最大呼气中期流量**

最大呼气中期流量（maximal mid-expiratory flow，MMEF、MMF）是根据用力肺活量曲线而计算得出用力呼出25%～75%的平均流量。

**【参考值】**

成人男性约为（3 452±1 160）mL/s，女性为（2 836±946）mL/s。

**【临床意义】**

最大呼气中期流量可作为评价早期小气道阻塞的指标。因为MMF主要取决于FVC非用力依赖部分，包括MMF在内的低肺容量位流量改变仅受小气道直径影响。有研究发现小气道疾患当$FEV_1$和$FEV_1$/FVC%及气道阻力均正常时，MMF却可降低，表明MMF比$FEV_1$/FVC%能更好地反映小气道阻塞情况。

**（四）肺泡通气量**

肺泡通气量（alveolar ventilation，VA）是指安静状态下每分钟进入呼吸性细支气管及肺泡与气体交换的有效通气量。

笔记栏

正常成人潮气容积为500 mL,其中150 mL为无效腔气。无效腔气不参与气体交换,仅在呼吸细支气管以上气道中起传导作用,亦称为解剖无效腔。若按呼吸频率为15次/mim计算,其静息通气量为7.5 L/min,减除无效腔气,即肺泡通气量为5.25 L/min。但进入肺泡中气体,若无相应肺泡毛细血管血流与之进行气体交换,也同样会产生无效腔效应,称肺泡无效腔。解剖无效腔加肺泡无效腔称生理无效腔(dead space ventilation, VD)。正常情况下因通气/血流比值(ventilation/perfusion ratio, V/Q)正常,肺泡无效腔量小至可忽略不计,故生理无效腔基本等于解剖无效腔。VA=(VT-VD)×RR或VA=VT×(1-VD/VT)×RR,由此可见肺泡通气量受无效腔与潮气容积比率(VD/VT)影响,正常VD/VT=0.3~0.4,比值小则有效肺泡通气量增加;反之则减少,如VD/VT=0.7时,VT仍为500 mL,RR15/min,则VA=500 mL×(1-7/10)×15/min=2.25 L/min。故浅速呼吸的通气效率逊于深缓呼吸。

**(五)临床应用**

1. 通气功能的判断　临床上通气功能测定是肺功能测定的基本内容,是一系列肺功能检查中的初筛项目。根据上述各项指标,并结合气速指数(正常为1),可对通气功能做出初步判断、判断肺功能状况和通气功能障碍类型。

$$\text{气速指数}=\frac{\text{MVV 实测值/预计值\%}}{\text{VC 实测值/预计值\%}}$$

通气量储备能力用通气储量百分比来表示,95%为正常,低于86%提示通气储备不佳,低于70%提示通气功能严重损害。

以上通气功能主要反映大气道(内径>2.0 mm)通气的状况。阻塞性通气功能障碍的特点是以流速(如$FEV_1$/FVC%)降低为主,限制性通气障碍则以肺容量(如VC)减少为主。

2. 阻塞性肺气肿的判断　可根据RV/TLC%结合肺泡氮浓度的测定,对阻塞性肺气肿的程度做出判断。

3. 气道阻塞的可逆性判断及药物疗效的判断　可通过支气管舒张试验来判断有无可逆性及药物疗效。

(1)测定方法　测定前患者24 h停用支气管舒张药,再行常规肺功能测定。当结果提示$FEV_1$或$FEV_1$/FVC%降低时,给患者吸入沙丁胺醇0.2 mg后15~20 min,重复测定$FEV_1$与$FEV_1$/FVC%,然后按下列公式计算通气改善率来进行判断。

$$\text{通气改善率}=\frac{\text{用药后测定值}-\text{用药前测定值}}{\text{用药前测定值}}\times 100\%$$

(2)结果判断　改善率>15%,判定为阳性。15%~24%轻度可逆,25%~40%为中度可逆,>40%为高度可逆。支气管哮喘患者改善率至少应达15%以上,慢性阻塞性肺疾病患者改善率不明显。

(3)注意事项　在评价通气改善率时须特别注意$FEV_1$的绝对值,因为FEV只要稍为增加就能达到改善15%的指标,但是其绝对值的微量增加对肺通气功能的改善并无意义,只有当其绝对值增加200 mL,$FEV_1$改善超过15%才能认为气道可逆。

4. 最大呼气流量(PEF)　是指用力肺活量测定过程中,呼气流速最快时的瞬间流速,亦称峰值呼气流速。

PEF主要反映呼吸肌的力量及气道有无阻塞。正常人一日内不同时间点的PEF

笔记栏

值可有差异，称为日变异率或昼夜波动率。这种变异率的测定，可用微型峰流速仪于每日清晨及下午（或傍晚）测 PEF，连续测 1 周后计算：

$$\text{PEF 日变异率}=\frac{\text{日内最高 PEF}-\text{日内最低 PEF}}{1/2(\text{同日内最高}+\text{最低 PEF})}\times 100\%$$

正常值一般<20%，≥20%对支气管哮喘诊断有意义。因该法操作简便，故常作为哮喘患者病情监测的指标，若日变异率明显增大，提示病情加重，需行相应处理。

5. 支气管激发试验　气道高反应性是支气管哮喘的特征，而支气管激发试验是测定气道反应性的一种方法。该试验是用某种刺激，使支气管平滑肌收缩，再行肺功能检查，依据检查结果的相关指标判定支气管狭窄的程度，借以判定气道反应性。

（1）测定前准备　首先将试验所用药物组胺或乙酰甲胆碱用生理盐水按浓度 0.03~16 mg/mL，倍倍递增稀释配制，4 ℃冰箱保存备用。要求受试者在受试前无呼吸困难症状，且 $FEV_1$ 占预计值≥70%，24 h 内停用支气管扩张剂。

（2）测定方法　先测基础 $FEV_1$ 值，然后雾化吸入生理盐水 2 min，再测 $FEV_1$，如果无明显降低，则从最低浓度开始，采用潮气法呼吸，依次吸入上述药物，每一剂量吸完后测 $FEV_1$，至 $FEV_1$ 较吸入盐水后 $FEV_1$ 降低≥20%时终止。气道反应性的判断主要以使 $FEV_1$ 降低 20%时所需药物累积量（$PD_{20}$ $FEV_1$），其值为组胺 $PD_{20}$ $FEV_1$ < 7.8 μmol、乙酰甲胆碱 $PD_{20}$ $FEV_1$<12.8 μmol，为气道反应性增高。计算公式为：

$$PD_{20}\ FEV_1(\text{mol})=\frac{FEV_1\ \text{对照值}-\text{药物吸入后}\ FEV_1\ \text{最高值}}{FEV_1\ \text{对照值}}\times 100\%$$

（3）临床意义　主要用于协助支气管哮喘的诊断。对于无症状、体征，或有可疑哮喘病史，或在症状缓解期，肺功能正常者，或仅以咳嗽为主要表现的咳嗽变异性哮喘者。若支气管激发试验阳性可确定诊断。

## 第二节　换气功能检查

外呼吸进入肺泡的氧通过肺泡毛细血管进入血液循环，而血中的二氧化碳通过弥散排到肺泡，这个过程称为“换气”，也称为“内呼吸”。肺有效的气体交换与通气量、血流量、吸入气体的分布和通气/血流比值以及气体的弥散有密切关系。

**（一）气体分布**

肺泡是气体交换的基本单位，只有吸入的气体能均匀地分布于每个肺泡，才能发挥最大的气体交换效率。但是，即使是健康人，肺内气体分布也存在区域性差异，导致气体分布的不均一性。其原因与气道阻力、顺应性和胸内压的不一致有关。当有阻塞性气道病变时，由于气道阻力不一致，吸入气体容易进入气道阻力低的肺内。呼气过程中肺泡压不能达到平衡和呼吸频率增加均会加重气体分布不均。气体分布的测定方法和临床意义如下。

1. 测定方法　本项检查是以测定氮浓度作为判定指标。氮浓度不能直接测定，需通过吸入纯氧后测定呼出气中的氮浓度来间接测定。测定方法有单次呼吸法和重复呼吸法两类，其中以单次呼吸法为常用。单次呼吸法（一口气氮稀释法）测定时令受检者于深呼气至残气量（RV）位后吸入纯氧至肺总量（TLC）位，然后缓慢均匀地呼气

笔记栏

至残气位。操作者将呼出气持续引入快速氮分析仪，连续测出呼出气中氮浓度，并描记肺泡氮浓度曲线。呼气氮浓度与曲线呈 4 相变化：先排出无效腔纯氧，氮浓度为零为Ⅰ相，曲线呈平段；随后呼出气为肺泡与气道混合气，氮浓度开始上升为Ⅱ相；待肺泡持续排气，由于各部肺泡氮浓度接近，出现高浓度氮的相对水平曲线为Ⅲ相，曲线呈肺泡平段；最后下肺区小气道关闭，含更高浓度氮自上肺区呼出为Ⅳ相，曲线上扬。判定指标以呼气至 750~1 250 mL 的瞬时氮浓度差为准，正常<1.5%。健康人吸入纯氧在肺内均匀分布，不同肺区的肺泡氮被吸入纯氧稀释后，浓度接近。

重复呼吸 7 min 氮清洗法测定时，令受检者反复吸入纯氧使肺内氮气连续冲洗出去，肺内的氮被每次吸入的纯氧稀释，并随呼吸排出，使肺泡内氮浓度逐渐下降。反复吸入 7 min 后，测定总的呼出肺泡气中氮的浓度。健康人肺内气体分布相对均匀，氮浓度应<2.5%。

2. 临床意义　吸入气体分布不均匀主要是由于不均匀的气流阻力和顺应性。临床上支气管痉挛、受压可出现不均匀的气流阻力；间质性肺炎、肺纤维化、肺气肿、肺淤血、肺水肿等可降低肺顺应性。

**（二）通气/血流比值**

肺有效的气体交换不仅要求有足够的通气量和血流量，而且要求通气与血流灌注（即通气/血流比值）在数量上比例适当。在静息状态下，健康成人每分钟肺泡通气量（$V_A$）约 4 L，血流量（Q）约 5 L，V/Q 比值为 0.8。但是肺内不同肺间区的 V/Q 比值存在很大差异，其原因是 V/Q 比值受重力、体位和肺容积的影响，其中重力和体位的影响最大。直立位时单位肺容积的通气肺底部最多，肺尖部最少；而肺血流亦同样为肺底部最多，肺尖部最少，结果导致 V/Q 比值从肺底向肺尖进行性增高；但通过生理上的调节，使整个肺的 V/Q 取得适当的比值，以保证最有效的气体交换。

在病理情况下，局部血流障碍时，进入肺泡的气体，由于未能和充足血流交换，V/Q 比值>0.8，出现无效腔气增加；反之，局部气道阻塞，V/Q 比值<0.8，成为无效灌注，而导致静-动脉分流效应。这两种异常状况，都可造成换气功能障碍，导致缺氧（动脉氧分压，$PaO_2$ 降低），一般并无 $CO_2$ 潴留，但可出现动脉二氧化碳分压（$PaCO_2$）降低。

**（三）肺泡弥散功能**

肺泡弥散是肺泡内气体中和肺泡壁毛细血管中的氧和二氧化碳，通过肺泡壁毛细血管膜进行气体交换的过程。以弥散量（diffusing capacity，$D_L$）作为判定指标。肺泡弥散量是指肺泡膜两侧气体分压差为 1 mmHg 条件下，气体在单位时间（1 min）所能通过的气体量（mL）。影响肺泡毛细血管弥散的因素有弥散面积、弥散距离（厚度）、肺泡与毛细血管的氧分压差、气体分子量、气体在介质中的溶解度、肺泡毛细血管血流以及气体与血红蛋白的结合力。$O_2$ 与 $CO_2$ 在肺内的弥散过程不同，相同温度下，两种气体弥散的相对速率与该气体分子量平方根成反比、与气体在介质中的溶解度成正比，计算结果，$CO_2$ 的弥散速率为 $O_2$ 的 21 倍，实际上不存在 $CO_2$ 弥散功能的障碍，故临床上弥散障碍是指氧而言，其后果是缺氧。由于一氧化碳（CO）有与氧分子相类似特性，临床上测定时则通常采用 CO 气体。

**【参考值】**

男性 18.23~38.41 mL/（mmHg·min），女性 20.85~23.9 mL/（mmHg·min）。

笔记栏

【临床意义】

$D_L$值与年龄、性别、体位、身材等相关,男性大于女性,青年人大于老年人。弥散量如小于正常预计值的80%,则提示有弥散功能障碍。

1. 弥散量降低,常见于肺间质纤维化、石棉肺、肺气肿、肺结核、气胸、肺部感染、肺水肿、先天性心脏病、风湿性心脏病、贫血等。

2. 弥散量增加可见于红细胞增多症、肺出血等。

## 第三节　血气分析和酸碱测定

血液气体和酸碱平衡正常是体液内环境稳定、机体赖以健康生存的一个重要方面。血中有生理效应的气体是氧($O_2$)和二氧化碳($CO_2$),$CO_2$ 不仅与 $O_2$ 有关,而且与酸碱平衡有关。血气分析可以了解 $O_2$ 的供应及酸碱平衡状况,是抢救危重患者和手术中监护的重要指标之一。血气分析的标本有采自于动脉和静脉血两种,但临床上常用动脉血。两者的差别能更准确地判断组织气体代谢及其伴随的酸碱失调的状况以及准确地解释结果,例如采血对结果的影响等。

血气分析测定标本采集的基本要求:①合理的采血部位(桡动脉、肱动脉、股动脉);②严格地隔绝空气,在海平面大气压(101.3 kPa,760 mmHg)、安静状态下,采集肝素抗凝血;③标本采集后立即送检,若血标本不能及时送检,应将其保存在4 ℃环境中,但不得超过2 h;④吸氧者若病情许可应停止吸氧30 min后再采血送检,否则应标记给氧浓度与流量。

### 一、血气分析的指标

动脉血气分析指标中,血气分析仪可直接测定的有动脉氧分压、动脉二氧化碳分压、动脉氢离子浓度,然后根据相关的方程式由上述3个测定值计算出其他多项指标,从而判断肺换气功能及酸碱平衡的状况。

#### (一)动脉血氧分压

动脉血氧分压($PaO_2$)是指血液中物理溶解的氧分子所产生的压力。健康成人随年龄增大而降低,年龄预计公式为 $PaO_2 = 100\ mmHg - (年龄 \times 0.33) \pm 5\ mmHg$。

【参考值】

95~100 mmHg。

【临床意义】

1. 判断有无缺氧以及缺氧的程度　造成低氧血症的原因有肺泡通气不足、通气/血流(V/Q)比值失调、分流及弥散功能障碍等。当 $PaO_2$ 在20 mmHg(相应血氧饱和度32%)以下,由于不同组织器官间氧降阶梯消失,脑细胞不能再从血液中摄氧,有氧代谢不能正常进行,生命难以维持。低氧血症分为轻、中、重三型:轻度:80~60 mmHg;中度:60~40 mmHg;重度:<40 mmHg。

2. 判断有无呼吸衰竭　若在海平面附近、安静状态下呼吸空气时 $PaO_2$ 测定值

<60 mmHg,并可除外其他因素(如心脏内分流等)所致的低氧血症,即可诊断为呼吸衰竭。呼吸衰竭根据动脉血气分为Ⅰ型和Ⅱ型。Ⅰ型是指缺氧而无 $CO_2$ 潴留($PaO_2$<60 mmHg,$PaCO_2$ 降低或正常);Ⅱ型是指缺氧伴有 $CO_2$ 潴留($PaO_2$<60 mmHg,$PaCO_2$>50 mmHg)。

### (二)肺泡-动脉血氧分压差

肺泡-动脉血氧分压差是指肺泡氧分压($PAO_2$)与动脉血氧分压($PaO_2$)之差($PA-aO_2$)。$PA-aO_2=PAO_2-PaO_2$,是反映肺换气功能的指标,有时较 $PaO_2$ 更为敏感,能较早地反映肺部氧摄取状况。$PA-aO_2$ 的产生原因主要是肺内存在生理分流,正常支气管动脉血未经氧合而直接进入肺静脉,其次营养心肌的最小静脉血直接进入左心室,这样的结果则是正常自左心搏出的动脉血中,也有 3%~5% 的静脉血掺杂。$PAO_2$ 不能直接测取,是通过简化的肺泡气方程式计算得出:

$$PAO_2=P_IO_2-\frac{PaCO_2}{R}=(PB-PH_2O)\times F_IO_2\ \frac{PACO_2}{R}$$

式中 $P_IO_2$ 为吸入气氧分压、$PaCO_2$ 为动脉血二氧化碳分压、R 为呼吸交换率、PB 为大气压、$PH_2O$ 为水蒸气压、$F_IO_2$ 为吸入气氧浓度。

大气中干燥气体的氧浓度为 20.93%,实际上仅为 20.63%;而吸入的空气是潮湿的,通过上呼吸道即被湿化,水蒸气将空气稀释,使氧浓度及氧分压均有所下降。在体温 37 ℃时饱和水蒸气压为 47 mmHg,因此吸入到中心气道后的 $P_IO_2=(760-47)\times 20.93\%=149.4$ mmHg。

**【参考值】**

正常青年人为 15~20 mmHg,随年龄增加而增大,但最大不超过 30 mmHg。

**【临床意义】**

1. $PA-aO_2$ 增大伴有 $PaO_2$ 降低　提示肺本身受累所致氧合障碍,主要见于:①右左分流或肺血管病变使肺内动-静脉解剖分流增加致静脉血掺杂;②弥漫性间质性肺病、肺水肿、急性呼吸窘迫综合征等所致的弥散障碍;③V/Q 比值严重失调,如阻塞性肺气肿、肺不张或肺栓塞。

2. $PA-aO_2$ 增大无 $PaO_2$ 降低　见于肺泡通气量明显增加,而大气压、吸入气氧浓度与机体耗氧量不变时。

### (三)动脉血氧饱和度

动脉血氧饱和度($SaO_2$)是指动脉血氧与血红蛋白(Hb)结合的程度,是单位 Hb 含氧百分数,即:

$$SaO_2=\frac{HbO_2}{\text{全部 Hb}}\times 100\%=\frac{\text{血氧含量}}{\text{血氧结合率}}\times 100\%$$

一般情况下,每克 Hb 实际结合 0.06 mmol(1.34 mL)氧,若 Hb 为 150 g/L,全部与氧结合,则其血氧结合量为 150×0.06=9.0 mmol/L(15×1.34=20 mL/dL)。由于并非全部的 Hb 都能氧合,而且血中还存在其他 Hb,如高铁 Hb、正铁 Hb 和其他变性 Hb 等,因此 $SaO_2$ 难以达到 100%。

**【参考值】**

95%~98%。

笔记栏

【临床意义】

1. 可作为判断机体是否缺氧的一个指标，但是反映缺氧并不敏感，而且有掩盖缺氧的潜在危险。主要原因是由于血红蛋白离解曲线（ODC）呈 S 形的特性，即 $PaO_2$ 在 60 mmHg 以上，曲线平坦，在此段即使 $PaO_2$ 有大幅度变化，$SaO_2$ 的增减变化很小，即使 $PaO_2$ 降至 57 mmHg，$SaO_2$ 仍可接近 90%；只有 $PaO_2$ 在 57 mmHg 以下，曲线呈陡直，$PaO_2$ 稍降低，$SaO_2$ 即明显下降。因此，$SaO_2$ 在较轻度的缺氧时尽管 $PaO_2$ 已有明显下降，$SaO_2$ 可无明显变化。

2. ODC 受 pH 值、$PaCO_2$、温度和红细胞内 2,3-二磷酸甘油酸含量等因素影响而左右移动，并进而影响 Hb 与氧结合的速度、数量；ODC 位置受 pH 值影响时发生的移动，称为 Bohr 效应。pH 值降低，曲线右移，虽 $SaO_2$ 略降低，但氧合血红蛋白易释放氧，有利于提高组织氧分压，相反，pH 值升高，曲线左移，会加重组织缺氧。

### （四）混合静脉血氧分压

混合静脉血氧分压（$P_{\bar{V}}O_2$）是指物理溶解于混合静脉血中的氧产生的压力。混合静脉血或称中心静脉血是经右心导管取自肺动脉、右心房或右心室腔内的血。可分别测定其 $P_{\bar{V}}O_2$，混合静脉血氧饱和度（$S_{\bar{V}}O_2$）并计算氧含量（$C_{\bar{V}}O_2$）。$P_{a-\bar{V}}DO_2$ 是指动脉氧分压与混合静脉血氧分压之差。

【参考值】

$P_{\bar{V}}O_2$ 35~45 mmHg，平均 40 mmHg，$P_{a-\bar{V}}DO_2$ 60 mmHg。

【临床意义】

1. $P_{\bar{V}}O_2$ 常作为判断组织缺氧程度的一个指标。该指标存在生理变异，老年人或健康青壮年剧烈运动后均可降低。

2. $P_{a-\bar{V}}DO_2$ 是反映组织摄氧的状况。$P_{a-\bar{V}}DO_2$ 值变小，表明组织摄氧受阻；$P_{a-\bar{V}}DO_2$ 值增大，表明组织需氧增加。

### （五）动脉血氧含量

动脉血氧含量（$CaO_2$）是指单位容积（每升）的动脉血液中所含氧的总量（mmol）或每百毫升动脉血含氧的毫升数。包括与血红蛋白结合的氧和物理溶解的氧两个部分，即 $CaO_2=Hb(g/dL)\times1.34\times SaO_2+PaO_2(mmHg)\times0.003\,1$，其中 0.003 1 为氧在血中的物理溶解系数，单位是 mL/(dL · mmHg)。呼吸空气时血中物理溶解氧仅有 3.0 mL/L，溶解于血中氧随氧分压升高而增加。在 3 个大气压下吸纯氧时，$PaO_2$ 可达到 2 000 mmHg，血中溶解氧达到 6.0 mL/dL；此时，仅血中溶解的氧量即可满足机体组织代谢需要，这也正是采用高压氧舱治疗变性血红蛋白血症和碳氧血红蛋白血症（CO 中毒）的机制。如能同时测定组织回流的静脉血氧，则动、静血氧含量差（$CaO_2-CVO_2$）即为该组织的实际氧摄量或耗氧量。

【参考值】

$CaO_2$：8.55~9.45 mmol/L（19~21 mL/dL）。

$CVO_2$：6.3~6.75 mmol/L（14~15 mL/dL）。

$CaO_2-CVO_2$：2.25 mmol/L（5 mL/dL）。

$Qs/Qt$:3%~5%。

【临床意义】

1. $CaO_2$ 是反映动脉血携氧量的综合性指标。高原缺氧、慢性阻塞肺疾病缺氧的患者,$CaO_2$ 随 $PaO_2$ 降低而降低,但 Hb 正常或升高;贫血、CO 中毒、高铁血红蛋白血症的患者,虽 $PaO_2$ 正常,而 $CaO_2$ 随 Hb 的降低而降低。

2. $CaO_2-CvO_2$ 可估测组织代谢状况。

3. 根据 Fick 公式可计算心排出量($Q_T$)。并有助于测算肺内右-左分流率($Q_S/Q_T$)对先天性心脏病有右-左分流和急性呼吸窘迫综合征的诊断和预后判断。其公式如下:

$$Q_S/Q_T=\frac{P(A-a)\times 0.0031}{(CaO_2-CvO_2)+P(A-a)\times 0.0031}\times 100\%$$

V/Q 比值失调所致功能性分流,通过吸氧增加吸入氧浓度很快可纠正;而真正的分流,即肺动脉系统血流因解剖缺陷或经动-静脉短路直接混入肺静脉系和 $V/Q=0$ 时的毛细血管分流所致的 $Qs/Q_T$ 增加,即使是吸入纯氧亦难以或不能纠正。

**(六)动脉血二氧化碳分压**

动脉血二氧化碳分压($PaCO_2$)是指物理溶解在动脉血中的 $CO_2$(正常时每 100 mL 中溶解 2.7 mL)分子所产生的张力。$CO_2$ 是有氧代谢的最终产物,经血液运输至肺排出。$CO_2$ 在血中有 3 种形式存在:物理溶解、化学结合和水合形成碳酸。其物理溶解量与 $CO_2$ 溶解系数($\alpha$)、温度有关,38 ℃时 $\alpha$ 为 0.030 1 mmol/(L · mmHg);37 ℃时 $\alpha$ 为 0.030 8 mmol/(L · mmHg);故当 $PaCO_2$ 为 40 mmHg 时,溶解的 $CO_2$ 量为 1.2 mmol/L,相当于动脉全血 $CO_2$ 全部含量的 5%。

【参考值】

35~45 mmHg,平均值 40 mmHg。

【临床意义】

1. 判断呼吸衰竭类型与程度的指标　Ⅰ型呼吸衰竭,$PaCO_2$ 可正常或略降低;Ⅱ型呼吸衰竭,$PaCO_2$ 必须>50 mmHg;肺性脑病时,$PaCO_2$ 一般应>70 mmHg。

2. 判断呼吸性酸碱平衡失调的指标　$PaCO_2$>45 mmHg 提示呼吸性酸中毒;$PaCO_2$<35 mmHg 提示呼吸性碱中毒。$PaCO_2$ 升高可由通气量不足引起,如慢阻肺、哮喘、呼吸肌麻痹等疾病;呼吸性碱中毒表示通气量增加,见于各种原因所致的通气增加。

3. 判断代谢性酸碱失调的代偿反应　代谢性酸中毒时经肺代偿后 $PaCO_2$ 降低,最大代偿极限为 $PaCO_2$ 降至 10 mmHg。代谢性碱中毒时经肺代偿后 $PaCO_2$ 升高,其最大代偿极限为 $PaCO_2$ 升至 55 mmHg。

**(七)pH 值**

pH 值是表示体液氢离子的浓度的指标或酸碱度。由于细胞内与细胞直接接触的内环境之 pH 值测定技术上的困难,故常用血液 pH 值测定来间接了解。血液 pH 值实际上是未分离血细胞的动脉血浆中氢离子浓度的负对数值。pH 值取决于血液中碳酸氢盐缓冲,其中碳酸氢由肾调节,碳酸由肺调节,其两者比值为 20 ∶ 1 时,血 pH 值为 7.40。动脉血 pH 值的病理改变最大范围 6.80~7.80。

笔记栏

【参考值】

pH 值 7.35~7.45，平均 7.40；[$H^+$]35~45 mmol/L，平均 40 mmol/L。

【临床意义】

pH 值可作为判断酸碱失调中机体代偿程度的重要指标。pH 值<7.35 为失代偿性酸中毒，存在酸血症；pH 值>7.45 为失代偿性碱中毒，有碱血症；pH 值正常可有 3 种情况：无酸碱失衡、代偿性酸碱失衡、混合性酸碱失衡。临床上不能单用 pH 值区别代谢性与呼吸性酸碱失衡，尚需结合其他指标进行判断。

（八）标准碳酸氢盐

标准碳酸氢盐（standard bicarbonate，SB）是指在 38 ℃，血红蛋白完全饱和，经 $PaCO_2$ 为 40 mmHg 的气体平衡后的标准状态下所测得的血浆 $HCO_3^-$ 浓度。

【参考值】

22~27 mmol/L，平均 24 mmol/L。

【临床意义】

标准碳酸氢盐是准确反映代谢性酸碱平衡的指标。SB 一般不受呼吸的影响。

（九）实际碳酸氢盐

实际碳酸氢盐（AB）是指在实际 $PaCO_2$ 和血氧饱和度条件下所测得血浆[$HCO_3^-$]含量。

【参考值】

22~27 mmol/L。

【临床意义】

1. AB 同样反映酸碱平衡中的代谢性因素，与 SB 的不同之处在于 AB 尚在一定程度上受呼吸因素的影响。

2. AB 增高可见于代谢性碱中毒，亦可见于呼吸性酸中毒经肾代偿时的反映，慢性呼吸性酸中毒时，AB 最大代偿可升至 45 mmol/L；AB 降低既见于代谢性酸中毒，亦见于呼吸性碱中毒经肾代偿的结果。

3. AB 与 SB 的差数，反映呼吸因素对血浆 $HCO_3^-$ 影响的程度。当呼吸性酸中毒时，AB>SB；当呼吸性碱中毒时，AB<SB；相反，代谢性酸中毒时，AB=SB，小于正常值；代谢性碱中毒时，AB=SB，大于正常值。

（十）缓冲碱

缓冲碱（buffer base，BB）是指血液（全血或血浆）中一切具有缓冲作用的碱性物质（负离子）的总和，包括 $HCO_3^-$、$Hb^-$、血浆蛋白（$Pr^-$）和 $HPO_4^{2-}$。$HCO_3^-$ 是 BB 的主要成分，约占 50%（24/50）。是反映代谢性因素的指标。

【参考值】

45~55 mmol/L，平均 50 mmol/L。

【临床意义】

1. 反映机体对酸碱平衡失调时总的缓冲能力，不受呼吸因素、$CO_2$ 改变的影响。

2. BB 减少提示代谢性酸中毒，BB 增加提示代谢性碱中毒。

**（十一）剩余碱**

剩余碱（base excess，BE）是指在 38 ℃，血红蛋白完全饱和，经 $PaCO_2$ 为 40 mmHg 的气体平衡后的标准状态下，将血液标本滴定至 pH 值等于 7.40 所需要的酸或碱的量，表示全血或血浆中碱储备增加或减少的情况。需加酸者表示血中有多余的碱，BE 为正值；相反，需加碱者表明血中碱缺失，BE 为负值。

**【参考值】**

0±2.3 mmol/L。

**【临床意义】**

BE 只反映代谢性因素的指标，与 SB 的意义大致相同。

**（十二）血浆 $CO_2$ 含量**

血浆 $CO_2$ 含量（$T-CO_2$）是指血浆中结合的和物理溶解的 $CO_2$ 总含量。动脉血浆 $CO_2$ 总量＝ $HCO_3^- + PaCO_2 \times \alpha = 24 + 40 \times 0.03 = 25.2$ mmol/L。如按容积计算动脉血浆 $CO_2$ 含量为 48.5vol%，静脉血浆为 52.5vol%；因为红细胞中含量较血浆中少，血浆为 25.2 mmol/L，全血则为 21.7 mmol/L。其中 $HCO_3^-$ 占总量的 95% 以上，故 $T-CO_2$ 基本反映 $HCO_3^-$ 的含量。

**【参考值】**

22～27 mmol/L。

**【临床意义】**

$T-CO_2$ 因受呼吸影响，故在判断混合性酸碱失调时，其应用受到限制。例如 $CO_2$ 潴留和代谢性碱中毒时 $T-CO_2$ 增加；而过度通气和代谢性酸中毒时 $T-CO_2$ 降低。

**（十三）阴离子间隙**

阴离子间隙（anion gap，AG）是指血浆中的未测定阴离子（UA）与未测定阳离子（UC）的差值（即 AG＝UA－UC）。AG 计算公式：$AG = Na^+ - (Cl^- + HCO_3^-)$。AG 升高数＝$HCO_3^-$ 下降数。

**【参考值】**

8～16 mmol/L。

**【临床意义】**

1. 高 AG 代谢性酸中毒以产生过多酸为特征，常见于乳酸酸中毒、尿毒症、酮症酸中毒。

2. 正常 AG 代谢性酸中毒又称为高氯型酸中毒，可有 $HCO_3^-$ 减少（如腹泻）、酸排泄衰竭（如肾小管酸中毒）或过多使用含氯的酸（如盐酸精氨酸）。

3. 判断三重酸碱失衡中 AG 增大的代谢性酸中毒 >30 mmol/L 时肯定酸中毒；20～30 mmol/L 时酸中毒可能性很大；17～19 mmol/L 只有 20% 有酸中毒。

## 二、酸碱平衡失调的判断

判断酸碱平衡失调主要依据动脉血气分析中 pH 值、$PaCO_2$、$HCO_3^-$ 指标的变化及

笔记栏

根据 pH 值、$PaCO_2$ 所制成的酸碱平衡诊断卡(图 22-1)和预计代偿公式计算所得出结论,但在判断结论时仍需密切结合临床。

1. 酸碱平衡诊断卡　查阅此卡时先将临床实测血气结果 pH、$PaCO_2$ 值分别与图中 pH、$PaCO_2$ 值相对应,然后依据实测 $HCO_3^-$ 值与图中相应 $HCO_3^-$ 值范围来判断是单纯性酸碱失调或混合性酸碱失调。如 pH 值为 7.2,$PaCO_2$ 为 40 mmHg,若实测 $HCO_3^-$ 为 21 mmol/L,可判断为单纯慢性碱缺失;若实测 $HCO_3^-$ 为 15 mmol/L,则判断为单纯急性碱缺失。又如 pH 值为 7.2,$PaCO_2$ 为 70 mmHg,若实测 $HCO_3^-$ 为 15 mmol/L。可判断为急性高碳酸血症合并急性碱缺失(急性呼酸+代酸)。

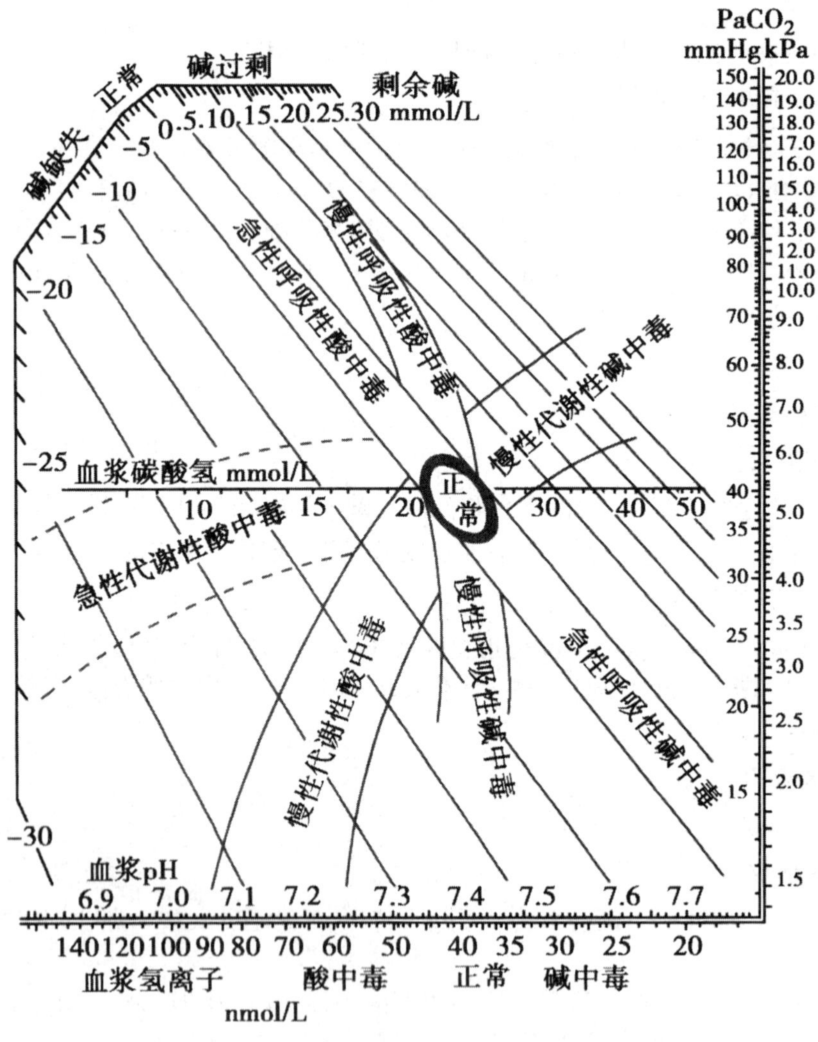


图 22-1　酸碱平衡诊断卡

2. 临床应用动脉血气判断酸碱失调的步骤

(1)pH 值正常,但临床症状严重,例如有意识障碍等,需考虑存在混合性酸碱失调。

(2) $HCO_3^-$ 与 $PaCO_2$ 改变呈背道而驰，例如当代谢性酸中毒时，$HCO_3^-$ 原发升高，$PaCO_2$ 则应继发升高，方能维持机体内 pH 值正常，而此时实测 $PaCO_2$ 反而降低，亦应考虑存在混合性酸碱失调。

3. 当动脉血气实测值超过或者小于通过代偿公式所计算的预计值应判断为混合性酸碱失调。

## 三、酸碱平衡失调类型及血气特点

机体通过酸碱平衡调节机制调节体内酸碱物质含量及其比例，维持血液 pH 值在正常范围内的过程，称为酸碱平衡。体内无论是酸性物质还是碱性物质过多，超出机体的代偿能力，或者肺和肾功能障碍使调节酸碱平衡功能发生障碍，均可导致酸碱平衡的失调，使血浆中 $HCO_3^-$ 与 $H_2CO_3$ 的浓度及其比值的变化超出正常范围。酸碱平衡失调在临床上表现有多种类型，包括有单纯性酸碱失调和混合性酸碱失调。如果动脉血气 pH 值<7.35 称为酸血症；pH 值>7.45 称为碱血症。酸血症和碱血症是酸碱平衡失调所致血液 pH 值变化的最终结果。有酸血症或碱血症必定有酸中毒或碱中毒，有酸中毒或碱中毒不一定有酸血症或碱血症；也就是说在单纯性酸碱平衡失调时，酸中毒导致酸血症，碱中毒导致碱血症。但在混合性酸碱失调（两种或两种以上的酸碱失调同时存在）时，动脉血 pH 值取决于各种酸碱平衡失调相互平衡后的结果。

酸中毒或碱中毒是指机体内以 $HCO_3^-$、$PaCO_2$ 为原发改变引起 pH 值变化的病理生理过程。以 $HCO_3^-$ 下降为原发改变称为代谢性酸中毒，以 $HCO_3^-$ 升高为原发改变称为代谢性碱中毒；以 $PaCO_2$ 升高为原发改变称为呼吸性酸中毒；以 $PaCO_2$ 下降为原发改变称为呼吸性碱中毒。在以上这些单纯性酸碱平衡失调时体内的调节机制必定会加强，以恢复 $[HCO_3^-]/[H_2CO_3]$ 达到正常水平，这种过程即为代偿过程。代偿后，如果 $[HCO_3^-]/[H_2CO_3]$ 比值恢复到 20/1，血浆 pH 值则可维持在正常范围，称为代偿性酸碱平衡失调；若代偿后 $[HCO_3^-]/[H_2CO_3]$ 比值不能达到 20/1，则称为失代偿性酸碱平衡失调。常见的酸碱平衡失调类型可见于下列几种。

1. 代谢性酸中毒　是指以 $HCO_3^-$ 下降为原发改变而引起的一系列病理生理过程。引起代谢性酸中毒主要由于机体产酸过多、排酸障碍和碱性物质损失过多原因所致。临床上机体产酸过多可见于糖尿病、禁食时间过长、急慢性酒精中毒所致的酮症酸中毒；高热、外伤、严重感染与休克、缺氧、大量使用水杨酸类药物等可出现乳酸酸中毒；肾脏疾病所致尿毒症和碱的丢失以及酸摄入过多等导致酸中毒。

血气改变的特点为：AB、SB、BB 下降，pH 值接近或达到正常，BE 负值增大，$PaCO_2$ 下降。当机体不能代偿时，$PaCO_2$ 正常或增高，pH 值下降。

2. 呼吸性酸中毒　呼吸性酸中毒是指因呼吸功能障碍导致原发的血浆：$PaCO_2$ 升高所致 $H^+$ 浓度增加，pH 值下降的病理生理过程。常见于多种呼吸系疾病如慢性阻塞性肺疾病、哮喘、胸廓畸形、呼吸肌麻痹、异物阻塞以及其他可以累及呼吸系统的疾病均可降低肺泡通气量，致 $CO_2$ 潴留，产生呼吸性酸中毒。

血气改变的特点为：急性呼吸性酸中毒时，$PaCO_2$ 增高，pH 值下降，AB 正常或略升高、BE 基本正常。肾代偿时，$PaCO_2$ 每升高 1.0 mmHg，$HCO_3^-$ 约可增加 0.07 mmol/L；慢性呼吸性酸中毒时，$PaCO_2$ 增高，pH 值正常或降低，AB 升高，AB>SB，

笔记栏

BE 正值增大。$PaCO_2$ 每升高 1.0 mmHg，$HCO_3^-$经代偿后可增加 0.3~0.4 mmol/L（平均0.35 mmol/L）。但肾代偿有一定的限度，急性呼吸性酸中毒时，$HCO_3^-$ 不超过 32 mmol/L，慢性呼吸性酸中毒时 $HCO_3^-$ 不超过 45 mmol/L。

3. 代谢性碱中毒　代谢性碱中毒是指原发的血浆 $HCO_3^-$ 升高而引起的一系列病理生理过程。当体液中 $H^+$和 $Cl^-$ 丧失或 $HCO_3^-$ 含量增加，均可引起代谢性碱中毒。临床常见的原因包括大量丢失胃液、严重低血钾或低血氯、库欣综合征等致经肾脏丢失 $H^+$以及输入过多碱性物质等。

血气改变的特点为：AB、SB、BB 增高，pH 值接近正常，BE 正值增大，$PaCO_2$ 上升。机体失代偿时，$PaCO_2$ 反而降低或正常，pH 值上升。

4. 呼吸性碱中毒　呼吸性碱中毒是指由于过度通气使血浆 $PaCO_2$ 下降引起的一系列病理生理过程。各种导致肺泡通气增加，体内 $CO_2$ 排出减少的疾病如癔症、颅脑损伤、脑炎、脑肿瘤以及缺氧等，均可发生呼吸性碱中毒。机械通气应用不当亦易引起呼吸性碱中毒。

血气改变的特点为：$PaCO_2$ 下降，pH 值正常或升高，AB 在急性呼吸性碱中毒时正常或轻度下降，慢性呼吸性碱中毒时下降明显，AB<SB，BE 负值增大。肾代偿反应效率在急、慢性期不同。急性呼吸性碱中毒时 $PaCO_2$ 每下降 1.0 mmHg，$HCO_3^-$ 减少 0.2 mmol/L；慢性呼吸性碱中毒时 $PaCO_2$ 每下降 1.0 mmHg，$HCO_3^-$ 减少 0.5 mmol/L，$Cl^-$内移，血清 $Ca^{2+}$降低。

5. 呼吸性酸中毒合并代谢性酸中毒　呼吸性酸中毒合并代谢性酸中毒是指急、慢性呼吸性酸中毒合并不适当的 $HCO_3^-$ 下降，或者代谢性酸中毒合并不适当的 $PaCO_2$ 增加所致呼吸性酸中毒合并代谢性酸中毒。多见于慢性阻塞性肺疾病患者，由于呼吸道阻塞，肺泡通气量下降，$CO_2$ 潴留，导致呼吸性酸中毒；又由于缺氧，体内乳酸堆积，导致代谢性酸中毒。

血气改变的特点为：$PaCO_2$ 上升、正常或轻度下降，pH 值明显降低，AB、SB、BB 减少、正常或轻度升高，BE 负值增大。

6. 呼吸性酸中毒合并代谢性碱中毒　呼吸性酸中毒合并代谢性碱中毒是指急、慢性呼吸性酸中毒合并不适当的 $HCO_3^-$ 升高，或者代谢性碱中毒合并不适当的 $PaCO_2$ 增加所致呼吸性酸中毒合并代谢性碱中毒。见于慢性阻塞性肺疾病患者，除有 $CO_2$ 潴留、呼吸性酸中毒外，还可因利尿不当、低血钾、低血氯等引起代谢性碱中毒。

血气变化特点为：$PaCO_2$ 上升，pH 值升高、正常或下降，AB 明显增加，并超过预计代偿的限度；急性呼吸性酸中毒时 $HCO_3^-$ 的增加不超过 3~4 mmol/L，BE 正值增大。

7. 呼吸性碱中毒合并代谢性酸中毒　呼吸性碱中毒合并代谢性酸中毒是指为呼吸性碱中毒伴有不适当的 $HCO_3^-$ 下降或代谢性酸中毒伴有不适当的 $PaCO_2$ 减少。各种引起肺泡通气量增加的疾病如肺炎、肺间质性疾病、感染性发热等可产生呼吸性碱中毒，同时因肾功能障碍、机体排酸减少而产生代谢性酸中毒。

血气改变特点为：$PaCO_2$ 下降，AB、SB、BB 减少，BE 负值增大，pH 值升高或大致正常。并可根据公式计算机体的代偿限度以区别呼吸性碱中毒机体发挥代偿功能。慢性呼碱代偿最大范围 12~15 mmol/L；急性呼碱代偿最大范围 18 mmol/L。若 $HCO_3^-$ 的减少量在上述范围内则属机体代偿功能，若超出上述范围则有代谢性酸中毒同时

笔记栏

存在。

8. 呼吸性碱中毒合并代谢性碱中毒　呼吸性碱中毒合并代谢性碱中毒是指血浆$HCO_3^-$增加同时合并$PaCO_2$减少，为呼吸性碱中毒合并代谢性碱中毒。两者并存使pH值增高明显，可引起严重碱血症，预后极差。各种引起肺泡通气量增加的疾病如肝硬化患者并肝肺综合征时，因肺内分流、低氧血症致通气量增加、体内$CO_2$减少而发生呼吸性碱中毒，同时又因利尿剂治疗而发生代谢性碱中毒。

血气改变的特点为：$PaCO_2$下降、正常或轻度升高，pH值明显上升，AB增加、正常或轻度下降，BE正值增大。

9. 三重酸碱失衡　三重酸碱失衡是指在代谢性酸中毒合并代谢性碱中毒的基础上同时又伴有呼吸性酸中毒或呼吸性碱中毒。三重酸碱失衡有两种类型。

（1）呼吸性酸中毒合并高AG型代谢性酸中毒和代谢性碱中毒　如慢性呼吸衰竭患者因$CO_2$潴留出现呼吸性酸中毒，因缺氧致代谢性酸中毒，又因输入碱性液体和利尿等致代谢性碱中毒。其血气变化特点为：$PaCO_2$升高，AB、SB、BB增加，BE正值加大，$Cl^-$降低，AG增高，pH值多下降。

（2）呼吸性碱中毒合并高AG型代谢性酸中毒和代谢性碱中毒　可见于呼吸性碱中毒伴代谢性碱中毒的基础上，再合并高AG代谢性酸中毒，也可见于呼吸性碱中毒伴高AG代谢性酸中毒的基础上，由于补碱过多再合并代谢性碱中毒。其血气特点为：$PaCO_2$下降，AB、SB、BB增加，AG升高，pH值多下降。

（王　莹）

## 问题分析与能力提升

1. 患者，男，56岁，慢性咳嗽咳痰20年，气促5年。查体：桶状胸，呼吸运动减弱，肺部叩诊呈过清音，两肺呼吸音减弱。

请问：①该患者的初步诊断是什么？②该患者的肺功能检查结果如何？

2. 某肺心病慢性呼吸衰竭患者，血气分析结果：pH值7.188，$PaCO_2$ 75 mmHg，$PaO_2$ 50 mmHg，$HCO_3^-$ 27.6 mmol/L，BE−5 mmol/L。

请问：该患者的酸碱失衡类型是什么？

## 同步练习题（选择题）

1. 患者，68岁，气促，神志恍惚，面色潮红，球结膜充血水肿，心率120次/min，心律不齐，肝右肋下3 cm，双下肢水肿，尿蛋白+。为判断病情首要的检查应选择（　　）

A. 肝功能　　B. 心电图

C. 血尿素氮　　D. 动脉血气分析

笔记栏

E. 电解质

(2~4 题共用备选答案)

A. pH 值 7.38, $PaO_2$ 50 mmHg, $PaCO_2$ 40 mmHg

B. pH 值 7.30, $PaO_2$ 50 mmHg, $PaCO_2$ 80 mmHg

C. pH 值 7.40, $PaO_2$ 60 mmHg, $PaCO_2$ 65 mmHg

D. pH 值 7.35, $PaO_2$ 80 mmHg, $PaCO_2$ 40 mmHg

E. pH 值 7.25, $PaO_2$ 70 mmHg, $PaCO_2$ 30 mmHg

上述血气分析结果符合

2. 代偿性呼吸性酸中毒的是 （　）

3. 代偿性代谢性酸中毒的是 （　）

4. 失代偿性呼吸性酸中毒的是 （　）

(5~7 题共用题干)

男性，60 岁。因“反复哮喘 40 余年，活动后气短 10 余年，间断双下肢水肿 5 年，加重 1 d”入院，吸烟史 40 年。查体：嗜睡，口唇发绀，颈静脉怒张，桶状胸，双肺可闻及干、湿啰音，心率 110 次/min，心律整，肝肋下 3.0 cm，双下肢水肿。血气分析示 pH 值 7.26, $PaO_2$ 45 mmHg, $PaCO_2$ 75 mmHg。

5. 下列治疗措施错误的是 （　）

A. 积极控制感染

B. 应用无创呼吸机改善通气

C. 应用 5% 碳酸氢钠纠正酸中毒

D. 应用支气管舒张剂

E. 应用祛痰药物

6. 经治疗后病情有好转，神志清醒。数日后出现烦躁，有时抽搐，血气分析 pH 值 7.49, $PaO_2$ 66 mmHg, $PaCO_2$ 55 mmHg, BE+15 mmol/L，上述情况最可能是 （　）

A. 失代偿性代谢性碱中毒

B. 呼吸性酸中毒合并代谢性碱中毒

C. 呼吸性碱中毒合并代谢性碱中毒

D. 失代偿性呼吸性酸中毒

E. 呼吸性酸中毒合并呼吸性碱中毒

7. 经治疗后症状好转出院，出院后应采取的措施不包括 （　）

A. 长期口服剂量糖皮质激素

B. 戒烟

C. 长期使用长效支气管舒张剂

D. 长期家庭氧疗

E. 避免上呼吸道感染

# 第二十三章 内镜检查

## 第一节　基本原理简介

医学内镜迄今已有200多年的历史,20世纪50年代以前医学内镜由于受当时科学技术影响发展比较缓慢,20世纪50年代以后由于导光纤维的问世以及科学技术的高速发展,医学内镜才得以突飞猛进的发展。

以胃镜为例,自1869年德国医生Kussmaul制成硬式胃镜以来,胃镜检查经历了由硬式至可曲,由纤维至电子的发展历程。继1957年美国医生Hirchowz首先使用纤维胃镜之后,日本学者相继进行了大量的研究和实践,最早的纤维胃镜是将数以万计的特制光学纤维按一定次序和数量排列,分别接上目镜和物镜,再辅以先进的冷光源。这种胃镜的特点是;保证了优质的导光,图像清晰;先进的冷光源保证了内镜的亮度;柔软、纤细可曲的镜身使操作灵巧,观察方便,患者痛苦亦大大减少;可控制的先端,扩大了内镜的视野,消灭了检查的盲区;不断改进的送水、送气和吸引装置,保证了插镜的效率和视野的清晰度。此后几十年,胃镜技术不断发展,活检钳、细胞刷的使用使胃镜可以进行病理检查,显著提高诊断准确率;摄影、录像等技术的应用可以记录各种病变,供会诊、教学使用;各种治疗附件的应用还可以进行镜下止血、切除息肉、异物取出、支架放置、圈套结扎等内镜治疗,形成了新兴的治疗内镜领域。随着电子技术的推广与普及,电子内镜的前端设置固体摄像器件,应用电视监视器观察图像的内镜装置得以广泛使用,它改变了原有纤维内镜由光学纤维导光与窥视的性质,其前端精细的微型电子耦合元件组成图像传感器,相当于微型真空摄像管,进入胃肠腔后,可清晰摄录腔内图像,通过电缆传递至图像处理中心,最后显示在电视荧光屏上,无须窥察,可供多人同时观看,图像清晰细致,形象逼真。

电子内镜无光导纤维断裂之弊,图像内不会出现黑点或亮度损失,其前端CCD的像素较纤维镜的光导纤维束多2~3倍,使图像分辨率明显提高。电子内镜不吸收光,因此较纤维内镜的颜色更为真实。加上固定画面、摄影、录像的配合,有利于记录及会诊。与计算机及图文处理系统的有机结合,更有利于资料的储存、图像的集、分析与交流。成为现代消化疾病诊断、治疗中不可缺少的工具。目前已逐渐替代纤维内镜成为21世纪腔内疾病诊断和治疗的先进手段。根据同样原理制成的内镜还有结肠镜、小

笔记栏

肠镜、十二指肠镜、气管镜、胆道镜、膀胱镜、腹腔镜、胸腔镜等，不仅可对大肠、小肠、胆管、胰管等部位进行检查治疗，尚可延伸到对呼吸系统、泌尿系统、生殖系统、胸腹腔病变进行诊断治疗，因而形成一个崭新的诊治领域，称为内镜学，达到内镜技术发展的全新境界。

## 第二节　上消化道内镜检查

上消化道内镜检查包括食管、胃、十二指肠的检查，是应用最早、进展最快的内镜检查，通常亦称胃镜检查。

**【适应证】**

1. 吞咽困难、胸骨后疼痛、烧灼、上腹部疼痛、不适、饱胀、食欲下降等上消化道症状，原因不明者。

2. 不明原因的上消化道出血。急性上消化道出血，早期检查不仅可获病因诊断，尚可同时进行镜下止血。

3. X 射线钡餐检查不能确诊或不能解释的上消化道病变，特别是黏膜病变和疑有肿瘤者。

4. 需要随访观察的病变，如溃疡病、萎缩性胃炎、术后胃、反流性食管炎、Barrett 食管等。

5. 药物治疗前后对比观察或手术后随访。

6. 需做内镜治疗的患者，如取出异物、镜下止血及食管静脉曲张的硬化剂注射与结扎、食管狭窄的扩张治疗等。

**【禁忌证】**

严重心肺疾患，如严重心律失常、心力衰竭、心肌梗死急性期、严重呼吸衰竭及支气管哮喘发作期等。轻症心肺功能不全不属禁忌，必要时酌情在监护条件下进行，以策安全。

1. 休克、昏迷等危重状态。

2. 神志不清、精神失常，不能合作者。

3. 食管、胃、十二指肠穿孔急性期。

4. 严重咽喉疾患、腐蚀性食管炎和胃炎、巨大食管憩室、主动脉瘤及严重颈胸段脊柱畸形者。

5. 急性传染性肝炎或胃肠道传染病一般暂缓检查；慢性乙型肝炎、丙型肝炎或病原携带者、AIDS 患者应具备特殊的消毒措施。

**【检查方法】**

1. 检查前准备

(1)检查前禁食 8 h。有胃排空延缓者，须禁食更长时间；有幽门梗阻者，应洗胃后再检查。

(2)阅读胃镜申请单，简要询问病史，做必要体检，了解检查的指征，有否危险性及禁忌证。做好解释工作，消除患者恐惧心理，以取得患者的合作。

(3)麻醉:检查前5~10 min,吞服含1%丁卡因胃镜胶(10 mL)或2%利多卡因喷雾咽部2~3次,前者兼具麻醉及润滑作用,目前应用较多。

(4)镇静剂:一般无须使用镇静剂。过分紧张者可用地西泮5~10 mg肌内注射或静脉注射。做镜下治疗时,为减少胃蠕动,可术前10 min用山莨菪碱10 mg或阿托品0.5 mg。

(5)口服去泡剂:可用二甲硅油去除十二指肠黏膜表面泡沫,使视野更加清晰。此项不作为必须要求。

(6)检查胃镜及配件:注意光源、送水、送气阀及吸引装置,操纵部旋钮控制的角度等。检查胃镜的线路、电源开关及监视器屏幕影像。此外,内镜室应具有监护设施、氧气及急救用品。

2. 检查方法要点

(1)患者取左侧卧位,双腿屈曲,头垫低枕,使颈部松弛,松开领口及腰带,取下义齿。

(2)口边置弯盘,嘱患者咬紧牙垫,铺上消毒巾或毛巾。

(3)医生左手持胃镜操纵部,右手持胃镜前端约20 cm处,直视下将胃镜经咬口插入口腔,缓缓沿舌背、咽后壁插入食管。嘱患者深呼吸,配合吞咽动作可减少恶心,有助于插管。注意动作轻柔,避免暴力。勿误入气管。

(4)胃镜先端通过齿状线缓缓插入贲门后,在胃底部略向左、向上可见胃体腔,推进至幽门前区时,等待时机进入十二指肠球部,再将先端右旋上翘90°,操纵者向右转体90°,调整胃镜深度,即可见十二指肠降段及乳头部。由此退镜,逐段观察,配合注气及抽吸,可逐一检查十二指肠、胃窦、胃角、胃体、胃底及食管各段病变。注意各部位的大小、形态、黏膜皱襞、黏膜下血管、分泌物性状以及胃蠕动情况。特别应注意勿遗漏胃角上部、胃体垂直部及贲门下病变。

(5)对病变部位可摄像、染色、局部放大、活检、刷取细胞涂片及抽取胃液检查助诊。

(6)退出胃镜时尽量抽气防止腹胀。被检查者2 h后进温凉流质或半流质饮食。

**【并发症】**

1. 一般并发症　喉头痉挛、下颌关节脱臼、咽喉部损伤感染、腮腺肿大、食管贲门黏膜撕裂等。

2. 严重并发症

(1)心搏骤停、心肌梗死、心绞痛等　是由于插镜刺激迷走神经及低氧血症所致,一旦发生应立即停止检查,积极抢救。

(2)食管、胃肠穿孔　多由于操作粗暴,盲目插镜所致。如发生食管穿孔会即刻出现胸背上部剧烈疼痛及纵隔颈部皮下气肿。X射线摄片可确诊,应急诊手术治疗。

(3)感染　操作时间过长有发生吸入性肺炎的可能,镜下治疗如硬化剂注射、激光、扩张等治疗可发生局部继发感染。可术后使用抗生素3 d。为防止乙、丙型肝炎传播,要求患者在胃镜检查前检测乙、丙型肝炎病毒标志,对阳性者用专门胃镜检查,并对内镜进行包括水洗、酶洗、药洗在内的彻底消毒。

(4)低氧血症　多由于内镜压迫呼吸道引起通气障碍或因患者紧张憋气所致。停止检查后给予吸氧一般都能好转。

笔记栏

## 第三节　下消化道内镜检查

下消化道内镜检查包括乙状结肠镜、结肠镜和小肠镜检查，以结肠镜应用较多，可达回盲部甚至末端回肠，了解部分小肠和全结肠病变，在此仅讨论结肠镜检查。

**【适应证】**

1. 不明原因的便血、大便习惯改变，或有腹痛、腹块、消瘦、贫血等征象，怀疑有结、直肠及末端回肠病变者。

2. 钡剂灌肠或乙状结肠镜检查结肠有狭窄、溃疡、息肉、癌肿、憩室等病变，需进一步确诊者。

3. 转移性腺癌、CEA、CA19-9 升高，需寻找原发病灶者。

4. 炎症性肠病的诊断与随诊。

5. 结肠癌术前确诊，术后随访，息肉摘除术后随访。

6. 行镜下止血、息肉切除、整复肠套叠、肠扭转、扩张肠狭窄及放置支架解除肠梗阻等治疗。

**【禁忌证】**

1. 肛门、直肠严重狭窄。

2. 急性重度结肠炎，如急性细菌性痢疾、急性重度溃疡性结肠炎及憩室炎等。

3. 急性弥漫性腹膜炎、腹腔脏器穿孔、多次腹腔手术、腹内广泛粘连及大量腹水者。

4. 妊娠期妇女。

5. 严重心肺功能衰竭、精神失常及昏迷患者。

**【检查方法】**

1. 检查前准备　肠道准备是检查成功的前提。

(1)检查前 1 d 进流质饮食，当晨禁食。

(2)肠道清洁有多种方法，可于检查前 3 h 嘱患者饮主要含氯化钠的平衡电解质液 3 000~4 000 mL，或主要含磷酸缓冲液的清肠液，饮水总量不足 1 000 mL，可达到同样清肠效果。也可用 20% 甘露醇 500 mL 和 5% 葡萄糖生理盐水 1 000 mL 混合液于检查前 1 d 傍晚口服，导致渗透性腹泻，但应注意甘露醇可在大肠内被细菌分解产生可燃气体“氢”，如行高频电凝术有引起爆炸的危险。

(3)阅读结肠镜申请单，简要询问病史，做必要体检，了解检查的指征，有否禁忌证，做好解释工作，说明检查的必要性及安全性，消除恐惧心理，争取主动配合。

(4)术前用药。可术前 5~10 min 用阿托品 0.5 mg 肌内注射或山莨菪碱 10 mg 肌内注射，以减少肠蠕动。对青光眼、前列腺肥大或近期发生尿潴留者禁用。对情绪紧张者可肌内注射地西泮 5~10 mg、哌替啶 50 mg，但使用上述药品可使痛阈增高，降低结肠穿孔反应信号，应特别警惕。

(5)检查室最好有监护设备及抢救药物，以备不时之需。

(6)检查结肠镜及配件如同胃镜前准备，以确保结肠镜性能及质量。

2. 检查方法要点

(1)国内多采用无X射线透视下,双人操作检查,亦可单人操作。镜检难度较胃镜为大,需要术者与助手默契配合,共同完成。

(2)嘱患者穿上带空洞的检查裤,取左侧卧位,双腿屈曲。

(3)术者先做直肠指检,了解有无肿瘤、狭窄、痔疮、肛裂等。此后助手将肠镜先端涂上润滑剂(一般用硅油,不可用液状石蜡,可损坏肠镜前部橡胶外皮)后,嘱患者张口呼吸,放松肛门括约肌,以右手示指按压镜头,使镜头滑入肛门,此后按术者指令循腔进镜。

(4)遵照循腔进镜原则,少量注气,适当钩拉、去弯曲直、防袢、解袢等插镜原则,助手随时用沾有硅油的纱布润滑镜身,逐段缓慢插入肠镜。特别注意抽吸气体使肠管缩短,在脾曲、肝曲处适当钩拉、旋镜,并配合患者呼吸及体位进镜,以减少转弯处的角度,缩短检查距离。

(5)助手按检查要求以适当的手法按压腹部,以减少肠管弯曲及结袢,防止乙状结肠、横结肠结袢,对检查特别有帮助。

(6)到达回盲部的标志为内侧壁皱襞夹角处可见圆形、椭圆形漏斗状的阑尾开口,"Y"字形(画盘状)的盲尖皱襞及鱼口样的回盲瓣。打开强光灯,部分患者在右下腹体表可见到集中的光团。在回盲瓣口尽可能调整结肠镜前端角度,候机插入或挤入回盲瓣,观察末端回肠15~30 cm范围的肠腔与黏膜。

(7)退镜时,操纵上下左右旋钮,灵活旋转前端,环视肠壁,适量注气、抽气,逐段仔细观察,注意肠腔大小、肠壁及袋囊情况。对转弯部位或未见到结肠全周的肠段,调整角度钮及进镜深度,甚至适当更换体位,重复观察。

(8)对有价值的部位摄像、取活检及细胞学等检查助诊。

(9)做息肉切除及止血治疗者,应用抗生素数天,半流食和适当休息3~4 d,以策安全。

**【并发症】**

1. 肠穿孔　可发生剧烈腹痛、腹胀,有急性弥漫性腹膜炎体征,X射线腹部透视下可见膈下游离气体。一经确诊应立即手术治疗。

2. 肠出血　多由于插镜损伤、活检过度、电凝止血不足等引起,应予避免。

3. 肠系膜裂伤　罕见于操作粗暴,如有腹腔粘连时易造成肠系膜裂伤,少量出血可保守治疗,大量出血至血压下降时,应剖腹探查做相应处理。

4. 心脑血管意外　由于检查时过度牵拉刺激迷走神经引起反射性心律失常,甚至心搏骤停。高血压患者检查时情绪紧张可加重高血压,引起脑血管意外,应立即拔出镜子,进行抢救。

**【内镜诊断】**

结肠疾病的基本病变是炎症、溃疡及肿瘤,与上消化道疾病有相似之处,掌握了上消化道内镜检查之后,对结肠疾病的辨认不难,结肠黏膜炎症由多种原因引起,形态改变必须结合病原学、病因学及临床表现才能做出诊断。溃疡性结肠炎患者镜下见黏膜广泛充血、水肿、糜烂或表浅溃疡,表面有脓苔和渗出物,形态多样,并伴炎性息肉形成。Crohn病患者镜下见跳跃式分布的纵形或匍行性深溃疡,附近常有多发大小不等

笔记栏

的炎性息肉，周围黏膜正常或鹅卵石样增生，肠壁明显增厚，肠腔明显狭窄。结肠良性肿瘤以腺瘤、息肉多见，其大小、形态、有无蒂对判断类型及预后甚为重要。结肠恶性肿瘤主要是结肠癌，近年来有增多之势，好发于直肠、乙状结肠，大多呈隆起型，即息肉样癌，可有蒂、无蒂和亚蒂，表面发红，凹凸不平，多有糜烂或溃疡，结肠镜检查是诊断和随访结肠癌的主要手段。

## 第四节　纤维支气管镜检查

纤维支气管镜是呼吸系统疾病诊疗的重要方法之一。纤维支气管镜因管径细，可弯曲，易插入段支气管和亚段支气管。同时可在直视下做活检或刷检，亦可做支气管灌洗（BL）和支气管肺泡灌洗（BAL），行细胞学或液性成分检查，并可摄影或录像作为科研或教学资料，已成为支气管、肺和胸腔疾病诊断、治疗和抢救的一项重要手段。

【适应证】

1. 不明原因咯血，需明确出血部位和咯血原因者，或原因和病变部位明确，但内科治疗无效或反复大咯血而又不能行急诊手术需局部止血治疗者。

2. X 射线胸片示块影、肺不张、阻塞性肺炎，疑为肺癌者。

3. X 射线胸片阴性，但痰细胞学阳性的“隐性肺癌”者。

4. 性质不明的弥漫性病变、孤立性结节或肿块，需钳取或针吸肺组织做病理切片或细胞学检查者。

5. 原因不明的肺不张或胸腔积液者。

6. 原因不明的喉返神经麻痹和膈神经麻痹者。

7. 不明原因的干咳或局限性喘鸣者。

8. 吸收缓慢或反复发作性肺炎。

9. 需用双套管吸取或刷取肺深部细支气管的分泌物做病原学培养，以避免口腔污染。

10. 用于治疗：如取支气管异物、肺化脓症吸痰及局部用药、手术后痰液潴留吸痰、肺癌局部瘤体的放疗和化疗等。另外，对于气道狭窄患者，可在纤支镜下行球囊扩张或放置镍钛记忆合金支架等介入治疗。

【禁忌证】

1. 对麻醉药过敏者以及不能配合检查的受检者。

2. 有严重心肺功能不全、严重心律失常、频发心绞痛者。

3. 全身状况极度衰弱不能耐受检查者。

4. 凝血功能严重障碍以致无法控制的出血素质者。

5. 主动脉瘤有破裂危险者。

6. 新近有上呼吸道感染或高热、哮喘发作、大咯血者需待症状控制后再考虑做纤维支气管镜检查。

【检查方法】

1. 术前准备　术前向患者说明检查目的、意义、大致过程和配合的方法，以消除患者的顾虑，使检查顺利进行。受检者需有近期胸片，包括正侧位片、必要时有断层片或胸部CT片，以确定病变位置。有出血倾向者需做凝血时间和血小板计数等检查。对年老体弱、心肺功能不佳者做心电图和肺功能检查。术前受检者禁食4 h。术前半小时肌内注射阿托品0.5 mg和地西泮10 mg。

2. 局部麻醉　常用2%利多卡因溶液，可在纤支镜镜管插入气管后滴入或经环甲膜穿刺注入。

3. 操作步骤　患者一般取平卧位，不能平卧者可取坐位。术者用左手或右手持纤维支气管镜的操纵部，拨动角度调节环和钮，持镜经鼻或口腔插入，找到会厌与声门，观察声门活动情况。当声门张开时，将镜快速送入气管，在直视下边向前推进边观察气管内腔，达到隆突后观察隆突形态。见到两侧主支气管开口后，先进入健侧再进入患侧，依据各支气管的位置，拨动操纵部调节钮，依次插入各段支气管，分别观察支气管黏膜是否光滑、色泽是否正常，有无充血水肿、渗出、出血、糜烂、溃疡、增生、结节与新生物，以及间嵴是否增宽、管壁有无受压、管腔有无狭窄等。对直视下的可见病变，先活检，再用毛刷刷取涂片，或用10 mL灭菌生理盐水注入病变部位进行支气管灌洗做细胞学或病原学检查。对某些肺部疾病尚需行支气管肺泡灌洗。

**【临床应用】**

1. 协助疾病诊断

(1)肺癌的诊断　纤维支气管镜检查可大大提高肺癌的确诊率，尤其是对于管内增殖型及管壁浸润型。此时可以通过钳检技术获取诊断，但在钳检时特别要注意第一次活检的钳夹，要求部位准确、钳夹肿瘤的基部，若表面附有坏死样物需反复吸引或钳出后再取肿瘤组织。为提高诊断阳性率可通过多种采样方法，如针吸、钳检、刷检和冲洗。

(2)肺不张的诊断　肺不张常见的原因包括肿瘤、炎症和结核以及某些特殊病因如血块、异物、外伤和术后等。而纤维支气管镜的检查对于肺不张病因的鉴别有非常重要的意义。在临床工作中发现了不少胸部CT诊断为“肿瘤”而纤维支气管镜镜下为异物(骨头)的病例。

(3)对胸片正常的咯血患者的诊断　通过纤维支气管镜检查可明确有无肺癌、出血的部位，同时可以清除血块、局部止血。但是对于大咯血患者的纤维支气管镜检查时机问题存在争议，多数人认为患者仍有少量咯血时进行纤维支气管镜检的效果最好。

(4)肺部感染性病变的诊断　通过纤维支气管镜冲洗液可行细菌、结核的培养，为肺部感染性疾病提供病原学诊断，尤其是不典型肺结核和支气管结核的诊断。

(5)弥漫性肺部间质性疾病的诊断　可通过经纤维支气管镜肺活检或肺泡灌洗液来进行诊断。

(6)胸膜疾病的诊断　对于原因不明的胸腔积液诊断是临床难题。胸液细胞学检查和胸膜活检的结果常常不令人满意。以纤维支气管镜代胸腔镜检查可提高诊断率，但对于伴有咯血或肺部病变者纤维支气管镜的检查对诊断的价值优于胸膜活检。

2. 协助疾病的治疗

(1)用于呼吸衰竭的救治　在各种原因所致的呼吸衰竭时，可因分泌物黏稠阻塞气道，此时可利用纤维支气管镜通过气管插管的内径口或气管切开的气管套管口或直

笔记栏

接插镜进行床边吸痰，常可取得良好效果。

(2)胸外伤及胸腹手术后并发症的治疗　由于胸外伤、胸腹手术后限制了患者的咳嗽动作，使血液或痰液滞留导致肺不张或肺部感染等并发症。通过纤维支气管镜吸引可避免或减少并发症的发生。

(3)取异物　由于纤维支气管镜取异物视野大、患者痛苦小已广泛应用于临床。但对于异物留置时间长，异物周围被肉芽组织包绕时取异物时需要慎重，因为此种情况特别易出血。

(4)肺部感染性疾病的治疗　对于有大量分泌物的肺脓肿、支气管扩张等，可通过纤维支气管镜吸引分泌物以及局部给药治疗。

(5)用于大气道狭窄的介入治疗。

**【并发症】**

纤维支气管镜检查已经广泛应用于临床。据文献报道其一般并发症的发生率为0.3%，较严重并发症的发生率为0.1%，病死率为0.04%。而且并发症的发生率与病例选择、操作者的技术水平有关。主要并发症有出血、气胸、发热、喉痉挛、麻醉药反应等，偶见心搏骤停。

1. 喉痉挛　本症多为麻醉药所致的严重并发症，亦可在给支气管哮喘或慢性阻塞性肺疾病患者插镜时发生。除了喉痉挛以外，还可出现抽搐、呼吸抑制，甚至心搏骤停。为防止该并发症的发生，术前一定要详细询问药物过敏史以及基础疾病史。对有基础疾病者最好给予氧气吸入。

2. 低氧血症　一般认为插镜时80%的患者$PaO_2$下降，其下降幅度在10 mmHg左右，操作时间越长，下降幅度越大。低氧血症可诱发心律失常、心肌梗死，甚至心搏骤停。

3. 术中、术后出血　凡施行了组织活检者均有不同程度出血，亦有因细胞刷检后局部黏膜刷破出血或因插管中剧烈咳嗽而诱发出血。少量出血，可自行或经局部注入止血药后停止，大出血时除经纤维支气管镜及时负压吸引外，还需局部注入稀释的肾上腺素或稀释的凝血酶，不易经纤维支气管镜吸出时应及时换气管插管或金属硬质直管支气管镜吸引，并及时采取全身的止血药物治疗。

4. 气胸　本并发症主要是由肺活检引起。发生率为1%~6%，也有少数发生在气管腔内直视下活检。据临床报道极少发生死亡，仅约50%的人需进行胸腔闭式引流处理。

5. 术后发热　本症发生率6%左右。继发肺部细菌感染、菌血症，甚至术后出现致死性败血症也偶有发生。

（王　莹）

### 问题分析与能力提升

患者，男，48岁，慢性上腹部疼痛10余年，阵发性加重2周。查体：体温36.5 ℃，心率110/min，血压120/80 mmHg，急性病容，左上腹部压

笔记栏

痛阳性。

请问:①该患者的初步诊断是什么?②为明确诊断,首选检查是什么?

## 同步练习题(选择题)

1. 消化性溃疡的首选检查是 ( )

A. 消化道钡餐 B. 胃镜 C. 胸部X射线 D. 心电图

E. 胸部CT

2. 肺癌的确诊检查是 ( )

A. 纤维支气管镜 B. 胃镜 C. 胸部X射线 D. 心电图

E. 胸部CT

3. 男性,55岁,反复不规则胃胀痛5年,胃镜诊断为萎缩性胃窦炎。临床疑有胃炎引起的上消化道出血,为确诊,合适的诊断方法是 ( )

A. 急诊钡餐 B. 剖腹探查 C. 急诊胃镜检查 D. 大便隐血试验

E. 胸部X射线

4. 男性,57岁,患胃溃疡10年,近1个月又有上腹部疼痛,制酸药效果不明显,钡透:胃腔轮廓之内见直径2.0 cm龛影,周围皱襞中断,为进一步确诊应选择哪项检查 ( )

A. 再做气钡双重造影 B. 胃镜+活检 C. 癌胚抗原测定 D. 胃酸测定

E. 大便隐血试验

# 第六篇

# 临床诊断思路、病历书写和常用诊疗技术

# 第二十四章 临床诊断思路及病历书写

## 第一节 临床诊断思路

### 一、诊断步骤与思维方法

诊断疾病是医师最重要和最基本的临床实践活动之一，诊断疾病的过程也是医师认识疾病及其客观规律的过程。医师将收集到的各种临床资料进行分析综合、推理判断，从而得出对患者所患疾病符合临床思维逻辑的结论。只有正确的诊断，才可能进行正确和恰当的治疗。正确的诊断来自科学的诊断步骤和缜密的诊断思维，能够反映医师的专业水平和业务素质。

**（一）诊断步骤**

疾病的诊断过程，就是医师对患者疾病的认识和判断过程。诊断疾病主要包括以下 3 个步骤：获取临床资料，综合分析提出初步诊断，验证或修正诊断。

1. 获取临床资料　临床资料主要包括病史、体格检查、实验室及辅助检查。临床资料是初步诊断推理的基础，如果获取的临床资料不正确、不完整，推理就会是错误的。

病史采集是诊断的重要环节。主要方法是问诊，也包括查阅患者的各种病历资料。症状是病史的主体。症状的特点及其发生发展与演变，是形成初步诊断的重要基础。但症状只是患者的主观异常感受，不能将之等同于疾病，医师应在病史采集过程

中结合医学知识和临床经验来认识和探索患者症状背后的疾病本质。

体格检查是在病史采集的基础上进行的，既要系统全面，又要重点突出，所发现的阳性体征和阴性表现都可以成为诊断的重要依据。如肺源性心脏病患者，除全身系统检查外，重点要放在肺、心脏及肝等可能受累的脏器上。在体格检查过程中，要注意核实和补充病史资料，边查边问，边查边想，思考症状、体征与诊断之间的关系，使获取的资料更完整更真实。

在获得病史和体格检查资料的基础上，考虑合理选择一些实验室及辅助检查，可使临床诊断更准确、更可靠。但不可过分依赖甚至滥用仪器检查，切忌单凭某项检查结果代替整个诊断过程，因为任何检查都有其局限性，有些结果甚至可能出现假阳性、假阴性。在选择检查时要考虑检查的意义、时机、适应证，了解该项检查的敏感性、准确性、特异性和安全性，分析其成本与效果是否合理。

2. 综合分析提出初步诊断　医师将收集到的病史、体格检查、实验室及辅助检查等资料进行梳理，通过综合分析确定主要临床问题，并据此提取出疾病的关键信息，如关于膝关节痛诊断的关键信息：单（多）关节、连续（间断）发作、逐步（突然）开始，轻微（剧烈）疼痛，这些关键信息常常是配对的、相反的描述，起限制性诊断作用，与诊断推理密切相关，再结合掌握的相关疾病知识和临床经验，归纳比较，将可能性较大的疾病一一排列，作为诊断假设。尝试用这些诊断假设解释患者的临床表现，选择可能性最大的，最能解释所有临床表现的疾病作为初步诊断。

3. 验证或修正诊断　疾病的诊断不是一次就能完成的。初步诊断是否正确，需要通过临床实践加以验证。符合疾病本质的才是正确的诊断，据此进行治疗才能收到预期的效果。所以，提出初步诊断之后给予必要的治疗；客观细致地观察病情变化；进行某些检查项目的复查以及选择必要的特殊检查等，都为验证诊断或修正诊断提供了可靠的依据。在疾病的诊治过程中要动态地观察和分析病情，随时发现问题，提出问题，通过查阅文献资料解决问题，或是通过上级医师查房、开展疑难和特殊病例讨论、组织会诊等形式解决问题，同时不断验证或修改原有的诊断，如此循环往复，直到得出正确的诊断。

**（二）思维方法**

临床思维方法是医师在认识疾病、判断疾病和治疗疾病等临床实践过程中采用的一种逻辑推理方法。临床思维有两大要素：一是临床实践，通过各种临床实践活动细致而周密地观察病情，发现问题，分析问题，解决问题；二是科学思维，是对具体的临床问题比较、推理、判断的过程，是任何仪器设备都不能代替的思维活动，在此基础上建立疾病的诊断，即使是暂时诊断不清，也能够对各种临床问题的属性范围做出相对正确的判断。

1. 临床诊断的几种思维方法

（1）推理　是医师获取临床资料之后到形成诊断的中间思维过程，即获得临床资料（前提）—推理—形成诊断（结论）。推理有前提和结论两个部分。没有真实可靠的前提就不会有正确的结论，而没有合乎逻辑的推理方法，即使前提真实可靠，也得不出正确结论。常见的推理方式有演绎推理、归纳推理、类比推理等。

演绎推理是从一般到个别的推理方法。即从带有共性或普遍性的原理出发，推论出对个别事物的认识并导出新的结论。在临床医疗实践中，常将患者资料综合分析、

笔记栏

归纳对比后提出诊断假设,例如,某患者的诊断假设为肺结核,按该病的一般规律演绎出患者可能有午后低热、盗汗、消瘦、咳嗽、咳痰和咯血等现象。能够演绎解释的已知症状越多,肺结核的诊断假设就越可靠。如果能够从诊断假设演绎出关于未知事实的预测越多,且后来都能够被证实,例如几天后在患者痰中检测到结核分枝杆菌,结核菌素试验强阳性,则该诊断假设正确概率就高。再经过治疗试验,如抗结核治疗有效,就说明诊断假设是正确的。反之,则说明诊断假设是错误的。

归纳推理是从个别和特殊的临床表现导出一般性或普遍性结论的推理方法。医师所搜集的每个诊断依据都是个别的,根据这些诊断依据而提出的临床初步诊断,就是由个别上升到一般,由特殊性上升到普遍性的过程和结果。

类比推理是指两个或两个以上疾病在临床表现上有某些相同或相似,但也有不同之处,经过比较、鉴别、推论而确定其中一个疾病的推理方法。医师在临床上常应用类比推理来进行鉴别诊断,这也是医师学习和认识疾病的重要方法之一。

(2)对照　将获得的诊断信息逐一与疾病诊断标准对照而形成临床诊断,即获取临床治疗—对照诊断标准—形成诊断。这种方法要求医师熟练掌握并透彻理解疾病的诊断标准,且曾有过该疾病临床诊断的实践体验。

(3)程序化　对于具体病例也可应用程序化的思维方法进行诊断,如下:①解剖结构是否有异常;②生理功能是否有改变;③从病理生理的观点,病理变化和发病机制的可能性是什么;④致病的原因可能是哪些;⑤考虑病情的轻重,勿放过严重情况;⑥提出1~2个特殊的假说;⑦检验该假说的真伪,权衡支持与不支持的症状体征;⑧寻找特殊的症状体征组合,进行鉴别诊断;⑨缩小诊断范围考虑诊断的最大可能性;⑩提出进一步检查及处理措施。上述程序化的思维过程对于初学者来说较适用,反复实践后可得心应手、运用自如。

2. 诊断思维的基本原则

(1)常见病与多发病原则　当几种诊断可能性并存时,首先选择常见病、多发病作为第一诊断。这种选择符合概率分布的基本原理,有其数学、逻辑学依据,可大大减少诊断失误的可能性。

(2)器质性疾病原则　当器质性疾病与功能性疾病鉴别有困难时,首先考虑器质性疾病的诊断,以免错过最佳治疗时机。即使器质性疾病与功能性疾病并存,也应当先考虑器质性疾病的诊断。诊断为功能性疾病之前必须先排除器质性疾病。

(3)可治性疾病原则　当诊断有两种可能时,一种是可治且疗效好,而另一种是目前尚无有效治疗且预后差,此时在诊断上应首先考虑前者。这样可充分体现患者生命健康权利。当然对后者亦不能忽略。

(4)一种病原则　尽可能以一种疾病诊断解释患者的多种临床表现。若患者的临床表现确实不能用一种疾病解释时,再考虑其他疾病可能性。

(5)实事求是原则　医师必须实事求是地对待客观现象,既不能为了满足不切实际的所谓的诊断要求,将客观现象牵强附会地纳入自己的主观理解框架之中,也不能仅仅根据自己的知识范围和局限的临床经验任意取舍。

(6)整体看待患者原则　诊断时充分考虑心理-社会因素,避免见病不见人现象。

3. 诊断思维中应注意的问题

(1)正确认识现象与本质　现象是患者的临床表现,本质为疾病的病理改变。在

笔记栏

诊断过程中，要注意两者关系，即现象能反映本质，现象要与本质统一。如糖尿病患者多饮、多食、多尿是现象，血糖异常升高是本质；发热是现象，感染和非感染因素是发热的本质。

(2)区分主要与次要　在分析患者复杂的临床表现和各种检查资料时，要分辨哪些能够反映疾病的本质。这些资料属于主要临床资料，对诊断起决定性作用，缺少这些资料则临床诊断不能成立，其余的次要资料虽不能作为主要诊断依据，但可为临床诊断的确立提供旁证。

(3)兼顾局部与整体　机体是统一而不可分割的整体，在对某一疾病做出诊断时，要同时考虑疾病对全身的影响。

(4)典型与不典型是相对的　疾病虽有共同的特征和表现，但由于具体情况存在差异，使疾病在患病个体表现为各自的特殊性。造成临床表现不典型的因素有年老体弱、疾病晚期、治疗的干扰、多种疾病的干扰、婴幼儿、器官移位、医师的认识水平等，诊断时应予以注意。

## 二、诊断内容及书写方式

诊断是医师制订治疗方案的依据，必须全面概括、条理清楚且重点突出，应包括患者所患的所有疾病，其内容按顺序包括以下几点。

1. 病因诊断　根据典型的临床表现和检查结果，明确提出致病原因。如酒精性肝硬化、缺铁性贫血、消化性溃疡等。病因诊断指明了致病的原因和本质，对疾病的发展、转归、治疗和预防都有指导意义，因而是最重要的也是最理想的临床诊断内容，列于首位。

2. 病理解剖诊断　是对病变部位、性质及组织结构变化的判断。如主动脉瓣关闭不全、肾小球肾炎等。可通过组织学检查或由临床表现联系病理学知识而提出——列于第二位。

3. 病理生理诊断　是疾病引起的机体和脏器功能变化，如呼吸衰竭、肾功能失代偿等，它不仅对机体和脏器功能状态做出判断，也可由此做出预后判断和劳动力鉴定。

4. 疾病的分型与分期　不少疾病有不同的分型与分期，其治疗及预后意义各不相同，诊断中亦应予以明确。如糖尿病有 1 型、2 型、其他类型和妊娠期糖尿病；传染性肝炎可分甲、乙、丙、丁、戊、己、庚等多种类；慢性肾衰竭分为肾功能代偿期、肾功能失代偿期、肾功能衰竭期、尿毒症期。对疾病进行分型、分期可以充分发挥其对治疗选择的指导作用。

5. 并发症诊断　并发症指原发疾病的发展或是在原发病的基础上发生导致机体脏器的进一步损害。虽然与主要疾病性质不同，但在发病机制上有密切关系。如 2 型糖尿病并发酮症酸中毒、肝硬化并发上消化道出血等。诊断列在原发病之后。

6. 伴发疾病诊断　伴发病是指同时存在的、与主要诊断的疾病不相关的疾病，其对机体和主要疾病可能发生影响，排在诊断最后。

7. 临时诊断　临床实际工作中，并非所有疾病都能很快明确诊断，常用主要症状或体征的原因待诊作为临时诊断，如“发热原因待诊”“黄疸原因待查”“甲状腺肿物性质待查”等，对于待诊病例应尽可能按可能性大小排列，在其后注明诊断倾向。如发热原因待诊：①右下肺炎？②肺结核？提出诊断的倾向性有利于合理安排进一步检查

笔记栏

和治疗，并应尽可能在规定时间内明确诊断。

诊断一般应写在病历记录末页的右下方。诊断之后要有医师签名，以示负责。

诊断举例：

1. 风湿性心瓣膜病(病因诊断)

(1)主动脉瓣关闭不全(病理解剖诊断)

(2)左心功能不全，心功能Ⅲ级(病理生理诊断)

2. 亚急性感染性心内膜炎(并发症)。

3. 龋齿(伴发疾病)。

在进行诊断书写时，要求将所有诊断按照重要性详细列出，包括过去曾患现在未愈或重要相关疾病；疾病诊断名称要规范，要写全称，修饰词和限定词不能省略；疾病部位要写具体，避免出现笼统的诊断。

## 第二节　病历书写

国家卫生健康委员会在2010年颁布的《病历书写基本规范中》中定义，病历是指医务人员在医疗活动过程中形成的文字、符号、图表、影像、切片等资料的总和，包括门(急)诊病历和住院病历。病历书写是指医务人员通过问诊、查体、辅助检查、诊断、治疗、护理等医疗活动获得有关资料，并进行归纳、分析、整理形成医疗活动记录的行为。病历既是医院管理、医疗质量和业务水平的反映，也是临床教学、科研和信息管理的基本资料，同时也是医疗服务质量评价、医疗保险赔付参考的主要依据。病历是具有法律效力的医疗文件，是涉及医疗纠纷和诉讼的重要依据。因此，书写完整而规范的病历是每个医师必须掌握的一项临床基本功。

### 一、基本要求

1. 内容客观真实　病历记述的内容应来源于认真仔细的问诊，全面细致的体格检查、辩证而客观的分析，以及正确科学的判断，要重点突出、层次分明，能够客观真实地反映病情和诊疗经过，禁止臆想和虚构。

2. 书写及时，注明时间　应按照各种文件完成时间的要求及时书写病历，各项记录均应按照年、月、日的格式注明记录时间，急诊和抢救记录应注明至时、分，一律使用阿拉伯数字书写日期和时间，采用24 h制。门(急)诊病历记录应当在患者就诊时及时完成；入院记录应当于患者入院后24 h内完成；因实施抢救未能及时书写病历，应于抢救结束后6 h内据实补记，并注明抢救完成时间和补记时间。

3. 格式规范，项目完整　病历应按规定格式书写。每张记录用纸均须完整填写眉栏(患者姓名、住院号、科别、床号)及页码，避免与其他患者混淆。度量衡单位一律采用中华人民共和国法定计量单位。各种检查报告单应分门别类按日期顺序整理好归入病历。

4. 用词恰当，表述准确　书写病历时要使用规范的汉语、汉字、通用的医学术语，语句精炼，通顺易读，标点正确。通用的外文缩写和无正式中文译名的症状、体征、疾病名称、药物名称可以使用外文。双位以上数字用阿拉伯数字。疾病诊断、手术、各种

笔记栏

治疗操作的名称书写和编码应符合《国际疾病分类》(ICD-10、ICD-9-CM-3)的规范要求。患者述及的既往所患疾病名称和手术名称应加引号。

5. 字迹工整,审阅严格,修改规范　病历书写应使用蓝黑或碳素墨水笔,字迹要清晰、工整,不可潦草,便于他人阅读。各项记录书写结束时应在右下角签全名。上级医师有审查修改下级医务人员所书写病历的责任,审查修改应保持原记录清楚可辨,注明修改时间,修改人签名。实习医务人员、试用期医务人员书写的病历应当由本医疗机构有执业资格的上级医师审阅、修改并签名。病历书写过程中若出现错字,应当用双线画在错字上,注明修改时间,由修改人签名。不得采用刮、粘、涂等方法去除或掩盖原来字迹。

6. 注重法律,尊重权利　病历是医疗活动的原始资料,具有法律意义。医师应当将诊疗过程中可能发生的不良后果、风险及预处理方案如实告知患者或家属,充分沟通,并详细记载于病历中,由患者或授权人(法定代理人)签字确认,一方面体现对患者知情权与选择权的尊重,另一方面也保存了相关的证据,以保护医患双方的合法权利。

## 二、内容与格式

病历包括住院病历和门(急)诊病历。

### (一)住院病历

患者住院期间医师书写的病历称住院病历,是最完整的病历模式。其内容包括住院病案首页、入院记录、病程记录、同意书(手术同意书、麻醉同意书、输血治疗知情同意书、特殊检查或特殊治疗同意书)、其他记录和文件(病危病重通知书、医嘱单、辅助检查报告单、体温单)。

1. 入院记录　指患者入院后,由经治医师通过问诊、体格检查、辅助检查获得相关资料,并对这些资料归纳分析书写的记录。可分为入院记录、再次或多次入院记录、24 h 内入出院记录、24 h 内入院死亡记录。入院记录、再次或多次入院记录应于患者入院后 24 h 内完成;24 h 内入出院记录应于患者出院后 24 h 内完成;24 h 内入院死亡记录应于患者死亡后 24 h 内完成。

(1)一般项目　包括姓名、性别、年龄、民族、婚姻、出生地、职业、工作单位、住址、入院时间、记录时间、病史叙述者(应注明与患者的关系)、可靠程度。逐项填写,不可空缺。

(2)主诉　患者感受最主要的痛苦或最明显的症状或(和)体征,也就是本次就诊最主要的原因及其持续时间。有多项主诉,则应按发生的先后次序列出,并记录每个症状的持续时间。主诉应简明、扼要,一般在一两句话,20 字左右。

(3)现病史　现病史记述患者患病后疾病发生、发展、演变和诊治的全过程。应当围绕主诉,按时间顺序书写。现病史是入院记录书写的重点内容,主要内容应包括:

发病情况:记录发病的时间、地点、起病缓急、前驱症状、可能的原因或诱因。

主要症状的特点及其发展变化情况:按发生的先后顺序描述主要症状的部位、性质、持续时间、程度、加剧或缓解的因素以及演变发展情况。

伴随症状:描述各伴随症状之间,特别是与主要症状之间的相互关系。

笔记栏

阴性资料：记录具有鉴别诊断意义的阴性资料。

诊疗经过及结果：对患者从发病后到入院前诊治经过以及效果进行记录。患者提供的诊断和治疗名称、药品名称需加引号（“”）以示区别。

一般情况：简要记录患者发病以来的精神状态、食欲、睡眠、大小便、体重改变等情况。

（4）既往史、系统回顾、个人史、婚姻史、月经史、生育史及家族史　见第二章。

（5）体格检查　按照系统循序进行记录。内容包括体温，脉搏，呼吸，血压，一般状况，皮肤，黏膜，全身浅表淋巴结，头部及其器官，颈部，胸部（胸廓、肺部、心脏、血管），腹部（肝、脾等），直肠肛门，外生殖器，脊柱，四肢，神经系统等。专科体格检查情况应当根据专科需要记录专科特殊情况。

（6）一般状况　发育（正常、异常），营养（良好、中等、不良、肥胖），神志（清晰、淡漠、模糊、昏睡、谵妄、昏迷），体位（自主、被动、强迫），面容与表情（安静，忧虑，烦躁，痛苦，急、慢性病容或特殊面容），检查能否合作。

（7）皮肤、黏膜　颜色（正常、潮红、苍白、发绀、黄染、色素沉着），温度，湿度，弹性，有无水肿、皮疹、瘀点、紫癜、皮下结节、肿块、蜘蛛痣、肝掌、溃疡和瘢痕，毛发的生长及分布。

（8）淋巴结　全身或局部淋巴结有无肿大（部位、大小、数目、硬度、活动度或粘连情况，局部皮肤有无红肿、波动、压痛、瘘管、瘢痕等）。

（9）头部及其器官

头颅：大小、形状，有无肿块、压痛、瘢痕，头发（量、色泽、分布）。

眼：眉毛（脱落、稀疏），睫毛（倒睫），眼睑（水肿、运动、下垂），眼球（凸出、凹陷、运动、斜视、震颤），结膜（充血、水肿、苍白、出血、滤泡），巩膜（黄染），角膜（云翳、白斑、软化、溃疡、瘢痕、反射、色素环），瞳孔（大小、形态、对称或不对称、对光反射及调节与辐辏反射）。

耳：有无畸形、分泌物、乳突压痛、听力。

鼻：有无畸形、鼻翼扇动、分泌物、出血、阻塞，有无鼻中隔偏曲或穿孔和鼻窦压痛等。

口腔：气味，有无张口呼吸，唇（畸形、颜色、疱疹、皲裂、溃疡、色素沉着），牙齿（龋齿、缺齿、义齿、残根、斑釉齿，注明位置），牙龈（色泽、肿胀、溃疡、溢脓、出血、铅线），舌（形态、舌质、舌苔、溃疡、运动、震颤、偏斜），颊黏膜（发疹、出血点、溃疡、色素沉着），咽（色泽、分泌物、反射、腭位置），扁桃体（大小、充血、分泌物、假膜），喉（发音清晰、嘶哑、喘鸣、失音）。

（10）颈部　对称，强直，有无颈静脉怒张，肝颈静脉反流征，颈动脉异常搏动，气管位置，甲状腺（大小、硬度、压痛、结节、震颤、血管杂音）。

（11）胸部　胸廓（对称、畸形，有无局部隆起或塌陷、压痛），呼吸（频率、节律、深度），乳房（大小，乳头，有无红肿、压痛、肿块和分泌物），胸壁有无静脉曲张、皮下气肿等。

（12）肺

视诊：呼吸运动（两侧对比），呼吸类型，有无肋间隙增宽或变窄。

触诊：呼吸活动度、语颤（两侧对比），有无胸膜摩擦感、皮下捻发感等。

叩诊:叩诊音(清音、过清音、浊音、实音、鼓音及其部位),肺下界及肺下界移动度。

听诊:呼吸音(性质、强弱,异常呼吸音及其部位),有无干、湿啰音和胸膜摩擦音,语音传导(增强、减弱、消失)等。

(13)心

视诊:心前区隆起,心尖冲动或心脏搏动位置,范围和强度。

触诊:心尖冲动的性质及位置,有无震颤(部位、时期)和摩擦感。

叩诊:心脏左、右浊音界,可用左、右第2、3、4、5肋间距正中线的距离(cm)表示。须注明左锁骨中线距前正中线的距离(cm)。

听诊:心率,心律,心音的强弱,P2和A2强度的比较,有无心音分裂、额外心音、杂音(部位、性质、收缩期或舒张期、连续性、强度、传导方向以及与运动、体位和呼吸的关系;收缩期杂音强度用6级分法,如描述3级收缩期杂音,应写作"3/6级收缩期杂音";舒张期杂音分为轻、中、重三度)和心包摩擦音等。

(14)桡动脉　脉搏频率,节律(规则、不规则、脉搏短绌),有无奇脉和交替脉等,搏动强度,动脉壁弹性,紧张度。

(15)周围血管征　有无毛细血管搏动、射枪音、水冲脉和动脉异常搏动。

(16)腹部　腹围(腹水或腹部包块等疾病时测量)。

视诊:形状(对称、平坦、膨隆、凹陷),呼吸运动,胃肠蠕动波,有无皮疹、色素、条纹、瘢痕、腹壁静脉曲张(及其血流方向),疝和局部隆起(器官或包块)的部位、大小、轮廓,腹部体毛。

触诊:腹壁紧张度,有无压痛、反跳痛、液波震颤、肿块(部位、大小、形状、硬度、压痛、移动度、表面情况、搏动)。

(17)肝　大小(右叶以右锁骨中线肋下缘,左叶以前正中线剑突下至肝下缘多少厘米表示),质地(Ⅰ度:软;Ⅱ度:韧;Ⅲ度:硬),表面(光滑度),边缘,有无结节、压痛和搏动等。

(18)胆囊　大小,形态,有无压痛、Murphy征。

(19)脾　大小,质地,表面,边缘,移动度,有无压痛、摩擦感,脾明显肿大时以二线测量法表示。

(20)肾　大小、形状、硬度、移动度、有无压痛。

(21)膀胱　膨胀、肾及输尿管压痛点。

叩诊:肝上界在第几肋间,肝浊音界(缩小、消失),肝区叩击痛,有无移动性浊音、高度鼓音、肾区叩击痛等。

听诊:肠鸣音(正常、增强、减弱、消失、金属音),有无振水音和血管杂音等。

(22)肛门、直肠　视病情需要检查。有无肿块、裂隙、创面。直肠指诊(括约肌紧张度,有无狭窄、肿块、触痛、指套染血;前列腺大小、硬度,有无结节及压痛等)。

(23)外生殖器　根据病情需要做相应检查。

男性:包皮,阴囊,睾丸,附睾,精索,有无发育畸形、鞘膜积液。

女性:检查时必须有女医护人员在场,必要时请妇科医师检查。包括外生殖器(阴毛、大小阴唇、阴蒂、阴阜)和内生殖器(阴道、子宫、输卵管、卵巢)。

(24)脊柱　活动度,有无畸形(侧凸、前凸、后凸)、压痛和叩击痛等。

笔记栏

(25)四肢　有无畸形、杵状指(趾)、静脉曲张、骨折,有无关节红肿、疼痛、压痛、积液、脱臼、强直,水肿,肌肉萎缩,肌张力变化或肢体瘫痪等,记录肌力。

(26)神经反射　生理反射:浅反射(角膜反射、腹壁反射、提睾反射)。

深反射(肱二头肌、肱三头肌及膝腱、跟腱反射)。

病理反射:Babinski 征、Oppenheim 征、Gordon 征、Chaddock 征、Hoffmann 征。

脑膜刺激征:颈项强直、Kernig 征、Brudzinski 征。

必要时做运动、感觉等及神经系统其他特殊检查。

(27)专科情况　外科、耳鼻咽喉科、眼科、妇产科、口腔科、介入放射科、神经精神等专科需写"外科情况""妇科检查"……主要记录与本专科有关的体征,前面体格检查中的相应项目不必重复书写,只写"见××科情况"。

(28)辅助检查　分类按检查时间顺序记录与诊断有关的实验室及器械检查结果。如为在其他医疗机构所做的检查,应注明该医疗机构名称、检查号和检查日期。

(29)病历摘要　简明扼要、高度概述病史要点、体格检查、实验室及器械检查中的重要阳性结果和具有鉴别诊断价值的阴性结果,字数以 300 字内为宜。

(30)诊断　按照诊断内容书写格式与要求书写,名称应确切,主次分明,顺序排列。

初步诊断:入院时的诊断一律写"初步诊断"。写在住院病历或入院记录末页中线右侧。

入院诊断:入院后主治医师第一次查房所确定的诊断为"入院诊断"。入院诊断写在初步诊断的下方,并注明日期;如住院病历或入院记录系主治医师书写,则可直接写"入院诊断"。如入院诊断与初步诊断相同时,上级医师只需在病历上签名,则初步诊断即被视为入院诊断,不需重复书写。

修正诊断(包含入院时遗漏的补充诊断):凡以症状待诊的诊断以及初步诊断、入院诊断不完善或不符合要求的诊断,上级医师应在诊疗过程中做出"修正诊断",修正诊断可写在住院病历或入院记录末页中线左侧,也可打印新的一页"修正诊断",并注明日期,修正医师签名。

书写格式为:

| | |
|---|---|
| 修正诊断: | 初步诊断: |
| 1. ××× | 1. ××× |
| 2. ××× | 2. ××× |
| 医师签全名 | 医师签全名/实习医师签全名 |
| 年　月　日 | |
| | 入院诊断: |
| | 1. ××× |
| | 2. ××× |
| | 医师签全名 |
| | 年　月　日 |

2. 再次或多次入院记录　患者因同一种疾病再次或多次住入同一医疗机构时应书写再次或多次入院记录。要求及内容基本同入院记录。主诉是记录患者本次入院的主要症状(或体征)及持续时间;现病史中要首先对本次住院前历次有关住院诊疗

笔记栏

经过进行小结，然后再书写本次入院的现病史。

3.24 h 内入出院记录或 24 h 内入院死亡记录　患者入院不足 24 h 出院，可书写 24 h 内入出院记录。内容包括患者的姓名、性别、年龄、职业、入院时间、主诉、入院情况、入院诊断、诊疗经过、出院情况、出院诊断、出院医嘱、医师签全名。患者入院不足 24 h 死亡的，可写 24 h 内入院死亡记录，内容和 24 h 内入出院记录基本相同，只是将出院诊断项改为死亡原因，死亡诊断。

4.病程记录　是指继入院记录后，对患者病情和诊疗过程所进行的连续性记录。内容包括患者的病情变化、重要的辅助检查结果及临床意义、上级医师查房意见、会诊意见、医师分析讨论意见、所采取的诊疗措施及效果、医嘱更改及理由、向患者及其近亲属告知的重要事项等。病程记录应真实、及时，有分析，有判断，有总结，重点突出，前后连贯。

(1)首次病程记录　是患者入院后由经治医师或值班医师书写的第一次病程记录，要求在患者入院后 8 h 内完成。①病例特点：通过对病史、体格检查和辅助检查资料进行分析、归纳和整理，摘要记录该病例的特征，包括阳性发现和具有鉴别诊断意义的阴性资料。②拟诊讨论（诊断依据及鉴别诊断）：根据病例特点，提出初步诊断和诊断依据；对诊断不明的写出鉴别诊断并进行分析。③诊疗计划：列出具体的检查及治疗措施安排。

(2)日常病程记录　是对患者住院期间诊疗过程的经常性、连续性记录，由经治医师书写为主，也可由实习医务人员或试用期医务人员书写，但应有经治医师签名。书写时，首先标明记录时间，另起一行书写具体内容。病危患者应根据病情变化随时记录，每天至少 1 次，记录时间具体到分钟；对病重患者至少 2 d 记录一次；病情稳定的患者，至少 3 d 记录一次。

(3)上级医师查房记录　是上级医师查房时对患者病情、诊断、鉴别诊断、目前治疗措施、疗效分析及下一步诊疗意见的记录，属于病程记录的重要内容，下级医师应在查房后及时完成。在病程记录中要明确注明时间、上级医师的姓名及职称，另起一行如实记录具体内容，避免写“上级医师同意诊断、治疗”等空泛内容。主治医师首次查房记录至少应于患者入院 48 h 内完成，主治医师常规查房记录间隔时间视病情和诊治情况而定；危重抢救病例必须及时有科主任或具有副主任医师以上专业任职资格医师查房的记录。上级医师查房记录完毕后必须由查房上级医师审阅并签名。

(4)疑难病例讨论记录　对于确诊困难或疗效不佳的病例，由科主任或具有副主任医师以上专业任职资格医师主持、召集相关医务人员进行讨论，并记录于病程记录中。内容包括讨论日期、主持人、参加人员姓名及专业技术职务，具体讨论意见和主持人小结意见等。

(5)交(接)班记录　是指患者的经治医师发生变更之际，交班医师和接班医师分别对患者病情及诊疗情况进行简要总结的记录。交班记录应当在交班前由交班医师书写完成；接班记录应当由接班医师于接班后 24 h 内完成。交班记录紧接病程记录书写，接班记录紧接交班记录书写，需在横行适中位置标明“交班记录”或“接班记录”字样。除简明扼要回顾患者主要病情和入院诊疗过程外，交班记录应重点记录患者目前的病情和存在的问题；接班记录着重书写今后的诊断、治疗的具体计划和注意事项。

(6)转科记录　是患者住院期间需转科时，经转入科室医师会诊并同意接收后，

笔记栏

由转出科室和转入科室经治医师分别书写的记录。包括转出记录和转入记录。转出记录由转出科室经治医师在患者转出科室前书写完成(紧急情况下除外);转入记录由转入科室医师于患者转入 24 h 内完成。转科记录内容包括入院日期、转出或转入日期、转出或转入科室、患者姓名、性别、年龄、主诉、入院情况、入院诊断、诊疗经过、目前情况、目前诊断、转科目的及注意事项或转入后的诊疗计划、医师签名等。

(7)阶段小结　若患者住院时间较长,则应由经治医师每月对患者的病情和诊疗情况进行总结记录。包括入院日期、小结日期,患者姓名、性别、年龄、主诉、入院情况、入院诊断、诊疗经过、目前情况、目前诊断、下一阶段诊疗计划、医师签名等。交(接)班记录、转科记录可代替阶段小结。

(8)抢救记录　是对病情危重患者抢救过程的记录。抢救过程中来不及及时记录的,应在抢救结束后 6 h 内据实补记,并加以注明。内容包括病情变化的状况、抢救时间、抢救措施、参加抢救的医务人员姓名及专业技术职称等。记录抢救时间应精确到分钟。

(9)有创诊疗操作记录　是指在临床诊疗过程中进行的各种诊断、治疗性操作(如胸膜腔穿刺术、腰椎穿刺术等)的记录,应当在操作完成后即刻书写。内容包括操作名称、时间、步骤、结果及患者一般情况,操作过程是否顺利,患者有无不良反应,操作后注意事项及是否向患者说明,操作医师签名。

(10)会诊记录(含会诊意见)　是患者住院期间需要其他科室或者其他医疗机构协助诊疗时,分别有申请医师和会诊医师书写的记录,内容包括申请会诊记录和会诊意见记录。会诊记录应另页书写。申请会诊记录应简要写明患者病情及诊疗情况、申请会诊的理由和目的、申请会诊医师签名等。会诊记录内容包括会诊意见、会诊医师所在的科别或医疗机构名称、会诊时间及会诊医师签名等。常规会诊意见记录应由会诊医师在会诊申请发出后 48 h 内完成,急会诊时会诊医师应当在会诊申请发出后 10 min 内到场,并在会诊结束后即刻完成会诊记录。

(11)术前小结　是患者施行手术前经治医师对患者病情进行的总结。书写时紧接病程记录,需在横行适中位置标明“术前小结”。内容主要包括简要病情、术前诊断、手术指征、拟施手术名称和方式、拟施麻醉方式、术中术后可能出现的情况及对策等。

(12)术前讨论记录　因患者病情较重或手术难度较大,手术前在科主任或具有副主任医师以上专业技术任职资格的医师主持下,对拟实施手术方式和术中可能出现的问题及应对措施进行讨论并记录。内容包括术前准备、手术指征、手术方案、可能出现的意外及防范措施、参加讨论者的姓名及专业技术职务、具体讨论意见及主持人小结意见、讨论日期、记录者签名等。

(13)麻醉术前访视记录　在麻醉实施前,由麻醉医师对患者拟施麻醉进行风险评估的记录。可另立单页,也可记录在病程中。内容包括姓名、性别、年龄、科别、病案号,患者一般情况、简要病史、与麻醉相关的辅助检查结果、拟行手术方式、拟行麻醉方式、麻醉适应证及麻醉中需注意的问题、术前麻醉医嘱、麻醉医师签字并填写日期。

(14)麻醉记录　是麻醉医师在麻醉实施中书写的麻醉经过和处理措施的记录。内容包括患者一般情况、麻醉前用药、术前诊断、术中诊断、麻醉方式、麻醉期间用药、手术中患者出现的异常情况和处理经过、手术起止时间、麻醉效果及麻醉医师签名。麻醉记录另页书写。

(15)手术记录　是手术过程的记录,反映手术一般情况、手术经过、术中发现及处理等情况。应由手术者在术后 24 h 内完成,特殊情况下可由第一助手书写,手术者签名。手术记录应当另页书写,内容包括患者一般信息、手术日期、术前诊断、术中诊断、手术名称、手术起止时间、术者及助手姓名、麻醉方法、手术经过(患者体位,皮肤消毒方法,无菌巾的铺盖,切口部位、方向、长度,解剖层次及止血方式,探查情况及主要病变部位、大小、与邻近脏器或组织的关系,手术的方式及步骤,必要时可绘图说明)、术中出现的情况及处理、术毕敷料及器械清点情况、送检标本的名称及肉眼所见、术终患者情况及处理措施等。

(16)手术安全核查记录　由手术医师、麻醉医师、巡回护士三方,在麻醉实施前、手术开始前和患者离室前,共同对患者身份、手术部位、手术方式、麻醉及手术风险、手术使用物品清点、血型及用血量等内容进行核对的记录。三方核对、确认并签字。另立单页。

(17)手术清点记录　由巡回护士另页书写,记录患者术中所用血液、器械、敷料等,手术结束后即时完成。

(18)术后首次病程记录　是指参加手术的医师在手术结束后即时完成的病程记录。内容主要包括手术时间、术中诊断、麻醉方式、手术方式、手术简要经过、术后处理措施、术后治疗措施及特别注意观察的事项。术后病程记录应连记 3 d,之后按照病程记录规定要求记录。

(19)麻醉术后访视记录　由麻醉医师对术后患者的麻醉恢复情况进行访视并记录。可另立单页,也可直接记载在病程中。内容包括患者一般信息、麻醉恢复情况、清醒时间、术后医嘱、是否拔除气管插管等,如有特殊情况应详细记录,麻醉医师签字并填写日期。

(20)出院记录　是经治医师对患者此次住院期间诊疗情况的总结,在患者出院后 24 h 内完成。内容包括入院日期、出院日期、入院情况、入院诊断、诊疗经过、出院诊断、出院情况、出院医嘱及注意事项、医师签名等。出院记录另立专页,在横行适中位置标明“出院记录”;一式两份,正页归档,附页交患者或其近亲属。

(21)死亡记录　指经治医师对死亡患者住院期间诊疗和抢救经过的记录,应在患者死亡后 24 h 内完成。死亡记录另立专页,并在横行适中位置标明“死亡记录”。死亡记录由经治医师书写,科主任或具有副主任医师以上专业技术任职资格的医师审签。记录内容包括:入院时间、死亡时间、入院情况、入院诊断、诊疗经过(重点记录病情演变、抢救经过)、死亡原因、死亡诊断等。记录死亡时间应当具体至时、分。

(22)死亡病例讨论记录　是对死亡病例进行讨论、分析的记录,在患者死亡 1 周内进行。由科主任或具有副主任医师以上专业技术任职资格的医师主持、讨论。内容包括讨论日期、地点,主持人和参加人的姓名、职称、职务,讨论的具体意见及主持人小结、记录者签名等。另立专页,在横行适中位置标明“死亡记录”。

5. 同意书　根据《中华人民共和国执业医师法》《医疗机构管理条例》《医疗事故处理条例》和《医疗美容服务管理办法》等法律法规,凡在临床诊治过程中,需行手术治疗、特殊检查、特殊治疗、实验性临床医疗和医疗美容的患者,应对其履行告知义务,并详尽填写同意书。经治医师须亲自使用通俗语言告知其病情、医疗措施、目的、可能出现的并发症及医疗风险,并及时解答其咨询。同意书必须经患者或其授权人、法定

笔记栏

代理人签字，医师签全名。同意书一式两份，医患双方各执一份。

（1）手术同意书　是指手术前，经治医师向患者告知拟施手术的相关情况，并由患者或其授权人签署是否同意手术的医疗文书。内容应包括术前诊断，拟施行手术名称、术中或术后可能出现的并发症、手术风险。患者或其授权人签署意见并签名，经治医师和术者签名。

（2）麻醉同意书　是指麻醉前，麻醉医师向患者告知拟施麻醉的相关情况，并由患者或其授权人签署是否同意麻醉意见的医疗文书。内容应包括患者的一般信息、术前诊断，拟施行手术名称及方式、拟行麻醉方式，患者基础疾病及可能对麻醉产生影响的特殊情况，麻醉中拟行的有创操作和检测，麻醉风险、可能发生的并发症及意外情况。患者或其授权人签署意见并签名，麻醉医师签名并填写日期。

（3）输血治疗知情同意书　是指输血前，经治医师向患者告知输血的相关情况，并由患者或其授权人签署是否同意输血的医疗文书。内容应包括诊断、输血指征、拟输血成分、输血前有关检查结果、输血风险及可能产生的不良后果、患者或其授权人签署意见并签名、经治医师签名并填写日期。

（4）特殊检查、特殊治疗同意书　是指在实施特殊检查、特殊治疗前，经治医师向患者告知拟实施特殊检查、特殊治疗的相关情况，并由患者或其授权人签署是否同意检查、治疗的医疗文书。内容应包括特殊检查、特殊治疗项目名称、目的、可能出现的并发症及风险。患者或其授权人签署意见并签名、医师签名填写日期等。

6. 住院病历中其他记录和文件

（1）病危（重）通知书　是指患者病情危、重时，由经治医师或值班医师向患者家属告知病情，并由患方签名的医疗文书。内容包括患者的一般信息，目前诊断及病危病重情况，患方签名、医师签名并填写日期。一式两份，一份交患方，另一份归档病历。

（2）医嘱单　是医师在医疗活动中下达的医学指令。医嘱单分为长期医嘱单和临时医嘱单。长期医嘱单内容包括长期医嘱内容、起始日期和时间、停止日期和时间、医师签名、执行时间、执行护士签名。临时医嘱单内容包括医嘱时间、临时医嘱内容、医师签名、执行时间、执行护士签名。医嘱内容及起始、停止时间由医师书写。执行时间由护士填写。医嘱内容应当清晰、准确，每项医嘱只包含一个内容，注明下达时间，具体到分钟。医嘱不得涂改。若需取消，使用红色墨水标注“取消”字样并签名。一般情况不允许医师下达口头医嘱，因抢救危急患者需要下达口头医嘱时，护士应复诵一遍。抢救结束后，医师应立即据实补记。

（3）辅助检查报告单　是指患者在住院期间所做的各项检验、检查结果的记录。内容包括患者姓名、性别、年龄、病案号、检查项目、检查结果、报告日期报告人员签名或印章等。

（4）体温单　为表格式，一般由护士填写。内容除包括患者姓名、性别、科室、床号、病案号、入院日期等一般信息外，还有记录日期、手术后天数、体温、脉搏、呼吸、血压、大便次数、出入液量、体重、住院周数等。

**（二）门（急）诊病历**

门（急）诊病历应由接诊医师在患者就诊时及时书写。门（急）诊病历内容包括门（急）诊病历首页（封面）、病历记录、化验单（检验报告）、医学影像检查资料等。

1. 门（急）诊病历首页（封面）　通常设有姓名、性别、出生年月、民族、婚姻、职业、

笔记栏

住址、工作单位、药物过敏史、身份证号及门诊病历编号等栏目，接诊时应认真填写完整。

2. 门(急)诊病历记录　分为初诊病历记录和复诊病历记录。

(1)初诊病历记录　书写内容应当包括就诊时间、科别、主诉、现病史、既往史，阳性体征、必要的阴性体征和辅助检查结果，诊断及治疗意见和接诊医师签名等。急诊病历书写就诊时间应具体到分钟。

(2)复诊病历记录　应书写就诊时间、科室、主诉、病史、必要的体格检查和辅助检查结果、诊断、治疗处理意见和医师签名等。重点记录上次诊治后的病情变化和治疗效果。对于上次就诊时已确诊的患者，如诊断无变更，可不再写诊断。若3次就诊仍不能确诊的患者，接诊医师应请上级医师会诊并写明会诊意见，或收住入院。持通用门诊病历变更就诊医院、就诊科别或与前次不同病种的复诊患者，应视作初诊患者按照初诊病历要求书写。

3. 急诊留观记录　若急诊患者因病情需要留院观察，应书写急诊留观记录。重点记录留观期间病情变化和诊疗措施。留观结束，应记录患者去向(出院、入院、死亡、其他)。

4. 门(急)诊抢救记录　在门(急)诊抢救危重患者时，应书写抢救记录，内容及要求按照住院病历抢救记录的要求执行。

### (三)表格式住院病历

为方便病历资料的储存和规范化管理，医疗机构常使用表格式住院病历。表格式住院病历主要对主诉和现病史以外的内容进行表格化书写，项目内容完整且省时。初学者应首先学会书写完整病历，待书写熟练之后再使用表格式住院病历。

(刘　玉)

### 问题分析与能力提升

男性，30岁，低热伴右侧胸痛1周。患者1周前无明显诱因出现午后低热，T 37.5 ℃，夜间盗汗，伴右侧胸痛，深呼吸时明显，不放射，与活动无关，未到医院检查，自服止痛药，于3 d前胸痛减轻，但胸闷加重伴气短，故来医院检查，发病以来进食无变化，大小便正常，睡眠稍差，体重无明显变化。既往体健，否认有结核病密切接触史，吸烟10年。查体：T 37.4 ℃，P 84次/min，R 20次/min，BP 120/80 mmHg，一般情况可，无皮疹，全身浅表淋巴结未触及，巩膜不黄，咽(-)，颈软，气管稍左偏，颈静脉无怒张，甲状腺(-)，右侧胸廓稍膨隆，右下肺语颤减弱，右下肺叩浊，呼吸音减弱至消失，心界向左移位，心右界叩不清，R 84次/min，律齐，无杂音，腹平软，无压痛，肝脾未及，下肢不肿。

请问：①请结合上述病例简要写出你的诊断步骤。②为明确诊断，还需要为患者做哪些实验室检查和辅助检查？

笔记栏

## 同步练习题(选择题)

1. 门诊病历完成时间应是 ( )

A. 即时 B. 1 h 内 C. 当日 D. 2 h

E. 30 min 内

2. 急诊病历何时完成 ( )

A. 处理完成后半日内 B. 接诊后 1 h C. 接诊后同时 D. 死亡后

E. 当日

3. 入院记录应在何时完成 ( )

A. 入院 24 h 内 B. 最迟在患者入院后 48 h 内

C. 双休日可在入院后 3 d D. 入院后 3 d

E. 春节期间可在 1 周内

4. 书写病历下列哪项不是基本要求 ( )

A. 内容真实 B. 实验检查齐全 C. 格式规范 D. 描述精炼

E. 填写全面

5. 患者李某,男,66 岁,1 d 前开始出现左侧胸痛。有“高血压”5 年,“糖尿病”3 年。且肥胖。该患者最佳主诉选择为 ( )

A. 高血压 5 年 B. 糖尿病 3 年

C. 肥胖 3 年 D. 高血压、糖尿病 3 年

E. 左侧胸痛 1 d

6. 患者孙某,男,82 岁,高血压 20 年。反复上腹痛溃疡病史 10 年。间歇性发作足踝关节痛 8 年。今晨突然倒地昏迷 1 h 入院。最佳主诉选择为 ( )

A. 高血压 20 年 B. 间歇性发作足踝关节痛 8 年

C. 高血压 20 年,昏迷 1 h D. 反复上腹痛 10 年

E. 溃疡病 10 年

7. 病历中记录生命体征包括 ( )

A. 体温、脉搏、呼吸、血压 B. 神志、血压、心率

C. 呼吸、脉搏、心律、血压 D. 瞳孔、呼吸、神志

E. 心电图、血压、体温

8. 关于医疗机构严格病历管理,以下哪点不符合政策要求 ( )

A. 严禁隐匿、销毁 B. 严禁抢夺

C. 严禁复印病历 D. 严禁窃取

E. 严禁任何人涂改、伪造

9. 病历中关于“诊断”的书写,以下哪一项是错误的 ( )

A. 诊断名称应确切,分清主次,顺序排列

B. 主要疾病在前,次要疾病在后

C. 并发症列于最后

D. 初步诊断对于待查病例不需列出可能性较大的诊断

E. 诊断应尽可能包括病因诊断、病理解剖部位和功能诊断

10. 对病情稳定的患者,病程记录至少多长时间书写一次 ( )

A. 1 周 B. 3 d C. 5 d D. 10 d

E. 2 周

# 第二十五章 临床常用诊疗技术

临床常用诊疗技术是医师在临床工作中必须掌握的临床操作技术，它们对诊断疾病的有着重要意义，其中有些诊疗技术本身或通过操作给药，还可以发挥有效的治疗作用。因此，合格的医师要熟练掌握临床常用诊疗技术的适应证、禁忌证、操作方法等方面的内容，并在临床工作中通过不断实践以提高诊疗技术的准确性和熟练程度。

进行每次操作前，医师应详细了解患者的病情，与患者及家属进行有效沟通，向其说明诊疗技术的意义，取得充分理解与配合。检查所需物品是否齐全，性能是否正常。操作者应洗手，必要时穿隔离衣，戴手套、口罩，严格遵守无菌操作规程，操作过程中应严密观察患者病情变化，术后应对被污染的物品妥善处理。

## 第一节 腹膜腔穿刺术

腹膜腔穿刺术是指对有腹腔积液的患者，进行腹腔穿刺，抽取积液进行诊断或治疗的一项临床技术。

**【适应证】**

①抽取腹腔积液进行相关实验室检查，用于寻找病因，协助诊断。②大量腹水引起严重胸闷、气促、少尿等症状，患者难以忍受时，可适量放液以缓解症状。③腹腔内注射药物，协助治疗疾病。

**【禁忌证】**

①肝性脑病或脑病先兆。②广泛腹膜粘连者。③棘球蚴病，卵巢囊肿患者。④有出血倾向者。⑤患有精神疾病不能配合者。

**【方法】**

1. 术前准备　仪表端庄，衣帽整齐。术前应了解患者的基本情况，向患者或家属说明穿刺目的及可能出现的意外情况，取得患者配合，签署知情同意书。准备好器械，并检查其性能是否正常。嘱患者排空尿液，以免穿刺时损伤膀胱。放液前应测量患者脉搏、血压、腹围以及检查腹部体征，以便观察病情变化。

2. 体位　患者取平卧、半卧或稍左侧卧位。

3. 选择穿刺点　左下腹部脐与左髂前上棘连线中外 1/3 交点处为最常用穿刺点，

笔记栏

也可取脐与耻骨联合中点上1.0 cm，偏左或右1.5 cm处，或取侧卧位脐水平线与腋前线或腋中线之延长线的交点处作为穿刺点。对少量积液或包裹性腹水，须在超声指导下定位穿刺。

4. 消毒、麻醉　常规局部消毒，戴无菌手套，铺盖消毒洞巾，自皮肤至腹膜壁层用0.5%利多卡因进行局部麻醉。

5. 穿刺　术者左手固定穿刺处皮肤，右手持针经麻醉处逐步刺入腹壁，待感到针尖抵抗感突然消失时，示针尖已穿过腹膜壁层，即可抽取腹水，并留样送检。诊断性穿刺可直接用无菌的20 mL或50 mL注射器和适当针头进行穿刺。大量放液时可用针尾连接橡皮管的8号或9号针头，助手用消毒血管钳固定针头并夹持橡皮管，用输液夹子调整放液速度，将腹水引流入容器中计量或送检。

6. 加压固定　腹水不断流出时，应逐步收紧预先绑在腹部的多头绷带，防止腹压骤然降低，内脏血管扩张而导致血压下降甚至休克等现象出现，放液结束后拔出穿刺针，盖消毒纱布，腹部用多头绷带包扎，若穿刺孔继续有腹水渗漏，可用蝶形胶布或涂上火棉胶封闭。

【注意事项】

①严格掌握适应证，遵守无菌操作，防止腹腔感染。②术中应密切观察患者有无头晕、恶心、心悸、气促、脉搏增快、面色苍白等表现，术后应严密观察有无出血、继发感染等并发症，一旦发现应立即进行适当处理。③腹腔放液切勿过快过多，肝硬化患者，每次放液量一般不超过3 000 mL，以免诱发肝性脑病和电解质紊乱，但在补充输注大量白蛋白的基础上，也可大量放液(通常放腹水1 000 mL补充白蛋白6~8 g)。④见肉眼血性腹水时，仅留取标本送检，不宜放液。⑤在放腹水时若流出不畅，可将穿刺针稍做移动或变换体位进行调整。

## 第二节　胸膜腔穿刺术

胸膜腔穿刺术是指对有胸腔积液或积气的患者，为了诊断和治疗疾病的需要而抽取积液或气体的一种技术。

【适应证】

①确定积液的性质，有助于诊断。②通过抽液或抽气以减轻其对肺或大血管的压迫，改善临床症状。③胸腔内注入药物进行治疗。④张力性气胸时穿刺排气，用于急救。

【禁忌证】

①有严重出血性疾病者。②穿刺部位有炎症、外伤者。③大咯血、严重肺结核及肺气肿患者。

【方法】

1. 术前准备　仪表端庄，衣帽整齐。术前应了解患者的基本情况，向患者或家属说明穿刺目的及可能出现的意外情况，取得患者配合，签署知情同意书。准备好器械，并检查其性能是否正常。

笔记栏

2. 体位　患者取坐位，面向椅背，双上肢平放于椅背上缘；不能取坐位的患者，可取半卧位，患侧上肢上举于头部抱枕，充分暴露穿刺部位。

3. 选择穿刺点　抽取胸腔积液时穿刺点选在胸部叩诊实音最明显部位，一般常取肩胛线或腋后线第 7~8 肋间；有时也选腋中线第 6~7 肋间或通过超声波检查定位确定。穿刺抽取胸腔积气，穿刺点选在患侧锁骨中线第 2 肋间进针，包裹性积气结合胸片定位。确定穿刺部位后，用甲紫做标记。

4. 消毒、麻醉　常规消毒穿刺部位皮肤，戴无菌手套，铺盖无菌孔巾。用2% 利多卡因在下一肋骨上缘的穿刺点自皮至胸膜壁层进行局部浸润麻醉。

5. 穿刺　用血管钳夹闭穿刺针后的橡皮管。以左手示指、中指固定穿刺部位的皮肤，以右手示指、中指和大拇指固定穿刺针前端沿原穿刺点垂直缓慢刺入，当针锋抵抗感突然消失时，提示穿刺针已进入胸膜腔，接上注射器，松开止血钳，并用止血钳沿皮肤固定穿刺针，以防穿刺针位置移动。操作者用注射器抽液或气，抽满后再次用止血钳夹闭橡皮管，取下注射器排出液体或气体，计量或送检。若用三通活栓式穿刺针穿刺，穿刺前先将活栓转到与胸腔关闭处，进入胸腔后接上注射器，转动三通活栓，使注射器与胸腔相通，然后进行抽液或抽气。注射器抽满液体或气体后，转动三通活栓，使注射器与外界相通，排出液体或气体。根据需要抽液完毕后可注入药物。

6. 术后处理　抽液或抽气完毕，用止血钳夹闭橡皮管，拔出穿刺针，用碘酊消毒穿刺部位皮肤并覆盖无菌纱布，稍用力压迫片刻，用胶布固定，嘱患者静卧休息。

**【注意事项】**

①严格无菌操作，穿刺过程中防止空气进入胸膜腔，始终保持胸膜腔负压。②操作过程中，如患者出现持续性咳嗽、气短、咳泡沫痰等现象，或有头晕、面色苍白、出汗、心悸、胸部压迫感或胸痛、昏厥等胸膜反应时，应立即停止操作并给予相应处理。③避免在第 9 肋间以下穿刺，以免穿透膈肌损伤腹腔脏器。④一次抽液不可过多、过快，诊断性抽液，50 ~ 100 mL 即可；治疗性抽液首次不超过 600 mL，以后每次不超过 1 000 mL；如为脓胸，每次应尽量抽尽，疑为化脓性感染时，应行脓液涂片及培养。细胞病理学检查送检标本量不少于 100 mL，且应在半小时内送检，以免细胞自溶影响结果。

## 第三节　腰椎穿刺术

腰椎穿刺术是用腰穿针经腰椎间隙刺入椎管内抽取脑脊液，用于检查脑脊液的性质及诊断脑炎、脑膜炎、脑血管病变、脑瘤等神经系统疾病。有时也用于鞘内注射药物、测定颅内压力以及了解蛛网膜下隙是否阻塞等。

**【适应证】**

①留取脑脊液做相应检查以助中枢神经系统疾病的诊断。②测定颅内压力，了解有无颅内压增高或减低；检查脑脊液的动力学，了解椎管内是否阻塞及其程度。③动态观察脑脊液变化以助判断病情、预后及指导治疗。④椎管内注射给药和减压引流治疗。

笔记栏

【禁忌证】

①颅内压明显升高或已有脑疝，或疑有后颅窝肿瘤患者。②穿刺部位皮肤有感染灶。③有颅底骨折并脑脊液漏者。④休克、有明显出血倾向或不能配合检查的患者。

【方法】

1. 术前准备　仪表端庄，衣帽整齐。术前应了解患者的基本情况，向患者或家属说明穿刺目的及可能出现的意外情况，取得患者配合，签署知情同意书。准备好器械，并检查其性能是否正常。穿刺前嘱患者排空小便。

2. 体位　患者取侧卧位，背部近床边，背平面和床面垂直，头向前胸屈曲，两手抱膝紧贴腹部，尽量使腰椎后凸，使椎间隙增宽，以利进针。

3. 选择穿刺点　选取穿刺点在双侧髂嵴最高点连线与后正中线的交会处，或在上一或下一腰椎间隙进行穿刺。

4. 消毒、麻醉　常规消毒局部皮肤，戴无菌手套、铺盖无菌洞巾，用2%利多卡因自皮肤到椎间韧带做逐层局部麻醉。

5. 穿刺　左手固定穿刺点周围的皮肤，避免穿刺点移位，右手持腰穿针垂直于脊背平面，针尖斜面朝向头部刺入皮下，成人进针深度4~6 cm，儿童2~4 cm。针头穿过韧带时有一定的阻力感，当阻力突然消失时，表示穿刺针已进入蛛网膜下隙。

6. 测压　放液前接上测压管测量颅内压力。要求患者全身放松，双下肢和颈部略伸展，平静呼吸，可见测压管内液面缓缓上升，到一定平面后液平面随呼吸而波动，此读数为脑脊液压力。正常侧卧位脑脊液压力为70~180 mm$H_2O$或40~50滴/min。

7. Queckenstedt试验　又称压颈试验，需要了解蛛网膜下隙有无阻塞，可做此动力试验。即在测初压后，由助手先压迫一侧颈静脉约10 s，再压另一侧，最后同时按压双侧颈静脉。正常时压迫一侧颈静脉后，脑脊液压力立即迅速升高1倍左右，解除压迫后10~20 s，迅速降至原来水平，提示蛛网膜下隙通畅；若压迫颈静脉后，不能使脑脊液压升高，提示蛛网膜下隙完全阻塞；若施压后压力缓慢上升，放松后又缓慢下降，提示有不完全阻塞。凡颅内压增高者，禁做此试验。

8. 送检　测压后收集脑脊液2~5 mL送检；如需做培养时，应用无菌试管留标本。

9. 加压固定　插入针芯拔针，局部按压1~2 min，消毒穿刺点，覆盖无菌纱布，用胶布固定。

【注意事项】

①严格掌握适应证，遵守无菌操作，避免颅内感染。②术后嘱患者去枕平卧4~6 h，以免引起术后低颅压头痛。③穿刺过程中如患者出现呼吸、脉搏、面色异常等现象，应立即采取相应处理措施。④鞘内给药时，需先放出等量脑脊液，再等量置换性药液注入。

## 第四节　骨髓穿刺术

骨髓穿刺术是采集骨髓液的一种常用诊断技术。常用于血细胞形态学检查、造血干细胞培养、细胞遗传学分析及病原生物学检查等，以协助临床诊断、观察疗效和判断预后等。

【适应证】

①各类血液病(除血友病外)的诊断。②骨髓液的细菌培养以及骨髓移植抽髓液等。③寄生虫病检查,如疟原虫、黑热病的病原体。④判断血液病疗效。

【禁忌证】

①血友病或其他原因造成的凝血功能障碍者。②穿刺部位皮肤有感染者。③晚期妊娠者。

【方法】

1. 术前准备　仪表端庄,衣帽整齐。向患者或家属说明穿刺目的及可能出现的意外情况,取得患者配合,签署知情同意书。准备好器械,并检查其性能是否正常。术前应对患者进行出血时间和凝血时间检查,有严重凝血功能障碍者需输血浆或相应凝血因子纠正后再施术。

2. 体位　髂前上棘和胸骨穿刺时取仰卧位,胸骨穿刺还需用垫枕垫高肩部;髂后上棘穿刺时取侧卧位;腰椎棘突穿刺时取坐位或侧卧位。

3. 选择穿刺点

(1)髂前上棘穿刺点:髂前上棘后1~2 cm处,此处骨面平坦,易于固定,操作方便,危险性极小。

(2)髂后上棘穿刺点:骶椎两侧、臀部上方突出的部位。

(3)胸骨穿刺点:胸骨柄、胸骨体相当于第1、2肋间隙的部位。该处胸骨较薄,且其后有大血管和心房,穿刺时务必小心,避免穿透胸骨而发生意外。但因胸骨的骨髓液丰富,在其他部位穿刺失败时,仍需行胸骨穿刺。

(4)腰椎棘突穿刺点:腰椎棘突突出的部位。

4. 消毒、麻醉　常规局部皮肤消毒,戴无菌手套、铺盖无菌洞巾,以2%利多卡因自皮肤至骨膜行局部浸润麻醉。

5. 穿刺　术者左手拇指和示指固定穿刺部位,右手持穿刺针与骨面垂直刺入,若为胸骨穿刺则应与骨面呈30°~45°刺入(穿刺针向头侧偏斜)。当穿刺针针尖接触坚硬的骨质后,沿穿刺针的针体长轴左右旋转穿刺针,并向前推进,缓慢刺入骨质(注意向下压的力量应大于旋转的力量,以防针尖在骨面上滑动)。当突然感到穿刺阻力消失,且穿刺针已固定在骨内时,表示针已进入骨髓腔,若穿刺针不能固定则应再进入少许。

6. 抽取骨髓液　进入骨髓腔后即拔出穿刺针针芯,接上干燥的10 mL或20 mL注射器,用适当的力量抽取骨髓液。当穿刺针在骨髓腔时,抽吸时患者有尖锐酸痛感,随即便有红色骨髓液进入注射器。抽取的骨髓液一般为0.1~0.2 mL。如需做细菌培养,应在留取骨髓液计数和涂片标本后,再抽取1~2 mL用于骨髓液细菌培养。

7. 涂片　将注射器水平移至载玻片上方,迅速将骨髓液滴在载玻片上,立即制备骨髓液涂片数张。

8. 加压固定　骨髓液抽取完毕,插入针芯,拔出穿刺针,覆盖无菌纱布,局部按压1~2 min后,如无出血现象再用胶布加压固定。

笔记栏

【注意事项】

①严格掌握适应证,遵守无菌操作,以免发生骨髓炎。②注射器和穿刺针必须干燥,以免发生溶血。③骨髓液取量不应过多(除骨髓液细菌培养外),以免使骨髓液稀释而影响结果判断。④吸出骨髓液须立即涂片,以免发生凝固。⑤穿刺过程中应严密观察患者面色、脉搏、血压,如发现异常症状时,应立即处理。

## 第五节　心包穿刺术

心包穿刺术是经皮肤将穿刺针穿入心包腔,抽取心包腔内积液、积血,或心包腔内给药的一种诊断和治疗心包疾病的临床操作技术。

【适应证】

①确定心包积液的性质,协助诊断,明确病因。②穿刺抽液以解除心脏压塞症状。③通过穿刺抽取积脓,心包腔内用药治疗化脓性心包炎。

【禁忌证】

①已明确病因,且无明显心脏压塞症状的患者。②拟穿刺部位有感染者或合并菌血症或败血症者。③不能配合穿刺操作的患者。④出血性疾病、严重血小板减少症及正在接受抗凝治疗者为相对禁忌证。

【方法】

1. 术前准备　仪表端庄,衣帽整齐。术前应了解患者的基本情况,向患者或家属说明穿刺目的及可能出现的意外情况,取得患者配合,签署知情同意书。准备好器械,并检查其性能是否正常。进行超声检查,以确定穿刺部位和估计积液程度;积液量少者不宜施术。

2. 体位　患者取坐位或半卧位,用手术巾遮盖面部,暴露前胸、上腹部。

3. 选择穿刺点　叩出心脏浊音界,可通过心脏超声定位,决定穿刺点、进针方向和进针的距离。通常选择穿刺点在剑突与左肋弓缘夹角处或心尖部内侧。

4. 消毒、麻醉　常规消毒局部皮肤,戴无菌手套、铺盖无菌洞巾,自皮肤至心包壁层以2%利多卡因做逐层局部麻醉。

5. 穿刺　将连于穿刺针的橡胶皮管夹闭,术者持穿刺针穿刺,在心尖部进针时,根据横膈位置高低,在左侧第5肋间或第6肋间心浊音界内2.0 cm左右的部位进针,应使针自下而上,向脊柱方向缓慢进针。在剑突下进针时,一般在剑突与左肋弓夹角处,穿刺针应与腹壁呈30°~40°角,向上、向后并稍向左刺入心包腔后下部。缓慢进针,待针锋抵抗感突然消失时,提示穿刺针已进入心包腔,心脏搏动撞击针尖时,应稍退针少许,以免划伤心脏。

进入心包腔后,助手将注射器接于橡皮管上,放开钳夹处,缓慢抽液,当针管吸满后,取下针管前,应先用止血钳夹闭橡皮管,以防空气进入。记录抽液量,留标本送检。

6. 加压固定　抽液完毕,拔出针头,覆盖消毒纱布,压迫数分钟,并以胶布固定。

【注意事项】

①严格掌握适应证,遵守无菌操作。②嘱患者在穿刺过程中切勿深呼吸或咳嗽,

麻醉要充分。③严格遵守“见血即停”原则，并严密观察有无心脏压塞症状。④抽液速度要慢，首次抽液量一般不宜超过 100 ~ 200 mL，重复抽液可逐渐增到 300 ~ 500 mL。⑤术中、术后均需要密切观察患者症状和生命体征的变化。

## 第六节　导尿术

导尿术指一种在严格无菌操作下，用导尿管经尿道插入膀胱引流尿液的方法，是一项重要的临床技能。

**【适应证】**

①对各种原因引起的尿潴留患者进行尿液引流，以减轻痛苦。②对休克、术后、危重患者正确记录尿量。③收集尿液进行细菌培养，以协助诊断。④不明原因少尿、无尿并怀疑尿路梗阻者。⑤测定膀胱容量、压力及残余尿量，向膀胱注入造影剂以协助诊断。⑥盆腔器官术前准备。⑦术前导尿以排空膀胱，避免误伤膀胱。

**【禁忌证】**

①急性尿道炎及尿道周围有严重感染的患者。②急性前列腺炎、急性附睾炎患者。③女性月经期。

**【方法】**

1. 术前准备　仪表端庄，衣帽整齐。术前应了解患者的基本情况，向患者或家属说明检查目的及可能出现的意外情况，取得患者配合，签署知情同意书。准备好器械，并检查其性能是否正常。

2. 体位　患者取屈膝仰卧位，两腿稍外展，臀下垫油布或治疗巾。

3. 清洁外阴　患者先用肥皂液清洗外阴；男患者需翻开包皮清洗。

4. 消毒　用消毒液棉球，女性患者由内向外、自上而下消毒外阴，铺盖无菌孔巾，露出尿道口。男性患者用消毒液自尿道口向外消毒阴茎前部，然后用无菌巾裹住阴茎，暴露尿道口。

5. 消毒尿道口　术者戴无菌手套站于患者右侧，以左手拇、示二指挟持阴茎，自尿道口向外旋转擦拭消毒数次，将男性患者阴茎提起使其与腹壁呈钝角；女性患者分开小阴唇露出尿道口，再次用消毒液棉球，自上而下消毒尿道口与小阴唇。

6. 插导尿管　术者右手将口径适当、涂有润滑剂的导尿管慢慢插入尿道，导尿管外端用止血钳夹闭，将其开口置于消毒盘中。男性患者插入 15 ~ 20 cm，女性患者在分开小阴唇后，从尿道口插入 6 ~ 8 cm，松开止血钳，即可引出尿液。需做细菌培养或尿液镜检者，可留取中段尿于无菌试管中送检。

7. 拔导尿管　将导尿管夹闭后缓缓拔出，避免尿液流出造成污染。若需留置导尿时，以胶布固定尿管，防止脱出；用止血钳夹闭导尿管外端，管口用无菌纱布包好，防止尿液逸出和污染；或者接留尿无菌塑料袋，挂在床旁。

**【注意事项】**

①严格掌握适应证，遵守无菌操作，预防尿路感染，每个棉球只用 1 次。②不同患者选择型号适宜的导尿管。③为使导尿管顺利插入，减少导管对尿道黏膜的刺激和损

笔记栏

伤,应使用润滑剂充分涂布尿管。④插入导尿管动作要轻柔,勿过深或过浅,勿反复大幅度拉动导尿管。⑤患者留置导尿管期间,应定时夹闭尿管。

（河南医学高等专科学校　杨　辉）

## 问题分析与能力提升

患者,男,29 岁,半小时前因车祸(车速 180 km/h)发生闭合性胸部损伤。既往体健,无心肺疾患。体检:BP 90/80 mmHg,R 40 次/min,P 130 次/min。神清合作,痛苦状,呼吸困难,浅弱,脉搏快弱,有奇脉,颈静脉怒张,充盈明显,气管正中,双肺呼吸音清,无啰音,心律齐,心音遥远,未闻及病理性杂音。腹部及四肢大致正常,未引出病理反射。

请问:作为急诊科医生,需尽快行何种检查或治疗措施?

## 同步练习题(选择题)

1. 首次胸膜腔抽液不能超过 (　　)

A. 100 mL　B. 500 mL　C. 600 mL　D. 1 000 mL　E. 1 200 mL

2. 下列哪种情况不是腰椎穿刺的禁忌证 (　　)

A. 脑疝先兆　B. 蛛网膜下腔出血　C. 局部皮肤炎症　D. 休克　E. 颅底骨折

3. 肝硬化腹水患者,一般一次放腹水不超过 (　　)

A. 1 000 mL　B. 2 000 mL　C. 2 500 mL　D. 3 000 mL　E. 4 000 mL

4. 肝穿刺应于何时将穿刺针迅速刺入肝 (　　)

A. 平静呼吸,呼气末屏气时　B. 深吸气末屏气时　C. 平静呼吸,吸气末屏气时　D. 深呼气末屏气时　E. 全程平静呼吸

5. 骨髓穿刺细胞学检查时,适宜的骨髓吸取量为 (　　)

A. 0.1~0.2 mL　B. 0.2~0.3 mL　C. 0.3~0.4 mL　D. 0.4~0.5 mL　E. 0.5~0.6 mL

6. 行导尿术做细菌培养时,应留取哪部分尿液送检 (　　)

A. 前段尿　B. 中段尿　C. 末段尿　D. 晨尿　E. 随机尿

7. 右心房及上、下腔静脉胸腔段的压力指的是 (　　)

A. 中心静脉压　B. 周围静脉压　C. 肺动脉压　D. 左心房容量

笔记栏

E. 右心房容量

8. 下列哪项不宜通过纤维支气管镜检进行治疗 (　　)

A. 取气管、支气管内异物　　B. 肿瘤的电凝、电切或激光治疗

C. 病灶局部药物注射　　D. 气胸时经支气管抽气治疗

E. 止血治疗

9. 肾穿刺的并发症不包括 (　　)

A. 脓胸　　B. 肾绞痛　　C. 肾撕裂伤　　D. 肾周血肿

E. 血尿

10. 结肠镜检查的适应证不包括 (　　)

A. 慢性腹泻　　B. 下消化道出血

C. 低位肠梗阻　　D. 肠穿孔

E. 结肠炎

11. 腹膜腔穿刺时,下列哪项不需要 (　　)

A. 术前应排尿　　B. 术前须禁食

C. 术前选好穿刺点　　D. 术中严密观察患者反应

E. 大量腹水患者在放液后应缚紧腹带

12. 心包穿刺抽液量首次不宜超过 (　　)

A. 50 mL　　B. 100~200 mL　　C. 300~400 mL　　D. 400 mL

E. 500 mL

13. 下列哪种患者可以做胃镜检查 (　　)

A. 精神疾病患者　　B. 严重的血凝障碍者

C. 食管穿孔　　D. 严重心肺、肝肺功能不全者

E. 上消化道出血

# 参考文献

[1]万学红,卢雪峰.诊断学[M].9版.北京:人民卫生出版社,2018.
[2]潘祥林,王鸿利.实用诊断学[M].北京:人民卫生出版社,2014.
[3]魏武,许有华.诊断学[M].7版.北京:人民卫生出版社,2014.
[4]杨宝胜,王洪兴.诊断学实验指导[M].西安:第四军医大学出版社,2018.
[5]尚红,王兰兰,尹一兵,等.实验诊断学[M].3版.北京:人民卫生出版社,2015.
[6]金征宇,龚启勇.医学影像学[M].3版.北京:人民卫生出版社,2015.
[7]韩萍,于春水.医学影像诊断学[M].4版.北京:人民卫生出版社,2017.
[8]王家良.循证医学[M].3版.北京:人民卫生出版社,2016.
[9]王肖龙,赵萍.临床综合诊断技术[M].北京:人民卫生出版社,2015.